„Schätzle hinsitze!"
Kommunikation in der Altenpflege

Europäische Hochschulschriften
Publications Universitaires Européennes
European University Studies

Reihe XXI
Linguistik

Série XXI Series XXI
Linguistique
Linguistics

Bd./Vol. 217

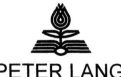

PETER LANG
Frankfurt am Main · Berlin · Bern · Bruxelles · New York · Oxford · Wien

Svenja Sachweh

„Schätzle hinsitze!"

Kommunikation in der Altenpflege

2., durchgesehene Auflage

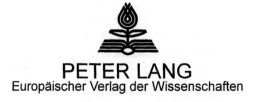

PETER LANG
Europäischer Verlag der Wissenschaften

Die Deutsche Bibliothek - CIP-Einheitsaufnahme

Sachweh, Svenja:

„Schätzle hinsitze!" : Kommunikation in der Altenpflege / Svenja
Sachweh. - 2., durchges. Aufl. - Frankfurt am Main ; Berlin ;
Bern ; Bruxelles ; New York ; Oxford ; Wien : Lang, 2000
(Europäische Hochschulschriften : Reihe 21, Linguistik ;
Bd. 217)
Zugl: Freiburg (Breisgau), Univ., Diss., 1998
ISBN 3-631-36647-7

Gedruckt auf alterungsbeständigem,
säurefreiem Papier.

D 25
ISSN 0721-3352
ISBN 3-631-36647-7

© Peter Lang GmbH
Europäischer Verlag der Wissenschaften
Frankfurt am Main 1999
2., durchgesehene Auflage 2000
Alle Rechte vorbehalten.

Printed in Germany 1 2 3 4 5 7

In memoriam Gisela Schoenthal

diesem Buch zum Geleit

Was sind die speziellen Eigenschaften der Kommunikation in der Institution Altenpflegeheim? Svenja Sachweh stellt das Gesprächsverhalten von Bewohnerinnen und Pflegenden einander gegenüber und analysiert es in qualitativer und quantitativer Hinsicht. Aus mehreren Gründen ist die Arbeit für beruflich Pflegende interessant. Pflegeberufe sind Kommunikationsberufe – um stellvertretend für einen Menschen zu handeln, muß ich mit ihm in Interaktion treten. Empirische Arbeiten, die dieses Feld beleuchten, sind deshalb aus pflegewissenschaftlicher Sicht immer zu begrüßen. Auch durch Anregungen aus der Linguistik beginnen Pflegende, sich mit Kommunikationsstrukturen und mit der Versprachlichung ihrer Arbeit zu befassen. So enthält auch die vorliegende Arbeit viele Anregungen.

Die Autorin analysiert die Pflegekommunikation anhand von 190 Gesprächsausschnitten, die während der „Morgenpflege" aufgezeichnet worden sind. Dabei beschreibt sie sowohl das Gesprächsverhalten der Bewohnerinnen als auch das der Pflegenden, wobei sie u.a. auch auf die Kommunikation mit schwerhörigen, sprachgestörten oder dementen Menschen eingeht. Einerseits erschrecken die Armseligkeit, Ritualisierung und Funktionalisierung des Austausches. Andererseits beschreibt die Autorin aber auch das Bemühen, den pflegebedürftigen Alten Respekt entgegenzubringen und ein gemeinsames Verständnis zu sichern.

Im Zentrum der Analyse steht die „wohlmeinende", aber infantilisierende Verwendung des „secondary baby talk" gegenüber den HeimbewohnerInnen. Hierbei handelt es sich um eine einfache Sprache mit verniedlichenden Wendungen, Kosenamen und einer spezifischen Intonation - eine Sprache, die uns in erster Linie aus dem Umgang mit Kleinkindern vertraut ist, und deren Auftreten offensichtlich mit der Hilfsbedürftigkeit der Alten zusammenhängt.

Bevor ich mich in einer Vielzahl interessanter Befunde verliere: diese Arbeit ist sehr lesenswert eigentlich für alle in der Pflege Tätigen. Die Textausschnitte können m.E. sehr gut in der Altenpflegeaus- und -weiterbildung, in Seminaren oder Fachdiskussionen eingebracht werden. Ich wünsche dem Buch eine weite Verbreitung mit anschließenden Diskussionen und vor allem Innehalten und Wirkenlassen.

Angelika Abt-Zegelin, M.A.
Pflegewissenschaftlerin
Universität Witten-Herdecke

Vorwort

Während der Fertigstellung der vorliegenden Arbeit, die im Juli 1998 vom Gemeinsamen Ausschuß der Philosophischen Fakultäten der Albert-Ludwigs-Universität in Freiburg i. Br. zur Promotion angenommen wurde, haben sich zwei Alltagsweisheiten als hilfreich und tröstlich erwiesen:

1. Irgendwas ist immer.
2. Alles wird gut.

Dafür, daß irgendwas schief geht, ist man in aller Regel selbst verantwortlich: jedem und jeder dürften die Tücken der Technik, partielle Gedächtnisausfälle bei der Konzipierung und Strukturierung des erarbeiteten Wissens sowie motivationale Tiefs hinlänglich bekannt sein. Dafür, daß am Ende doch alles gut wird, sorgt man jedoch nur teilweise selbst. Aus diesem Grunde möchte ich an dieser Stelle allen danken, die mich auf dem Weg von der Planung bis zur Abgabe begleitet und mir den Rücken gestärkt haben:
Ich danke meinen Eltern dafür, daß sie mir mein Studium ermöglicht und immer an mich geglaubt haben. Meinem Doktorvater Prof. Dr. J. Dittmann danke ich für die langjährige Betreuung und das ungebrochene Interesse, das er meinem Thema entgegengebracht hat. Beim Pragmatischen Kolloquium Freiburg, und hier in alphabetischer Reihenfolge besonders Arnulf Deppermann, Martin Hartung, Marco Rühl und Gisela Schoenthal, bedanke ich mich für fruchtbare Diskussionen, zahlreiche Anregungen und kritische Hinweise: Sie haben mir geholfen, den Wald vor lauter Bäumen wieder zu sehen. Ein besonderes Dankeschön für die intellektuelle und menschliche Anteilnahme gilt auch meiner Mentorin Dr. Ellen Ryan, der ich den persönlichen Kontakt zu und wertvolles Feedback von allen international in meinem Forschungsgebiet führenden Wissenschaftler-Innen verdanke. Der Robert-Bosch-Stiftung, und hier vor allem Frau Dr. Satrapa-Schill und Herrn Dr. Rückert, danke ich für die finanzielle Unterstützung bei der Veröffentlichung meiner Arbeit sowie für die Verbreitung meiner Ergebnisse unter Pflegeforschenden. Zu großem Dank bin ich vor allem all den Menschen verpflichtet, die in der einen oder anderen Form an dieser Untersuchung beteiligt waren. Ohne die Offenheit des Heimleiters und ohne die Freundlichkeit und das alles andere als selbstverständliche Entgegenkommen der Pflegekräfte und BewohnerInnen, sowie deren Bereitschaft, sich von mir "belauschen" und "auf die Finger schauen" zu lassen, hätte es keine empirische Untersuchung der Kommunikation in der Altenpflege geben können.
Schließlich und endlich möchte ich mich bei meinem treuen Erstleser, intellektuellen Sparringspartner, findigen Computer-Sanitäter, begnadeten Koch und geduldigen Seelentröster bedanken - meinem Mann Eckhard Hofmann.

INHALTSVERZEICHNIS

0. Einleitung

Altenpflegeheime machen nicht erst seit Einführung der Pflegeversicherung häufig negative Schlagzeilen. Die Boulevard-Presse goutiert Berichte über mordende AltenpflegerInnen, und auch seriöse Wochenblätter wie DIE ZEIT stellen das Altenpflegeheim per se als Ort von Bevormundung, von Demütigungen und von seelischen Grausamkeiten dar, an dem die Alten auf regelmäßiger Basis mit Psychopharmaka ruhig gestellt werden (DIE ZEIT Nr. 48, 21.11. 1997). In der Badischen Zeitung vom 12. Mai 1995 ist zu lesen, daß jede/r vierte examinierte Altenpfleger/in schon vor Ende der Ausbildung frustriert erwägt, den Altenpflegeberuf so schnell wie möglich wieder an den Nagel zu hängen. Die Einführung der Pflegeversicherung bewirke für viele der in Pflegeheimen lebenden alten Menschen dramatische Verschlechterungen: die Rede ist von der Rückkehr zur "Satt und sauber"-Pflege (DIE ZEIT Nr. 48, 21.11.1997). Für Gespräche bleibe keine Zeit ("Der kleine Schwatz steht nicht mehr im Leistungskatalog", Badische Zeitung vom 9.1.1997). Kurz gesagt: wir glauben zu wissen, daß ein Altenpflegeheim die Hölle auf Erden ist, in der die pflegebedürftigen Alten wie am Fließband lieblos und schweigsam abgefertigt werden. Was aber wissen wir wirklich über das Leben, Arbeiten und Kommunizieren in der institutionellen Altenpflege? Wie sprechen AltenpflegerInnen mit verwirrten und sprachgestörten alten Menschen? LinguistInnen konnten hierauf bislang nur mit einem Wort antworten: nichts. Gesprächsanalytische Studien im Bereich Sprache und Pflege gibt es im Gegensatz zur Untersuchung der Arzt-Patienten-Kommunikation nur verschwindend wenige, so etwa die Dissertation von Weinhold (1997) über die Kommunikation zwischen Pflegepersonal und PatientInnen im Krankenhaus. Arbeiten zur Kommunikation in der Altenpflege gibt es mit Ausnahme der vorliegenden Untersuchung in Deutschland bislang nicht.[1]

Daß diese Untersuchung auch von den Betroffenen selbst für sinnvoll und notwendig erachtet wird, zeigt sich daran, daß sie durch den Leiter einer Altenpflegeschule angeregt wurde und schon vorab auf große Interesse von seiten der Pflegenden und der Pflegelehrenden stieß: sie soll der Verbesserung der Ausbildung von AltenpflegerInnen, d.h. als Grundlage für die Einführung eines Kommunikationstrainings in den Altenpflegeunterricht dienen. Diesem anwendungsorientierten Anspruch ist die vorliegende Arbeit verpflichtet. Sie hat zwei eng miteinander verflochtene Zielsetzungen: die Beschreibung der Kommunikation in der Altenpflege und die anschließende Nutzbarmachung der Ergebnisse.

Zum einen soll die gelingende wie die mißlingende Kommunikation zwischen Pflegepersonal und BewohnerInnen so objektiv und so facettenreich wie möglich beschrieben werden. Dabei geht es vor allem darum, zu belegen, daß es eine unzulässige Verallgemeinerung ist, in linguistischer wie allgemeiner Hinsicht von

---

[1] Zeitgleich entstand in Österreich allerdings die Magisterarbeit von Herzberger (1998).

den BewohnerInnen und *den* PflegerInnen zu sprechen. Es wird u.a. gezeigt, daß eine ganze Reihe von Faktoren das Gesprächsverhalten von BewohnerInnen und Pflegepersonal beeinflussen.

Zum anderen sollen die linguistischen Analysen dazu beitragen, den gesellschaftswissenschaftlichen Elfenbeinturm verlassen und auf fundierter und empirisch abgesicherter Basis ein Konzept für ein Kommunikationstraining für AltenpflegerInnen entwickeln zu können, welches allerdings nicht mehr Teil dieser Studie ist.

Das Ziel dieser Arbeit ist *nicht*, am Ende sagen zu können, so und nicht anders wird in allen Altenheimen bundesweit kommuniziert. Auch liegt zwischen der Beschreibung von Gesprächen und der Formulierung von Empfehlungen für eine bessere und befriedigende Kommunikation mit den alten Menschen ein weiter Weg. Das Ziel ist aber, kommunikative Strukturen, die in diesem Heim auf diesen vier Stationen vorherrschen, so genau zu beschreiben, daß sie eine Grundlage für vergleichende und weitergehende Studien sowie für ein Kommunikationstraining darstellen (können) - und zwar eine Grundlage, die nicht auf Vorurteilen und diffusen, uneingestandenen Ängsten beruht, sondern auf empirischen Analysen von Gesprächen, die tatsächlich in der dokumentierten Form stattgefunden haben.

1. Darstellung der Forschungslage

1.1 Demographisches

1988 errechnete das Statistische Bundesamt für Männer 72,2 und für Frauen 78,7 Jahre an Lebenserwartung.[2] Mehr als die Hälfte aller Frauen wird achtzig Jahre und älter. Bedingt durch diese höhere Lebenserwartung und die Kriegseinwirkungen finden sich nicht nur in der gesamten älteren Bevölkerung, sondern auch in den Altenpflegeheimen sehr viel mehr ältere Frauen als Männer: 1988 bspw. waren 8 von 10 HeimbewohnerInnen Frauen (Krug/ Reh 1992). Unser Wohlstand, unser wachsendes Gesundheitsbewußtsein und die Errungenschaften der modernen Medizin können jedoch nicht verhindern, daß dieses potentielle "Mehr" an Lebenszeit auch in vielen Fällen ein "Mehr" an chronischen und unheilbaren Krankheiten wie etwa Alzheimer oder Parkinson mit sich bringt. Somit finden sich unter immer mehr betagten Menschen auch immer mehr Pflegebedürftige. Derzeit leben etwa 800.000 SeniorInnen, also ca. 8% der als alt klassifizierten deutschen Bevölkerung, in Alteneinrichtungen ("Alte in Pflegeheimen häufig mißhandelt", Badische Zeitung vom 23.08.98). Die meisten von ihnen sind pflegebedürftig. Es scheint, als seien auch im Zeitalter der Pflegeversicherung immer mehr Menschen mangels pflegefähiger oder -williger Angehöriger auf stationäre Einrichtungen der Altenhilfe angewiesen.

1.2 Leben und Arbeiten im Altenpflegeheim

In welchem Rahmen findet Kommunikation in der Altenpflege statt? Im folgenden gebe ich die für meine Arbeit wichtigen Ergebnisse der psychologischen, soziologischen, gerontologischen und auch ethnomethodologischen Forschung zu Lebens- und Arbeitsbedingungen im Altenpflegeheim wieder. Diese beruhen in den meisten Fällen auf Beobachtungsdaten oder Befragungen. Dabei werden allgemeine Konfliktpunkte, die Bewältigung der Institutionalisierung und die Einordnung in das soziale Gefüge des Heimes durch die BewohnerInnen, Einstellung und Verhalten des Pflegepersonals, insbesondere in bezug auf Prozesse der Förderung von Abhängigkeit, und die Infantilisierung von BewohnerInnen im Vordergrund stehen.

---

[2]   Diese auf Deutschland bezogenen Prognosen bestätigte 1996 in Zusammenarbeit mit dem National Institute on Aging auch die Statistische Behörde der USA.

1.2.1 Allgemeines

Eine der augenfälligsten Eigenschaften des Heimes ist sein Institutionencharakter. Seit Goffman (1961) werden Altenheime als eine Form "totaler Institutionen" aufgefaßt, welche durch ein stabiles Organisationsmuster (Braun/Halisch 1989; Kreps 1990) mit festgefügten, unflexiblen Rollen (Wilcox, Young, & Wilcox 1988), eine straffe hierarchische Strukturierung (Funk 1983; Jung 1989; Voss 1990) mit entsprechendem Machtgefälle (Funk 1983), und eine totale Reglementierung der Insassen (Bennett 1963; Lubinski 1988) charakterisiert ist. Der Mensch wird dabei zum rundum passivierten Dienstleistungsobjekt. Die Interaktionsmuster in Heimen sind in hohem Maße komplementär und beruhen auf der Ungleichheit der Beteiligten:

> "This characterization of the behavior of the residents and their social partners in the context of self-care suggests that the social partners take the directive and initiating part in these interactions, whereas the residents follow suit." (Baltes, Kindermann, Reisenzein, & Schmid 1987, 402)

Da viele Menschen auf engem Raum versorgt und gepflegt werden müssen, werden individuelle Wünsche meist den Zielen und Zwängen der Institution untergeordnet (Funk 1983). Das Funktionieren des institutionellen Apparates erfordert "compliance" (Bennett 1963), d.h. eine Anpassung an und Konformität mit den internen Spielregeln (Payne/Sigman 1992; Whitbourne/Wills 1993, 26):

> "Institutions run more smoothly when residents do not question or challenge the authority of staff, and those residents who manifest a compliant pattern of behavior are likely to be given more positive regard by staff and administrators."

"Compliance" wird auf vielfache und subtile Weise belohnt, nicht angepaßtes Verhalten hingegen wird bestraft (Whitbourne/Wills 1993), und die betreffenden BewohnerInnen werden mehr oder minder offensichtlich diszipliniert und sanktioniert (Bennett 1963; Mc Gee/Barker 1982).

In vielen Heimen besteht das Problem, daß der Schwerpunkt der geleisteten Arbeit sehr an der basalen Bedürfnisbefriedigung der BewohnerInnen (Voss 1990) bzw. an deren Management orientiert ist (Kahana/Kiyak 1984; Kreps 1988; Armstrong-Esther, Browne, & McAfee 1994), weniger aber an geistiger wie körperlicher Rehabilitierung und Re-Aktivierung. Die Institutionenproblematik läßt sich mit Wack und Rodin (1978, 15) wie folgt zusammenfassen:

> "Even the most humane institutions constrict the individuals' choices by treating people as ill, effectively isolating them from the community, and providing a relatively uniform, inflexible environment within which to function."

1.2.2 Die Folgen der Institutionalisierung für die BewohnerInnen

Die Übersiedelung in ein Altenpflegeheim hat gravierende Auswirkungen auf das Individuum. Es muß nicht nur Heimweh und den Streß eines Umzuges, sondern auch wesentliche Verlusterfahrungen verkraften (Shield 1988); darüber hinaus muß es sich mit der neuen Umwelt arrangieren. Erschwerend können sich dabei unbewältigte persönliche Konflikte (Kemper 1990) sowie allgemein eine mangelnde Konflikt- und Verbalisierungsfähigkeit (Funk 1983) auswirken, welche nicht nur viele Menschen mitbringen, die lange Jahre isoliert gelebt haben, sondern vor allem auch solche, die altersdement und/oder (wie z.B. AphasikerInnen) sprachbehindert sind:

"Die Unsicherheit, das Mißtrauen und Mißverstehen der oft mehrfach behinderten Pflegebedürftigen kann ebenso zum Konflikt führen, wie ihre verminderten Möglichkeiten, mit Streitpunkten verbal und nonverbal umzugehen, was wiederum beim Pflegepersonal Mißverständnisse oder auch besondere Belastungsproben bewirkt." (Funk 1983, 309; vgl. auch Lubinski 1988)

Viele erleben den Heimeintritt als massive Lebenswende (Posner 1974; Funk 1983) oder als Endstation (Wack/Rodin 1978; Carmichael/Knapp 1988; Kemper 1990). Der Verlust vieler Rollen (Funk 1983) und Verantwortlichkeiten (Whitbourne et al. 1992; Whitbourne/ Wills 1993), über die sich das Individuum bislang definierte, wird offensichtlich. Beklagt wird mit dem Verlust der Kontrolle über den Körper (Wilcox et al. 1988), die eigene Zeit (Mc Gee/Barker 1982; Wilcox et al. 1988; Gross 1990), die Umwelt (Wack/Rodin 1978; Wilcox et al. 1988; Kahana, Kahana, Boaz & Riley 1989; Wahl 1991b; Whitbourne/Wills 1993) und das Eigentum (Bennett 1963; Wilcox et al. 1988; Gross 1990; Shield 1988) ein allgemeiner Verlust an Lebensqualität (Kemper 1990), vor allem aber die mit der Institutionalisierung einhergehende Entindividualisierung (Wack/Rodin 1978; Kreps 1988) und die Trennung vom vertrauten sozialen Umfeld. Das Selbstbewußtsein wird dadurch geschwächt, daß man im Heim nicht mehr an vollbrachten Leistungen, bewältigten Problemen und noch vorhandenen Fähigkeiten gemessen, sondern auf seine Pflegebedürftigkeit reduziert und auf die Rolle des hilflosen Kranken festgelegt wird, womit u.a. die für das Selbstbild so wichtige Vergangenheit entwertet wird (Bennett 1963; Wack/Rodin 1978; Braun/Halisch 1989; Schmitz-Scherzer 1990). Viele Heime sind in ihren Bemühungen auf schwerste Pflegefälle ausgerichtet und überlassen diejenigen, die noch einigermaßen kompetent sind, weitgehend sich selbst (Posner 1974).

Ein gravierendes Problem für die BewohnerInnen ist der übermäßige gute Wille der Pflegenden, der sich in der Infantilisierung der alten Menschen (Whitbourne/Wills 1993), einem patronisierenden Verhalten ("patronizing", Whitbourne/Wills 1993) und der "Überpflege" ("overcare", Ransen 1978; Matthes 1989; vgl. auch Kahana et al. 1989; Wahl 1991a; Whitbourne/Wills 1993) niederschlägt, die ein passivierendes "Zuviel" an Hilfe meint und bewirkt, daß noch vorhandene Kompetenzen der alten Menschen mangels Übung gänzlich verkümmern (Wack/Rodin 1978; Barton et al. 1980; Kahana et al. 1989; Wahl 1989; Whitbourne et al. 1992). Die gutgemeinte Hilfe wird im Endeffekt oft zur Ursache nicht nur des Verlernens von Eigenverantwortung, Selbständigkeit und sozialer Fähigkeiten, sondern auch von abnehmender Aktivität, Gesundheit und Zufriedenheit (Ransen 1978; Kahana et al. 1989; Matthes 1989; Kreps 1990).

"too much support can actually be detrimental, because it will tend to reduce the individual's efforts at self-direction and mastery, leading to greater psychological dependence on the institution." (Whitbourne/Wills 1993, 21)

Die neuen Lebensumstände sind im wesentlichen durch die Abhängigkeit der BewohnerInnen (Mc Gee/Barker 1982; Kahana et al. 1989; Schmitz-Scherzer 1990), die ständige Kontrolle durch die Pflegenden (Voss 1990) und einen entindividualisierten Tagesablauf (Mc Gee/Barker 1982; Matthes 1989; Voss 1990) gekennzeichnet. Ein Privatleben und eine Privatsphäre haben die BewohnerInnen nicht mehr (Mc Gee/Barker 1982; Schmitz-Scherzer 1990; Shield 1988; Voss 1990; Whitbourne/Wills 1993). Viele ihrer persönlichen Angelegenheiten werden vom Pflegepersonal geregelt (Whitbourne/Wills 1993). Das Leben im Heim ist für viele gleichbedeutend mit Passivität (Wack/Rodin 1978; Kreps 1988; Kreps 1990; Shield 1988), Reizarmut und Langeweile (Funk 1983; Lubinski 1988; Kreps 1990). Man kritisiert die mangelnde Beschäftigung der BewohnerInnen (Funk 1983; Lubinski 1988) und die Fremdbestimmtheit der wenigen angebotenen Aktivitäten (Welter 1986; Voss 1990):

"So verhelfen z.B. Altenheime, die viel Anregung bieten, ihren Bewohnern zu einer Steigerung der geistigen Leistungsfähigkeit, während andere Heime, die in wohlmeinender Absicht ihre Bewohner übermäßig betreuen und wenig herausfordern, diesen damit eher Schaden zufügen, der sich auch in einem Abbau der geistigen Fähigkeiten äußert." (Der Bundesminister f. Jugend.. 1986, 47)

Die soziale Umwelt ist für HeimbewohnerInnen im wesentlichen auf die MitbewohnerInnen und das Personal beschränkt (Kahana et al. 1989). Es fehlen Kontakte mit der Außenwelt (Funk 1983; Kemper 1990; Voss 1990) und insbesondere mit anderen Generationen (Kreps 1990). Nahezu alle HeimbewohnerInnen fühlen sich sehr isoliert (Lubinski 1988).

Die Anpassung an die Regeln und Gepflogenheiten im Heim wird vielfach als Streß und enorme psychische Leistung interpretiert (Bennett 1963; Funk 1983; Sigman 1985/86; Sigman 1986; Shield 1988; Payne/Sigman 1992; Whitbourne/-Wills 1993): "prior experience does not prepare the aged for the effort required to adopt the inmate role." (Bennett 1963, 118). HeimbewohnerInnen stehen z.B. in einem ständigen Widerspruch zwischen eigenen Autonomiebestrebungen und der häufig dokumentierten Unterstützung unselbständigen Verhaltens durch das Personal (Barton, Baltes, Orzech 1980; Wahl 1991b).

Es dient dem reibungslosen Funktionieren der Institution, wenn die BewohnerInnen das Fremdbild eines abhängigen, hilflosen Kranken schließlich als Selbstbild verinnerlichen (Bennett 1963; Wack/Rodin 1978). Schon Bennett (1963) berichtet von einem Heim, in dem Dankbarkeit, Anpassung und Fröhlichkeit als Verhaltensmaximen an die BewohnerInnen vermittelt werden.[3] Daß das Sich-Ein-

---

[3]   So wird z.B. Widerstand gegen die Infantilisierung durch die Isolation und Nichtbeachtung des/der Betreffenden gebrochen (Whitbourne/Wills 1993).

fügen in eine soziale Gruppe keine einseitige, sondern eine interaktiv geregelte Leistung der gesamten Gruppe ist, hat Sigman (1986) gezeigt. Er fand heraus, daß nicht nur das Personal das Verhalten der BewohnerInnen sanktioniert und steuert, sondern die BewohnerInnen sich auch gegenseitig kontrollieren (Sigman 1985/86; Sigman 1986; auch Shield 1988). Die Folgen dieses Anpassungs- und Unterordnungsdruckes sind z.T. verheerend. Eine übermäßige Anpassung (Ransen 1978; Welter 1986) führt zu Problemen mit der Selbstachtung (Ransen 1978; Funk 1983; Kahana et al. 1989; Kreps 1988; Kreps 1990). Ohnmachtsgefühle (Braun/Halisch 1989) und die Frustration über die allgegenwärtig erlebte eigene Gebrechlichkeit und Sterblichkeit (Kemper 1990) können in Depressionen und in eine fortschreitende Regression münden (Wilcox et al. 1988; Whitbourne/Wills 1993). Die Hilflosigkeit und die Abhängigkeit[4], die manche alte HeimbewohnerInnen schließlich kennzeichnen, ist institutionell bedingt, sie ist nicht naturgegeben:

> "When institutional policies or staff exert influences which are aimed to facilitate efficient management of residents through promoting resident dependency and institutional control, then we may find 'environmentally-induced deficits' in individual residents." (Kahana et al. 1989, 129).

Die emotionale Abhängigkeit vieler HeimbewohnerInnen von den Pflegenden, die daraus resultiert, daß diese häufig die einzigen Bezugspersonen sind, verursacht schließlich ein Verhalten, das in jedem Fall die Aufmerksamkeit und Zuwendung der PflegerInnen sichert: die alten Menschen reproduzieren abhängiges (Baltes, Kindermann, & Reisenzein 1986; Baltes et al. 1987; Neumann/Wahl 1988; Baltes/Wahl 1996) und/oder kindliches Verhalten (Shield 1988; Whitbourne/Wills 1993). Sie beugen sich damit der alltäglich erfahrenen Infantilisierung und setzen dieses Verhalten instrumentell ein (Baltes et al. 1986 u. 1987), um Zuwendung zu erhalten. Unklar ist bislang, welche Typen von BewohnerInnen wie auf das abhängigkeitsfördernde Verhalten reagieren (Kahana/Kiyak 1984). Es läßt sich jedoch vermuten, daß es nicht allen mißfällt.[5]

1.2.3 Verhalten und Einstellungen der Pflegekräfte

Auch über die Aufgaben und Probleme der PflegerInnen sowie deren Einstellungen zu alten Menschen gibt es eine große Anzahl von Untersuchungen. Dennoch gilt noch immer die nachstehende Feststellung Wahls (1991a, 76):

---

[4]   Man spricht in diesem Zusammenhang auch von "learned helplessness" (Matthes 1989; Wahl 1991a).

[5]   Vgl. 1.5.2 und 4.3.9 zu den Reaktionen der BewohnerInnen auf Babytalk.

"Wir wissen bislang noch zu wenig über den 'Pflegealltag', über die Wünsche, Erwartungen, Schwierigkeiten und Bewältigungsversuche bei professionellen Pflegekräften im Altenheimbereich."
Dem Verhalten des Pflegepersonals wird für die Lebensqualität der BewohnerInnen eine maßgebliche Bedeutung beigemessen. Im folgenden zeige ich daher die
schon erwiesenen Probleme des Pflegepersonals und seine Bewältigungsstrate-
gien auf. Im Anschluß daran geht es um die Aufgabe der Pflegenden, die heiminterne Ordnung und den möglichst reibungslosen Ablauf aller pflegerischen
Verrichtungen zu gewährleisten. Abschließend werden die Einstellungen der
PflegerInnen zu den BewohnerInnen und deren Folgen dargestellt.

Die hauptsächlichen Probleme mit dem bzw. des Personals lassen sich folgendermaßen zusammenfassen: Es gibt generell zu wenige PflegerInnen (Wahl
1991a). Das vorhandene Personal ist z.T. schlecht ausgebildet (Wack/Rodin
1978; Wilcox et al. 1988; Jung 1989; Kemper 1990; Voss 1990; Grainger
1995); es wird ein Mangel an Fortbildungsmöglichkeiten (Schmitz-Scherzer
1990; Stoffer 1991) sowie eine zu geringe Nutzung vorhandener Fortbildungsan-
gebote beklagt (Braun/Halisch 1989). Für viele ist der Altenpflegeberuf eher
eine arbeitsmarktbedingte Notlösung als eine gewünschte Tätigkeit. Der durch
den Personalmangel verursachte Zeitdruck und der Streß, dem die Pflegenden
ausgesetzt sind, sind sehr hoch (Lubinski 1988; Wilcox et al. 1988; Matthes
1989; Schmitz-Scherzer 1990; Wahl 1991a). Entsprechend hoch ist auch die
Fluktuation (Wilcox et al. 1988; Voss 1990): in manchen Stationen arbeitet der
oder die Dienstälteste seit weniger als einem Jahr! Zu der fehlenden Motivation
und häufig anzutreffenden Frustration der Pflegenden trägt schließlich die
schlechte Bezahlung der Pflege sowie das mangelnde Prestige der Pflegeberufe
(Lubinski 1988; Wilcox et al. 1988; Stoffer 1991; Grainger 1995) bei.
Auch die Haltung der Gesellschaft gegenüber alten Menschen bzw. weitverbrei-
tete Vorurteile gegenüber Altenpflegeheimen (Kreps 1990; Payne/Sigman 1992)
werfen Probleme auf. Sowohl die Gruppenstereotype von "den Alten" bzw.
"den Jungen" als auch objektive Unterschiede in den Lebenswelten und -vorstel-
lungen beider Gruppen verkomplizieren den Umgang miteinander (Rosendahl/-
Ross 1982; Kahana/Kiyak 1984; Braun/Halisch 1989; Voss 1990; Wahl 1991a;
Hummert 1994; Thimm 1995a). Zudem kommt es häufiger vor, daß die An-
sprüche und Erwartungen der Pflegenden widersprüchlich sind (Payne/Sigman
1992). So ist es nicht selten, daß die InstitutionenvertreterInnen das Ideal einer
ganzheitlichen, rehabilitativen und re-aktivierenden Pflege propagieren, und
doch die alten Menschen aus vielfältigen und durchaus nicht böswilligen Gründen infantilisiert (Whitbourne, Wills, Culgin, Anguillo, Cassidy 1992; Whit-
bourne/Wills 1993; vgl. auch 1.2.3.2) und in ihrer Abhängigkeit gefördert werden. Ein Problem dabei ist sicherlich, daß die althergebrachte Sichtweise, alte
Menschen seien hilflos wie kleine Kinder und müßten entsprechend behandelt
werden, gesellschaftlich akzeptiert ist und eine daran orientierte Pflege gutge-

heißen wird (Ransen 1978). Ein anderes Problem ist, daß die Neuzugänge in Altenpflegeheimen tatsächlich immer älter, kränker und hilfloser sind (Lubinski 1988), wodurch die Realisierung ganzheitlicher und autonomie-orientierter Konzepte sehr erschwert wird (Voss 1990):

> "The patients ... are old or very old, have multiple physical, psychological, social, and emotional problems, and often have severe, longstanding communication problems." (Lubinski 1988, 295)

Ein sehr großes Problem für die AltenpflegerInnen ist es, daß sie die alten Menschen niemals vollständig heilen können: Pflege im Altenheim bedeutet Langzeit- oder Endlospflege (Kosberg 1983; Kemper 1990: Voss 1990) bis zum Tod der Betreffenden und nicht "Gesundpflegen" bis zu einem absehbaren Zeitpunkt der Genesung. Die Behandlungserfolge bei chronischen Krankheiten sind meist wenig spektakulär und eher kurzlebiger Natur (Kosberg 1983). Mithin sind die PflegerInnen neben dem unentwegten Zeit- auch einem ständigen Leidens- und Mitleidensdruck ausgesetzt (Wilcox et al. 1988; Schmitz-Scherzer 1990), der ihnen die eigene Sterblichkeit täglich vor Augen führt (Kosberg 1983; Wilcox et al. 1988; Kemper 1990).

Schwierigkeiten im Umgang mit den BewohnerInnen können durch deren aktuelles Benehmen wie auch durch vergangene negative Erfahrungen mit diesen entstehen (Kosberg 1993). Viele Pflegekräfte beklagen nicht nur mangelnde Dankbarkeit, sondern vor allem auch Fälle von Passivität und Trotz (Wilcox et al. 1988; Kemper 1990):

> "Einige betagte Menschen machen bei dem Pflegeprogramm nicht mit, sie boykottieren den Ablauf offen oder versteckt. Am häufigsten passiert dies bei Menschen, die neu in einer Institution sind und ihre jahrzehntealten Gewohnheiten nicht aufgeben möchten oder können." (Kemper 1990, 151)

Schließlich ist darauf hinzuweisen, daß das Eingebundensein in die institutionelle Hierarchie und damit Hackordnung als durchaus belastend empfunden wird (Jung 1989).

In der Forschungsliteratur werden vielfältige Distanzierungsmechanismen beschrieben. Gemeinsam ist ihnen die Funktion, die Pflegenden vor einem für sie unerträglichen Maß an Leid und Frustration zu schützen. Beobachtet wurden die folgenden Verhaltensweisen: Die Angst vor dem Verlust eines liebgewonnenen Menschen bringt die PflegerInnen z.T. dazu, es zu vermeiden, einen persönlichen Kontakt zu sterbenden BewohnerInnen aufzubauen. Aus diesem und anderen Gründen vermeiden manche Pflegekräfte eine allzu intensive Kommunikation mit ihnen:

> "many staff do not understand the value of communicating with elderly patients, perceive themselves as too busy to communicate, and limit their communication to care giving tasks." (Lubinski 1988, 295)

Andere bewältigen ihre inneren Konflikte damit, daß sie ihre Arbeit ritualisieren und schematisieren. Sie wehren damit Nähe und die Gefahr ab, in die Gefühle und Ängste der BewohnerInnen hineingezogen zu werden - sie schaffen Distanz

(Voss 1990). Um ihre eigenen Ängste, Vorlieben und Abneigungen möglichst wenig durchblicken zu lassen, geben wieder andere sich emotional neutral (Gross 1990). Die negativen Auswirkungen auf die zu Pflegenden beschreiben Kahana und Kiyak (1984, 411/12) folgendermaßen:

"...the value of such lack of emotional response for quality of care is highly questionable. For the institutional elderly whose affective needs are seldom met, this tendency may reinforce the depersonalizing impact of institutional care."

Ein weiterer Abwehrmechanismus findet sich bei Pflegenden, die die BewohnerInnen als "Fälle" oder als "Krankheiten" betrachten (Wack/Rodin 1978). Autoritäres und verächtliches Verhalten wurde schließlich bei weniger gebildeten und durchweg ungenügend ausgebildeten PflegehelferInnen festgestellt (Wack/Rodin 1978). Da sich im Bereich der Altenpflege viele dieser wenig motivierten "VerlegenheitspflegerInnen" finden (Wilcox et al. 1988), ist dieses letztgenannten Konfliktbewältigungsverhalten besonders brisant. Es ist allerdings denkbar, daß die mittlerweile 20 Jahre alte Wack/Rodin-Studie aus den USA in dieser zugespitzten Form nicht auf die derzeitigen Verhältnisse in deutschen Altenpflegeheimen übertragbar ist.

Die Rolle der Pflegenden ist janusköpfig: sie müssen die institutionellen Strukturen, unter denen sie selbst zu leiden haben, dennoch reproduzieren und an die BewohnerInnen weitervermitteln. Ihr Verhalten gegenüber den zu Pflegenden ist durch die Ziele und Leitideen der jeweiligen Institution geprägt (Kahana et al. 1989). Zwar richten viele ihre Arbeit darauf aus, den BewohnerInnen die Anpassung an die neue Umgebung so leicht wie möglich zu machen (Bennett 1963). Aber trotz dieser durchaus wohlmeinenden Haltung darf nicht übersehen werden, daß sie zugleich diejenigen sind, die so gut wie alle Aktivitäten im Heim überwachen (Ransen 1978) und auf die Einhaltung der internen Spielregeln drängen.

In nahezu allen Studien über das Leben und Arbeiten in Altenheimen wird darauf verwiesen, daß auch unter AltenpflegerInnen die in unserer Gesellschaft vorherrschenden negativen Stereotype über alte Menschen gängig sind (Rosendahl/Ross 1982; Kosberg 1983; Kahana/Kiyak 1984; Lubinski 1988; Braun/Halisch 1989; Kahana et al. 1989; Revenson 1990; vgl. auch Kapitel 1.3.1). Weil das Pflegepersonal meist in der Tat nur mit denjenigen alten Menschen in Kontakt kommt, die wirklich hilfebedürftig und/oder verwirrt sind, lassen sich diese Vorurteile auch nur schwer abbauen, oder überhaupt nur bewußt machen: "... increased exposure to elderly patients may not lessen age stereotypes, in a simple fashion, instead it may change their form." (Revenson 1990, 92)

Eines der am weitesten verbreiteten Klischees über das Leben im Alter ist, daß alte Menschen abhängig und hilflos sind (Whitbourne/Wills 1993) und daher auch mit unselbständigen Kleinkindern gleichgesetzt werden können (Ransen 1978; Whitbourne/Wills 1993):

"The caregiver attributes childlike qualities to the resident despite the obvious fact that the resident's frailty or illness has contributed to his or her need for institutional care." (Whitbourne/Wills 1993, 23)

Man hat herausgefunden, daß abhängiges Verhalten der BewohnerInnen umso mehr gefördert wird, je mehr negative Stereotype das Pflegepersonal hat (Kahana/Kiyak 1984). Umgekehrt gilt, daß diejenigen PflegerInnen, die primär positive Alterssterotype aufweisen, am wenigsten geneigt sind, die alten Menschen pausenlos zu "bemuttern". Sie fördern am ehesten unabhängiges Verhalten. Im Benehmen der PflegerInnen mit negativen Stereotypen drücken sich deren entsprechend negativen Gefühle deutlich aus (Kahana/Kiyak 1984, 409):

"Staff who held negative stereotypes and supported older persons' dependency and who felt negative about their own aging were most likely to express negative affect toward their elderly clients (i.e., express impatience, anger, hostility, or appear brusque in dealing with clients)."

Kahana und Kiyak (1984, 412) haben auch gezeigt, daß Stereotype die Handlungen der Pflegekräfte mehr beeinflussen als deren etwaige autonomie-orientierte Handlungsabsichten. Einen deutlichen Widerspruch zwischen der Ideologie einzelner PflegerInnen und ihrem Verhalten haben auch Posner (1974), Wahl (1989), und Wahl (1991b) beobachtet:

"Interessanterweise äußerten zwar alle Pflegekräfte überwiegend (abstrakte) Werte in Richtung Förderung der Selbständigkeit der alten Menschen; ihre (konkreten) Handlungsziele waren dagegen überwiegend von Hilfeintentionen geprägt." (Wahl 1989, 189)

Weitere Folgen, die sich aus dem Vorhandensein von negativen Klischeevorstellungen von hilfsbedürftigen Alten erklären, sind die Infantilisierung der BewohnerInnen (Ransen 1978; Whitbourne/Wills 1993) und die "Überpflege" (Ransen 1978; Matthes 1989). Daß das motivierte Pflegepersonal unbewußt eine Art fürsorge-orientierte Elternrolle übernimmt ("Helfer-Syndrom", Matthes 1989), zeigt sich in seinem Pflegeverhalten (Rosendahl/Ross 1982) wie auch darin, daß es bemüht ist, gegenüber den BewohnerInnen positive Gefühle auszudrücken (Kahana/Kiyak 1984). Im Gegensatz zu den meisten anderen Untersuchungen behaupten Kahana und Kiyak (1984), die alten Menschen würden überwiegend als gleichwertige Erwachsene behandelt. Es bleibt herauszufinden, ob es im deutschen Heimalltag mehr Fälle ebenbürtigen, oder aber patronisierenden Verhaltens gegenüber Pflegebedürftigen gibt.

1.2.3.1 Förderung von Abhängigkeit, "Overcare"

Über Vorkommen, Eigenarten und Folgen des abhängigkeitsfördernden Verhaltens läßt sich folgendes sagen: Am häufigsten findet es sich in Heimen, deren primäre Anliegen Management und Körperpflege der alten Menschen sind (Kahana et al. 1989; Baltes et al. 1987). Dies liegt u.a. daran, daß die damit erreichte Passivität der BewohnerInnen der Reibungslosigkeit sämtlicher institutioneller Abläufe dienlich ist (Wack/Rodin 1978; Whitbourne et al. 1992): um der effektiven Zeitnutzung willen werden den alten Menschen so auch die Verrichtungen abgenommen, die sie, wenn auch langsam und mühevoll, durchaus noch selbst auszuführen in der Lage wären. Die Untersuchungen von Baltes et al. (1987) haben gezeigt, daß das am seltensten zu beobachtende Verhalten in deutschen und amerikanischen Altenheimen das unabhängigkeitsfördernde ist: auf unselbständiges, abwartendes Eigenpflegeverhalten folgt in aller Regel abhängigkeitsförderndes Verhalten durch die PflegerInnen (Baltes et al. 1986). In vielen Studien wird darauf verwiesen, daß am ehesten das unselbständige Verhalten der BewohnerInnen eine Reaktion vom Personal bewirkt: es wird verstärkt (Wack/-Rodin 1978; Baltes/Wahl 1996; Barton et al. 1980; Kahana et al. 1989; Wahl 1989; Whitbourne et al. 1992; Whitbourne/Wills 1993). Eigeninitiativen werden also oft entweder ignoriert (Baltes et al. 1986; Baltes/Wahl 1996), nicht gefördert (Voss 1990), oder gar bestraft (Whitbourne/Wills 1993).

Der Preis, der für das reibungslose Funktionieren des Heimalltages gezahlt werden muß, ist allerdings nicht nur für die alten Menschen hoch: der Arbeitsaufwand für die PflegerInnen erhöht sich nämlich auch (Kahana/Kiyak 1984).

1.2.3.2 Infantilisierung

Bei Matthes (1989, 706) heißt es: "Aus einem Erziehungsverständnis heraus, das 'verdeckt' alte Menschen mit Kindern gleichsetzt, wird Bevormundung." Schon seit Bennett (1963, 124) wird in der Literatur auf die schwerwiegenden Folgen der Infantilisierung für die BewohnerInnen verwiesen: "They internalize the view that old people are childish and deserve to be treated like children." Ransen (1978) zitiert eine Untersuchung, in der die befragten PflegerInnen angaben, die alten Menschen entweder routinemäßig oder doch bei bestimmten Anlässen wie Kleinkinder zu behandeln. Sie erachteten dies als zwar nicht wünschenswert, aber als hin und wieder notwendig. Genaueres über den Prozeß der Infantilisierung wissen wir erst seit den Studien von Whitbourne (1992; 1993; 1995) und ihren KollegInnen, die für meine Untersuchung sehr wichtig sind. Im folgenden stelle ich sie eingehender vor. Dabei wird es insbesondere um die Ausprägungsformen, Ursachen und möglichen Folgen infantilisierenden Verhaltens gehen.

Was ist nun unter "Infantilisierung" genau zu verstehen? Häufig ähneln nicht nur die den BewohnerInnen angebotenen Aktivitäten (wie etwa Malen, Basteln, Singspiele, oder Geburtstagsfeiern) denen für Kinder im Vorschulalter, sondern auch die Gestaltung der Räume erinnert in ihrer Farbgebung und der Überfrachtung mit z.B. Weihnachtsdekorationen oder Mobiles an einen Kindergarten (Whitbourne/Wills 1993). Besonders in den Vereinigten Staaten zeigt sich die Infantilisierung auch in der Art und Weise, wie die alten Menschen angezogen werden (Kreps 1988; Gross 1990). Typisch seien etwa pastellfarbene Kleider, Schleifchen im Haar oder das ganztägige Tragen von Nachtwäsche (Whitbourne/Wills 1993). In bezug auf das An- und Umziehen wird moniert, daß es manche PflegerInnen (zumindest in den USA) an Respekt vor der Intimsphäre der BewohnerInnen mangeln lassen, indem sie sie an öffentlichen oder wenig geschützten Orten an- und ausziehen. Den alten Menschen wird nahezu jede alltägliche (und für Erwachsene selbstverständliche) Entscheidungsmöglichkeit genommen:

> "Residents are also given little freedom of choice in the areas of food, dress, and activities, just like children, who typically lack the authority to control the decisions made by parents." (Whitbourne/Wills 1993, 22)

Auf der Ebene der Kommunikation finden sich das später detailliert zu beschreibende Phänomen der Babysprache (vgl. 1.5.2) sowie (besonders in anglophonen Ländern) die Wahl infantilisierender Anredefromen: Man nennt die BewohnerInnen nicht nur beim Vornamen, sondern redet sie teilweise auch mit Kosenamen (z.B. "dearie", Shield 1988; "love", "sweetheart", Wood/Kroger 1993) an. Auch legt das Pflegepersonal ein sonst Säuglingen vorbehaltenes Belohnungsverhalten an den Tag: "These attitudes and behaviors include rewarding residents by patting, touching, or kissing them which is like cuddling or hugging babies when they are good." (Whitbourne et al. 1995, 22).

Es werden vor allem zwei Gründe für das Vorkommen von Infantilisierung angegeben. Erstens haben die Pflegenden die BewohnerInnen in den seltensten Fällen als selbständige, kompetente Erwachsene erlebt. Für sie liegt eine (unbewußte) Assoziation zwischen Kleinkindern und hilfebedürftigen alten Menschen nahe. Zweitens aber findet sich auch häufig die (bewußte) und durchaus wohlmeinende Überzeugung, die BewohnerInnen würden diese Behandlung brauchen und mögen.

Das Ergebnis einer andauernden Infantilisierung ist in vielen Fällen ein Teufelskreis von Demoralisierung, vermehrt passiv-abhängigen und regressiven Verhaltens, und dazu komplementären Infantilisierungstendenzen von seiten des Pflegepersonals. Allerdings darf nicht vergessen werden, daß manche alten Leute die Infantilisierung auch als "reassuring" empfinden:

> "If these individuals have been socially isolated before their entry into an institution, the care and concern shown by staff may provide reassurance that they are valued for their personal qualitites." (Whitbourne/Wills 1993, 26)

Eine genaue Beschreibung derjenigen, die entweder positiv oder negativ auf infantilisierendes Pflegegeschehen reagieren, bleibt noch zu leisten.

1.3 Gesellschaft, Sprache, und Alter

1.3.1 "Ageism" und Stereotype

Kommunikation in der Altenpflege dürfte aber nicht nur durch die Einbettung in institutionelle Zusammenhänge determiniert sein, sondern auch durch gesamtgesellschaftliche Einstellungen der Generationen zueinander. Kommunikation in der Altenpflege ist Intergenerationenkommunikation: in diesem Sinne werden im folgenden die Vorbehalte und Vorurteile vorgestellt, die den Umgang von jüngeren mit älteren Menschen in unserer Gesellschaft prägen. Bei Williams und Giles (1991, 105) heißt es hierzu:

"although social psychologists have spent a great deal of time and effort exploring the cognitive processes involved in stereotyping, prejudice and so on, the linguistic and communicative corollaries of such processes remain to be systematically unravelled."

In diesem Sinne fasse ich zunächst das Wissen über die allgemeinen gesellschaftlichen Vorurteile gegen alte Menschen zusammen, um dann die Stereotype darzustellen, die sich besonders auf die Kommunikationsfähigkeiten beziehen. Altersklischees werden durch das äußere Erscheinungsbild (Hummert 1992) wie auch durch die Klangqualität der Stimme aktiviert.[6] Jeder Mensch hat vielfältige negative und auch einige positive Vorstellungen vom Wesen alter Menschen (Hummert 1992). Diejenigen, die einen qualitativ guten Kontakt zu Alten haben, weisen auch mehr positive Stereotype als andere auf (Hummert 1992). Gleichfalls verändert sich die Wahrnehmung, wenn es nicht um "die Alten", sondern um Individuen geht: in diesem Fall erfolgt eine Überkompensierung der negativen Vorurteile, indem der/die spezielle Alte prinzipiell eher positiv und wohlwollend bewertet wird (Scheier, Carver, Schulz, Glass, & Katz 1978). Dessen ungeachtet werden umso mehr negative Stereotype assoziiert, je älter der/die Betreffende ist (Hummert 1992).

Nicht nur junge Menschen bringen unvorteilhafte Eigenschaften mit dem Alter in Verbindung. Alte Leute haben ähnliche Altersstereotype wie junge, wenn diese auch weniger ausgeprägt sind (Ryan et al. 1986; Gravell 1988; Shadden 1988 b; Giles, Coupland, Coupland, Williams, Nussbaum 1992; Hummert 1992; Ryan, Kwong See, Meneer, & Trovato 1992). Mit zunehmendem Alter werden die Stereotype komplexer und positiver (Hummert 1994).

---

[6]   Da alte Frauen physiognomisch schneller altern, sind sie in nach wie vor sexistisch geprägten Gesellschaften wie der unsrigen doppelt benachteiligt (Nuessel 1982; Carmichael/Knapp 1988); entsprechend gibt es ungleich mehr abfällige Begriffe für alte Frauen als für alte Männer. Bei Nuessel (1982, 274) heißt es: "ageist vocabulary for women is more derisive because it represents them as thoroughly repugnant and disgusting."

Allgemein gesehen werden den Alten negative Eigenschaften in bezug auf Körper, Geist und Verhalten zugeschrieben (Nuessel 1982). Alter gilt als Zeit von Abbau und Verfall (Ryan et al. 1986; Giles 1991; Giles et al. 1992). Die letzte Lebensspanne betrachten viele auch als "zweite Kindheit". Ein zentrales Merkmal der Altersstereotype ist, daß sie von einem zwingenden Verlust von Kompetenzen ausgehen (Dowd 1981; Ryan et al. 1986; Ryan/Laurie 1990; Ryan 1991b; Williams/Giles 1991; Giles et al. 1992; Ryan et al. 1992; Ryan, Hummert, & Boich 1995b). Entsprechend wird vieles, was alte Menschen tun (oder auch nicht tun) nur abgewertet, weil sie alt sind (Ryan et al. 1986; Ryan/Laurie 1990; Williams/Giles 1991). Alte gelten als krank (Dowd 1981; Ryan 1991; Ryan et al. 1995b) und senil (Dowd 1981; Williams/Giles 1991), als langsam (Scheier et al. 1978; Tamir 1979; Shadden 1988a) und altmodisch (Williams/-Giles 1991). Es heißt, alte Menschen seien tendenziell nicht flexibel (Williams/-Giles 1991) und egozentrisch (Tamir 1979; Shadden 1988 a; Williams/Giles 1991). Darüber hinaus wird ihnen nachgesagt, vergeßlich (Ryan, Bourhis, & Knops 1991), desinteressiert (Shadden 1988b), und weder aktiv noch produktiv zu sein (Dowd 1981; Ryan et al. 1991). Alte gelten als desorientiert (Shadden 1988a), abhängig (Ryan et al. 1986; Shadden 1988b), und lästig (Scheier et al. 1978).

Wie ist es nun um die auf die Sprache bezogenen Altersklischees bestellt? Vorweg sei betont, daß Vorurteile nicht nur in einer Richtung bestehen: auch die Alten haben Klischeevorstellungen von den Jungen (Giles 1991). Entsprechend können *gegenseitige* Vorurteile eine Quelle für mißlingende Kommunikation sein:

> "Since both groups construe each other (but not their own groups) as valuing 'small talk' and 'chit-chat', there seems considerable potential for intergenerational miscommunication, with both young and old engaging in over-accommodative small talk together." (Williams/Giles 1991, 127)

Umfassender untersucht ist allerdings die sprachliche Diskriminierung alter durch junge Menschen. Nach Giles (1991, 101) stellt sich die Sprachrealität alter Menschen zusammenfassend folgendermaßen dar: "older people's sociolinguistic behaviour is negatively evaluated, actively processed in a stereotypical manner, and memorised less effectively."

Positive Altersstereotype benennen lediglich Ryan et al. (1992). Sie berichten, daß alte Menschen als gute ErzählerInnen und aufrichtige GesprächspartnerInnen gelten. Hummert (1992) konstatiert, daß am ehesten positiv stereotypisierte alte Menschen "normal", d.h. in einer einem Erwachsenen gemäßen Sprache angesprochen würden.

Die negativen Altersstereotype sind hingegen zahlreich. Es wird für selbstverständlich gehalten, daß alte Leute sprachliche Beeinträchtigungen erfahren und einen Verlust an Sprachkompetenz hinnehmen müssen (Ryan/Laurie 1990; Giles 1991; Ryan 1991; Williams/Giles 1991; Giles et al. 1992; Ryan et al. 1992;

Ryan et al. 1995b). Die Erwartungen in bezug auf sprachliche Leistungen Alter
sind entsprechend gering (Shadden 1988a; Giles et al. 1992; Ryan et al.
1992) und schlagen sich im Sprachverhalten der Jungen nieder (Hummert 1992, 2):
> "Negative stereotypes of aging are identified as the cognitive precursors of patro-
> nizing speech and baby talk in both the research and practitioner literature."

Laut Hummert (1994) ist bei jungen SprecherInnen am ehesten Patronisierendes
Sprechen zu erwarten.[7] Junge Leute glauben, daß SeniorInnen auf der Verste-
hens- wie auf der Ausdrucksebene Schwierigkeiten haben (Ryan et al. 1992).
Unschmeichelhafte Klischeevorstellungen vom Gesprächsverhalten alter Menschen zeichnen sich vor allem in Shaddens (1988 b) Interviewstudie ab. Sie hat
herausgefunden, daß Alte als dominant in Gesprächen erfahren werden. Sie sei-
en in der Hauptsache mit sich selbst beschäftigt und könnten sich nicht mehr in
andere versetzen. Darüber hinaus seien alte Menschen tendenziell geschwätzig
und redeten weitschweifig. Shaddens Befragte äußerten weiterhin die Überzeugung, alte Leute würden sich oft wiederholen; sie hätten einen anderen Wortschatz als die Jungen und litten vielfach unter Wortfindungsstörungen. Schließlich hätten die Alten Schwierigkeiten damit, einem Gespräch aufmerksam zu folgen.
Giles und KollegInnen (z.B. Williams/Giles 1991; Giles et al. 1992) zufolge
glauben junge Menschen, daß "painful self-disclosure", d.h. die Preisgabe als
schmerzhaft und schwierig empfundener Erfahrungen von Krankheiten, Leid
und Tod typisch für alte Leute ist.
Ryan (1991b) hat in einigen Experimenten festgestellt, daß die Jungen erfolgrei-
che Kommunikation alter Menschen weder als solche wahrnehmen noch hono-
rieren, etwa indem sie Vorurteile relativierten. Hingegen würden die Alten für
mißlungene Kommunikation verantwortlich gemacht, wenn die Ursachen dafür
auch objektiv andere seien, wie z.B. Hintergrundgeräusche, Tonstörungen etc.
Alte Leute, die zurückgezogen leben und wenige Kontakte mit ihrer Umwelt haben, kommen früher oder später aus der Übung; ihr daraus resultierendes kom-
munikatives Verhalten ist durch Selbststereotypisierung geprägt und untermauert
entsprechend die gesellschaftlichen Vorurteile (Shadden 1988a; Ryan/Butler
1996).
Die sprachliche Verunglimpfung der SeniorInnen schließlich resultiere daraus,
daß diese den vorherrschenden gesellschaftlichen Erwartungen in bezug auf Ju-
gendlichkeit, Vitalität und Produktivität nicht mehr entsprächen, so Nuessel
(1982). Ob und inwieweit die sprachliche Altendiskriminierung auch in deutschen Altenpflegeheimen zum Alltag gehört, wird im empirischen Teil der vorliegenden Arbeit untersucht.

---

[7] Diese Hypothese scheint sich in meinem Material allerdings nicht zu bestätigen. Vgl.
     Kapitel 4.3.6.1.

1.3.2 Das Sprachverhalten alter und junger Menschen

Pflegekräfte und BewohnerInnen in der Altenpflege haben wie alle Menschen auch andere Rollen als z.B. Kinder, Großeltern, etc. Als InhaberInnen dieser Rollen haben sie eine Reihe von Erfahrungen im Kommunizieren mit Angehörigen anderer Generationen gemacht sowie gesellschaftliche Vorurteile übernommen. Es steht also zu erwarten, daß sie die kommunikativen Strategien, die sich in ihrem Leben (vermeintlich) als sinnvoll und effektiv erwiesen haben, auch mit ihren GesprächspartnerInnen in der Altenpflege anzuwenden versuchen. Aus diesem Grunde geht es im folgenden darum, wie alte und junge Menschen generell, d.h. kontextunabhängig miteinander sprechen.[8]

1.3.2.1 Die Kommunikation alter mit jungen Menschen

Das Kommunikationsverhalten alter gegenüber jungen Menschen ist erst in Ansätzen erforscht. Das vorhandene Wissen, das ich im folgenden zusammenfasse, ist auf die Themenwahl, das Gesprächsverhalten und den Umgang mit den allgegenwärtigen Altersstereotypen beschränkt.

Die vorherrschenden Themen der Alten in Gesprächen mit den Jungen sind laut Shaddens (1988a) Interviewstudie Vergangenheit, Gesundheit, Krankheit und Tod, die Familie und insbesondere die Enkelkinder, und ferner der Glauben. Thimms (1995a) Kennenlernstudie, die auf derjenigen von Coupland, Coupland, Giles, Henwood, und Wiemann (1988) aufbaut, ergab allerdings, daß alte Frauen in Gesprächen mit ihnen bis dahin unbekannten jüngeren Frauen sehr viel seltener Vergangenheit und Gesundheit ansprechen als erwartet.

Jungen Leuten fällt im Gespräch mit SeniorInnen am negativsten auf, daß die Alten nicht nur die Vergangenheit zu häufig thematisieren (Shadden 1988a; Ryan/Butler 1996)[9] und damit gesellschaftliche Trends und Gegebenheiten der

---

[8] Eine solche, dekontextualisierte Betrachtungsweise ist sinnvoll, wenn man wie Thimm (1995a) davon ausgeht, daß die Verständigungsprobleme zwischen alt und jung nicht auf semantisch-lexikalische, bzw. situative Aspekte zurückzuführen sind, sondern vielmehr auf gegenseitige Vorurteile und stereotype Erwartungen. Dabei, so Thimm (1995b), würden die Stereotype meist implizit geäußert. Implikaturen dienen ihrer Meinung nach in der Intergenerationenkommunikation dazu, das Gemeinte entschärft, also gesichtswahrend zu kommunizieren.

[9] In Thimms (1995a) Kennenlern-Studie wurde allerdings in solchen Intergenerationengesprächen deutlich häufiger über gegenwartsbezogene Themen gesprochen. Mithin könnte die vermeintliche Vorliebe Alter für Themen der Vergangenheit nicht nur, aber auch als Illustration der Wirksamkeit von Altersstereotypen betrachtet werden. Fiehler (1997) hat demgegenüber darauf hingewiesen, daß die Vergangenheit für alte Men-

Gegenwart abwerten (Harwood, Giles, & Ryan 1995), sondern daß sie ganz allgemein zu einer egozentrischen Themenwahl tendieren (Tamir 1979; Shadden 1988a). Thimm (1998) hat allerdings herausgefunden, daß sowohl die Erwartungen der Jungen als auch deren Interesse an bestimmten Aspekten der Vergangenheit die Häufung vergangenheitsbezogener Themen mitbewirken. Alte Leute gelten als überbehütend, d.h. sie neigen manchmal dazu, jüngere Erwachsene wie Kinder zu behandeln (*Ist die Jacke auch warm genug?*). Ferner seien sie schlechte ZuhörerInnen (Harwood et al. 1995). Laut Shadden (1988a) ist das Gesprächsverhalten alter Menschen auch durch einen eher weitschweifigen Stil oder, in der Terminologie von Ryan und Butler (1996), durch "off-topic verbosity" gekennzeichnet. An dieser Stelle muß sicherlich betont werden, daß Shadden (1988a) Meinungen wiedergibt und nicht die tatsächliche Sprachrealität darstellt. Wie ich auch schon an anderer Stelle ausgeführt habe (Sachweh 1991), blieb die Forschung bislang objektive Belege hierfür schuldig. Eine Untersuchung dieser Phänomene müßte m.E. in jedem Fall die von Shadden (1988b, 185) selbst folgendermaßen beschriebenen psychosozialen Funktionen berücksichtigen:

> "the older person's garrulousness, rambling style, and failure to take another's perspective may simply be ways of maintaining control of the communication event and thus prolonging social contact."

In bezug auf das Gesprächsverhalten alter gegenüber jungen Menschen müssen zwei weitere Phänomene benannt werden. Die Arbeitsgruppe um N. und J. Coupland (1988) haben in ihrer Kennenlernstudie ein Verhalten identifiziert, das sie als "painful self-disclosure" (PSD) bezeichnen. Bei Giles (1991, 103) heißt es dazu:

> "elderly people spent about a sixth of their time in initial intergenerational encounters disclosing personally painful information about themselves (e.g., their accidents, family bereavements, ongoing medical problems) whereas the young spent a negligible time (less than 2 per cent) so doing, ..."

Mazloff, Shaner und Ward (1996) konnten zeigen, daß PSD auch außerhalb des Labors in natürlichen Kontexten wie etwa einer Altentagesstätte unter alten Menschen vorkommt.[10] Beim PSD werden die sonst geltenden, wenn auch unbewußten Regeln, in ersten Begegnungen nicht ungefragt zuviel von sich, und erst recht nicht Negatives preiszugeben, außer Kraft gesetzt. Da PSD ein sozial von Alten erwartetes Phänomen ist, ist die Gefahr eines Gesichtsverlustes neutralisiert (Coupland et al. 1988; Mazloff et al. 1996). Das läßt nun darauf schließen, daß PSD für alte Menschen sogar bestimmte positive Funktionen erfüllt. Coupland et al. (1988) und Coupland et al. (1991c) vermuten sowohl, daß das bei

---

schen sehr wohl ein wichtiges Thema ist, und sie bspw. Erfahrungen und Erinnerungen zur Reaktualisierung ihrer damaligen Überlegenheit, bzw. zum Ausgleich ihrer in der Gegenwart nicht mehr gegebenen Dominanz nutzen.

[10]   Die jüngeren Gesprächspartnerinnen produzierten PSD demgegenüber nur auf eine entsprechende Aufforderung hin.

PSD Mitgeteilte Neuigkeitswert hat, wie auch, daß es den Vorteil hat, den alten Menschen als jemanden darstellen zu können, der mit vielfältigen schwierigen Lebensumständen fertig geworden ist. Laut Mazloff und Kolleginnen setzen alte Menschen PSD ein, um ihre Identität darzustellen, ihr Ego zu beschützen, und mit dem Altern zurechtzukommen. Dieser Studie zufolge darf auch der Faktor Mitteilungsfreude als Motiv nicht unterschätzt werden. In diesem Sinne hat PSD sogar einen therapeutischen Effekt (Coupland et al. 1988). Nach Giles (1991, 104) verhindert der Einsatz von PSD mögliche, für den älteren Gesprächspartner negative Vergleiche zwischen den Generationen, und es "... elicits outwardly sympathetic, supportive and flattering responses from the young...". Painful self-disclosure bewirkt somit durch das unverblümte Mitteilen leidvoller Erfahrungen, daß ein jüngeres Gegenüber dem alten Interesse, Respekt und Mitgefühl ausdrückt (Mazloff et al. 1996). Neben negativen gibt es aber auch positive self-disclosures, wie etwa das Hinweisen auf den Groß- oder Urgroßelternstatus, mit denen sich ältere Menschen als lebenserfahren darstellen (Harwood et al. 1995). Ähnlich auffällig und desgleichen funktional für das Gesprächsverhalten von SeniorInnen ist die Enthüllung des chronologischen Alters (Disclosure of Chronological Age = DCA) (Giles 1991; Giles et al. 1992; Thimm 1995 a u. b), die in der schon besagten Kennenlernstudie bei tatsächlich jeder älteren Teilnehmerin erfolgte. Laut Kruse und Thimm (1997) beinhaltet DCA oft eine Distanzierung von dem/der jüngeren GesprächspartnerIn, bzw. es leitet eine Distanzierung ein. DCA erlaubt nicht nur das Herstellen von Bezügen zur Vergangenheit und zur eigenen Gesundheit, sondern vor allem eine Definition der Alters-Identität: "age may be offered as an identity token being used strategically in discourse in order to orient the self in relation to a social context." (Giles et al. 1992, 287) Die Enthüllung des chronologischen Alters spielt also auch bewußt (wenn auch selten explizit, Thimm 1995b) auf die in der Gesellschaft vorherrschenden Altersstereotype an (Coupland/Coupland 1995). Die Altersangabe kann hier beifallsheischend, d.h. im Sinne einer positiven Abgrenzung gegenüber "den Alten" (Thimm 1995 a), als auch entschuldigend (z.B. für das Nicht-mehr-Vorhandensein bestimmter physischer und sozialer Fähigkeiten) eingesetzt werden. Laut Coupland und Coupland (1995) und Thimm (1995a) evoziert das Mitteilen des chronologischen Alters bei den GesprächspartnerInnen ähnlich wie PSD formelhafte Reaktionen, bspw. Lob oder den Ausdruck von Überraschung.

Die Wirkungsweise der negativen Altersklischees läßt sich an einem Gesprächsverhalten alter Menschen belegen, das als "self-stereotyping" oder als "instant aging" bezeichnet wird (Ryan et al. 1986; Giles 1991). Darunter versteht man, daß die Alten sich in Situationen, in denen sie von anderen auf das Klischee des hilflosen alten Menschen reduziert werden, selbst älter geben und benehmen, als sie es eigentlich sind. Sie beugen sich gewissermaßen dem negativen Alten-Bild und untermauern es so unbeabsichtigt:

"... when age is made salient (in the contexts of overaccommodating talk being used to the elderly, or when decremental portrayals of old-age appear in the media), older people will, compared to a non-age-salient condition, look, move, sound and talk 'older'." (Giles 1991, 104)

Einige alte Menschen akzeptieren die an sie herangetragenen Stereotype aber auch nicht. Ein eher hilflos-trotziges Verhalten, das fatalerweise wieder an kleine Kinder erinnert, beschreibt der Soziologe Dowd (1981). Manche SeniorInnen "machen eine Szene", stellen peinliche Fragen oder antworten ausführlichst auf rhetorisch gemeinte Fragen, um überhaupt einmal als Mensch mit eigener Identität wahrgenommen zu werden. Diese Verhaltensweisen sind von Dowd allerdings nicht empirisch belegt und in der Form nicht generalisierbar. Für wahrscheinlicher halte ich es, daß einige alte Leute auf Stereotypisierungen schweigsam oder aggressiv reagieren. Eine positivere und sicher letzten Endes effektivere Strategie beschreiben Ryan et al. (1986) und Harwood et al. (1995):

"the tactic of commenting on the positive and counter-stereotypical attributes of exemplary members of one's own category is a way of boosting one's self-image by association with them." (Ryan et al. 1986, 14)

Zusammenfassend ist festzustellen, daß das Kommunikationsverhalten alter gegenüber jungen Menschen die veränderten Lebensumstände der Alten wie etwa zunehmende Isolation und geistige wie sprachliche Unterforderung sowie die Wirkung gesellschaftlicher Vorurteile spiegelt.

1.3.2.2 Das Kommunikationsverhalten junger gegenüber alten Menschen

Alle AutorInnen sind sich darin einig, daß der Sprachstil im Umgang mit Menschen, die älter als 65 Jahre sind, modifiziert wird. Diese Modifizierungen orientieren sich an der Wahrnehmung verringerter funktionaler Kompetenz des jeweiligen alten Individuums (Bonnesen/Hummert 1994) und an den gängigen Altersstereotypen (Ryan et al. 1986; Ryan 1991c; Ng 1994). Sie sind daher in den meisten Fällen nicht adäquat (Ryan/Cole 1990, 174):

"In principle, stereotype-based speech strategies cannot be universally successful because of the great diversity in communication needs and preferences among people sharing the social category of elderly."

Der hierfür geprägte Begriff ist "overaccommodation" (Giles 1991). Gemeinsam ist den Modifizierungen, daß die alten Leute aufgrund negativer Vorurteile *nicht* wie gleichwertige Erwachsene, sondern wie Kinder behandelt werden (Ng 1994; Thimm 1995a; Ryan/Butler 1996). Entsprechend wird in der Forschung diese charakteristische Art des Sprechens entweder als "patronizing style" (z.B. Ryan et al. 1986; Ryan et al. 1991; Hummert 1992; Hummert/Ryan 1996) oder, in Anlehnung an die später darzustellende Arbeit von Caporael und ihren KollegInnen, als "secondary baby talk" (SBT) bezeichnet. Eine klare Abgrenzung dieser Phänomene fehlt in vielen Fällen. So wird etwa der für SBT typische übertriebene Tonhöhen- und Intonationsverlauf auch als Merkmal von "patronizing speech" genannt (Cohen/Faulkner 1986; Shadden 1988a; Ryan/Cole 1990; Ryan 1991; Ryan et al. 1991).[11] Ich zeige aus diesem Grunde im folgenden die einzelnen Merkmale "jungen" Sprechens gegenüber den Alten auf, ohne die Abgrenzung von "patronizing speech" und SBT weiter zu beachten.

Wer mit alten Menschen redet, spricht meistens lauter (Shadden 1988a; Ryan/-Cole 1990; Ryan 1991; Ryan, Meredith, MacLean, & Orange 1995a), langsamer (Ryan et al. 1986; Ryan/Cole 1990; Hummert 1992; Kemper 1994) und kürzer (Ryan et al. 1986; Hummert 1992; Kemper 1994). Eine Vereinfachung der Sprechweise wurde auf den Ebenen von Wortwahl (Ryan et al. 1986; Ryan 1991; Hummert 1992), Syntax (Ryan et al. 1986; Shadden 1988a; Ryan/Cole 1990; Ryan 1991; Hummert 1992; Kemper 1994) und Themenwahl (Hummert 1992) festgestellt. Kemper (1994) fand in ihrer Studie über die Sprachmodifikationen im Umgang mit alten Leuten insbesondere heraus, daß junge Menschen mehr Satzfragmente bzw. Ellipsen und mehr lexikalische Füllworte verwenden.[12] Hummert (1992) konstatiert das häufigere Vorkommen von Imperativen, und viele AutorInnen bestätigen ein überdurchschnittliches Auftreten von Wiederholungen (Ryan et al. 1986; Shadden 1988a; Ryan/Cole 1990; Ryan 1991; Ryan et al. 1995b). Fragen werden ebenfalls öfter an ältere als an gleichaltrige GesprächspartnerInnen gerichtet (Ryan et al. 1986). Dabei fallen die auf eine simple ja/nein Antwort zielenden geschlossenen Fragen auf. Manche Jüngeren elizitieren auch "painful self-disclosures" wie bspw. *Können Sie nachts gut schlafen?* oder *Lebt Ihr Mann noch?* (Coupland, Coupland, & Grainger 1991c; Giles et al. 1992).

Aufgrund der Oberflächlichkeit der Gespräche ist deren Qualität gering (Shadden 1988a; Gross 1990). Interessanterweise bringen die Jungen ihrer eigenen Meinung nach im Umgang mit den Älteren exakt dieselben Themen an, die sie selbst an den Alten bemängeln, wie etwa die Vergangenheit, die Gesundheit des/der Älteren, die Familie (s.o., S. 29/30) und allgemein Unverfängliches. Taylor (1992) hat herausgearbeitet, daß das Konzept der Gebrechlichkeit zentral für das Gesprächsverhalten junger Menschen ist, indem es sowohl Kommunikationsstrategien für den Umgang mit den als schwach und nicht gleichwertig visu-

---

[11] Erst in jüngster Zeit wurde ein Versuch unternommen, die Beschreibung und Bewertung von patronisierendem Sprechen zu systematisieren. Hummert und Ryan (1996) haben eine Unterteilung in vier Untergruppen (directive talk, baby talk, overly personal talk, und superficial talk) gemäß des Vorhanden- bzw. Nicht-Vorhandenseins von fürsorglichen (care) und kontrollierenden (control) Elementen vorgeschlagen. Somit wäre Babytalk eine Variante patronisierenden Sprechens.

[12] Letztere werden von ihr leider nicht definiert.

alisierten Alten vorgibt, als auch deren häufig als abweichend erlebtes Verhalten
erklärt und entschuldigt.
Insgesamt ist das Kommunikationsverhalten der Jungen widersprüchlich, denn es
ist patronisierend (Ryan et al. 1986), obwohl oder gerade weil es von guten Ab-
sichten geprägt ist (Hummert 1994)[13]:

> "Quality of talk is often neglected due to the *assumption* that elderly people need
> to have the boredom of a solitary life alleviated by jovial, cheery conversations
> which function as 'pick-me-ups'." (Ryan et al. 1986, 10)

So wird nur zu oft (und doch meist vergeblich) versucht, den Alten "Gutes" zu
tun, indem Interesse und Achtung geheuchelt werden (Coupland et al. 1991d;
Collins, Stoerling, & Hunt-Matheson 1994; Ryan et al. 1995b). Die Jungen be-
dienen sich einer schmeichlerischen Routinekonversation (Giles 1991) und kommentieren alle Äußerungen der SeniorInnen ohne Unterschied übertrieben positiv
(Coupland et al. 1991c). In dem Bestreben, "nurturant" und "protective" zu erscheinen (Coupland et al. 1991a), verwenden vor allem weniger Gebildete wie
im Umgang mit Kleinkindern z.B. mehr Diminutive (Kemper 1994).

> "Nurturing and protectiveness spill over into patronising when a speaker over-as-
> sesses a recipient's ability to cope, judgements which can, of course, be skewed if
> stereotypes intervene." (Coupland et al. 1991c, 203)

Vor allem bei weniger komplex strukturierten Individuen gebe es eine Tendenz,
negative Stereotype in der Kommunikation mit alten Menschen zu aktivieren und
das Sprachverhalten an diesen, nicht aber am tatsächlichen Gegenüber auszu-
richten (Hummert 1994). Daraus ergeben sich dann häufig Ungeduld oder der
Wunsch, Gespräche mit alten Menschen gänzlich zu vermeiden (Ryan/Butler
1996). Es kann also nicht verwundern, wenn jeder alte Mensch auf seine Weise
auf patronisierendes Sprechen und vorgetäuschte Herzlichkeit reagiert.

1.3.2.3 Die Folgen des "jungen" Kommunikationsverhaltens

Die Folgen des sprachlichen Verhaltens jüngerer Leute sind zwar für die meisten, aber nicht für alle alten Menschen und nicht in jedem Fall negativ (Ryan et
al. 1986; Ryan et al. 1991; Williams/Giles 1991; O'Connor/Rigby 1996). Seit
einer Intonationsstudie, bei der untersucht wurde, ob eine optimierte Intonation
alten Leuten das Verstehen und Erinnern gesprochener Sprache erleichtert, ist
z.B. bekannt, daß alte Menschen das deutliche Betonen von Schlüsselwörtern
nicht als herablassend und respektlos empfinden (Cohen/Faulkner 1986, 97):

---

[13]   Allerdings halten Harwood et al. (1995) "patronizing talk" auch für eine Strategie, um
        Kontrolle über alte Menschen aufrecht zu erhalten oder gar zu vergrößern.

"It is possible that elderspeak only becomes offensive when it involves inappropriately simplified vocabulary and sentence structure, or when the stress pattern is much more grossly exaggerated than it was in the present study."

Eine nur intonatorisch modifizierte Sprechweise scheint den Vorteil zu haben, daß sie manchen alten Menschen das Verstehen erleichtert, da sie gewissermassen vor-verarbeitet ist und die Inanspruchnahme der Prozessor-Kapazitäten vermindert. In einer Studie von Gould und Dixon (1994) über das Erinnern ärztlicher Anweisungen allerdings konnte gezeigt werden, daß den wahrscheinlichsten AdressatInnen von "elderspeak", also den PatientInnen mit einer geringen Gedächtniskapazität, überakkommodative Sprache *nicht* hilft.

Patronisierendes Sprechen junger Leute wird, wie dies etwa Ryan und KollegInnen (1986) und Hummert (1992) ausführen, trotz seiner massiven negativen Folgen von den Alten meist toleriert. Je nach dem kommunikativen Kontext (z.B. Nachbarschaft/Gemeinde vs. Krankenhaus/Heim) wird es allerdings als mehr oder weniger negativ empfunden:

"the results seem to indicate that the hospital setting legitimized, if not favored, the patronizing speech style, suggesting that it may be an acceptable form of institutionalized speech." (Hummert, Mazloff, & Henry 1994, 8)

Das herablassende Sprechen junger Menschen verhindert, daß Befriedigung oder Freude über das Gespräch mit Jüngeren aufkommen kann, und es verunmöglicht einen adäquaten Informationsaustausch (Ryan 1991; Ryan et al. 1995b). Es kann gerade im Fall gesunder und rüstiger Alter dazu beitragen, daß sie versuchen, künftige Interaktionen und Gespräche mit Jungen zu vermeiden (Lütjen 1978; Ryan 1991; Giles et al. 1992; Ryan et al. 1995b). Die Motivation, sich mit anderen Generationen auseinanderzusetzen, kann verlorengehen, wobei typischerweise beide Gruppen die Schuld dafür der jeweils anderen Gruppe geben (Ryan et al. 1986). Der als entwürdigend empfundene Ton der Jüngeren (Tamir 1979; Ryan et al. 1986; Hummert 1992) führt zur Frustration der RezipientInnen (Giles 1991; Giles et al. 1991; Giles et al. 1992). Auf die Dauer wird das Selbstwertgefühl der alten Leute angegriffen (Ryan et al. 1986; Ryan 1991; Hummert 1992), was in einem verstärkten psychischen und physischen Abbau gipfeln kann (Ryan et al. 1986; Hummert 1992):

"mis-managed demeaning talk may not only induce momentary feelings of worthlessness in elderly people but may also lead to reduced life satisfaction and mental and physical decline in the long run" (Ryan et al. 1986, 14)

SBT provoziert Verärgerung (Ryan et al. 1986; Giles 1991) und unterstützt die Hilflosigkeit der Alten (vgl. 1.5.2). Wer von den Jungen unentwegt auf die Rolle des Unselbständigen und Schutzbedürftigen festgelegt wird, reagiert letzten Endes oft in einem Prozeß der Selbst-Stereotypisierung mit der Übernahme dieses Fremdbildes als Selbstbild und dem schon erwähnten "instant aging" (Ryan et al. 1986; Giles 1991; Ryan 1991c; Giles et al. 1992; Ryan et al. 1992):

"socially constructed decrement ideologies may become internalized into the personal and social identities of older people who, when provided with certain sociolinguistic and contextual cues, may respond by 'acting out' stereotypical age identities." (Giles et al. 1992, 290)

Durch diese Verstärkung und Übernahme "alter" Verhaltenszüge durch die SeniorInnen entsteht letztlich ein Teufelskreis, der wiederum die Vorurteile der Jungen gegenüber den Alten untermauert (Ryan et al. 1986; Ryan 1991b; Ryan et al. 1995b). Weil sich viele alte Menschen lieber zurückziehen, als sich ständig in ihrem Erwachsenenstatus bedroht zu sehen (Ryan et al. 1986), werden letzten Endes ihre Kommunikationsfähigkeiten durch Nichtgebrauch einerseits und die ständige Unterforderung andererseits beeinträchtigt (Wood/Ryan 1991).

Eine aktive Gegenwehr gegen den entwürdigenden Sprachgebrauch der Jungen ist selten. Nur Ryan et al. (1986) berichten davon, daß SeniorInnen auch eine Reihe von Selbstschutzstrategien verwenden, die den Vorurteilen gegen ihre Altersgruppe entgegenarbeiten.

1.4 Die Kommunikation in Institutionen

In Kapitel 1.2 wurde gezeigt, welchen Einfluß die institutionelle Umgebung auf das Verhalten von Pflegekräften und BewohnerInnen hat. Im folgenden stelle ich linguistische Ansätze zum Thema Kommunikation und Institution vor.

1.4.1 Allgemeines

Die vorliegenden Texte haben fast alle einen Überblickscharakter, so etwa die Lexikon- bzw. Handbuchartikel von Ehlich/Rehbein (1980) und Wodak (1987). Letztere zeichnen die Forschungsgeschichte nach und stellen den (damals) aktuellen Forschungsstand dar. Daneben werden methodische Probleme (vgl. Koerfer 1994) wie auch die Schwierigkeit, Institutionen für sprachwissenschaftliche Zwecke befriedigend zu definieren, diskutiert.

Während Dittmann (1979b), der die Kommunikation in Institutionen in sprechhandlungstheoretischer Hinsicht betrachtet, in erster Linie bemüht ist, der zukünftigen Erforschung dieses Bereiches ein solides theoretisches Fundament und das Bewußtsein um die Schwächen bisheriger Ansätze mit auf den Weg zu geben, ist die Abhandlung von Gülich (1981) im wesentlichen empirisch-pragmatisch geprägt. Sie macht die allgemeinen und eigene Erkenntnisse sowie die Problematik der Untersuchung institutioneller Kommunikation an einer Vielzahl von realen Beispielen deutlich. Im Forschungsbericht Becker-Mrotzeks (1990) geht es in erster Linie um die Vorstellung empirischer Arbeiten zu einzelnen Institutionen. Bedingt durch die bejahende Rezeption der jeweils älteren Arbeiten ähneln sich die Darstellungen sehr. In bezug auf die Terminologie wie auch auf die Einschätzung der Relevanz linguistischer Analysen von institutioneller Kommunikation für die Gesellschaft besteht eine weitgehende Einigkeit, so daß ich die Quintessenz der Arbeiten und weniger einzelne Aufsätze vorstellen werde.[14] Im folgenden zeige ich die allgemeinen Charakteristika von Kommunikation in Institutionen auf und nehme, soweit mir das geboten erscheint, auf die Anwendbarkeit selbiger auf die Institution Altenpflegeheim bezug.

Ein wesentliches Merkmal der linguistischen Beschäftigung mit Kommunikation in Institutionen ist, daß der Begriff "Institution" nicht richtig definiert ist, worauf in jedem mir bekannten Text verwiesen wird (z.b. Dittmann 1979b; Koerfer 1994). Dementsprechend schicken alle ForscherInnen ihren Ausführungen die von ihnen favorisierte Definition voraus (Becker-Mrotzek 1990; Ehlich/Rehbein 1980; Gülich 1981; Wodak 1987). Der Forschungsbericht von Becker-Mrotzek (1990) lehnt sich fast wortgetreu an das im Lexikonartikel von Ehlich und Rehbein (1980) formulierte alltägliche und am ehesten gesellschaftspolitisch geprägte Institutionenverständnis an. Dieses ist problemlos auf die Institution Altenpflegeheim übertragbar und wird auch in der vorliegenden Untersuchung verwendet:

> "Institutionen erscheinen als gesellschaftliche Teilbereiche mit einer spezifischen Struktur, mit bestimmten Verbindlichkeiten für die darin Handelnden, mit bestimmten Konventionen, mit einem spezifischen Personal, z.T. mit eigenen Geräten und Gebäuden." (Ehlich/Rehbein 1980, 338)

In der soziolinguistischen Forschung gelten diejenigen, die im Rahmen einer Institution aufeinandertreffen, als *AktantInnen* (Ehlich/Rehbein 1980; Gülich 1981; Koerfer 1994). Dabei werden die *AgentInnen*, d.h. die VertreterInnen oder das Personal der Institution, von den *KlientInnen*, also denjenigen, die die Institution in Anspruch nehmen, bzw. von ihr in Anspruch genommen werden (Bsp. Gericht), unterschieden. AgentInnen wären demnach etwa RichterInnen, PfarrerInnen und Pflegepersonal, und die entsprechenden KlientInnen wären Angeklagte, die Gemeinde und die HeimbewohnerInnen. Ehlich und Rehbein (1980) und Gülich (1981) beschreiben diese Rollenverteilung als komplementär. In bezug auf Macht und Rechte der beiden Gruppen ist sie ferner asymmetrisch (Dittmann 1979b; Fisher/Todd 1986; Wodak 1987; Koerfer 1994).

Die AktantInnen haben ein institutionenspezifisches *AktantInnenwissen*, d.h. sie sind mit den institutioneninternen "Spielregeln" vertraut. Aufgrund ihrer Zugehörigkeit zur Institution ist das Wissen der AgentInnen über die erforderlichen

---

[14] Forschungshistorisch Interessierte seien diesbezüglich auf die Darstellungen von Dittmann (1979b), Ehlich/Rehbein (1980) und Wodak (1987) verwiesen.

Verhaltens- und Kommunikationsweisen größer (Gülich 1981; Koerfer 1994). Entsprechend der dadurch hervorgerufenen Unsicherheit vieler KlientInnen ist die Wahrscheinlichkeit von Kommunikationskonflikten und Mißverständnissen hoch (Wodak 1987; Koerfer 1994). Die Handlungsmöglichkeiten in Institutionen sind normiert (Becker-Mrotzek 1990; Dittmann 1979b), und die Arbeitsabläufe und damit z.t. auch die Kommunikationsabläufe sind festgelegt (Becker-Mrotzek 1990; Ehlich/Rehbein 1980). Sie werden im wesentlichen durch repetitive Abläufe organisiert (Becker-Mrotzek 1990; Ehlich/Rehbein 1980; Gülich 1981). Das bewirkt, daß in Institutionen häufig feste Dialog- und Interaktionsmuster verwendet werden. Der Sprachgebrauch und die Reihenfolge von Sprechhandlungen sind z.t. formelhaft und verbindlich kodifiziert (Dittmann 1979b; Ehlich/Rehbein 1980; Gülich 1981; Wodak 1987), wie etwa vor Gericht oder im Gottesdienst; es wird eine Fachsprache, oder aber eine institutionenspezifisch terminologisierte Umgangssprache verwendet (Koerfer 1994; Gülich 1981, 435):

> "Die Aktanten wissen im voraus, welche Themen oder welche Interaktionsschemata in dem betreffenden Kommunikationsablauf überhaupt möglich sind."

In dieser Hinsicht dürften sich Altenpflegeheime von Institutionen wie Gericht und Gottesdienst deutlich unterscheiden. Auch Gülich (1981) verweist auf den unterschiedlichen Grad an Ritualisierung der Kommunikation in den verschiedenen Institutionen. Diese Bandbreite an Normenverbindlichkeit ist m.E. ein Grund für die Schwierigkeit, Institutionen befriedigend zu definieren.

Neben den funktionalen institutionenspezifischen Verhaltens- und Sprachregeln gibt es schließlich noch Situationen, in denen sich AgentInnen und KlientInnen weniger als Rollenträger denn als Menschen begegnen, und in denen die "Gesetze" der alltagssprachlichen, und nicht die der institutionellen Kommunikation gelten. Zu diesen zählen bspw. Gespräche, in denen ÄrztInnen mit PatientInnen über Fußball fachsimpeln oder in denen LehrerInnen mit ihren SchülerInnen über Popmusik diskutieren. Solche Sequenzen fallen vor allem dann auf, wenn sie in strikt geregelte institutionelle Interaktionsschemata eingeschoben sind (Gülich 1981). In Anlehnung an Ehlich und Rehbein (1980) nennen Gülich (1981) und Wodak (1987) dies den *homileïschen Diskurs*. Diese außerhalb der institutionellen Regeln stattfindenden Gespräche sind nur scheinbar für die Erreichung der unmittelbaren institutionenspezifischen Zwecke dysfunktional, da sie ein ganzes Spektrum an nicht zu überschätzenden Ausgleichs- und Ventilfunktionen haben (Ehlich/Rehbein 1980; Wodak 1987). Es ist wichtig, festzuhalten, daß keine Gesprächssequenz per se dysfunktional im obigen Sinne ist, sondern nur im jeweiligen Kontext als solche bestimmt werden kann (Gülich 1981). In einer Institution wie dem Altenpflegeheim dürfte der homileïsche Diskurs schwieriger als solcher auszumachen sein, da, wie bereits erwähnt, die Kommunikation wesentlich weniger deutlich vor-kodifiziert und in ihrem Ablauf festgelegt ist.

Sieht man einmal von der Erscheinungsform des homileïschen Diskurses ab, so hat die Kommunikation in Institutionen in jedem Fall primär Arbeitscharakter (Gülich 1981). Sie ist an die jeweiligen Rollen der AktantInnen (Becker-Mrotzek 1990; Dittmann 1979b; Wodak 1987) und an den Zweck der Institution gebunden (Dittmann 1979b; Ehlich/Rehbein 1980; Gülich 1981; Koerfer 1994). Das bedeutet etwa, daß eine Richterin kraft ihres Amtes zum Zwecke der Rechtsprechung eine bestimmte Art und Reihenfolge sprachlicher Interaktionen initiiert, wie z.b. die Befragung zu Person und Tathergang, die Anhörung von Zeugen, den Urteilsspruch etc. Die Kommunikation im Alten- und Pflegeheim wiederum wird sich als auf den Zweck der Pflege der BewohnerInnen konzentriert zeigen, wobei die sprachlichen Interaktionen durch die Reihenfolge der alltäglichen Pflegeleistungen (wie z.b. Aufstehen, Körperpflege, Anziehen etc.) vorstrukturiert sein dürften.

Gülich (1981; vgl. auch Dittmann 1979b), die die Charakteristika institutionell geregelter Kommunikation vor allem im Bereich der Gesprächsorganisation vermutet, verweist darauf, daß es durch die AgentInnen auszuführende, institutionenspezifische Formen der Eröffnung und Beendigung institutioneller Kommunikationsabläufe gibt, sog. *Rahmenwechsel*, die das Wissen der AktantInnen bezüglich des zu erwartenden Interaktionsablaufes aktivieren und Anfang und Ende der Gültigkeit institutioneller Vorgänge und Verhaltensweisen signalisieren. So eröffne etwa eine Begrüßung der TeilnehmerInnen eine Vorstandssitzung oder einen wissenschaftlichen Kongreß, und der Segen bezeichne das Ende eines Gottesdienstes. Dittmann (1979b) fordert, den dabei verwendeten sprachlichen, parasprachlichen und nichtsprachlichen Mitteln bei der Analyse besondere Aufmerksamkeit zu widmen. Bei Gülich (1981, 448) heißt es zusammenfassend,

> "..., daß institutionell geregelte Kommunikationsabläufe deutlich aus dem nicht institutionell geregelten Interaktionskontext herausgelöst werden. Dies geschieht durch explizite Eröffnungen (...) und Beendigungen (...) des institutionell geregelten Ablaufs durch den Vertreter der Institution, bei denen je nach Institution mehr oder weniger von institutionell festgelegten Formeln Gebrauch gemacht wird."

In bezug auf das Alten- und Pflegeheim ist dies sicher wiederum weniger deutlich ausgeprägt, da keine verbindlichen Normen für die Gesprächsorganisation vorliegen und eine strikte Abgrenzung vom nicht institutionell geregelten Interaktionskontext nicht erforderlich ist. Ich halte es jedoch für wahrscheinlich, daß es auch hier eine Kennzeichnung des Wechsels von alltäglichen Unterhaltungen zu Pflegeinteraktionen gibt.

Laut Wodak (1987) kennzeichnen die institutionelle Kommunikation aufgrund des Bemühens um Objektivität und Rationalität, aber auch aufgrund des Bestrebens, Aggressionen (vgl. Dittmann 1979b) und andere Emotionen so weit als möglich auszuschalten, vor allem Tendenzen zur Depersonalisierung, Anonymisierung, Ritualisierung bzw. Formalisierung, sowie zur Rationalisierung und Harmonisierung.

Weitgehende Einigkeit herrscht in bezug auf die Konversations- bzw. Gesprächsanalyse als taugliches Untersuchungs- und Beschreibungsinstrument (z.B. Dittmann 1979b; Gülich 1981)[15]. Die AutorInnen sind sich darin einig, daß das Ziel der Untersuchung von institutioneller Kommunikation ein politisches ist: es gilt, durch die Sprachanalyse institutionelle Strukturen bewußt und damit veränderbar zu machen (Becker-Mrotzek 1990; Wodak 1987). Gülich (1981) und Quasthoff (1990) warnen allerdings vor einer übereilten Institutionenschelte und vertreten die berechtigte Auffassung, daß man die Institutionen erst dann kritisieren und verändern könne, wenn genügend fundiertes Wissen über sie vorliege.

Die Merkmale institutioneller Kommunikation lassen sich in bezug auf das Altenpflegeheim folgendermaßen zusammen: Da auch in der Institution Altenpflegeheim festgelegte, repetitive Arbeitsabläufe vorherrschen, ist zu vermuten, daß die Kommunikationsabläufe ebenfalls einer gewissen Routine unterliegen. Es gibt dabei allerdings keine vorgeschriebenen Normen oder gar kodifizierte Sprechhandlungen, so daß die Grenze zwischen alltäglicher und institutioneller Kommunikation schwer zu bestimmen sein dürfte. Zumindest theoretisch ist die Gesprächsorganisation kooperativ aushandelbar und nicht festgelegt. Es ist jedoch wahrscheinlich, daß die Gesprächsführung je nach dem Grad der geistigen Wachheit der BewohnerInnen in erster Linie in der Hand der PflegerInnen liegt. Kommunikation in der Institution Altenpflegeheim dürfte sich als vom Zweck der Pflege und von den komplementären Rollen der handelnden Menschen als AgentInnen (Personal) und KlientInnen (BewohnerInnen) geprägt erweisen.

1.4.2 Kommunikation in der Institution Krankenhaus

Im folgenden stelle ich dar, wie Pflegepersonal und PatientInnen in Akutkrankenhäusern miteinander sprechen. Eine Betrachtung der Kommunikationsproblematik in der Institution Krankenhaus scheint mir sinnvoll zu sein, weil sich die Pflegedienstleitungen in Altenheimen erst in jüngster Zeit von dem Klinikmo-

---

[15]   Quasthoff (1990) verweist allerdings zurecht auf das Dilemma, daß man nicht gleichzeitig die Alltags- und die institutionelle Kommunikation als zwei grundverschiedene Phänomene betrachten, und doch die institutionelle Kommunikation mit der explizit für Alltagsgespräche entwickelten Konversationsanalyse untersuchen könne. Sie löst den Widerspruch, indem sie sprachliche Interaktionen in Institutionen als eigene oder auch als Sonderformen alltäglicher Diskurse begreift, die sich durch den rahmengebenden Einsatz je bestimmter gesprächsorganisatorischer Mittel mitkonstituieren. Diese gesprächsorganisatorischen Mittel aber seien *nicht* an die Institution gebunden, sondern bestünden unabhängig vom spezifischen Kontext.

dell, das lange Jahre kopiert wurde, abgewendet haben. Aufgrund fehlender Vorarbeiten kann hier nicht grundsätzlich zwischen alten und jungen PatientInnen unterschieden werden.[16] Die sprachwissenschaftliche Erforschung kommunikativer Strukturen im Krankenhaus ist bislang vor allem auf die Kommunikation zwischen ÄrztInnen und PatientInnen, d.h. besonders auf die Visite beschränkt. Die Ergebnisse dieser Untersuchungen sind jedoch für die Kommunikation im Altenpflegeheim nicht relevant. Zur Kommunikation zwischen Pflegepersonal und PatientInnen liegen von linguistischer Seite lediglich die Arbeiten von Weinhold (1991; 1997) vor. Die hier referierten Texte entstammen im wesentlichen der Pflege- (Wells 1980; Clark 1981; Lanceley 1985; Hollinger 1986; VanCott 1993) bzw. der Gesundheitserziehungsforschung (Roter 1977) und der Soziologie (Skipper 1965a+b; Siegrist 1978; Ciliberto, Levin, & Arluke 1981). Ferner gibt es zwei psychologische (Tarasuk, Rhymes, & Leonard 1965; Raps, Peterson, Jonas, & Seligman 1982) und einen sozio-ökologischen Text (Nussbaum et al. 1989). Von diesen beruhen vier (Siegrist 1978; Wells 1980; Clark 1981; VanCott 1993) sicher und zwei wahrscheinlich (Skipper 1965 a u. 1965 b) auf natürlichen empirischen Daten, wohingegen die Arbeiten von Roter (1977), Ciliberto et al. (1981), Raps et al. (1982), und Hollinger (1986) experimentellen Charakter haben.

Dieses Kapitel ist im wesentlichen in zwei Abschnitte unterteilt. Im ersten Abschnitt beschreibe ich die allgemeine und die kommunikative Situation von PatientInnen in der Klinik, und im zweiten Abschnitt wende ich mich dem Gesprächsverhalten des Pflegepersonals zu.

Schon seit Skipper (1965a) gelten Ärzte und Schwestern, d.h. die AgentInnen der Institution in der Terminologie von Ehlich und Rehbein (1980), als hektisch, gestreßt und überarbeitet. Daß das Personal stets keine Zeit hat, steht in krassem Gegensatz zur erzwungenen Inaktivität und Immobilität der PatientInnen, also der KlientInnen der Institution. Stärker noch als im Altenpflegeheim liegt das Hauptaugenmerk in der Klinik, deren Ziel die schnellstmögliche Wiederherstellung von Gesundheit und Arbeitskraft der PatientInnen ist, auf der rein körperlichen Heilung und Pflege (Skipper 1965a).

Der institutionelle Rahmen des Krankenhauses ist im Goffmanschen Sinne ähnlich total wie im Altenpflegeheim (vgl. Kapitel 1.2.1, p. 3). Tagesablauf und Verhaltensmöglichkeiten sind zum Leidwesen der PatientInnen streng reglementiert (Siegrist 1978; Lanceley 1985). Dem Personal hingegen gereichen die strikten Rollenvorgaben als Schutzschild gegen ein Übermaß an Leid und gegen ein

---

[16] Eine auf einer telefonischen Umfrage unter aus Krankenhäusern entlassenen PatientInnen basierenden Untersuchung von Charles, Goldsmith, Chambers, & Haynes (1996) zeigt allerdings, daß zumindest in Kanada alle Altersgruppen über gleich Probleme mit der Kommunikation in der Akutpflege klagen, so daß eine Unterscheidung von alten und jungen PatientInnen vielleicht gar nicht nötig ist.

mögliches Infragestellen seiner Kompetenz und Macht. Zudem ist der Tagesablauf wie im Heim kollektiv (Siegrist 1978), d.h. entindividualisiert. Die PatientInnen müssen hier allerdings unentwegt potentiell präsent sein (Siegrist 1978). Durch den Liegezwang ist ihre Mobilität blockiert (Lanceley 1985), ihre Kontaktmöglichkeiten sind äußerst begrenzt (Siegrist 1978). Sie haben keine Kontrolle über die Informationen, die ihre Krankheit bzw. Genesungsaussichten betreffen (Siegrist 1978; Raps et al. 1982).

Die Folgen dieser Rahmenbedingungen für die PatientInnen sind vielfältig, und im allgemeinen negativ. Durch das rollengebundene Gefälle von Aktivität und Passivität erfahren sie eine Statusminderung (Skipper 1965a; Siegrist 1978; Lanceley 1985); entsprechend werden sie in bezug auf ihre interaktiven Kompetenzen zurückgestuft (Siegrist 1978) und z.T. wie Kinder behandelt (Roter 1977; Lanceley 1985); sie werden vollkommen auf die Rolle des Kranken festgelegt, also abhängig (Siegrist 1978), passiv und schwach (Roter 1977; Lanceley 1985) gemacht. Die PatientInnen sind und fühlen sich der Sanktionsmacht des Personals ausgeliefert (Skipper 1965a; Siegrist 1978; Lanceley 1985, 127): "This power disparity forces the patient to 'play the game' by the nurse's rules and receive care passively." Es liegt also im allgemeinen ein überaus großer Anpassungsdruck wie auch eine erstaunliche Anpassungsbereitschaft vor (Siegrist 1978; Wells 1980). Wie auch schon oben ausgeführt (vgl. Kapitel 1.2.2, p. 19), produziert das Fehlen von Kontrolle über sich und seine Umwelt erlernte Hilflosigkeit (Raps et al. 1982).

Zusammenfassend läßt sich feststellen, daß das, was für die Bewältigung der Arbeit des stark belasteten Personals und für die Verwaltung gut ist, dem Ziel einer effektiven, umfassenden Heilung abträglich ist und den PatientInnen gar schadet (Siegrist 1978; Raps et al. 1982).

Wie nun wirkt sich die institutionelle Umgebung auf die Kommunikation zwischen Pflegepersonal und PatientInnen aus? Die, wenn auch wenigen, Erkenntnisse aus den genannten nicht-linguistischen Disziplinen sprechen eine deutliche Sprache. Offensichtlich sind die Interaktionen im wesentlichen instrumenteller Natur (Skipper 1965a). Es mangelt an zweckfreier, gleichberechtigter Kommunikation. So werden etwa die Bedürfnisse und Äußerungen der PatientInnen immer wieder fehlgedeutet (Skipper 1965a; VanCott 1993), weil die Schwestern nicht richtig zuhören oder nicht genau genug nachfragen.

In vielen Fällen verschafft sich das Personal (aus Gründen des Selbstschutzes) mittels medizinischer Fachsprache Distanz (Skipper 1965a; Gross 1990). Es dürfte eines der wesentlichen Probleme sein, daß Gespräche und Zuwendung als zusätzliche Leistungen gelten, die einen oft nicht zu bewältigenden Mehraufwand für das Pflegepersonal bedeuten (Skipper 1965a; Roter 1977; Siegrist 1978; Wells 1980):

"As caring functions do not overtly relate to the life saving duties of the provider, they are not regarded as legitimate obligations and rarely are demanded directly or only reluctantly are critized when missing."(Roter 1977, 285)

Tarasuk et al. (1965) verweisen auf das Problem, daß viele PatientInnen tatsächlich[17] oder "nur" nach Meinung der Pflegekräfte angesichts ihrer Krankheit nicht adäquat kommunizieren können. Von Skipper (1965a) und Charles et al. (1996) befragte PatientInnen hielten Kommunikation in der Klinik um eines Informationsflusses wie auch um zwischenmenschlicher Kontakte willen für wichtig. Schwestern und Pfleger, die in der Lage sind, mit den Kranken individuell zu kommunizieren und ein persönliches Interesse zu signalisieren, gelten bei letzteren als kompetent, und sie vermitteln Sicherheit (Skipper 1965a; VanCott 1993). Auch Tarasuk et al. (1965) stellen fest, daß PatientInnen Gespräche im Hinblick auf ihre Genesung für wichtiger halten als die Versorgung mit Medikamenten. Sie leiten aus ihren Ergebnissen die Notwendigkeit ab, das Klinikpersonal in bezug auf seine Kommunikationsfähigkeiten zu schulen. In krassem Gegensatz zu diesem Kommunikationsideal scheint die Klinikrealität zu stehen: Clark (1981) hat festgestellt, daß die PatientInnen wenn, dann durch Andeutungen und indirekte Fragen das Bedürfnis signalisieren, über ihren Zustand umfassender informiert zu werden. Fehlende Kommunikation führt zu Vertrauensverlust, mangelnder Kooperation, und der Verstärkung von Ängsten (Roter 1977; Skipper 1965a, 70):

"Patients were often hesitant to ask questions, complain, or ask for services, because they feared negative reaction - especially from nurses."

Wie nun gehen die Schwestern und Pfleger in sprachlicher Hinsicht mit den PatientInnen um? "Hospital nurses work in an authoritarian, institutionalized system where there is little evidence of personalized concern for either the patient or the nurse." (Wells 1980, 129). Auf diese Weise läßt sich wohl erklären, daß die Kommunikation selten auf die einzelnen PatientInnen fokussiert ist (Wells 1980). Kommunikation mit den PatientInnen findet dementsprechend selten (Siegrist 1978; Lanceley 1985) und unregelmäßig statt (Wells 1980; Clark 1981). In der von Wells (1980) untersuchten Klinik dauerten die Gespräche bspw. durchschnittlich nicht länger als 25 Sekunden.

Die Schwestern behaupten sicher nicht einmal zu Unrecht, daß sie angesichts des Personalmangels keine Zeit dazu haben, sich hinzusetzen und sich zu unterhalten (Wells 1980). Gespräche mit PatientInnen werden vom Personal vielfach als anstrengend oder belastend empfunden (Weinhold 1997). Dennoch werden von den wenigen vorkommenden Gesprächen nahezu zwei Drittel vom Personal initiiert, was wieder auf die Passivierung und den Anpassungszwang der PatientInnen zurückverweist (Wells 1980). In gleicher Weise läßt sich erklären, daß bei diesen Gesprächen die Schwestern gut doppelt soviel reden wie die PatientInnen (Clark 1981). Bei Lanceley (1985) heißt es, daß das Pflegepersonal dabei deutlich macht, daß es "compliance" von ihnen erwartet. Um die Belastung, die der Pflegeberuf mit sich bringt, möglichst gering zu halten, besteht unter dem Per-

---

[17] Man denke etwa an die Verfassung von Menschen auf der Intensivstation.

sonal die Tendenz, die nötige Kommunikation zu regulieren, zu routinisieren, und zu formalisieren (Siegrist 1978; Wells 1980; Lanceley 1985). Aus diesem Grunde haben die Gespräche, die geführt werden, nur eine geringe Qualität (Clark 1981); sie haben meist den Charakter von sehr oberflächlichem Small Talk (Siegrist 1978; Wells 1980; Clark 1981; Lanceley 1985). Wells (1980) hat herausgefunden, daß die verbale Kommunikation fast ausschließlich während der körperlichen Pflegeverrichtungen stattfindet. Entsprechend stehen diese Pflegevorgänge auch thematisch (vor allem bei der unter größerem Zeitdruck durchzuführenden Morgenpflege, Weinhold 1997) im Mittelpunkt (Wells 1980; Clark 1981; Lanceley 1985). Viele ForscherInnen konnten belegen, daß manche Schwestern häufig in Anwesenheit von PatientInnen Arbeitsgespräche miteinander führen, ohne diese miteinzubeziehen oder in irgendeiner Weise zu beachten. Z.T. wird dabei sogar wie im Falle eines elterlichen Gespräches über ein ungezogenes Kind über sie geredet (Siegrist 1978; Wells 1980; Lanceley 1985). Andere wiederum nutzen eine Reihe direkter und indirekter verbaler Kontrollstrategien (Clark 1981; Lanceley 1985), mit deren Hilfe sie Geschehen und Gespräche in die von ihnen gewünschten Kanäle lenken können. So schafft das Pflegepersonal generell gesehen eine gesprächsfeindliche Atmosphäre, indem es auf Äußerungen der PatientInnen nicht reagiert oder schlicht das Thema wechselt (Clark 1981). Sprache und Verhalten der Schwestern und Pfleger sind allgemein, besonders aber in bezug auf alte PatientInnen stereotypgeleitet (Ciliberto et al. 1981; Lanceley 1985). Eine häufig gebrauchte Kontrollstrategie ist es, die PatientInnen zu entpersonalisieren und sie mehr als Fälle denn als Individuen zu betrachten (Nussbaum et al. 1989). Hinlänglich bekannt ist etwa die Verwendung der Pronomina *wir* bzw. *uns* (*Wie geht's uns denn heute?*). Lanceley (1985, 131) interpretiert dies folgendermaßen: "Such pluralization of the patient as 'we' reflects a refusal on the part of the nurse to treat the patient as an individual." Das Personal verwendet diese Pronomina allerdings auch in bezug auf sich selbst, um dem eigenen Tun größere Autorität zu verleihen, und es gleichzeitig als ein von der Institution zu verantwortendes zu bezeichnen (vgl. Kapitel 6.6.3.).

Nach Meinung von Lanceley (1985, 132) und anderen spiegeln die Schwestern mit "tag questions" Wahlmöglichkeiten lediglich vor: "Tagging is used .. to get around the defences of a patient." D.h. also, daß die oberflächlich betrachtet höfliche Nach-Frage lediglich die "Mogelpackung" ist, in der den PatientInnen die bittere Pille der erwünschten Anpassung und Fügsamkeit verkauft wird. Etwas deutlicher manifestieren sich die realen Machtstrukturen in der Beziehung zwischen Personal und PatientInnen im gehäuften Vorkommen von Modalverben des Müssens und Sollens (Lanceley 1985). Unübersehbar werden sie, wenn man sich bewußt macht, daß ein großer Anteil aller Äußerungen imperativischer bzw. direktiver Natur ist: "The most frequent communication appears to be a directive to the patients such as 'stand up', 'sit down', or 'roll over'." (Wells 1980, 99).

Die an die PatientInnen gerichteten Fragen sind entweder geschlossen, d.h. sie zielen nur auf eine ja/nein-Antwort ab, oder aber sie implizieren schon die gewünschte Antwort. Beide Fragevarianten beabsichtigen *nicht*, eine gleichberechtigte Unterhaltung zu initiieren, oder gar etwas über das wirkliche Befinden der PatientInnen zu erfahren (Clark 1981; Lanceley 1985).

Zusammenfassend läßt sich feststellen, daß die Kommunikation zwischen Pflegepersonal und PatientInnen in qualitativer und quantitativer Hinsicht oft zu wünschen übrig läßt. Daß aber die Qualität der Kommunikation eine Voraussetzung und ein entscheidender Maßstab für die Pflegeeffektivität sein kann, hat Wells (1980, 123) überzeugend formuliert:

> "It is doubtful that the nurse can provide good physical care if she does not know how to listen and talk with patients. Further, it is impossible for her to understand the patient's emotional needs and provide social-psychological assistance without meaningful communication."

Es läßt allerdings hoffen, daß die wenigen Versuche, bei denen Schwestern ein verbales oder nonverbales Kommunikationstraining erhielten, im allgemeinen positive Ergebnisse zeigten, die Kommunikation mit den PatientInnen also grundlegend verbessert werden konnte (Aguilera 1967; Hollinger 1986; Koury/-Lubinski 1995).

1.5 Die Kommunikation in der Institution Altenpflegeheim

1.5.1 Allgemeines

Auch die Arbeiten, die sich direkt mit der Kommunikation im Altenpflegeheim beschäftigen, entstammen den verschiedensten Disziplinen. In diesem Fall liegen eine große Anzahl von sprachtherapeutischen bzw. sprachpathologischen Aufsätzen, u.a. von der Arbeitsgruppe um Lubinski, vor, sowie je sechs sozialpsychologisch (Nussbaum 1990; Ryan et al. 1991; Wood/Ryan 1991; Whitbourne et al. 1992; Wood/Kroger 1993; Kennaley, Pratt, & Ryan 1994) und soziolinguistisch orientierte Arbeiten (Rowe 1989; Grainger 1990; Coupland et al. 1991c; Grainger, Atkinson & Coupland 1990; Grainger 1993; Grainger 1995).

Ich hoffe, im folgenden ein, wenn auch zunächst nicht linguistisch präzises, so doch eindrückliches Bild vom Kommunikationsalltag im Altenheim zu zeichnen, wobei es zunächst um das Gesprächsverhalten der BewohnerInnen, und schließlich um das für meine Arbeit ja zentrale kommunikative Verhalten des Pflegepersonals gehen wird.

Nach Rowe (1989) und Lubinski (1978/79) haben die alten Menschen in Heimen mit mindestens drei Kommunikationshindernissen zu kämpfen: mit der durch den natürlichen Alterungsprozeß bedingten Verschlechterung der Leistung ihrer

Sinnesorgane (Rowe 1989)[18], d.h. auch mit der Reduktion der vorhandenen Kommunikationskanäle (Lubinski 1978/79; Lubinski 1981); mit der dem Heimeintritt häufig folgenden Isolierung von der Umwelt (Rowe 1989), d.h. also auch mit einer geringeren Anzahl und Verschiedenheit von potentiellen GesprächspartnerInnen (Lubinski 1978/79; Nuru 1985); und mit den selbstregulativen Konventionen, die in einer kommunikationsfeindlichen Umgebung wie einem Altenpflegeheim herrschen. Auch ver- oder behindern die Gegebenheiten, bzw. die geschriebenen wie ungeschriebenen Regeln der Institution eine rege Kommunikation (Nuru 1985; Lubinski 1988), oder, wie Gravell (1988, 114) es formuliert:

> "communication is limited by the institutional characteristics of lack of privacy, a-
> doption of the 'patient-resident' role, lack of activity, and by mores established by
> staff and rationalised as maintaining a serene environment."

Es gibt also nur wenige Möglichkeiten, erfolgreich und befriedigend zu kommunizieren (Lubinski 1981). Die BewohnerInnen unterwerfen sich in der Regel auch in kommunikativer Hinsicht unter die ihnen auferlegte passive Rolle und warten darauf, daß MitbewohnerInnen oder besonders das Personal ihnen Kommunikationsbereitschaft oder Interesse an einer freundschaftlichen Beziehung signalisieren (Nussbaum 1990), statt selbst initiativ zu werden (Armstrong-Esther et al. 1994).

Kommunikation wird der Sprachtherapeutin Lubinski (1988) zufolge dadurch verhindert, daß die BewohnerInnen sie von sich aus vermeiden (Gravell 1988; Lubinski 1988): sie sprechen oft kaum mit ihren ZimmergenossInnen (Lubinski, Morrison, & Rigrodsky 1981; Kovach/Robinson 1996) und sie vermeiden es u.a. aus Prestigegründen, mit sogenannten "Langweilern", "Tratschtanten" und Sprachbehinderten zu reden (Lubinski et al. 1981; Sigman 1985; Kovach/Robinson 1996). In Gesprächen mit den jeweiligen ForscherInnen ergab sich deutlich, daß sie die anderen BewohnerInnen in kommunikativer Hinsicht durchweg für nicht ebenbürtig halten (Lubinski et al. 1981). "Patients want to talk to 'normal' persons who are interesting, take the time to interact, and listen actively." (Lubinski 1988, 295) 1968 stellten die Soziologinnen Weinstock und Bennett fest, daß viele lieber den ganzen Tag lang dösen oder ins Leere stieren, als sich mit den anderen zu unterhalten. Daran hat sich bis heute wenig geändert (Armstrong-Esther et al. 1994; Kovach/Robinson 1996).

Die BewohnerInnen lernen, ihre kommunikativen Erwartungen erheblich zu bescheiden. So bietet das Heim selten Räumlichkeiten, in denen man sich ungestört unterhalten kann (Lubinski 1981; Grainger 1995). Aus Angst vor Klatsch und Tratsch verbreitenden LauscherInnen sind Gespräche häufig sehr kontrolliert. Entsprechend wird meist stereotyp und knapp auf Gesprächsangebote reagiert (Lubinksi 1981). Die BewohnerInnen sind sich in hohem Maße bewußt, daß es

---

[18]   Man denke hier etwa an Altersblindheit und Altersschwerhörigkeit.

heiminterne Kommunikationsregeln gibt (Lubinski et al. 1981): "rules that govern where, when, to whom, and what kind of communication might occur." (Lubinski 1981). In dem von der Soziolinguistin Rowe (1989) untersuchten Heim etwa kristallisierten sich die folgenden vier, geradezu anachronistisch wirkenden Konversationsmaximen heraus: Man erwartete von den BewohnerInnen, sich weder allgemein zu beklagen, noch das Heim zu kritisieren. Sie sollten nicht mit den VertreterInnen des jeweils anderen Geschlechts reden, und solche Gespräche wenn überhaupt, dann kurz und formal halten. Einsamkeit, Sterben und Krankheit waren als Gesprächsthemen tabu. Vor allem aber sollten die BewohnerInnen nicht zuviel reden!

Weil Freude an Unterhaltungen häufig entweder vom Haus nicht erwünscht bzw. gefördert wird (Nussbaum 1990) oder als Zeichen für fortgeschrittene Verkalkung gilt, halten viele BewohnerInnen alle außer sich selbst für redselig (Lubinski et al. 1981). Sie schweigen, um ihre Selbstbeherrschung und ihre geistige Regheit zu demonstrieren (Sigman 1985).

Gespräche im Heim sind für die meisten wenig bedeutungsvoll (Lubinski et al. 1981). Ihrer Ansicht nach werden in Unterhaltungen mit Personal und MitbewohnerInnen nur eine sehr begrenzte Anzahl von eher uninteressanten Themen besprochen (Lubinski et al. 1981). Zum einen gebe es sowieso nicht viel zu reden, und zum anderen halte man sich in erster Linie an die neutralen, "sicheren" Themen (Lubinksi 1981) wie z.B. das Essen (Lubinski et al. 1981), über das sich auch trefflich gemeinsam klagen bzw. streiten lasse (Knobling 1983). Andere Beobachtungen hat in dieser Hinsicht der Sozialpsychologe Nussbaum (1990) gemacht: in den von ihm untersuchten Heimen waren die Gesprächsthemen mit denen nicht institutionalisierter alter Leute identisch und umfaßten die Bereiche Familie, Religion, persönliche Probleme und Vergangenheit. Demgemäß vertritt er die These, daß sich die PflegeheimbewohnerInnen in ihren kommunikativen Bedürfnissen nicht von anderen alten Menschen unterscheiden.

Entscheidend für das Gesprächsverhalten von HeimbewohnerInnen ist also die "Kommunikationspolitik" der jeweiligen Heime: je nachdem, ob die Atmosphäre gesprächsfreundlich oder gesprächsfeindlich gehalten ist, hat das Reden einen hohen oder einen geringen Stellenwert. Es ist also zu wünschen, daß mehr und mehr Heime den von Nussbaum analysierten gleichen, etwa indem die Pflege zunehmend als Ausgangspunkt für weniger pflegehandlungszentrierte, d.h. persönlichere Unterhaltungen genutzt wird. Wilcox et al. (1988) sowie Willig, Erben und Pulvermüller (1991) haben darauf verwiesen, daß Gespräche untereinander und vor allem mit dem Pflegepersonal wichtig für ein grundlegendes Vertrauen sind, auf dem größere Gesundheit und Lebenszufriedenheit aufbauen können. Denn eines hat sich bei den so unterschiedlichen Forschungsprojekten immer wieder herausgestellt: im Grunde genommen würden alle HeimbewohnerInnen gerne kommunizieren (Lubinski et al. 1981; Knobling 1983; Willig et al. 1991).

Wie läßt sich demgegenüber das kommunikative Verhalten des Pflegepersonals beschreiben? Gespräche im Heim werden dem Umfang (Nuru 1985) und der Häufigkeit nach begrenzt (Lubinski 1978/79; Lubinski 1988; Lubinski et al. 1981; Armstrong-Esther et al. 1994). Sie werden aus Zeit- (Knobling 1983; Shadden 1988a; Grainger 1995) und anderen, etwa psychischen Gründen (Bettinghaus/Bettinghaus 1976; Grainger 1995) vermieden und sind, wenn sie sich doch einmal ergeben, oberflächlich und bedeutungslos (Lubinski 1978/79; Edwards, Moyle, Clinton, Weir, & Eyeson-Annan 1994). Abgesehen von der bei Pflegeaktivitäten notwendigen Kommunikation wird z.t. gar nicht (Weinstock/-Bennett 1968; Lubinski 1988; Wilcox et al. 1988) oder nur minimal gesprochen (Lubinski 1988; Gibb/O'Brien 1990; Schützendorf/Wallrafen-Dreisow 1992; Edwards, Weir, Clinton & Moyle 1993; Edwards et al. 1994; Armstrong-Esther et al. 1994), wie ein Beispiel aus einem deutschen Heim belegt:

> "Die gesamte Kommunikation zwischen Personal und Bewohnerin bezog sich auf das Pflegegeschäft. Weder fanden Alltagsgespräche statt, noch wurde nach den Befindlichkeiten der Bewohnerin gefragt. Frau Franz wurde nur dann angesprochen, wenn sie sich an der Erfüllung des Pflegeauftrages der Mitarbeiterinnen beteiligen sollte. Gerade die Pflege interessiert Frau Franz aber am allerwenigsten." (Schützendorf/Wallrafen-Dreisow 1992, 74)

Dabei gehen Routinetätigkeiten stets mit standardisierten, immer gleichen Gesprächsaktivitäten einher, wobei umso mehr Raum für nicht aufgabenfokussierte Kommunikation bleibt, je weniger Mithilfe von den BewohnerInnen bei bestimmten Tätigkeiten wie etwa dem Baden benötigt wird (Gibb 1990). Die Pflegeverrichtungen determinieren also in hohem Maße die Funktion der sprachlichen Äußerungen (Gibb/O'Brien 1990, 1397):

> "it is clear that speech style varies partly as a function of the physical activity engaged in by the nurse, and that one of its major functions is the efficient execution of that activity as a cooperative endeavour."

Gibb (1990) allerdings meint, daß das Pflegepersonal sehr gut darin sei, die pflegeorientierte mit eher phatischer Kommunikation zu verbinden und so die institutionelle Asymmetrie, bzw. die Pflegebedürftigkeit der BewohnerInnen, immer wieder gesichtswahrend in den Hintergrund zu rücken.

Im übrigen werde ein ökonomischer Sprachstil (Gibb/O'Brien 1990) bzw. ein strategischer Sprachgebrauch bevorzugt: "... nurses, through strategic language use, create and sustain a relationship with their patients which is both supportive and controlling." (Grainger 1990, 147). So würden bspw. Aushandlungen (negotiations) und offene Fragen aus Zeitgründen vermieden (Gibb/O'Brien 1990). Typisch seien hingegen Routinefragen und oberflächliche, nicht heikle Themen (Shadden 1988a; Gross 1990; Edwards et al. 1994). Die Soziolinguistin Grainger (Grainger et al. 1990; Grainger 1990) hat darauf verwiesen, daß das Personal dabei um eine stets gleichbleibende Fröhlichkeit bemüht sei. Mc Gee und Barker (1981) haben herausgearbeitet, daß die PflegerInnen in vielen Fällen Respekt gegenüber den BewohnerInnen lediglich vorgaukeln. Ähnlich heißt es bei Gibb und O'Brien (1990), daß das Pflegepersonal z.T. versuche, den BewohnerInnen Respekt zu signalisieren, ohne sich dabei jedoch als persönlich besonders interessiert zu präsentieren. Entsprechend drehen sich die vorkommenden Unterhaltungen fast immer um die BewohnerInnen, deren Familien, Hobbies und Gesundheit, aber auch (entgegen der Feststellung, daß Problematisches für gewöhnlich nicht thematisiert wird!) um die Probleme des Alters und den Tod (Nussbaum 1990). Seltener hingegen unterhalten sich PflegerInnen und BewohnerInnen über regionale, nationale und weltweite Ereignisse (Nussbaum 1990). Auffällig ist, daß das Personal gegenüber den alten Menschen wenig Persönliches von sich preisgibt (Nussbaum 1990).

Ein erhebliches Hindernis für die Möglichkeit erfolgreicher Kommunikation ist, daß vor allem die weniger gut ausgebildeten Kräfte kaum etwas über kommunikative Prozesse zwischen Pflegenden und Gepflegten wissen. Caruso, Mueller, und Shackelford (1994) fanden heraus, daß die von ihnen befragten Schwesternhelferinnen glaubten, die meisten der dementen BewohnerInnen seien nicht in der Lage, einem Gespräch zu folgen; entsprechend gaben sie an, daß mehr als 60% ihrer Kommunikation mit diesen aus Grußfloskeln bestünde. Dennoch waren sie aber davon überzeugt, daß ihre Unterhaltungen mit den BewohnerInnen nicht nur einige Stunden ihrer täglichen Arbeitszeit in Anspruch nähmen, sondern auch als effektiv oder gar sehr effektiv zu bezeichnen seien.

Eine andere Schwierigkeit besteht darin, daß das Heim für die einen ihr einziges Zuhause, für die anderen jedoch "bloß" ihr Arbeitsplatz ist (Nussbaum 1990), und die BewohnerInnen zwar die PflegerInnen, nicht aber umgekehrt als interessante KommunikationspartnerInnen betrachten (Lubinski 1981). Besonders schlimm ist das in den Heimen, in denen das Personal stereotyp davon ausgeht, die Alten interessierten sich nicht länger für die Geschehnisse außerhalb des Heimes, und sie entsprechend in ihren Unterhaltungen über solcherlei nicht miteinbezieht (Sigman 1985), obwohl nachweislich fast alle BewohnerInnen Informationen über das Leben außerhalb des Heimes interessiert aufnehmen. Es gibt Heime, in denen die Versuche, ein Gespräch anzufangen (Lubinski 1988), wie auch die Äußerungen und Antworten der BewohnerInnen (Sigman 1985; Edwards et al. 1994) auf vom Personal gestellte Fragen einfach ignoriert werden. In anderen wiederum wird in Anwesenheit der BewohnerInnen in der dritten Person *über* sie, aber nicht mit ihnen gesprochen (Wilcox et al. 1988; Gross 1990; Edwards et al. 1994). Schützendorf und Wallrafen-Dreisow (1992) schließlich berichten von Heimen, in denen die Willensäußerungen Dementer systematisch mißachtet werden. In solchen Heimen kursieren typischerweise dann entpersönlichte, abfällige und vom Institutionen-Deutsch geprägte Bezeichnungen für die alten Menschen, wie etwa "Inkontinenzfall", "verwirrte Gerontos", und "Abgang" (für Verstorbene, Stoffer 1991).

Ein weiteres Feld für Mißverständnisse und Unsicherheiten ist (besonders im angloamerikanischen Sprachraum) die Anrede. So werden bestimmte BewohnerInnen nicht mit Namen angeredet, weil man sich unsicher ist, wie man sie ansprechen soll (Wood/Ryan 1991). In anderen Heimen werden die BewohnerInnen durchgehend geduzt bzw. bei ihrem Vornamen genannt, was von seiten des Personals zwar als Ausdruck einer solidarischen, familiären Atmosphäre gemeint sein kann, jedoch in vielen Fällen von den betroffenen BewohnerInnen als Respektlosigkeit empfunden wird (Wood/Kroger 1993). Bei der häufigen Verwendung des Personalpronomens *wir* (Edwards et al. 1994) spielen ebenfalls eine Vielzahl von möglichen Motiven und Bedeutungen eine Rolle. *Wir* kann exklusiv oder inklusiv, solidarisch oder nicht solidarisch verwendet werden (Wood/Ryan 1991). *Wir* kann auch den Widerstand der BewohnerInnen gegen institutionelle Routine reduzieren (Braun/Halisch 1989, 23):

> "Damit wird der Schein einer gemeinsamen Situation mit gemeinsamen Interessen geweckt. (...) Ein liebevoller Ton verdeckt lediglich die realen Machtverhältnisse, verhindert jedoch nicht ein Gefühl der Ohnmacht bei der Bewohnerin."

Dieses Bewußtsein um die Machtverhältnisse ist es auch, das das Personal immer wieder dazu bringt, sich weniger höflich und in vielen Fällen autoritär zu verhalten (Coupland et al. 1988; Grainger 1990, 150):

> "the nurse's position of relative power (due to youth, good health and institutionally sanctioned authority) predicts the use of the less polite strategies of positive politeness and bald-on-record strategies."

Schwerhörige werden z.T. wie Senile angesprochen (Bettinghaus/Bettinghaus 1976), Dementen begegnet man mit Baby Talk[19] (Ryan et al. 1995b; Edwards et al. 1994), und alle BewohnerInnen sind mehr oder minder häufig patronisierendem und verächtlichem Sprechen ausgesetzt (Lubinski 1988; Wilcox et al. 1988; Whitbourne et al. 1992; Edwards et al. 1994), was häufig darauf zurückzuführen ist, daß die institutionelle Umgebung und die Hilflosigkeit der BewohnerInnen die negativen Altersstereotype der PflegerInnen aktiviert. Entwürdigend sind auch die von Mc Gee und Barker (1982) beobachteten nonverbalen und verbalen Distanzierungstaktiken, wenn es um für die BewohnerInnen unangenehme und peinliche Dinge (wie etwa das Windeln Inkontinenter) geht: die alten Leute werden zum Objekt degradiert (so auch Sigman 1985) und auf gestischer, intonatorischer und verbaler Ebene wie Luft behandelt, während Pflegeverrichtungen an ihnen durchgeführt werden (Wilcox et al. 1988) - und das vermeintlich, um ihnen ein Übermaß an Beschämung zu ersparen. Der von den Autorinnen im gleichen Zusammenhang konstatierte verächtliche Ton paßt zu dieser Intention allerdings in keiner Weise.

Eine ganze Reihe von Strategien des Personals, Klagen und "Painful Self-Disclosure" der BewohnerInnen auszuweichen und von ihnen abzulenken, haben die soziolinguistischen Arbeitsgruppen um Coupland (Coupland et al. 1991c) und Grainger (Grainger et al. 1990; Grainger 1995) ermittelt:

---

[19]   Wilcox et al. (1988) bezeichnen diese spezielle Sprechweise gar als "dog talk" (Vgl. auch Kapitel 1.5.2).

> "we find quite assiduous denials of the salience and the newsworthiness of patients' troubles, through dismissive remarks, trivialisation and accounting strategies." (Coupland et al. 1991c, 206)

Klagen der BewohnerInnen werden entpersonalisiert, d.h. als typisch für alle BewohnerInnen hingestellt, unlösbare Probleme werden umdefiniert und damit minimiert; in anderen Fällen widerspricht man ihnen oder ignoriert sie (Grainger et al. 1990; Edwards et al. 1994), und zwar nicht nur aus Zeit- und Routinegründen (Coupland et al. 1991c), sondern auch, um die Effizienz der Pflege zu gewährleisten (Grainger 1995). Die Folgen für die alten Leute sind gravierend (Grainger et al. 1990, 209/10):

> "... it is important to consider the multiply *alienating* functions of most of the routine deflective strategies we have examined. Deflection involves carers' regularly suggesting or even insisting on reformulation of elderly troubles-tellers' projection of their own experiences, status and sensations."

Schließlich seien noch die bei einer Untersuchung in einem australischen Altenpflegeheim ermittelten häufigsten Sprechakte beispielhaft aufgeführt. Typischerweise, so Gibb und O'Brien (1990), folge auf eine routinisierte Erklärung der aktuellen Pflegetätigkeit eine "Checking Out", welches das Befinden der BewohnerInnen bei der gemeinsamen Verrichtung eruiere. Hieran schließe sich eine soziale Bewertung an, die wenig aufgabenfokussiert und gewissermaßen als pseudosoziales Ereignis zu verstehen sei. Ferner, so die AutorInnen, seien Instruktionen und Nachfragen häufig. Instruktionen, also Aufforderungen, etwas Bestimmtes zu tun, seien eher unpersönlich, ganz auf die Pflege beschränkt und signalisierten die Statusdifferenz. Die Nachfragen seien in fast allen Fällen geschlossen: sie zielten zwar teilweise auf soziale Themen ab, aber nicht auf ausführliche Antworten.

Zusammenfassend läßt sich feststellen, daß in den Altenpflegeheimen weltweit bis in die 90er Jahre hinein das Bestreben, vor allem von der Seite der institutionellen Verwaltung und Leitung aus, eher der Vermeidung denn der Förderung von Kommunikation galt. Die Herausforderung der Zukunft ist es mithin, das Funktionieren der Institution mit den individuellen psychischen und kommunikativen Bedürfnissen zu vereinbaren und den der Kommunikation potentiell innewohnenden Gewinn schon und vor allem in der Ausbildung des Personals zu vermitteln.

1.5.2 Baby Talk

Secondary Baby Talk (SBT) ist die einzige kommunikative Strategie der Pflegekräfte, mit der man sich in der Erforschung der Kommunikation in der Altenpflege befaßt hat. Die hierzu vorliegenden, zumeist psychologisch orientierten Arbeiten bauen im wesentlichen auf der Beschreibung des Linguisten Ferguson

(1977) auf. Da auch die beiden neuesten linguistischen Aufsätze (de Wilde/de
Bot 1989; Kemper 1994) Fergusons Charakterisierung der Sprache Erwachsener
gegenüber Kleinkindern bestätigen, stelle ich letztere einleitend dar. Anschliessend werden die Ergebnisse der Erforschung von der SBT-Verwendung gegenüber alten Menschen in Heimen vorgestellt. Es wird sich zeigen, daß die SBT
hauptsächlich impressionistisch an der Intonation festmachenden (alle Arbeiten
von der Arbeitsgruppe um Caporael) sozialpsychologischen ForscherInnen zu
ähnlichen Ergebnissen kommen wie die eine Vielfalt von Kriterien miteinbezie-
henden LinguistInnen (z.B. Kemper 1994). Die Erkenntnisse über die Verwendung von SBT im Altenpflegeheim wurden in erster Linie empirisch, d.h. durch
"Feldarbeit" gewonnen. Das Wissen über die Bewertung dieses Sprachregisters
entstammt experimentellen Untersuchungen. Die Repräsentativität der Ergebnisse ist, wie dies auch von vielen (besonders von Caporael et al.) eingeräumt wird,
aufgrund der geringen Menge an untersuchten Heimen und der je kleinen Stich-
proben nicht sehr groß. Ich betrachte sie jedoch für meine Untersuchung als
richtungsweisend.

Seit Fergusons grundlegendem Aufsatz (1977) gilt die an Kinder gerichtete
Babysprache (BT) als vereinfachtes Sprachregister (Ashburn/Gordon 1981; Caporael 1981; Kemper 1994). BT ist eine konventionelle und systematische Variation der Erwachsenensprache mit spezifischen Lexemen, Morphemen, und syn-
taktischen Konstruktionen (vgl. Caporael 1981). Die Details sind je nach Sprache verschieden, d.h. nicht universell. Die grundlegenden Merkmale, die z.B.
sowohl DePaulo und Coleman (1986) als auch de Wilde und de Bot (1989) übernommen haben, sind die Vereinfachung, die Verdeutlichung, und der Ausdruck
von positiven Gefühlen. In der gegenüber Kleinkindern verwendeten Sprache, so
Ferguson, fänden sich *Vereinfachungen* der folgenden Art: In phonetischer Hinsicht gibt es weniger verschiedene Laute und weniger erlaubte Lautfolgen als in
der Erwachsenensprache. Das Lexikon ist sehr klein, d.h. es umfaßt selten mehr
als 100 Lexeme, die aus den Bereichen der Bezeichnung für Verwandtschaftsbe-
ziehungen, Körperteile, Nahrung, Tiere, Gefühlsqualitäten (wie heiß/kalt) und
Spiele stammen. In Verbindung mit den BT-Nomina wird vor allem das All-
zweck-Hilfsverb *machen* (z.B. *Pipi* oder *heia machen*) gebraucht. Die Grammatik schließlich ist auch in vieler Hinsicht rudimentär; so werden nur wenige
Flexionen gebraucht. Die Pronomina der 1. und 2. Person werden häufig durch
andere Formen der Anrede ersetzt. Auffällig viele Wiederholungen, ein übertrie-
bener Intonationsverlauf und Lento-Sprachformen werden zum Zwecke der *Verdeutlichung* eingesetzt. Dem *Ausdruck positiver Gefühle* schließlich dienen sowohl die Verwendung hypokoristischer Affixe, d.h. Diminutivsuffixe, als auch
die hohe Tonhöhe.
De Paulo und Coleman (1986, 945) bringen Fergusons These in bezug auf die
Funktionen von BT auf den Punkt: BT "may serve many purposes other than

that of facilitating language learning or even communication." BT kann im Umgang Erwachsener miteinander etwa folgende Funktionen haben:

"In communication between adults, baby talk can reinforce the speaker's own feeling of nurturance, communicate affection, indicate playful intimacy, *suggest senility or sickness by signaling the childhood status of the adult* (Hervorhebung von mir, S.S.), and provide a wealth of possibilities for irony, humor, and insult." (Caporael, Lukaszewski & Culbertson 1983, 747)

BT, so Ferguson, werde "zweckentfremdet" im Umgang mit Tieren, AusländerInnen, KrankenhauspatientInnen, alten Menschen (sic!), und intimen FreundInnen bzw. Geliebten verwendet und sei bislang in diesen Verwendungszusammenhängen so gut wie unerforscht. Zumindest für den Gebrauch von SBT im Umgang mit alten Menschen gilt diese Feststellung heute nicht mehr. Die spezifischen Charakteristika dieses Registers werden nachfolgend dargestellt.

In paralinguistischer Hinsicht sind die BT-Varianten gegenüber Kindern und alten Menschen nicht zu unterscheiden: beide weisen einen überzogenen Intonationsverlauf (Caporael 1981; Ryan et al. 1991; Whitbourne/Wills 1993) und eine hohe Tonhöhe auf (Caporael 1981; de Wilde/de Bot 1989; Ryan et al. 1991). Weitgehende Übereinstimmung herrscht auch in bezug auf die linguistischen Kennzeichen: Die Äußerungen seien eher kurz (Ashburn/Gordon 1981; Culbertson/Caporael 1983; de Wilde/de Bot 1989; Hummert/Shaner 1994; Kemper 1994) und die Konstruktionen weniger komplex (Ashburn/Gordon 1981; de Wilde/de Bot 1989; Culbertson/Caporael 1983; Kemper 1994). In bezug auf die grammatische Komplexität hat Kemper, die für die hier interessierende BT-Variante den von Cohen und Faulkner (1986) geprägten Begriff "elderspeak" gebraucht, darüber hinaus ermittelt, daß weniger Nebensätze, weniger eingebettete Nebensätze, weniger Bindewörter ("cohesive ties") und weniger lange, d.h. mehrsilbige Wörter verwendet werden. In SBT gegenüber Alten fänden sich mehr Imperative (Wood/Kroger 1993) und Fragen (Ashburn/Gordon 1981; de Wilde/de Bot 1989), sowie mehr Wiederholungen (Ashburn/Gordon 1981; de Wilde/de Bot 1989; Kemper 1994). Vor allem der Name der Angesprochenen werde aus Gründen der Erhaltung der Aufmerksamkeit häufig wiederholt (Wood/Kroger 1993). SBT sei gekennzeichnet durch das Vorkommen von Diminutiven (de Wilde/de Bot 1989; Kemper 1994) und von verniedlichend abgekürzten Vornamen (Wood/Kroger 1993). Die phonetischen Spezifika sind allerdings nicht auf diese Variante von SBT zu übertragen.

Uneinigkeit besteht darüber, ob SBT langsamer als die normale Erwachsenensprache gesprochen wird: während in der Untersuchung von Ashburn und Gordon (1981) kein Unterschied festgestellt werden konnte, erwies sich SBT im Korpus von Kemper (1994) als im Vergleich langsamer. Unklar ist auch, ob in SBT mehr (de Wilde/de Bot 1989) oder gleich viele Ersetzungen von Pronomina (Ashburn/Gordon 1981) vorkommen.

Laut Kemper (1994) finden sich in SBT mehr (nicht genauer definierte) Füllworte, mehr Satzfragmente, und auch längere Pausen. Während manche AutorInnen glauben, daß ein SBT-Register vor allem gegenüber Altersdementen verwendet wird (Ashburn/Gordon 1981; DePaulo/Coleman 1987; de Wilde/de Bot 1989), hat eine Bewertungsstudie von O'Connor und Rigby (1996) ergeben, daß gesunde alte Menschen nicht seltener als demente RezipientInnen von SBT sind. Die Gründe, die die Verwendung von SBT bewirken, sind vielfältig und meist negativer Natur. Zunächst einmal ist davon auszugehen, daß es den SprecherInnen an Sensibilität für das Individuum und die Situation fehlt (Shadden 1988b). Auf die häufig mangelnde Situationsadäquatheit verweisen auch de Wilde und de Bot (1989). SBT wird also weniger als "Fine-Tuning" denn als soziologisches Register verwendet (Caporael et al. 1983). Nach Meinung von Kemper und anderen resultiert es aus Vorurteilen gegenüber alten Menschen und verstärkt diese zugleich. Die SprecherInnen passen ihre Sprache übermäßig und hauptsächlich an stereotype Vorstellungen von Inkompetenz und Abhängigkeit der SeniorInnen an (Caporael et al. 1983; Kemper 1994; Ryan et al. 1995b; Hummert/Shaner 1994). Ryan et al. (1995) gehen entsprechend davon aus, daß der Gebrauch von SBT eher sprecherInnen- als adressatInnenspezifisch ist. Bonnesen und Hummert (1994) allerdings haben zeigen können, daß SBT auch durch eine dem/der Angesprochenen per Wahrnehmung zugeschriebene geringe funktionale Kompetenz gefördert wird, was immerhin für ein "Grob-Tuning" spräche. Dem stehen allerdings die oben erwähnten Ergebnisse von O'Connor und Rigby (1996) gegenüber.

Eine andere Ursache für die Verwendung von SBT im Gespräch mit alten Menschen ist, daß viele keine alternativen Kommunikationsmethoden kennen (Whitbourne/Wills 1993), d.h. im Endeffekt auch pauschalierend meinen, man müsse "irgendwie anders" mit Alten sprechen. In anderen Fällen wird der Rückgriff auf das SBT-Register auch durch die Sprechweise der alten Menschen, die allerdings schon institutionell verformt sein kann, ausgelöst (Caporael/Culbertson 1986). Auf alle Fälle scheinen individuelle Eigenschaften der angesprochenen SeniorInnen *nicht* mit der Menge des ihnen entgegengebrachten SBT zu korrelieren.

Die *Auswirkungen* von SBT können sowohl positiv als auch negativ sein. So hat etwa Caporael (1981) in ihrer ersten Bewertungsstudie festgestellt, daß SBT Trost, Zuneigung und Beschütztheit übermitteln kann (vgl. auch DePaulo/Coleman 1986): "From the perspective of the truly dependent, baby talk may communicate a positive, rather than depreciatory, message." (Caporael 1981, 822). Insbesondere einige demente HeimbewohnerInnen empfinden SBT als tröstlich und angenehm: "... it was responded to favorably by the elderly as signalling affection, warmth, nurturance and liking." (Ryan et al. 1986, 7). Ob und inwiefern das auch für hiesige HeimbewohnerInnen gilt, wird der empirische Teil meiner Arbeit klären (vgl. Kapitel 4.3.9). Laut O'Connor und Rigby (1996) wird SBT vor allen von denjenigen alten Menschen geschätzt, die SBT als warm und weniger als Ausdruck eigener Unterlegenheit empfinden und die es gerne haben, bemuttert und umsorgt zu werden. Den Autoren zufolge akzeptieren und schätzen HeimbewohnerInnen SBT mehr als selbständig lebende ältere Menschen. Ein, wenn nicht das entscheidende Untersuchungsergebnis für die Bewertung von SBT im Gespräch mit HeimbewohnerInnen ist somit, daß die Alten SBT je nach ihrer Persönlichkeit und/oder ihrer funktionalen Verfassung mögen (Caporael et al. 1983, 752):

> "elderly people who are functioning at a lower level, and who need a significant a-mount of attention in their day-to-day living, respond positively to baby talk messages, perhaps simply because this is the way their caregivers talk or possibly because baby talk communicates reasssurance and nurturance."

Nicht klar ist bislang, inwiefern SBT in der Tat auch eine hätschelnde ("nurturing") Qualität hat (DePaulo/Coleman 1986; Ryan et al. 1991). Es mehren sich die Anzeichen dafür, daß dies (zumindest in bezug auf geistig rege AdressatInnen) nicht der Fall ist (Culgin/ Whitbourne 1993; Ryan, Hamilton, & Kwong See 1994a; Whitbourne, Culgin, & Cassidy 1995). SBT kann den AdressatInnen auch vermitteln, daß die SprecherInnen meinen, sie seien nicht in der Lage, die nicht modifizierte Erwachsenensprache zu verstehen (DePaulo/ Coleman 1986). In diesem Sinne kann SBT natürlich als herablassend (Hummert/Shaner 1994) oder kränkend (Shadden 1988b; Ng 1994), als respektlos (Ryan et al. 1994a) oder als "face-threat" (Grainger 1990) empfunden werden, oder gar Verachtung vermitteln (DePaulo/Coleman 1986) und nicht zuletzt zur oben beschriebenen Infantilisierung der HeimbewohnerInnen beitragen (Shadden 1988b; Whitbourne et al. 1992). Entsprechend werden diejenigen, die SBT benutzen, als patronisierend und überbehütend empfunden (Ryan, MacLean, & Orange 1994c).

Die *Wahrnehmung und Bewertung* von SBT im Altenheim ist an die jeweilige Rolle der SprecherInnen gebunden (Ryan et al. 1994a, 29): "Clearly, baby talk does not fit in the listeners' role schema for a competent nurse serving elderly residents." Dafür spricht, daß LaienhelferInnen und PflegerInnen ihre Kommunikation im Umgang mit den HeimbewohnerInnen unterschiedlich modifizieren, wobei das Personal, das die Pflegebedürftigkeit der alten Menschen ja alltäglich erfährt, die Alten mehr und selbstverständlicher auch kommunikativ mit Kleinkindern gleichsetzt (Ashburn/Gordon 1981, 27):

> "Staff members' speech to the elderly conversationalists was adjusted in ways similar to the adjustments parents use in speech to their children. Both staff members and parents spend much of their time taking care of their charges and both become very familiar with and sensitive to any cognitive, communicative, and physical limitations these charges might have."

Dies bewirkt jedoch offensichtlich keine individuelle, sondern eine globale Sprachanpassung.

Generell gesehen würden die AdressatInnen von SBT häufig Opfer eines "blame the victim"-Phänomens, d.h. also abgewertet (Ryan et al. 1995b). Interessanterweise nehmen Personal und HeimbewohnerInnen die SprecherInnen und AdressatInnen von SBT oft sehr unterschiedlich wahr: Kennaley et al. (1994) konnten zeigen, daß beide Gruppen SBT generell eher ablehnen. Während aber aus der Sicht des Pflegepersonals SBT ein schlechtes Licht auf die Pflegenden werfe, bewerteten BewohnerInnen die AdressatInnen von SBT negativ. In dieser Studie hielten die befragten BewohnerInnen den Gebrauch von SBT im Umgang mit nicht kooperativen BewohnerInnen sogar für berechtigt. In einer Bewertungsstudie von Edwards und Noller (1993) ergab sich, daß selbständig lebende alte Menschen SBT sehr viel weniger negativ bewerten als Schwesternschülerinnen und Psychologiestudentinnen. Während selbständig lebende ältere Menschen und vor allem AltenheimbewohnerInnen (Shantz, Ryan, & Bourhis 1989) SBT als Institutionenregister akzeptieren, wenn auch nicht mögen (Culgin/Whitbourne 1993; Whitbourne et al. 1995), lehnen erstere SBT als Sprechstil im Umgang mit ihresgleichen ab (Hummert et al. 1994).

Alte Menschen halten SBT für weniger problematisch als junge (Edwards/Noller 1993; Ryan et al. 1994a). Dafür spricht auch, daß alte HeimbewohnerInnen in der Untersuchung von Caporael et al. (1983) SBT weder mehr noch weniger mochten als nicht im SBT-Modus formulierte Äußerungen (NBT) oder die Sprechweise der PflegerInnen untereinander. Allerdings bewerteten junge VersuchsteilnehmerInnen in Caporaels erster Untersuchung (1981, 883) die Botschaft von NBT als eher negativ, irritierend und institutionenspezifisch, während sie diejenige von SBT als positiv und tröstlich empfanden:

> "Non-baby-talk may be an 'institutional' register, one that is negatively perceived because it 'leaks' a denotation and promotion of dependency (or some other negative affect)."

Diejenigen, denen es nicht gefällt, wie Kleinkinder behandelt zu werden, bewerten auch das SBT verwendende Personal als weniger respektvoll und kompetent (Ryan et al. 1994a). Von den PflegerInnen selbst halten vor allen Dingen diejenigen SBT für effektiv, die den alten Menschen stereotypgemäß sehr wenig zutrauen (vgl. Caporael et al. 1983, p. 752).

Über die Gebrauchshäufigkeit von SBT findet sich nur bei Caporael (1981) eine Aussage: In ihrem Korpus konnten 22% aller Äußerungen als SBT identifiziert werden. Hierbei muß allerdings betont werden, daß eine sehr große Spanne zwischen den SBT selten und den SBT häufig benutzenden PflegerInnen bestand.

Wichtig ist schließlich die Feststellung, daß SBT zwar in vielen, aber nicht in allen Heimen verwendet wird: "Institutionalization does not appear to be a sufficient condition to elicit baby talk messages to elderly adults." (Caporael/Culbertson 1986, 103).

2. Darstellung des Untersuchungsvorhabens

2.1 Forschungsfragen

Die vorliegende Untersuchung entstand nicht allein aus linguistischer Neugier - sie entstand auf die Anfrage eines interessierten Leiters einer Altenpflegeschule hin. Entsprechend ist das Ziel, *anwendbare Ergebnisse* zu produzieren: Ergebnisse, die im Altenpflegeunterricht oder in fortbildendem Kommunikationstraining eingesetzt werden können, um den Pflegekräften Bedeutung und Auswirkungen ihres Gesprächsverhaltens verdeutlichen und Tips für einen effektiven und partnerInnenorientierten Sprachgebrauch geben zu können.
Kommunikation in der Altenpflege ist bislang in linguistischer Hinsicht "terra incognita". Diesem Umstand und der oben geschilderten Zielorientierung ist es zu verdanken, daß meine Fragestellungen zunächst (!) eher in die Breite als in die Tiefe gehen und ihnen eine gewisse Systematik zu fehlen scheint.
Systematisch sind sie jedoch insofern, als sie das Thema von zwei Seiten angehen: ein Teil der Forschungsfragen überprüft die Relevanz der wenigen Forschungsergebnisse aus anderen Disziplinen für die linguistische Beschreibung der Kommunikation zwischen Pflegepersonal und PflegeheimbewohnerInnen.
Eine andere Gruppe von Fragestellungen entstammt teilnehmender Beobachtung, linguistischer Intuition und der Arbeit mit den Transkripten. Durch diese Herangehensweise hoffe ich zu erreichen, daß das Bild, das ich am Ende von der Kommunikation in der Altenpflege zeichnen werde, möglichst wenig durch Subjektivität oder eine methodenbedingte Betriebsblindheit verzerrt ist. Vor allen Dingen aber soll dieses Bild Probleme und Strategien widerspiegeln, die nicht nur von intellektuellem Interesse für LinguistInnen, sondern von realem Interesse für die Betroffenen sind.

Aus der vorhandenen Literatur sowie meiner Kenntnis von Pflegekontext und Transkripten leitet sich die folgende Forschungsfrage ab: Was sind, in Abgrenzung zu anderen medizinischen Bereichen, die spezifischen Eigenschaften der Kommunikation in der Institution Altenpflegeheim? Um den dialogischen bzw. prozeßhaften Charakter der Kommunikation im Altenpflegeheim herauszustreichen und die institutionelle Kommunikation im Bereich der Altenpflege nicht nur einseitig (d.h. mit Blick auf die PflegerInnen) zu betrachten, stelle ich das Gesprächsverhalten der BewohnerInnen dem der PflegerInnen in qualitativer und quantitativer Hinsicht gegenüber. Dabei sind jedoch aufgrund der anwendungsorientierten Zielsetzung die Untersuchungen zum pflegerischen Gesprächsverhalten jeweils detaillierter. Anhand von qualitativen Analysen werden die wesentlichen Gesprächsstrategien herausgearbeitet, die die Beteiligten im Umgang miteinander verwenden. Anhand von quantitativen Analysen wird überprüft, ob sie bestimmte Strategien und Verhaltensweisen auch unterschiedlich häufig produzieren.

2.2 Überlegungen zur Methodik

Angesichts der Unerforschtheit des Themas Kommunikation in der Altenpflege sowie der Größe meines Korpus habe ich mich wie Schmidt (1988) entschieden, mich diesem von zwei Seiten gleichzeitig zu nähern, nämlich einerseits *qualitativ* und andererseits *quantitativ*. Wesentliche Einsichten werden dabei mittels der Gesprächsanalyse interpretierend und induktiv erarbeitet. Um einige Fragen ansprechen zu können, die mit den Mitteln der Gesprächsanalyse alleine nicht zu beantworten sind, wird ferner ein Versuch unternommen, sich dem Thema unter Zuhilfenahme einiger deduktiver Variablen auch explorativ zu nähern.

Zur *qualitativen* Methode der Gesprächsanalyse
Das von Lalouschek (1995, p. 11) formulierte Selbstverständnis ist auch auf meine Untersuchung übertragbar: ihre Arbeit
"...versteht sich sowohl als Beitrag zur Grundlagenforschung im Bereich institutionellen Sprachverhaltens als auch als Beitrag zur Anwendungsforschung im Bereich der Entwicklung von Kommunikationstrainingskonzepten auf diskursanalytischer Basis."
Die vorliegende Untersuchung der Pflegekommunikation ist entsprechend in erster Linie der Angewandten Gesprächsforschung verpflichtet. Wie bei allen gesprächsanalytisch ausgerichteten Methoden bzw. Schulen basiert die Analyse auf der Aufnahme sowie der anschließenden Transkription authentischer Gespräche. Meine Daten bestehen also aus transkribierten Tonbandaufnahmen.
In dieser Arbeit geht es jedoch wie bei Fiehler (1990) und Hartog (1996) nicht primär um die Exemplifizierung und Diskussion bestimmter theoretischer und methodischer Positionen, sondern um die möglichst umfassende Beschreibung der Kommunikation in der institutionellen Altenpflege (Fiehler 1990, 7):
"Indem sie primär an der Erschließung eines bestimmten Gegenstandsbereichs interessiert ist, bedient sie sich theoretischer und methodischer Elemente verschiedener Richtungen, sofern sie zur Lösung spezifischer Fragen fruchtbar sind und sofern keine grundlegenden Inkompatibilitäten zu bestehen scheinen."
Ähnlich argumentiert auch Holly (1992, 20): "Die Komplexität von Kommunikation macht es erforderlich, verschiedene Ansätze zu integrieren". Mit anderen Worten: im folgenden werden Elemente der Konversationsanalyse,[20] der Ethnographie des Sprechens und der Angewandten Gesprächsforschung genutzt, um

---

[20] So interessiert z.b. auf mikroanalytischer Ebene die Hervorbringung und die intersubjektive Ratifizierung von Kontext sowie die Verwendung von Paarsequenzen.

die Kommunikation in deutschen Altenpflegeheimen so facettenreich wie möglich darstellen zu können.

Angesichts des Hauptzieles der vorliegenden Untersuchung, praktisch nutzbare Ergebnisse für die kommunikative Aus- und Weiterbildung von AltenpflegerInnen zu produzieren, arbeite ich wie Lalouschek (1995) vor allem nach den von Becker-Mrotzek und Brünner (1992) beschriebenen Prinzipien der Angewandten Gesprächsforschung, die sich folgendermaßen zusammenfassen lassen:

Ziel der Angewandten Gesprächsforschung ist es, authentische Gespräche empirisch zu dokumentieren, sie in funktionaler und struktureller Hinsicht zu analysieren, kommunikative Probleme zu identifizieren und die Untersuchungsergebnisse anschließend in die gesellschaftliche Praxis zurückzutragen.

Zu den *Gegenständen* der Angewandten Gesprächsforschung gehört in erster Linie die Kommunikation in beruflichen und/oder institutionellen Zusammenhängen: "Der Gesprächsforschung geht es .. primär um die Analyse von gesellschaftlichen Handlungsfeldern, die überwiegend sprachlich-kommunikativ konstituiert sind." (Becker-Mrotzek/Brünner 1992, 15). Dabei richtet sich das Interesse vorwiegend auf Gesprächsstrukturen (z.B. Ablauf-Schemata) und Formen sprachlichen Handelns (sprachliche Handlungsmuster).

In die Analysen, die interpretativen Charakter haben, geht nicht nur das sprachliche, gesellschaftliche und institutionenspezifische Weltwissen der AnalysandInnen ein, sondern auch die sich im Material manifestierenden Sichtweisen und Deutungen der Interaktionsbeteiligten selbst. Somit basieren die Interpretationen sowohl auf gesprächsexternen wie -internen Fakten. Darüber hinausgehend werden in der vorliegenden Arbeit jedoch nicht nur latent vorhandene Wissensbestände der Analysandin genutzt, sondern auch aktiv und extra für diese Untersuchung mittels ethnographischer Verfahrensweisen erschlossene:[21] ich habe extralinguistische Daten erhoben, Gespräche und halbstandardisierte Interviews mit Pflegekräften und BewohnerInnen geführt sowie mich vor allem der teilnehmenden Beobachtung bedient, um durch die "Überwindung von kultureller Distanz und der Distanzierung vom Vertrauten" (Kallmeyer 1995) das sprachliche Geschehen in der Altenpflege verstehen, in gesellschaftliche Zusammenhänge einbetten und interpretieren zu können.[22]

Grundsätzlich werden in der Angewandten Gesprächsforschung die Analysekategorien nicht an das Material herangetragen, sondern erst im Laufe der mikrostrukturellen Analyse der Transkripte entwickelt. In diesem Punkt weicht die

---

[21] Auch Holly (1992, 32) fordert den möglichst umfassenden Einbezug gesellschaftlichen Wissens in die Analysen: "Gerade für das Verständnis institutioneller Abläufe kommen wir ohne zusätzliche Kenntnisse, und zwar empirische Kenntnisse nicht aus."

[22] Die Interview-Auswertung ist allerdings aus einer Vielzahl von Gründen nicht in die vorliegende Darstellung eingegangen, wurde jedoch in einigen Fällen bei den Interpretationen berücksichtigt.

vorliegende Untersuchung von der Methode der Angewandten Gesprächforschung geringfügig ab und macht sich die Position Hollys (1992, 31) zu eigen, der bezweifelt, daß Gespräche in jedem Fall ohne vorgegebene Kategorien verstanden werden können, bzw. daß sich immer relevante Kategorien im Text selber finden lassen: es wird u.a. gefragt werden, ob die Pflegekräfte wie im angloamerikanischen Sprachraum tatsächlich die Babysprache im Umgang mit den BewohnerInnen verwenden.[23] Alle anderen, für die Pflegekommunikation typischen Strukturen und die entsprechenden Analysekategorien werden jedoch induktiv aus dem Material heraus entwickelt und anhand von Textbeispielen verdeutlicht.

Zu den *quantitativen* Analysen:
Die Angewandte Gesprächsforschung ist eine vorwiegend qualitative Methode:
"Generalisierungen werden nicht in erster Linie über rechnerische Maße und Statistik vorgenommen, sondern über die Entwicklung von Kategorien und Funktionsangaben für rekurrente kommunikative Einheiten, Ablaufstrukturen und Problemtypen." (Becker-Mrotzek/Brünner 1992, 17)
Diese Maxime gilt auch für den ersten, gesprächsanalytisch ausgerichteten Teil meiner Analysen. Es ist jedoch m.E. unbefriedigend, bestimmte sprachliche Handlungsmuster und Probleme zu beschreiben, ohne etwas über ihre Vorkommenshäufigkeit oder über die Faktoren zu wissen, die sie auslösen: "Eine quantitative Untersuchung gibt Auskunft über den Ausprägungsgrad eines Merkmals und nicht nur über sein Vorkommen" (Krumm 1983, 279).
Kritiker quantitativer Betrachtungen wie etwa Schegloff (1993) und Heritage (1995) bemängeln, daß (1) diese zu unspezifisch seien[24], (2) letzlich unvergleichbare Einheiten miteinander verglichen würden und (3) die meist geringe Materialmenge eine sinnvolle statistische Bearbeitung ohnehin nicht zuließe.
Dem ersten Argument kann entgegengehalten werden, daß die in der vorliegenden Arbeit vorgenommenen Berechnungen ohnehin nur als Ergänzung zu den gesprächsanalytischen Analysen gedacht sind. Die Tragweite des zweiten und dritten Argumentes kann dadurch eingeschränkt werden, daß der Zweck der errechneten Werte vorab reflektiert wird, denn auch für die vorliegende Arbeit gilt: "Die hier vorgenommene Quantifizierung hat nicht den Status der von der empirischen Sozialforschung postulierten statistischen Repräsentativität."

---

[23] Ähnlich geht auch Schlickau (1996, 23) in seiner diskursanalytischen Arbeit zur Rundfunkmoderation vor: "Ausgehend vom empirischen Material werden vorhandene Kategorien angewendet und dabei auf ihre Angemessenheit überprüft;"

[24] Bei Thimm (i. Dr., 12) heißt es hierzu: "Das Hauptproblem statistischer Erfassungen in der Gesprächsforschung ist die Tatsache, dass (sic) wichtige beschreibungsrelevante Phänomene sich erst unterhalb der Ebene eröffnen, die durch die auf der Abstraktionsebene zählbaren Einheiten erzielbar ist."

(Schmidt 1988, 44). Meine quantitativen Analysen beruhen nicht auf inferenzstatistischen Auswertungen, weil hierzu viel zu wenig Material von viel zu wenigen SprecherInnen vorliegt. Zudem sind die miteinander verglichenen Gruppen in vielen Fällen sehr unterschiedlich groß. Entsprechend ist das Ziel meiner Berechnungen *nicht*, verallgemeinernd zu behaupten, daß bestimmte Häufigkeiten in der Altenpflege generell so und nicht anders verteilt sind - das Ziel ist lediglich, anhand der Berechnungen herauszufinden, welche Variablen in zukünftigen, umfassenderen Studien sinnvollerweise statistisch bearbeitet werden könnten. Die quantitativen prozentualen und zeitbezogenen Analysen (Kapitel 5 und 6) sollen zeigen, ob man überhaupt von *den* BewohnerInnen und von *den* PflegerInnen sprechen kann und ob nicht eine Reihe von weiteren Faktoren das Gesprächsverhalten der Beteiligten mitbestimmen.

Schon Dittmann (1979) hat darauf hingewiesen, daß sich die qualitative und die quantitative Herangehensweise keineswegs gegenseitig ausschließen, und daß die Validität gesprächsanalytischer Ergebnisse anhand einer Verbindung qualitativer und quantitativer Ansätze überprüft werden müsse. Für eine komplementäre, nicht konträre Verwendung quantitativer und qualitativer Methoden in Abhängigkeit von der Fragestellung spricht sich auch Schlobinski (1996, 18) aus. Bei Thimm (i. Dr., 13) heißt es hierzu: "Durch eine additive Verbindung qualitativer und quantitativer Verfahren kann die spezifische Leistung der jeweiligen Methoden sinnvoll ergänzt werden." Sie weist ferner darauf hin, daß durch Auswahl und Eingrenzung des Untersuchungsobjektes prinzipiell jeder quantitativen Untersuchung ein qualitativer Schritt vorausgeht: "Erst dann, wenn durch qualitative Verfahren jedes Einzelvorkommen (wie beispielsweise bei Unterbrechungen) bestimmt ist, können sie einer quantifizierenden Betrachtung zugeführt werden." (Thimm i.Dr., 10/11).
Selbst Heritage (1995, 405) hält den (ergänzenden) Einsatz quantitativer Herangehensweisen für konstruktiv, wenn es darum geht, die Richtigkeit von gesprächsanalytischen Intuitionen oder die Rolle sozialer oder psychologischer Kategorien für das Gesprächsverhalten der Beteiligten zu überprüfen. Im zweiten, quantitativ ausgerichteten Teil gehe ich dementsprechend über die gesprächsanalytische Beschränkung auf qualitative Analysen hinaus, indem ich die Vorkommenshäufigkeit von gänzlich anderen (als den gesprächsanalytisch gewonnenen) Kategorien prozentual und in Bezug auf die Sprechzeit erfasse. Bei diesen Kategorien handelt es sich um feststehende Größen wie etwa Alter und Geschlecht der SprecherInnen, die während der teilnehmenden Beobachtung als relevant für die Kommunikation im untersuchten Altenpflegeheim erschienen, deren Bedeutung für das Gesprächsverhalten aber mit mikrostrukturellen gesprächsanalytischen Methoden alleine nicht zu erfassen ist.

Das *Transkriptionssystem* übernehme ich vom Institut für Deutsche Sprache in Mannheim, d.h. die Verschriftung ist grundsätzlich an der deutschen Orthographie orientiert, berücksichtigt aber lautliche/phonetische Besonderheiten von z.B. Dialekten, Verschleifungen etc. Tonfall, Lautstärke, Sprechgeschwindigkeit und nicht-vokale Äußerungen wie Lachen, Husten sowie Pausen wurden miterfaßt. Zusätzliche Höreindrücke wie etwa ironisches, freudiges, oder abfälliges Sprechen wurden kommentiert. Alle Texte wurden anonymisiert, d.h. die in den Transkripten erscheinenden Namen sind fiktiv. Es bedeuten:

↓	fallende Intonation
↑	steigende Intonation
"	Betonung
:	Dehnung
=	Verschleifung
→Wort←	schneller gesprochen
←Wort→	langsamer gesprochen
*	kurze Pause
3	3 Sekunden lange Pause
< Wort >	lauter gesprochen
> Wort <	leiser gesprochen
(...)	unverständliche Passage
...	Auslassung
Wort	
Wort	gleichzeitiges Sprechen
LACHEN	Kommentar der Transkribendin
# #	Erstreckung des Kommentars
P	Sprechersigle für Pflegekräfte
B	Sprechersigle für BewohnerInnen
U	Sprechersigle für Untersucherin
fett	Hervorhebung relevanter Äußerungen

Um einzelne Äußerungen später einmal schneller auf z.b. syntaktische Vollständigkeit hin untersuchen zu können, habe ich die Partiturschreibweise für die in diesem Korpus eher seltenen simultanen Sequenzen übernommen, nicht jedoch die strikte Flächenschreibweise. Zu diesem Zweck bot sich diese eher optische und einfacher zu lesende (Brinker/Sager 1989) Segmentierung an[25]. In meinen Transkripten entspricht eine Zeile (soweit dies, im Falle längerer Äußerungen, technisch möglich war) in etwa einer Äußerungseinheit (Schwitalla 1997).

---

[25] Überdies schien mir schon aus Platzgründen die Verwendung eines Flächensystems nicht angezeigt, da mein Korpus im wesentlichen dyadische Gespräche mit langen monologischen Passagen umfaßt.

2.3 Darstellung des untersuchten Altenpflegeheimes

Der ursprüngliche Plan, in bezug auf die Sozialstruktur der BewohnerInnen oder die konfessionelle Bindung verschiedene Heime in die Untersuchung miteinzubeziehen, mußte aus zeitlichen und forschungspraktischen Gründen aufgegeben werden.[26] Stattdessen wurde das Projekt auf vier Stationen eines einzigen Heimes beschränkt.

Das untersuchte überkonfessionelle Pflegeheim unterteilt sich in drei verschiedene Bereiche: es gibt neben 3 Häusern mit 21 Appartements für rüstige alte Menschen eine Wohnheimstation für mehr oder minder leicht pflegebedürftige BewohnerInnen, sowie vier reine Pflegestationen, in denen die BewohnerInnen in Einzel- und Doppelzimmern untergebracht sind. Auf jeder Station arbeiten examinierte Fachkräfte, PflegehelferInnen, Aushilfen und Zivildienstleistende. Im Wohnheim leben gut 30 alte Menschen; auf den Pflegestationen sind im Durchschnitt etwa 18 BewohnerInnen in Einzel- und Doppelzimmern untergebracht. Sie werden vormittags von 3 bis 5 PflegerInnen versorgt. Der Führungsstil der StationsleiterInnen unterscheidet sich je nach deren Alter und Selbstverständnis. Das hat, wie sich später zeigen wird, Auswirkungen auf das Gesprächsverhalten.

Auf der Wohnheimstation A arbeit das im Durchschnitt jüngste Personal; das Durchschnittsalter beträgt 30,7 Jahre. Der Führungsstil der mit 24 Jahren jüngsten der im Korpus vertretenen Stationsschwestern ist als locker und demokratisch zu bezeichnen. Die hier herrschende Atmosphäre ist durch Familiarität und Gesprächsfreude gekennzeichnet. Dies äußert sich u.a. daran, daß die Pflegekräfte sich die Zeit nehmen, am Gemeinschaftstisch mit den BewohnerInnen zu reden und ihnen aus der Zeitung oder aus literarischen Werken vorzulesen, wobei Wert darauf gelegt wird, möglichst viele alte Menschen in die sich daraus ergebenden Unterhaltungen miteinzubeziehen. Das Engagement für die und das Interesse an den BewohnerInnen zeigt sich auch daran, daß die Pflegekräfte mit einigen von ihnen kulturelle Veranstaltungen besuchen, bzw. sie zu einem Kaffeekränzchen zu sich nach Hause einladen. Der Umgang der PflegerInnen untereinander ist ebenfalls freundschaftlich: offensichtlich verbringen sie auch einen Teil ihrer Freizeit miteinander.

Die Pflegestation B hingegen weist ein Durchschnittsalter von 33 Jahren auf und wird eher traditionell und autoritär geführt; das Sagen haben eindeutig die erfahrenen StationsleiterInnen. Da diese sehr körperpflegeorientiert sind, werden hier von den PflegerInnen (vor allem morgens) nur wenige Versuche unternommen, sich abgesehen von den notwendigen Pflegeverrichtungen in irgendeiner Weise mit den BewohnerInnen zu befassen. Gespräche mit den BewohnerInnen sind

---

[26] So wurde die Untersucherin u.a. aufgrund mangelnder Unterstützung durch die Heimleitung und übergroßen Mißtrauens unter Pflegekräften nach 10 Tagen eines zweiten Heimes verwiesen und mußte alle bis dahin gemachten Aufnahmen löschen.

eher selten und dienen in erster Linie dem Pflegegeschäft. Aufgrund der großen Alters- und Interessenunterschiede scheint es in der Freizeit keinen oder nur wenig Kontakt zwischen den Pflegekräften zu geben. Einzelne SchülerInnen verbringen jedoch Abende und Wochenenden mit den Zivildienstleistenden und SchülerInnen von anderen Pflegestationen.

Die Pflegestation C ähnelt vom Leitungsstil und der Kommunikationsfreude her am ehesten der Wohnheimstation, wobei die hier arbeitenden Pflegekräfte allerdings das höchste Durchschnittsalter aufweisen (43,2 Jahre). Auch hier wird den BewohnerInnen hin und wieder aus der Zeitung vorgelesen, oder es wird gemeinsam gesungen. Die Kommunikation der (älteren) Pflegekräfte untereinander wird dadurch gefördert, daß viele von ihnen Mütter halbwüchsiger Kinder sind, die ihnen ähnliche Sorgen und Probleme bereiten. Das Personal zeigt sich bemüht, über die Pflege hinaus Themen zu finden, über die es mit den alten Menschen reden kann.

Die Pflegestation D schließlich wird wie die Station B eher autoritär und hierarchisch von der erfahrenen Stationsschwester geführt, was sich in gewissen Spannungen und Konflikten des Personals untereinander äußert. Trotz der Tendenz zur rein körperpflegeorientierten Gestaltung der Morgenpflege gibt es auch hier einige PflegerInnen, die sich bemühen, über pflegeferne und für die BewohnerInnen interessante Themen zu sprechen. Es ist nicht bekannt, ob die hier Arbeitenden ihre Freizeit miteinander verbringen.

2.4 Darstellung der Vorgehensweise bei der Datenerhebung

In einer Phase der Kontaktaufnahme habe ich in einer "top down"-Reihenfolge erst der Heimleitung und dann dem leitenden Personal mein Vorhaben auseinandergesetzt und um Unterstützung gebeten. Nachdem man sich grundsätzlich zur Mitarbeit bereiterklärt hatte, habe ich die ethnographische Vorarbeit begonnen. Ich habe in jeder Station[27] bis zu zwei Wochen beobachtend am Heimalltag teilgenommen. Diese Beobachtungsphase hat mir die Deutungsvoraussetzungen für die spätere Analyse verschafft. In dieser Phase bestand meine hauptsächliche Aufgabe darin, erste Einblicke in die zu untersuchenden institutionellen Vorgänge zu gewinnen. Das Ziel war, alle MitarbeiterInnen und BewohnerInnen mit dem Vorhaben vertraut zu machen, ihre Mitarbeitsbereitschaft zu erkunden, und sie an meine Anwesenheit zu gewöhnen. Ich habe (zwischen 7 und 12 Uhr) an der Frühschicht teilgenommen und als Gegenleistung kleinere Hilfsdienste verrichtet. Anschließend habe ich in einem Zeitraum von jeweils 2-3 Wochen in

---

[27]   Da man sich in der Altenpflege explizit von Krankenhäusern abgrenzen möchte, wird der Begriff "Wohngruppe" strenggenommen dem der "Station" vorgezogen.

vier der fünf Wohngruppen[28] während der Morgenpflege, die im allgemeinen das Aufstehen, Waschen und Anziehen, aber auch z.b. das Baden umfaßt, die Tonbandaufnahmen erstellt. Für eine Beschränkung auf die Morgenpflege habe ich mich entschieden, weil vormittags längere und pflegespezifischere Interaktionen zwischen den Beteiligten stattfinden, während nachmittags die Kontakte zwischen Pflegenden und Gepflegten sporadischer und weniger körperpflegeorientiert sind.

Um für die Analyse auf mehr als das bloße Tonmaterial zurückgreifen zu können, habe ich mich entschlossen, das Beobachterparadoxon in Kauf zu nehmen und bei den Aufnahmen jeweils selbst anwesend zu sein. So konnte ich nicht akustisch erfaßbare Details protokollieren. Wann immer es ging, habe ich mich dabei außerhalb des Sichtfeldes der Beteiligten aufgehalten und nicht aktiv an der Interaktion teilgenommen[29]. Es gab jedoch Situationen, in denen das Pflegepersonal mich direkt angesprochen bzw. in das Pflegegeschehen miteinbezogen hat. In diesen Fällen hat meine Anwesenheit den Gesprächsverlauf möglicherweise beeinflußt.

Das Aufnahmegerät (Aiwa HS-J170) und das Stereomikrophon habe ich am Körper getragen.

33 PflegerInnen im Alter von 19-59 Jahren und 70 BewohnerInnen im Alter von 45-101 Jahren haben sich mit Aufnahmen ihrer Gespräche während der Morgenpflege einverstanden erklärt. Das Einverständnis der BewohnerInnen ist in vielen Fällen auf Band aufgezeichnet. In den Fällen, in denen BewohnerInnen nicht mehr für sich selbst sprechen konnten, habe ich mich grundsätzlich an die Einschätzungen der Stationsleitung gehalten, ob Aufnahmen bei diesen Personen zu vertreten sind. Dies erscheint mir insofern als unproblematisch, als es sich hierbei meist um die "verstummten" alten Menschen handelte - mein Material enthält in dem Sinne also *nicht* unerlaubterweise deren gesprochenes Wort. Außerdem ist ja das Untersuchungsziel eine Bestandsaufnahme von Kommunikation im Altenheim zum Zwecke der besseren Ausbildung von AltenpflegerInnen, es geht also in erster Linie um das Gesprächsverhalten der PflegerInnen.

Um institutionentypische Gesprächsmuster und -sequenzen in Gänze, also mit Anfang und Ende zu erfassen, habe ich das gesamte Material transkribiert.[30] Das

---

[28] Die Beschränkung auf vier der fünf Stationen hat ausschließlich zeitliche Gründe.

[29] Die Reaktionen der PflegerInnen haben diese Entscheidung immer wieder bestätigt. In sehr vielen Fällen waren sie so sehr mit ihrer Arbeit beschäftigt, daß sie meine Anwesenheit nach eigenen Angaben sehr schnell vergaßen und beim Verlassen eines Zimmers immer wieder verwundert feststellten, daß ich ja auch da war. (Vgl. hierzu auch einen entsprechenden Bericht von Kallmeyer 1988)

[30] Vgl. auch Kallmeyer (1988).

Korpus umfaßt 196 Interaktionen mit einer Gesamtlänge von circa 40 Stunden, von denen 7 nicht zwischen Pflegepersonal und BewohnerInnen, sondern zwischen mir und den PflegerInnen, den PflegerInnen untereinander, und den BewohnerInnen untereinander stattfanden. Das entspricht einem Umfang von 700 Textseiten.

DIE EMPIRISCHE ANALYSE DES MATERIALS
3. Pflegekommunikation

Zunächst definiere ich den Untersuchungsgegenstand (3.1.) und expliziere die spezifischen Kommunikationsbedingungen, unter denen Pflegekommunikation stattfindet (3.2). Danach untersuche ich die Interaktionsbeteiligung und die Rollendemonstration (3.3) sowie das Ablaufmuster und seine Variationen (3.4).

3.1 (Arbeits-)Definition von Pflegekommunikation

Als Pflegekommunikation bezeichne ich diejenige handlungsbegleitende Kommunikation zwischen Personal und BewohnerInnen, die während der Morgenpflege stattfindet und primär der (effektiven) Durchführung sowie der Erklärung der Pflegeaktivitäten dient.

Tabelle 1: aufgenommene Morgenpflegeinteraktionen

Morgenpflege gesamt	190
- davon sekundäre Morgenpflegeinteraktionen	55
- von Beginn an aufgezeichnet	105
- nicht von Beginn an aufgenommen	85
- bis zum Ende aufgezeichnet	138
- nicht bis zum Ende aufgezeichnet	52

Diese Definition trifft auf 190 der 196 aufgenommenen Interaktionen zu. 135 der 190 Texte sind der primären Morgenpflege, also der Situation des Aufstehens, Waschens, Badens und Anziehens zuzuordnen, und 55 weitere sekundären Morgenpflegetätigkeiten wie dem Blutdruckmessen oder dem Insulinspritzen. Diese sekundären Morgenpflegetätigkeiten werden nicht bei allen BewohnerInnen und nicht an jedem Tag durchgeführt. Sie erfolgen darüber hinaus nach einer primären Morgenpflegeinteraktion, d.h. sie stellen nicht den ersten Kontakt mit der Pflegekraft am entsprechenden Tag dar. Nicht untersucht werden hingegen Gespräche und Gesprächssequenzen, die zwischen Pflegekräften bzw. BewohnerInnen untereinander stattfinden. Diese dienen höchstens als Kontrastfolie für die Pflegekommunikation.
Tabelle 1 zeigt, wieviele der vorliegenden Aufnahmen von Morgenpflegeinteraktionen in Gänze vorliegen.

3.2 Generelle Charakteristika der Pflegekommunikation

Im Rahmen der Entwicklung eines Sprachverhaltensmodells erkannte und be-
nannte die Freiburger Forschergruppe um Hugo Steger (vgl. Steger, Deutrich,
Schank & Schütz 1974) erstmals die konstitutive Bedeutung außersprachlicher
Elemente für die Beschreibung und Analyse spezifischer Typen gesprochener
Sprache bzw. spezifischer Kommunikationssituationen. Steger et al. (1974) faß-
ten diese Elemente unter dem Begriff *Redekonstellation* zusammen:

> "Unterschiede sprachlichen Verhaltens sind nicht nur durch die kollektive Verhal-
> tens- und Sprachstruktur des einzelnen (als Teil der Gruppenstruktur) bestimmt,
> sondern auch durch die Bedingungen der Redekonstellationen, in denen sie reali-
> siert werden." (Steger et al. 1974, 72)

In der Folge wurden die von Steger et al. (1974) herausgearbeiteten Merkmale
vielfach variiert und weiter ausgearbeitet (vgl. etwa Henne/Rehbock 1982;
Schank/Schoenthal ²1983; Brinker/Sager 1989).
Welche (Kontext-)Eigenschaften sind nun allen vorliegenden Texten aus der institutionellen Altenpflege gemein? Im folgenden werden anhand der von Henne
und Rehbock (1982) genannten Kriterien die spezifischen äußeren Eigenschaften
der Pflegekommunikation dargestellt.[31]

3.2.1 Der Gesprächsbereich

Henne/Rehbock (1982) definieren den Gesprächsbereich anhand der Gegensatz-
paare instrumentell/arbeitsorientiert vs. kommunikativ/arbeitsentlastend. Je nach
der Perspektive des/der Betrachtenden ist die Kommunikation in der Altenpflege
aber beides: für die PflegerInnen ist sie *arbeitsorientiert*, denn sie dient in erster
Linie der Bewältigung der praktischen Pflegetätigkeiten. Da es neben den rein
instrumentellen aber auch noch Sequenzen gibt, in denen es um anderes als das
zu erledigende Pflegegeschäft geht, ist die Pflegekommunikation auf einer zweiten Ebene auch *arbeitsentlastend*. Aus der Perspektive der BewohnerInnen wiederum sind die Gespräche während der Pflege nicht nur, aber auch kommunikativ, da sie selbst meist nicht im eigentlichen Sinne aktiv am Geschehen beteiligt
sind und diese Situation darüber hinaus eine der wenigen in ihrem eintönigen
Tagesablauf ist, in denen sie Kontakt zu anderen Menschen haben.

---

[31]   Bei Brinker und Sager (1989, 113) heißt es erklärend hierzu: "Ziel dieser kontextuel-
       len und kommunikativ-funktionalen Beschreibung ist es, die Interaktionsbedingungen
       und -normen zu rekonstruieren, die auf das Kommunikationsverhalten der Gesprächs-
       partner einwirken."

3.2.2 Die Gesprächsgattung

Gespräche in der Altenpflege sind *natürliche Gespräche*. Sie sind Teil des jeden Morgen wiederkehrenden, meist sehr ähnlich ablaufenden Pflegegeschehens. Der Rahmen, in dem die Gespräche ablaufen, ist also festgelegt und mithin als *institutionell arrangiert* zu bezeichnen. Es ist aber den Pflegekräften überlassen, wie sie diesen Rahmen ausfüllen - in diesem Sinne ist Pflegekommunikation also auch *spontan* zu nennen. Entsprechend bezeichne ich die Gespräche als *natürliche institutionelle Gespräche*. Der Verweis auf den Institutionencharakter zeigt hier, daß Spontanes in einen zweckorientierten Gesamtrahmen eingebettet sein kann.

3.2.3 Der situative Kontext

Der situative Kontext der Kommunikation in der Altenpflege ist durch die Begriffe *zeitliche Simultaneität* und *räumliche Nähe* zu beschreiben. Es findet eine Nah-, jedoch nicht immer eine face-to-face-Kommunikation statt, denn viele Pflegeverrichtungen gehen damit einher, daß die PflegerInnen nur zum Rücken der BewohnerInnen sprechen. Da in der Körper- und Intimpflege die gesellschaftlich üblichen Berührungs- und Nähetabus systematisch durchbrochen werden (müssen), spreche ich sogar von einer *ausgeprägten Nahkommunikation*.

3.2.4 Die Gesprächskonstellation bzw. Teilnehmerzahl

In den allermeisten Fällen ist die Gesprächskonstellation als *interpersonal dyadisch* zu bezeichnen, d.h. meist kommuniziert eine Pflegekraft mit einem/einer einzigen BewohnerIn. Seltener sprechen entweder zwei PflegerInnen mit einem alten Menschen, oder umgekehrt.

3.2.5 Der Grad der Öffentlichkeit

Der Grad der Öffentlichkeit variiert nicht nur mit den Räumlichkeiten, in denen die Gespräche stattfinden (Einzelzimmer, Bad vs. Aufenthaltsraum), sondern auch mit Funktion und Anzahl der beteiligten Interagierenden. Die im Prinzip eher private Pflegekommunikation ist als nicht öffentlich zu bezeichnen, sobald entweder ein/e ZimmerkameradIn oder SchülerInnen und/oder deren PrüferIn-

nen anwesend sind. Der Öffentlichkeitsgrad der Gesprächssituation ist auch abhängig von der jeweiligen Perspektive des/der Beteiligten: was für die BewohnerInnen, bedingt durch die erzwungene Intimität bei der Körperpflege, sehr privat
ist, kann von den PflegerInnen, bedingt durch den institutionellen Rahmen (z.b.
Anwesenheit von MitbewohnerInnen) und jahrelange Routine, als eher nicht öffentlich begriffen werden. In Ausbildungssituationen, d.h. wenn PraktikantInnen
oder SchülerInnen Pflegetätigkeiten erklärt bekommen, nimmt der Grad der Privatheit noch weiter ab. Entsprechend ist hier von einer *institutionell eingebette-
ten, relativen Privatheit* auszugehen.

3.2.6 Das soziale Verhältnis der GesprächspartnerInnen

Das soziale Verhältnis der GesprächspartnerInnen ist *asymmetrisch*. Diese
Asymmetrie ist zum einen soziokultureller Natur: zwischen PflegerInnen und
BewohnerInnen besteht ein Altersunterschied von mindestens einer, meist aber
gut zwei Generationen. Entsprechend differieren Art und Umfang der jewieligen
Lebenserfahrungen. Zum anderen ist sie auch fachlich bzw. sachlich bedingt,
denn die BewohnerInnen sind medizinische LaiInnen, die auf das ExpertInnen-
wissen der PflegerInnen angewiesen sind. Die Asymmetrie ergibt sich jedoch
hauptsächlich aus dem institutionellen Rahmen: die BewohnerInnen als KlientInnen der Institution Altenpflegeheim sind den institutionellen AgentInnen, den
PflegerInnen, sozial untergeordnet, weil sie diejenigen sind, die die Dienste der
Institution beanspruchen.

3.2.7 Die Handlungsdimension bzw. Themenbehandlung

Die Handlungsdimension von Gesprächen in der Altenpflege ist im wesentlichen
direktiv: es geht in erster Linie darum, die BewohnerInnen zur Mitarbeit bei den
Pflegehandlungen zu bewegen. Bei Aktivitäten, die das Personal alleine ausführt, und die nicht seine volle Aufmerksamkeit und Konzentration beanspruchen, kann Pflegekommunikation auf einer sekundären Ebene auch *alltäglich
diskursiv* sein, z.B. wenn die Beteiligten über das Wetter reden.

3.2.8 Der Bekanntheitsgrad der GesprächspartnerInnen

Man kann im Falle der Institution Altenpflegeheim nicht von *dem* Bekanntheitsgrad der GesprächspartnerInnen sprechen, sondern höchstens von einem *breiten*

Spektrum an Bekanntheitsgraden: Es gibt sowohl Pflegeinteraktionen, in denen sich die Beteiligten gänzlich unbekannt sind, als auch solche, in denen die Beteiligten gut miteinander bekannt sind. In den meisten Fällen geht das Sich-Kennen allerdings kaum über die Kenntnis des Namens hinaus, wobei wiederum eine institutionenspezifische Asymmetrie auffällt: das Personal nämlich weiß aufgrund von ärztlichen Aufzeichnungen und pflegerischen Übergabegesprächen und durch Befragung der Verwandten sehr viel mehr über die BewohnerInnen als umgekehrt. Entsprechend sind diese den PflegerInnen zumindest in physischer Hinsicht gut bekannt, während umgekehrt die BewohnerInnen so gut wie nichts über die PflegerInnen wissen.

3.2.9 Der Grad der Vorbereitetheit der GesprächspartnerInnen

Auch der Grad der Vorbereitetheit der GesprächspartnerInnen ist *institutionentypisch asymmetrisch*. Das Personal ist auf die Pflegekommunikation routiniert vorbereitet und durch z.t. mehrjährige Ausbildung und Erfahrung mit der Situation sehr vertraut. Der Grad der Vorbereitetheit der BewohnerInnen ist abhängig von der Länge bzw. Intensität ihrer Erfahrungen mit institutioneller Pflegekommunikation.

3.2.10 Die Themenbereichsfixierung

Da das Ziel der Kommunikation in der Altenpflege vorrangig die Bewältigung des Pflegegeschehens ist, kann sie als *themenbereichsfixiert* bezeichnet werden. Auch hier ist allerdings wieder zu bedenken, daß es einige homileïsche Sequenzen gibt, in denen es nicht um pflegebezogene Themen geht; die Themenbereichsfixierung ist somit zuweilen außer Kraft gesetzt.

3.2.11 Das Verhältnis von Kommunikation u. nichtsprachlichen Handlungen

Das Verhältnis von Kommunikation und nichtsprachlichen Handlungen ist schließlich als eindeutig *empraktisch* zu definieren: es wird gesprochen, um gemeinsame Handlungen zuwege zu bringen.

3.2.12 Zusammenfassung von 3.2

Pflegekommunikation ist in erster Linie arbeitsorientierte Kommunikation. Daraus ergibt sich, daß sie themenbereichsfixiert, empraktisch und direktiv ist. Pflegekommunikation ist in den meisten Fällen natürliche, interpersonal dyadische Nahkommunikation, die in einen institutionellen Rahmen eingebettet und durch relative Privatheit gekennzeichnet ist. Asymmetrien zwischen den Beteiligten bestehen in bezug auf ihr Verhältnis zueinander, in bezug auf den gegenseitigen Bekanntheitsgrad und in bezug auf ihre Vorbereitetheit auf und Vertrautheit mit der Kommunikationssituation.

3.3 Interaktionsbeteiligung und Rollendemonstration

In Anlehnung an Deppermann (1995), der sich wiederum auf Kallmeyer (1982) bezieht, untersuche ich zunächst, wie die Gesprächsbeteiligten einander den Sinn ihres Tuns durch die Herstellung und Bearbeitung einer institutionellen Rollenasymmetrie verdeutlichen. Wie nun lassen sich die Beteiligungsrollen in der Kommunikation in der Altenpflege im Detail beschreiben? Wer ist an den Morgenpflegegesprächen in welcher Form beteiligt? Wieviele Personen interagieren hier gleichzeitig miteinander? Diese Fragen sind, zumindest oberflächlich betrachtet, einfach zu beantworten, weil in der Regel genau zwei Personen miteinander sprechen: eine Pflegekraft und ein/e BewohnerIn. Sind eine oder mehrere weitere Personen anwesend, so verdeutlichen die Pflegekräfte auf der verbalen Ebene mittels pronominaler und nominaler *Anredeformen*, an wen ihre Äußerungen gerichtet sind. Dabei werden die BewohnerInnen in aller Regel mit dem pronominalen *Sie* oder ihrem Nachnamen angeredet, während sich die PflegerInnen untereinander (je nach Rang und Stellung) entweder duzen oder siezen, in Verbindung mit der pronominalen Anrede jedoch den Vornamen verwenden.[32] Dies zeigt sich im nachfolgenden Gesprächsausschnitt, in dem der Zivildienstleistende P22 kurz den Raum betritt und die Schülerin P23 das Pflegegeschehen unterbricht, um mit ihm abzusprechen, wer von beiden in die zweite Frühstückspause geht:

---

[32]   Ein solches Anredeverhalten wurde auch im Krankenhaus beobachtet (Weinhold 1997, 175).

Beispiel 1: Ausschnitt aus Text 147, P22 - P23 - B52

```
145   P22:   so↑ *2* <guten mo"rgen frau paul↓>
146   P23:   wolltest du" in die zweite pause↑
147   B52:               guten morgen herr ..↓
148   P22:   nöö nöö"↓
149          das is mir →so:← lang wie breit heut morgen↓
150   P23:        nee↓ gell↑    isch dir=s/
151          isch dir sicher re"cht wenn i"ch geh↓
152   P22:   >ja↓< * <wie ge"ht=s ihnen↓>
153   P23:               du hasch mich also ni"cht am hals↓
154   B52:   >gut↓<
```

Beide Pflegekräfte indizieren durch die Wahl der Anredeformen, mit wem sie gerade reden: der Zivildienstleistende wendet sich zunächst grüßend an die Bewohnerin (Z. 145), wobei er die höfliche nominale Anredeform frau paul verwendet. Nach dieser Gesprächseröffnung setzt die Schülerin P23 ein, ohne zu beachten, daß P22 damit explizit der Bewohnerin das Wort erteilt hat. Entsprechend der bei Paarsequenzen üblichen Obligation, auf den Gruß eines Sprechers mit einem Gegengruß zu reagieren, verzichtet die Bewohnerin jedoch nicht auf ihr Rederecht: sie grüßt P22 (unter der Verwendung einer ebenso höflichen und vermutlich nominalen Anredeform, herr...) zurück. Die dabei auftretende Zeitverzögerung ist auf die Art der Erkrankung von Frau P. zurückzuführen: sie leidet an der Parkinsonschen Krankheit. Folglich ergibt sich eine simultane Sequenz. Die Schülerin wiederum will mit P22 das Problem der Pausenkoordinierung klären (Z. 146 ff). Hier wie in den folgenden Zeilen (150/151, 153) wendet sie sich mit dem informellen du bzw. dir an ihn. Für P22 ist das Thema mit dem leise gesprochenen Hörersignal ja beendet. Er wendet sich mit der höflichen Frage nach dem Befinden wieder an die Bewohnerin. Hier zeigt sich nun eine weitere Strategie, mit der die AltenpflegerInnen (wie im übrigen auch Pflegekräfte im Krankenhaus, vgl. Weinhold 1997, 57 sowie andere SprecherInnen in Mehrparteiengesprächen, vgl. Auer 1986, 34; Petter-Zimmer 1990, 70) verdeutlichen, an wen ihre Äußerungen gerichtet sind: während sie in Nebensequenzen mit der Untersucherin oder KollegInnen normal laut bzw. sogar leiser sprechen, markieren sie die Refokussierung auf die BewohnerInnen mit *lautem Sprechen*. D.h., daß die Pflegekräfte in Mehrparteiengesprächen die AdressatInnen systematisch differenzieren (Petter-Zimmer 1990). Vor allem weibliche Pflegekräfte setzen darüber hinaus auch die *Stimmhöhe* adressatenspezifisch ein. So auch im folgenden Beispiel, indem die Schülerin P30 unter den kritischen Augen ihrer Chefin die Morgenpflege bei einer spastisch gelähmten Bewohnerin durchführen muß. P30 markiert, ob und wann sie mit ihrer Vorgesetzten, bzw. der Bewohnerin spricht. Während P30 sich mit leiser, normaler Sprechstimme an P27 wendet

(Z. 165/66, 171), redet sie die Bewohnerin in einer deutlich höheren Tonlage und mit schrillerer Stimme an (Z. 172):

Beispiel 2: Ausschnitt aus Text 179, P27 - P30 - B68

165	P30:	>(es riecht so)
166		(lieber e a"nders mittel nehmen↓) oder↑<
167	P27:	#hm↑ hm↓# NEIN
168	P30:	>nit↑ * ja da"nn↓<
169	P27:	also ich hab=s eigentlich lie"ber
170		wem=mer fra"nzbranntwein nimmt für de rücke↓ *
171	P30:	(>schau"=mer mal↓<) *12*
172		#so↑ drehe sie sich mal ru"m↑# ZU B68; HOCH, ETWAS SCHRILL

Insgesamt gesehen nutzen die Pflegekräfte also (abgesehen von der auf Tonband nicht miterfaßbaren Blickrichtung und Körperhaltung) pronominale und nominale Anredeformen sowie Lautstärke und Stimmhöhe, um den BewohnerInnen zu zeigen, ob ihre Äußerungen an sie oder an ihre KollegInnen gerichtet sind.

Kontext ist nicht nur äußerlich vorhanden (wie etwa der institutionelle Rahmen oder die sozialen Rollen der Interagierenden), sondern wird mit jeder Äußerung auch situations- und partnerspezifisch produziert (Kallmeyer 1988, 1100):

> "Die Orientierung auf den Partner folgt einem Prinzip des partnerspezifischen Zuschnitts der eigenen Äußerungen ('recipient design'), d.h. der Berücksichtigung der Verstehens- und Beteiligungsvoraussetzungen des Partners."

Als wer oder was sprechen nun die Beteiligten miteinander? Pflegekräfte und BewohnerInnen nehmen bei den Gesprächen während der Morgenpflege in erster Linie die Beteiligungsrollen von Pflegenden und Gepflegten ein. Dies soll Beispiel 3 demonstrieren, in dem die Schülerin P08 die Morgenpflege bei der leicht dementen, geh- und sehbehinderten Frau H. (B03) durchführt, die eine immer sehr leise, heisere Flüsterstimme hat, d.h. oft schwer zu verstehen ist:

Beispiel 3: Ausschnitt aus Text 042, P08 - B03

001	P08:	KLOPFT morgen frau ha"gmann↓
002	B03:	(>guten morgen↓<)
003	P08:	*ZIEHT 24 SEK VORHÄNGE AUF;
		HOLT WASCHLAPPEN + WASSER; SEUFZT*
004	B03:	>putzen sie mir nachher * mal die o"hren aus↑< *
005	P08:	ja ma"ch ich frau hagmann↓
006	B03:	>bringn se=s nötiche mi"t↓<
007	P08:	mhm↑ *3* sie ham ni"chts hier↓
008	B03:	>nein↓< *2* >was ham sie für (des↓)<
009	P08:	<o"hrenstäbchen↓ ohrenwa"ttestäbchen↓>

```
010   B03:   >ja↑< ...↓
011   P08:   bring ich mi"t↓ *4*
012   B03:   >wann ma"chen se das↑<
013   P08:   des wei"ß ich noch nich↓ *
014          vielleicht wenn ich des frü"hstück bringe↓
015   B03:   >ja↓<
016   P08:   →isch=es← re"cht↓
017   B03:   >ja↓<
018   P08:   >gut↓< *3* hm↑ isch schon be"sser am knöchel↓ *
019   B03:   >ja↑<
020   P08:   sieht nich mehr so ro"t aus↓ *WÄSCHT 19 SEK IHRE FÜSSE*
021   B03:   >wer si"nd sie↓<
022   P08:   ich bin die <hei"ke↓>
023   B03:   (>heike↓<) *3* >ich kann sie nich erke"nn↓ *2*
024          (>ich se"h morgens no nich↓<)
025   P08:   mhm↑ *4*
026   B03:   >ich se"h nix↓ mir=s so schwindelig↓<
027   P08:   so schwi"ndlig↓ ja↓
028          nach=m kaffee is be"sser↓ nach=m tee" mein ich↓ *2*
029          sie trinken ja tee"↓ *5*
030   B03:   >kann mich immer kaum a"nziehn↓<
031          >bekomm kaum noch luft↓< *4*
032   P08:   noch #ei"nrieben↑# VERSPRECHER reiben↑
033   B03:   >ja↓<
034   P08:   ja↓ * fascht vergessen↓ *6* oh↓ *13*
035   B03:   (>is da noch was da"↓<)
036   P08:   ja↓ aber nur=n bi"ßchen↓ *3*
037          ni"ch mehr viel↓ *2*
038   P08:   gehn sie wieder zur hau"tärztin↑ *3*
039   B03:   >ich geh überhau"pt nich zur hautärztin↓<
040          >die kommt manchmal se"lbst (einfach her↓)<
041   P08:   a:h↓ *2* (wo) i"s da was rot↑ *2*
042   B03:   (>was meinen sie↑<)
043   P08:   <da=s au"ch bißchen rot↓> *2*
044          <ham sie sich jetz ma andre schu"he gekauft↓> *
045   B03:   >nein↓ das liegt nich an den schuhen↓<
046          >ich hab doch im gesicht genau/ au"ch ne rote stelle↓<
047          *2* >...↓< *3*
048   P08:   hm↑
049   B03:   (>des liegt doch nich an=n schu"hen↓<) *2*
050   P08:   an was da"nn↑ *2*
051   B03:   >ja vielleicht en au"sschlag↓<
```

```
052   B03:   (>grad im gesicht da/<)
053   P08:              des im gesicht isch was a"nderes↓
054          * da bekommen sie auch ne andre cre"m dafür↓ *13*
055   B03:   (>ka"nn nich aufstehn↓<) *
056   P08:   na probie"rn se=s mal↓
             *B03 GEHT 29 SEK SCHLURFEND MIT GEHWAGEN INS BAD*
057   B03:   >mir is schle"cht↓<
058   P08:   <ja↓> se"tzen se sich frau hagmann↓ *10*
059   B03:   >de"nken sie ...↓<
060   P08:   ja↑ * ich de"nk dran↓ *6*
061   B03:   (>mir is schle"cht↓<)
062   P08:   →wie" bitte↑←
063   B03:   >mir is schle"cht heute morgen↓<
064   P08:   mhm↑ *RÄUMT 18 SEK MÜLL WEG U.
             RÜCKT STUHL MIT KLEIDERN ZURECHT*
065          * wiedersehn frau ha"gmann↓
066   B03:   >(wiedersehn↓)<//
```

Die Morgenpflege beginnt mit dem rahmensetzenden Gruß der Schülerin und einer entsprechenden Reaktion der Bewohnerin. Daraufhin folgt eine längere Redepause, in der P08 die erforderlichen Pflegetätigkeiten vorbereitet. B03 bricht schließlich das Schweigen, indem sie P08 dazu auffordert, ihr die Ohren zu säubern (Z. 4) und die dafür notwendigen Utensilien mitzubringen (Z. 6). Beide Aufforderungen formuliert sie als Fragen, d.h. abgeschwächt. Damit weist sie sich selbst die Rolle der Gepflegten und P08 die Rolle der Pflegenden zu. Daß sie P08 als Institutionenvertreterin bzw. Expertin anspricht, zeigt sich auch daran, daß sie sie nach dem für das Ohrensäubern benötigten Hilfsmittel (den Wattestäbchen) fragt (Z. 8). Dabei bezieht sich das *Sie* in was ham sie für (des↓) nicht auf P08 als Individuum, sondern als Agentin der Institution. P08 beantwortet die Frage (Z. 9) und versichert ihr, daß sie die Wattestäbchen mitbringen werde. Nach einer kurzen Pause erkundigt sich B03 nach dem Zeitpunkt, zu dem P08 die von ihr gewünschte Dienstleistung erbringen wird (Z. 12). Die etwas vage und ausweichende Antwort von P08 (das wei"ß ich noch nich↓ * vielleicht wenn... Z. 13/14) zeigt, daß sie nicht gewillt ist, sich festzulegen oder gar Druck von der Bewohnerin machen zu lassen. Sie macht ihr indirekt klar, daß sie als Institutionenvertreterin in einer Position ist, in der sie tendenziell über die Zeit der Bewohnerin verfügen kann. Auch verdeutlicht ihre Reaktion, daß die Abwicklung der institutionellen Routine Vorrang vor den Wünschen einzelner Betroffener hat. Da sich jedoch die Bewohnerin mit dieser Auskunft zufrieden gibt, schiebt P08 die versöhnliche und höflich gemeinte Frage nach, ob das Frühstück als Zeitpunkt für das Ohrensäubern recht sei. Dadurch, daß sie der Bewohnerin das Gefühl vermittelt, sie hätte ein Mitspracherecht und könne Gründe für einen für sie passenderen Zeitpunkt geltend machen, bewirkt sie, daß die Asymmetrie zwischen beiden wenigstens oberflächlich wieder etwas ausgeglichen wird. B03 erkennt und akzeptiert die Geste mit einem knappen ja. Daß P08 jedoch rollengemäß nach wie vor die Fäden in der Hand hält, ist daran zu erkennen, daß sie mittels des Gliederungssignals gut das Thema für abgeschlossen erklärt. Die nachfolgende Beurteilung von Druckstellen am Fuß der Bewohnerin zeichnet P08 als Pflegerin, d.h. als Pflegefachkundige aus. Das darauf folgende lange Schweigen bricht wiederum B03, indem sie nach der Identität der Pflegerin fragt (Z. 21). Diese zunächst unschuldig wirkende Frage dient aber weniger der bloßen Identifizierung ihres Gegenübers, als vielmehr als Einstiegsthema für die jeden Morgen und bei jeder Pflegekraft erfolgende Schilderung ihrer allmorgendlich schlechten Verfassung (Schwindel, Übelkeit, Atemnot, Blindheit), die sie bis zum Ende der Interaktion immer wieder thematisiert (Z. 23/24, 26, 30/31, 55, 57, 61). Die Bewohnerin fordert entweder Trost oder aber medizinische Hilfe ein (die sie jedoch in keiner der in meinem Material vorhandenen 5 Interaktionen erhält)[33]. P08 ist darauf vorbereitet. Sie hat entweder keine Lust, auf die Klagen von B03 zu reagieren, oder sie weiß einfach nicht, was sie sagen soll, weil die gesundheitlichen Probleme von Frau H. von ihr nicht (sofort) behoben werden können. Als Institutionenvertreterin kann sie es sich leisten, die Bewohnerin ins Leere laufen zu lassen und das Thema damit als für die Morgenpflege irrelevant zu markieren. Entsprechend reagiert sie zunächst entweder gar nicht (nach deren Äußerung in Z. 23) oder nur mit minimalen Hörersignalen (Z. 25) auf die Äußerungen von B03. Die zunächst ausbleibende Reaktion der Schülerin bewirkt, daß B03 ihre erste Klage (ich kann sie nich erke"nn↓) vereindeutigend umformuliert (ich se"h morgens no nich↓). Auch das entlockt P08 jedoch nur ein emotional neutrales mhm. Nach einer kurzen Pause wiederholt Frau H. ihre Klage (ich seh nix↓) und fährt mit der Schilderung ihrer schlechten Befindlichkeit fort (mir=s so schwindelig↓). Auf diese Äußerung reagiert P08 diesmal, indem sie die Worte von B03 wiederholt und einen halbherzigen, aber ebenfalls emotional neutralen Tröstungsversuch unternimmt (nach=m kaffee is be"sser↓). Mit dem hier implizierten Verweis auf die hilfreiche Wirkung von Koffein sowie der Demonstration detaillierten Wissens über B03 (sie trinken ja tee"↓) nimmt P08 erneut die Rolle der Expertin bzw. Pflegerin ein. Ferner deutet sie damit an, daß die von B03 geschilderten Probleme nicht neu, sondern im Gegenteil alltäglich wiederkehrende Erscheinungen sind, über die zu klagen wenig Zweck hat. Diese Botschaft kommt jedoch bei der Bewohnerin nicht an: nach einer Pause von 5 Sekunden fährt sie in der Schilderung ihres Leidens fort (Z. 30/31, kann mich immer kaum a"nziehn↓ bekomm kaum noch luft↓). P08 ist jedoch nicht bereit, weiter auf dieses Thema einzugehen, sie schweigt. Nach einigen Sekunden versucht sie, die aktuelle Pflegetätigkeit als Sinn und Zweck der Interaktion wieder in den

---

[33]   Woran dies liegt, habe ich nicht in Erfahrung bringen können.

Vordergrund zu rücken (Z. 32-34), indem sie Frau H. fragt, ob sie sie noch einreiben soll. Wieder ist es B03, die eine lange Phase des Schweigens bricht: sie fragt, ob noch etwas von einer bestimmten Salbe da sei (Z. 35). P08 versteht diese Frage so, daß Frau H. einen Arztbesuch plant und vorab zu klären versucht, welche Medikamente sie neu bestellen muß. Entsprechend stellt sie eine Informationsfrage (gehn sie wieder zur hau"tärztin↑). B03 reagiert verneinend (Z. 39, ich geh überhau"pt nich zur hautärztin↓). Mit dieser und der folgenden Äußerung (die kommt manchmal se"lbst einfach her↓) weist sie jede Eigeninitiative von sich und stellt sich selbst als passiv und als der Willkür der Ärztin ausgeliefert dar, was besonders an der Wahl von überhaupt nich und manchmal deutlich wird. P08 reagiert mit einem langgezogenen a:h, was zwar Verstehen suggeriert, jedoch inhaltlich nichts aussagt. Hiermit schließt sie das Thema ab. Kurz darauf kommt sie noch einmal auf die Druckstellen am Fuß der Bewohnerin, d.h. auf das aktuelle Pflegegeschehen zu sprechen (Z. 41/43). Mit der folgenden Frage ham sie sich jetz ma andre schu"he gekauft↓ impliziert sie dreierlei: erstens, daß die Druckstellen aus pflegerischer Sicht nach Möglichkeit von vornherein vermieden werden sollten; zweitens, daß Frau H. das Problem selbst verschuldet hat und entsprechend selbst lösen muß; und drittens, daß sie als Pflegerin das Recht, wenn nicht gar die Pflicht hat, "falsches" Verhalten der Bewohnerin zu kritisieren und "richtiges" Verhalten vorzuschlagen. Gegen diese autoritative Deutung wehrt sich B03 im folgenden (Z. 45/46 das liegt nich an den schuhen↓ ich hab doch im gesicht genau/ au"ch ne rote stelle↓), d.h. sie akzeptiert die Interpretation der Institutionenvertreterin nicht. Ihre Einschätzung, daß das Problem nicht von zu engen Schuhen herrühre, wiederholt sie bekräftigend (Z. 49). Zunächst scheint P08 zu akzeptieren, daß B03 das Problem anders sieht als sie selbst: sie fragt nach Frau H.s Sicht der Dinge (an was da"nn↑). Daß diese Frage nur strategisch ist und P08 ahnt, worauf B03 hinauswill, ist daran zu erkennen, daß P08 die Bewohnerin nicht ausreden läßt und sie unterbricht, sobald das von ihr erwartete Stichwort (au"sschlag bzw. gesicht) gefallen ist (Z. 53): sie nimmt die Position der pflegerischen Expertin ein und weist Frau H.s vorsichtige Interpretation (formuliert mit vielleicht) kategorisch und autoritativ zurück (des im gesicht isch was a"nderes↓). P08 weiß, daß B03 an Hautkrebs leidet (was B03 entweder selbst nicht weiß, verleugnet, oder vergessen hat). Interessanterweise argumentiert sie hier aber nicht wie eine Ärztin, etwa, indem sie ein lateinisches Fachwort oder das deutsche Wort Krebs verwendet; sie redet "um den heißen Brei herum" (isch was anderes) und verläßt sich ganz darauf, daß B03 ihr aufgrund ihrer situations- und rollenspezifischen Überlegenheit glaubt. Ob dies wirklich der Fall ist, bleibt jedoch unklar, denn auf die Äußerung von P08 folgt wieder längeres Schweigen. Auch dieses beendet B03, indem sie wieder auf ihr schlechtes Befinden und somit auf ihre eingeschränkten Möglichkeiten zu sprechen kommt (Z. 55, ka"nn nich aufstehn↓), den pflegehandlungsspezifischen Erwartungen der Pflegerin nachzukommen. Unklar ist allerdings, ob sie sich damit lediglich entschuldigen, oder aber sich der von ihr rollengemäß erwarteten Kooperation verweigern will. P08 jedenfalls akzeptiert das angekündigte Nicht-aufstehen-können nicht und fordert B03 ungerührt (mit einem geringfügig durch mal abgeschwächten Imperativ) dazu auf, es wenigstens zu versuchen (Z. 56). Wortund widerspruchslos leistet Frau H. dieser Aufforderung folge, sie läuft innerhalb der nächsten halben Minute ins Bad. Dort angekommen beginnt B03, darauf zu insistieren, daß ihr schlecht sei (Z. 57). P08 reagiert wie schon zuvor nur mit einem bestätigenden und emotionslosen ja sowie der (imperativischen und diesmal nicht abgeschwächten) Aufforderung, sich zu setzen (Z. 58). Wieder folgt eine längere Pause, und wieder bricht B03 das Schweigen, indem sie P08 (vermutlich) an die von ihr gewünschte Dienstleistung des Ohrensäuberns erinnert. P08 reagiert entgegenkommend, aber wortkarg. Frau H. wiederholt schließlich noch zweimal, daß ihr übel sei (Z. 61, 63), was aber die Schülerin wie schon zuvor (z.B. Z. 25) lediglich mit einem nichtssagenden mhm quittiert. Sie erledigt den Rest ihrer Arbeit schweigend und beendet die Interaktion mit einem rituellen Abschiedsgruß (Z. 65).

Insgesamt gesehen begegnen sich die Gesprächspartnerinnen also durchgängig als Pflegerin und Gepflegte. Die Bewohnerin tut dies, indem sie
- P08 als Expertin und Dienstleistende anspricht und um Hilfe bittet
- ihre Aufforderungen aus einer Position der Schwäche heraus formuliert (abgeschwächt)
- sich selbst als passiv, hilfsbedürftig, leidend und den InstitutionenvertreterInnen ausgeliefert darstellt
- wenig bzw. nur schwachen Widerstand gegen die pflegerischen Anweisungen und Interpretationen ihrer Probleme leistet.

Die Pflegekraft tut dies, indem sie
- sich in thematischer Hinsicht dominant verhält (ignoriert unliebsame Themen, gibt ausweichende und minimale Antworten)
- sich in gesprächsorganisatorischer Hinsicht dominant verhält (initiiert rahmengebende Grußsequenzen, schließt auch von B03 eingebrachte Themen mit Gliederungssignalen ab, gibt nur Hörersignale statt inhaltlicher Stellungnahmen, stellt strategische Fragen, unterbricht B03)
- das Gespräch immer wieder auf die aktuelle Pflegesituation zurücklenkt
- Expertenwissen über Pflege, Medikamente und die Bewohnerin einfließen läßt
- autoritativ B03's laienhafte Deutungen ihrer medizinischen Probleme verwirft.

Interessant an Beispiel 3 ist, daß hier (anders an vielen anderen Fällen) immer wieder die Bewohnerin das Schweigen bricht und von sich aus Interesse an der

Fortführung der Unterhaltung signalisiert, mit ihren Themensetzungen aber so gut wie keinen Erfolg hat. In vielen anderen Gesprächen ist es so, daß von den BewohnerInnen eingebrachte Themen (angesichts der Seltenheit, daß diese von sich aus Themen anbieten) mindestens so lange besprochen werden, bis die Durchführung der Morgenpflege eine Rückkehr zum aktuellen Geschehen erforderlich macht. Es ist jedoch auch in diesen Fällen gang und gäbe, daß die Pflegekräfte darüber befinden, wie lange über etwas gesprochen werden kann.

Die für Gespräche zwischen AgentInnen und KlientInnen von Institutionen typischen Asymmetrien werden also interaktiv hergestellt, d.h. beide Seiten tragen dazu bei, daß eine/r von beiden in thematischer und gesprächsorganisatorischer Hinsicht die Oberhand behält. Dabei begegnen sich die Beteiligten im wesentlichen als TrägerInnen zweier Rollen: der der Pflegenden und der der Gepflegten. Es gibt jedoch auch Sequenzen, in denen die SprecherInnen kurzfristig andere Rollen einnehmen. Wie die nachstehenden Beispiel 4a-4c zeigen, erfolgen diese Rollenwechsel strategisch. Im vorliegenden Fall bringen zwei Pflegekräfte, nämlich P01 und P06, in ihrer Rolle als Institutionenvertreterinnen eine extrem unangenehme und gesichtsbedrohende Tätigkeit hinter sich: sie räumen den Gehwagen von Frau U. (B24) aus, welche dazu neigt, Lebensmittel über Monate hinweg zu horten und mit sich durch das Heim zu schieben. Ein Großteil dieser Lebensmittel ist meist verdorben, was erstens zu einer akuten Gesundheitsgefährdung für Frau U. selbst und zweitens zu einer entsprechenden Geruchsbelästigung für die MitbewohnerInnen und die Pflegekräfte führt. Diese Wegwerfaktionen erfolgen stets unter vehementer Gegenwehr von B24:

Beispiel 4a: Ausschnitte aus Text 065: P01 - P06 - B24

```
073    P06:    frau urnau würden sie so nett sein
074            mal anfangen mit au"smisten bei ihnen↑
075    B24:    <jetz will ich ni"x↓>
076    P06:    ooch↓
077    B24:    (hab/) sin bloß ä"pfel frischi↓
078    P06:    ja nee" frau urnau↓
079    B24:             <gott        verdo"ri hinter noch emal↓>
080            s=isch gar ni"x↓
081    P06:    wi"ll nich mehr da drüber diskutieren↓
082    B24:    #<nein↓ nix dri"n↓># SCHREIT SCHRILL
083    P01:    #schscht↓# BESCHWICHTIGEND
084    B24:    #<na brüll=i wie verru"ckt↓># SCHRILL
085            #<nein werf nix we"g↓>># NOCH SCHRILLER;
               SCHLÄGT PARALLEL ZUM LETZTEN WORT IRGENDWO DRAUF
```

```
086   P01:   ko"mme sie mol frau urnau↓
087   B24:                  <...nich/ nich wegmache↓>
088   P06:                           >..↓<
089          frau urnau↓ ...
090   B24:              <gott verdelli hintere ...↓>
091   P01:   schau"e sie mal↓ des macht ihne au" schlecht↓
092          (wenn sie da/)
093   B24:   <des han=i erscht mi"t heut morge↓>
094   P06:   sie solln nich immer so schrei"n↓
095   B24:   haja wenn=ehr mir wolln verru"ckt mache↓
096   P06:   nee nee↓
097   B24:   #<da werft mer doch alles we"g↓ ... di"nne↓> <na...↓>#
                 ÜBERKIPPENDE STIMME
098   P06:                                               ...↓
099   B24:   <gott verdelli hinter ...↓>
100   P06:   ZU U kanns rei"nkomm↓ #kanns=e au"fnehm↓# LACHEND; LACHT
101   B24:          ja isch doch .. wo"hr↓

102          *4* lauter frische war/ ding ... weck heut morge↓
103   P01:                         frau urnau/
104          gucke sie mol↓ wenn die/ die ganze/
105          do isch noch e lee"res stück↓
106          die sache wo noch gut sind un verpackt↑
107          die #lä=mer# LASSEN WIR dri"n↓ gell↑
108          und die äpfel sin au" noch scheen↑ *
109          des isch ganz kla"r↓
110   B24:             na da laß se doch dri"n↑

111   P06:   haja↑ →ma"chen wer← do auch↓
112   P01:          jo↓
113          aber da mü=mer/
114          aber der isch zum beispiel also/
115   B24:                    #<der isch au" no ganz↓># SCHRILL
116   P06:   #schsch↓# BESCHWICHTIGEND
117   B24:   #<ihr werft mer doch alles we"g↓>#
                 ÜBERSCHNAPPEND; HYSTERISCH
118   P06:   frau u"rnau↓ sie solln/
119   B24:             #<haja↓ du nehmt/ nimmt mer we"g↓>#
                 WÜTEND; SCHLÄGT; TRITT UM SICH

120   P06:   sie sollen nich so schrei"en↓
121   B24:   #<... wohr↓># WÜTEND; SCHRILL
```

```
122   B24:   <bin doch kein klei ki"nd↓>
123   P06:   <ja und sie solln uns nit so a"nbrülln↓>
124   P01:   s wär scho gut wenn sie nix mehr mi"tnehme däte↓
125          dann wär so
126   P06:        ja↓ genau↓
127   P01:   s=problem glö"st↓ ja↑ hm↑ frau urnau↓ *2*
```

In diesem Abschnitt agieren sie zunächst nur ihre Rollen als PflegerInnen aus. In den Zeilen 73-127 ist die Auseinandersetzung in vollem Gange: P01 und P06 räumen den Gehwagen aus und versuchen gleichzeitig, die Bewohnerin, die schreit, flucht und um sich schlägt, zu beruhigen. Empörung, Ohnmacht und Wut der Bewohnerin über die ihr widerfahrende Behandlung gipfeln in bin doch kein klei ki"nd↓, d.h. sie erkennt sehr genau, daß sie keine Chance hat, sich gegen die Schwestern durchzusetzen. Interessant ist nun, daß beide Pflegerinnen sehr unterschiedliche Strategien wählen, mittels derer sie ihre Aufgabe zu bewältigen versuchen: P06 ist nur ganz am Anfang, also bei der Einleitung des folgenden Geschehens (frau urnau würden sie so nett sein mal anfangen mit au"smisten bei ihnen↑) bemüht, höflich zu erscheinen. Dies gelingt ihr allerdings nicht unbedingt gut, denn die Wahl des Verbs ausmisten unterminiert natürlich das würden sie so nett sein. Im folgenden pariert sie die verbalen Ausfälle der Bewohnerin mit zunehmender Direktheit (und wie gegenüber einem Kind): erst sagt sie, sie wolle nicht mehr diskutieren (Z. 81), dann fordert sie die Bewohnerin auf, nicht mehr zu schreien (Z. 94, 120), und schließlich fordert sie, ebenfalls schreiend, sie solln uns nit so a"nbrülln↓ (Z. 123). Anders dagegen P01: sie gibt im wesentlichen mit normaler Lautstärke Beschwichtigendes von sich (Z. 83, 86, 91) und versucht (wie im Umgang mit einer Erwachsenen), den Eingriff in die Privatsphäre der Bewohnerin zu begründen und zu erklären (Z. 91, 104-109, 124-127). Mit anderen Worten: während P06 ihren Job offensiv erledigt, tut dies P01 eher defensiv. Auf der Ebene der durchgeführten Handlung macht dies allerdings keinen Unterschied. In den hier nicht abgedruckten Zeilen 174-212 beenden die Schwestern die Durchsicht aller auf dem Gehwagen befindlichen Taschen und Tüten. In der folgenden Sequenz versucht dann P01 unvermittelt, B24 von ihrer Empörung abzulenken, indem sie sich als Privatperson an sie wendet (Z. 213, eiern stude"nt hab=i neulich gsähn↓), d.h. sich kurzfristig explizit *nicht* als Institutionenvertreterin präsentiert:

Beispiel 4b: Ausschnitte aus Text 065: P01 - P06 - B24

```
213   P01:   aha↑ eiern stude"nt hab=i neulich gsähne↓
214   B24:   wo↓
215   P01:   da hem=mer/ äh war so=e me"nschenkette do↓
216          nab zuus richtung unterdorf↓
```

```
217   P01:   gege de bau von so=rer neuer stroo"ß↓ *
218          wo baut werre soll mitte durch=s flußtal↓
219   B24:                                        ja
220          hat der gholfe scha"ffe↓
221   P01:   nein er het ni/ LACHT nei↓ die menschekette↓
222          mir hend eigntlich demonschtriert ge"ge die strooß↓
223          da war er au" dabii↓
224   B24:   aha↓
225   P01:   isch er mit dabii" gsi↓ *
226          als die strooße gebau"t werre soll oder halt/
227   B24:   haja↓ wird eppis/ wird eppis müsse scha"ffe↓
228   P01:   mhm↑
229   B24:   LACHT ja ja↓
230   P01:        he↑
231          frau urnau ich schriib=s u"ff mit dene windle↓
```

Sie erzählt der Bewohnerin, daß sie einen ihrer Bekannten bei einer Demonstration gegen den Bau einer Straße gesehen habe (Z. 213-228). Diese kann zwar mit dem Konzept "Demonstration" nichts anfangen und mißversteht P01 dahingehend, daß der Bekannte vermutlich beim Straßenbau geholfen habe (statt dagegen zu protestieren) - dennoch schafft P01 es mit diesem Thema, die Bewohnerin vom vorher Erlebten abzulenken. Darüber hinaus gelingt es ihr durch das Nichtbeharren auf der Version "Demonstration" und durch das bestätigende Hörersignal mhm↑ (Z. 228), der Bewohnerin das Gefühl der besseren Kenntnis dieser Person und allgemein das Gefühl von Kompetenz zu lassen. Sie geht aber wenige Minuten später noch wesentlich weiter in ihrem Bemühen, das Selbstbewußtsein von Frau U. wieder aufzubauen: in der letzten, hier abgedruckten Sequenz geht es um hausfrauliche Erfahrung, genauer gesagt um die Produktion von Gelee und Marmelade.

Beispiel 4c: Ausschnitte aus Text 065: P01 - P06 - B24

```
399   P01:   ha do"ch↓ mer ho"le mal↑
400          un dann mache=mer do e weng marmela"d↓
401   B24:   mhm↑
402   P01:   des kenne=mer au" mal mache minander↓
403   B24:   LACHT KURZ
404   P01:   gell↑
405   B24:   ach haja↓
406   P01:   e weng marmelaa"d iikoche↓
407   B24:   mhm↑
408   P01:   dann le"hr ich des mol wie des go"ht↓
```

```
409   B24:   und ge/ und ge/ und gelee"↓ gell↑
410   P01:   hajo↑
411   B24:   LACHT
412   P01:   ebe↑ he↑ des kennten mer mal ma"che↓
413          wenn i"sch des als↑
414          im he"rbscht↓ gell↑ kam=mer sell dann erscht↓
415   B24:   ja=s kommt halt druff aa"↓
416          en teil kumme früher↑
417   P01:   oder wenn ku"mme selle↑
418   B24:   ja dort sin dann äh zwe"tschge↓
419          d=äpfel sin halt dann (d=spä"tscht) äpfel↓ *
420          un zwe"tschge↑ selli gibt=s halt im su"mmer au=mol
421          oder ki"rsche gibt=s die erschte↓ *
422          un/ un hi"mbeer
423   P01:   →mü=mer=ma← gu"cke↓
424   B24:   un * hei"delbeer↓ *2*
425          ja ja↓
426   U:     dann komm ich nochmal vorbei * un mach mi"t↓ LACHT
427   P01:                                                LACHT
428   B24:   wa"s meinsch↑
429   U:     da komm ich nochmal vorbei und mach mi"t↓
430   P01:   LACHT
431   B24:   LACHT na koche=mer alle mitna"nder↓


432   U:     genau↓
433   P01:   des könne=mer mal ma"che frau urnau↓ he↑
434   B24:                                          ...
435   P01:   da bso"rg ich dann emal so obst↑
436   B24:   ja ja↓ gelee isch i"mmer gut↓
437   P01:        RÄUSPERN
438          >mhm↑<
439   B24:   hen=ehr so=n apparat↑ also so/ g/ e gelee/
440   P01:                                      des kann=i/
441          muß=i ma gucke was si"n des↑
442   B24:        äh nei äh
443   P01:   die große/ die entsa"fter bruucht man do↓
444   B24:                                         ent/
445          entsa"fter↓ ja↓
446   P01:              ja↓ hem=mir dahei"m↓


447   B24:   ach de hen ihr dahei"m↓
448   P01:        des kann=i mal mi"tbringe↓ ja↓ *
```

449   B24:   haja sell isch scho (guet↓)
450   na #deat# TUT mer=s ko"che↑
451   und de saft lauft dann nu"nter↑
452   P01:   lauft unte nu"ss↓ ja↓
453   B24:   haja↓ *
454   das is ja pra"ktisch halt↓
455   P01:   und dann tut mer=s nomal uffkoche mit gelie"rzucker↓ oder↑
456   B24:   haja mit zu"cker↓ ja ja↓
457   P01:   gell↑
458   B24:   mit gelie"rzucker↓
459   P01:   wo=e bstimmtes verhä"ltnis↓
460   soundsoviel flü"ssigkeit↑ soundsoviel zu"cker↓ oder↑
461   B24:   jaja↓
462   P01:   oder machen sie=s nach au"genmaß↓
463   B24:   ja ja↓   grad... en liter sa/
464   äh en liter zu/ sa"ft↑ un zwei pfund zu"cker↓
465   weil a g/ weil=s gelee <muß #ge"↓#> GEBEN
466   P01:   ja↓ gell↑ fünfhundert gramm↓

P01 stellt sich hier bewußt als unwissend (dann le"hr ich des mol wie des go"ht↓; und dann tut mer=s nomal uffkoche mit gelie"rzucker↓ oder↑) und die Bewohnerin als Expertin dar (soundsoviel flü"ssigkeit↑ soundsoviel zu"cker↓ oder↑ oder machen sie=s nach au"genmaß↓). In den hier geschilderten und ähnlichen Sequenzen wird also für eine kurze Zeit der institutionelle Rahmen des Geschehens außer Kraft gesetzt, die Beteiligten weisen sich andere als die pflegetypischen Rollen zu. Mit anderen Worten: entgegen meiner im ersten Teil dieser Arbeit geäußerten Annahme finden sich auch in der Kommunikation in der Altenpflege die sogenannten *homileïschen Sequenzen*. Sie haben hier die von Wodak (1987) beschriebenen Ausgleichs- und Ventilfunktionen: sie werden von den AgentInnen der Institution genutzt, um Erfahrungen extremer, institutionell und machtbedingter Asymmetrien auszugleichen und das Selbstwertgefühl der alten Menschen zu stärken, indem sie für sich selbst eine unterlegene und für die BewohnerInnen eine überlegene (z.B. ExpertInnen-) Rolle konstruieren.

3.4 Das Ablaufmuster und seine Variation

Mit dem vorrangigen Rederecht der Pflegekräfte als AgentInnen der Institution geht auch die Pflicht einher, die Interaktionen zu strukturieren und die Aufgaben der Gesprächsorganisation mehr oder minder alleine zu übernehmen. Die Analyse des Korpus und die teilnehmende Beobachtung zeigen, daß dabei folgende Tendenzen bestehen: Im Umgang mit schweigsamen oder verstummten BewohnerInnen sind die PflegerInnen nicht nur primäre, sondern oft auch alleinige SprecherInnen. Aber auch in nahezu monologischen Sequenzen versuchen sie dennoch, das Rederecht an die BewohnerInnen abzugeben. In Interaktionen mit schweigsamen oder verstummten BewohnerInnen wird fast ausschließlich die Pflegehandlung als solche thematisiert. Es zeigt sich ferner, daß das Sprechen gegenüber der Durchführung der Pflegehandlungen sekundär ist. Wie nun verlaufen Gespräche während der Morgenpflege im einzelnen? Die nachstehenden Unterkapitel illustrieren das typische Ablaufmuster (3.4.1) sowie seine Variationen (3.4.2).

3.4.1 Das typische Ablaufmuster

Ich gehe davon aus, daß es auch im Altenpflegeheim spezifische Regeln und (Verlaufs-) Muster für die Organisation von Dialogen zwischen Personal und BewohnerInnen gibt. Eine detaillierte Analyse der Transkripte zeigt, daß die dokumentierten Sprach- und Pflegehandlungen nicht zufällig aufeinanderfolgen, sondern gewissen Regelmäßigkeiten und Ablaufroutinen unterliegen. Beispiel 5 zeigt, wie die Pflegekräfte ihren gesprächsorganisatorischen Aufgaben in der Interaktion mit nahezu verstummten BewohnerInnen nachkommen. Hier weckt der Pfleger P12 die nach einem Schlaganfall halbseitengelähmte und nur selten und dysarthrisch sprechende Frau H. (B34), um ihr über die Magensonde Nahrung und Flüssigkeit zu geben. Im Zuge dieser Tätigkeit glättet er das zerwühlte Bett, zieht ihr das Nachthemd wieder richtig an und führt die Mundpflege durch:

Beispiel 5: Text 102: P12 - B34

```
001   P12:   gute mo"rgen frau helmer↑ *3* habbe sie gut gschla"fen↑ *
002          na und sie schlafe no"ch↓ * hab ich das gefühl↓ hm↑ **
003          <frau he"lmer↑ ich würd ihne gern=s frü"hstück geben↑>
004          und dazu muß ich sie erscht mal bißle anderst hi"nlegen↓
005   B34:   >#ja↓#< STÖHNEND *17* P12 PUMPT DAS BETT HOCH
006   U:     habt ihr sie gestern mal rau"sgeholt↓ *
007          weil die schu"he da stehn↓ *
008   P12:   anschei"nend↓ ja↓ *3* so↓ frau helmer↑
009          ich deck sie mal <au"f↑> *4*
010          oh ja"↓ sie (liege) gut verque"r↓ *11* so↓
011          jetz drehn sie sich mal auf den rü"cken bitte↑ *
012          he"lf ihne bißchen dabei↑ *21* ←so↓→
013          un jetz mal ga"nz rum↓ hm↑ *6* bißle zu mi"r↑
014          * dann mach ich ihne die fa"lte hier glatt↓
015          *11* so frau helmer↓ jetz ma an mir fe"schtheben↓ hm↑
```

016 P12: * >kann ich sie dann< nau"flupfe↓ *4* na↓ *4*
017   jawo"ll↓ * eins↑ zwei↑ * #ho"pp↓# ANGESTRENGT *10*
018   aha↑ * >un< der nachthemdsärmel is au"ch verschütt gegange↑
019 U: >LACHT<
020 P12: >LACHT< was ham=mer da für=e kno"te↑ *3* frau helmer↑
021   →hebe sie ma grad de ko"pf e bitzele↑← *10* so↓
022   jetz fahrn sie mal bitte mit dem rechte arm in den
023   ei/ärmel vom na"chthemd↓ hm↑ *28*
024   >sie sin aber noch schwe"r müd↓<
025 U: >LACHT<
026 P12: >oder scho" widder↓< *4* (>li"nken arm↑<) *55*
027   so frau helmer↓ jetz setz ich sie mal <ho"ch↑> *11*
028   so↓ dann will ich ihnen grad mal den mu"nd sauber machen↓ * hm↑
029   *28* frau he"lmer↑ #hallo↓# SINGSANG
030   machen se mal den mund weit au"f↓
031   daß ich=n sau"bermache kann↓ *21* so↓
032   jetz strecke se mir mal die zu"nge raus↓ * ja↓ *11* gut so↓
           *1 MIN 38 SEK SCHWEIGEN;
           SCHÜTTELT NAHRUNG; KIPPT WASSER AUS*
033   >hm↓ jetzt die erste portio"n↓)<
034   *2* >intressie"rt sie gar nit frau helmer↓ hm↑<
035 U: >LACHT< *3*
036 P12: schla"fe sie schon widder↓ *3* so ha"lber↓ hm↑
           2 MIN 23 SEK SCHWEIGEN; ER GIBT SONDENNAHRUNG
...   NEBENSEQUENZ; P12 u. P10 DISKUTIEREN ÜBER DIE
           WUNDVERSORGUNG BEI EINER ANDEREN BEWOHNERIN
051 P12: *31* >... ab und zu die augen auf↑<
052 U: >LACHT< *2*
053 P12: frau he"lmer↑ au"sgschlafen↑ *3* hm↑
054 B34: >ja↓<
055 P12: au"fghört↓ *3* können gleich noch wei"ter schlafen↓
056   *14* so↓ jetz spül ich diese spritze mal au"s↑ *
057   >un< dann kriegen sie noch e portion tee"↓
           SPÜLT U. GIBT TEE 1 MIN 6 SEK
058   so frau helmer↓ fe"rtig↓ *2*
059   jetz laß ich sie noch en moment aufrecht si"tzen↑
060   daß ihnen das nit alles ho"chkommt↑
061 P12: un nachher dürfen se in=d ba"dwanne↓ *
062   wä"r des was↑ *3*
063 B34: >ja↓<
064 P12: ja↑ *2* gut↓ * aber bis dahin können sie noch e weile schla"fen↓ *
065   >ge"ht no weng↓< *1 MIN 11 SEK AUFRÄUMEN* so↓//

P12 beginnt die Interaktion mit dem rituellen Morgengruß, der typischerweise zum Wecken verwendet wird (Z. 1). Damit setzt er den Rahmen für die nachfolgende institutionelle Handlung. Durch die Initiierung einer Gruß-Paarsequenz errichtet er zugleich für B34 eine Obligation, mit einem Gegengruß zu reagieren und somit ihre Kooperationsbereitschaft zu signalisieren. Da Frau H. dies jedoch nicht tut, geht er zur zweiten Position des Sequenzmusters der Pflegekommunikation über, dem rituellen Ausdruck seines Interesses an der Bewohnerin (habbe sie gut gschla"fen↑). Hierzu werden abgesehen von der Erkundigung nach der Schlafqualität vor allem Befindensfragen eingesetzt. Dieser zweite Teil der Gesprächseröffnung ist ebenfalls paarig angelegt: das Stellen einer Frage ist zugleich eine Aufforderung, auf die Äußerung des Sprechers mit einer entsprechenden Antwort zu reagieren. Auch die zweite Position des Sequenzmusters hat also noch eine kooperationssichernde Funktion. Die von Frau H. erwartbare Reaktion bleibt jedoch auch in diesem Fall aus. P12 reagiert darauf, indem er ihr abweichendes Verhalten markiert und zugleich eine plausible Begründung oder Entschuldigung dafür gibt (Z. 2,und sie schlafe no"ch↓ * hab ich das gefühl↓ hm↑). Die Rückversicherungsfrage hm↑ sowie sein darauf folgendes Schweigen verdeutlichen, daß er seine Deutung explizit von B34 ratifiziert haben möchte. Auch dieser Versuch, ihr das Rederecht zu übergeben, schlägt jedoch fehl, so daß er schließlich zur dritten Position des Sequenzmusters übergeht: er nennt den Grund seiner Anwesenheit (Z. 3, ich würd ihne gern=s frü"hstück geben↑) und damit zugleich das Ziel der nachfolgenden Pflegeinteraktion. Sowohl das hier lautere Sprechen sowie die einleitende nominale Anrede werden dabei eingesetzt, um sicherzustellen, daß Frau H. sich angesprochen fühlt und seine Äußerung versteht. In Z. 4 folgt eine erste handlungsbegleitende Äußerung (und dazu muß ich sie erscht mal bißle anderst hi"nlegen↓). Handlungsbegleitende Äußerungen leiten hier wie anderswo praktische Pflegetätigkeiten ein (vgl. Weinhold 1997, 139) und bereiten die BewohnerInnen u.a. darauf vor, daß demnächst z.B. durch das Entkleiden oder Berührungen ein Eingriff in ihre Intimsphäre erfolgen wird. Die Verwendung handlungsbegleitender Äußerungen wird offensichtlich gelehrt, wie folgende Anweisung einer Ausbilderin an einen Schüler zeigt: und reden peter↓ immer sagen was sie ma"chen↓. Sie sind häufig nach dem Muster *ich mache jetzt x* aufgebaut und laufen den ebenfalls pflegetypischen Aufforderungen in bezug auf die Häufigkeit umso mehr den Rang ab, je pflegebedürftiger die BewohnerInnen sind, d.h. je weniger sie bei der Durchführung der Pflege aktiv mithelfen können. Charakteristisch für handlungsbegleitende Äußerungen ist es auch, daß auf sie häufig eine mehr oder minder lange Phase des Schweigens, also der rein körperliche Aktivität erfolgt. So auch in diesem Fall: nach dem stöhnend und leise gesprochenen bestätigenden Hörersignal von Frau H. folgt eine 17 Sekunden lange Pause, in der der Pfleger u.a. das Bett hochpumpt. Daß die Durchführung der Pflegetätigkeiten eindeutig Priorität vor dem Sprechen als solchem hat, ist an seiner einsilbigen Antwort auf eine Frage der Untersucherin zu sehen (Z. 8). Das Ende seiner vorbereitenden Handlungen kündigt P12 nach einer weiteren kurzen Pause durch die Verwendung des Gliederungssignals *so* (Z. 8) an. *So* beendet hier und in anderen Pflegeinteraktionen längere Phasen des Schweigens und der körperlichen Aktivität der Pflegekraft (vgl. Weinhold 1997, 72). In Verbindung mit der nominalen Anrede hat es die Funktion, die Aufmerksamkeit der BewohnerInnen wiederzuerlangen und neue Phasen bzw. Pflegetätigkeiten einzuleiten.[34] Im vorliegenden Beispiel folgt auf das Gliederungssignal und die nominale Anrede wieder eine handlungsbegleitende Äußerung (Z. 9, ich deck sie mal <au"f↑>), wobei P12 charakteristischerweise das für seine Äußerung und die nachfolgende Handlung zentrale Wörtchen auf verständnissichernd betont und lauter spricht. Vermutlich schlägt er parallel dazu die Bettdecke zurück. Im folgenden verbalisiert er seinen Sinneseindruck über die Art, in der Frau H. im Bett liegt (Z. 10 oh ja"↓ sie (liege) gut verque"r↓). Diese Äußerung interpretiere ich als Hinweis auf einen baldigen Versuch, dieses Problem handelnd zu lösen. Dafür spricht die nachfolgende 11-sekündige Pause, die P12 wieder mit dem handlungsabschließenden Gliederungssignal *so* beendet. Es folgt eine zweifach, nämlich durch die Modalpartikel *mal* und den Höflichkeitsindikator *bitte* abgeschwächte imperativische Aufforderung (Z. 11, jetz drehn sie sich mal auf den rü"cken bitte↑), die mit der Versicherung einhergeht, daß P12 der Bewohnerin dabei behilflich sein wird (Z. 12, he"lf ihne bißchen dabei↑). Dieser Aufforderung versucht B34 in den nächsten 21 Sekunden handelnd nachzukommen. Aufgrund ihrer Halbseitenlähmung ist das Umdrehen eine für Frau H. mühsame und zeitraubende Angelegenheit - entsprechend lange dauert es und entsprechend schweigend wird es durchgeführt. P12 signalisiert das Ende dieser Tätigkeit wieder mit dem (diesmal gedehnt gesprochenen) Gliederungssignal *so*. Elliptisch fordert er Frau H. dazu auf, sich noch weiter herumzudrehen (Z. 13, un jetz mal ga"nz rum↓ hm↑). Der Sprecher setzt hier und an anderen Stellen elliptische Aufforderungsformen ein, die keine flektierte Verbform enthalten, weil diese erstens höflicher wirken als Imperative, zweitens aufgrund der Endstellung des Gewünschten (rum) besser verständlich sind und drittens aufgrund ihrer Kürze besser mit der vom Sprecher zu leistenden körperlichen Tätigkeit einhergehen: hier wie in ähnlichen Fällen (nicht nur in der Alten-, sondern auch in der Krankenpflege, vgl. Weinhold 1997, 67) ist es nämlich so, daß die Pflegekraft zuweilen die Handlung, zu der sie auffordert, im Moment des Sprechens selber durchführt. So könnte die nachfolgende Äußerung bißle zu mi"r↑ (Z. 13) sowohl eine an B34 gerichtete Aufforderung wie auch eine handlungsbegleitende Äußerung sein. Auf die anschließende handlungsbegleitende Äußerung (dann mach ich ihne die fa"lte hier glatt↑, Z. 14) folgt erwartungsgemäß eine Pause, in

---

[34] Diese Verwendungsweise ist jedoch nicht pflegespezifisch: *so* erscheint auch in Arbeitsbesprechungen (Meier 1997) und in Unterweisungen in Lehrwerkstätten (Baßler 1996) als zäsurerzeugende bzw. Tätigkeiten abschließende Partikel.

der er der Bewohnerin das Bettlaken glättet. Auch diese Aktivität schließt er wieder mit dem Gliederungssignal *so* und einer aufmerksamkeitsheischenden nominalen Anredeform ab. Die Anrede signalisiert der Bewohnerin, *daß* jetzt wieder ihre Mithilfe gefragt ist. *Was* sie tun soll, ist der infinitivischen und elliptischen Aufforderung zu entnehmen (jetz ma an mir fe"schtheben↓ hm↑ Z. 15): sie soll ihre Hände im Nacken des Pflegers verschränken. Die Verwendung der tag question ist ein schwacher (und mißlingender) Versuch, die Bewohnerin dazu zu bewegen, wenigstens ein bestätigendes Hörersignal von sich zu geben. P12 scheint ihr Schweigen dahingehend zu deuten, daß B34 das umarmungsgleiche Festhalten unangenehm ist. Entsprechend versucht er, die Situation eindeutig im Pflegekontext zu verankern und ihr die Peinlichkeit zu nehmen (Z. 16, >kann ich sie dann< nau"flupfe↓): er verdeutlicht, daß die durch das Festhalten bewirkte körperliche Nähe zwischen beiden notwendig für die weitere Durchführung der Pflege ist, nicht aber als Ausdruck tabuisierter Innigkeit zwischen einander fremden Menschen verstanden werden darf.[35] In diese Richtung deutet auch die auffordernd eingesetzte Interjektion na (Z. 16), die eine gewisse Ungeduld ahnen läßt. Frau H.s Anstrengung (im Transkript sichtbar an ihrem Schnaufen) honoriert P12 schließlich mit einem lobenden jawo"ll↓. Auch *jawoll* wird im Kontext der Altenpflege sehr häufig verwendet, um sowohl anerkennend als auch abschließend auf die Mithilfe der alten Menschen einzugehen. Es folgt eine pflegetypische Formel (Z. 17, eins↑ zwei↑ * ho"pp↓), deren Zweck es ist, das Handeln und den Krafteinsatz der an der Pflegeinteraktion Beteiligten zu synchronisieren: die BewohnerInnen lernen sehr schnell, daß von ihnen erwartet wird, daß sie "auf drei" einsetzen sollen. Die nachfolgende, 10-sekündige Pause, in der P12 körperlich arbeitet, beendet er mit der Interjektion aha und der (Ergebnis-)Feststellung, daß das Hochwuchten der Bewohnerin eine unerwünschte Begleiterscheinung hatte (Z. 18, der nachthemdsärmel is au"ch verschütt gegange↑). Das leise Lachen von U und P12 läßt auf eine gewisse Situationskomik schließen. Die nachfolgende Frage (Z. 20, was ham"mer da für=e kno"te↑) hat eher rhetorischen Charakter; sie verdeutlicht, welchem Aspekt des Pflegegeschehens P12 in den nächsten Sekunden seine Aufmerksamkeit schenken wird. Entsprechend erfolgt auch hier keine (verbale) Reaktion von seiten der Bewohnerin. Nach einer kurzen Pause signalisiert P12 erneut durch die nominale Anrede, daß die Mithilfe von Frau H. gefragt ist. Die damit einhergehende imperativische Aufforderung (Z. 21, hebe sie ma grad de ko"pf e bitzele↑) ist dreifach, d.h. durch *mal*, *grad*, und dialektales *ein bißchen* abgeschwächt. Mit dem Gliederungssignal *so* signalisiert P12 das Ende des dadurch eingeleiteten Abschnitts der Pflegedurchführung. Ein nächster Abschnitt wird durch eine weitere imperativische, aber höfliche Aufforderung eingeleitet (Z. 22/23, jetz fahrn sie mal bitte mit dem rechte

---

[35] Ähnliche Versuche, den Körperkontakt zwischen Pflegenden und Gepflegten zu bagatellisieren, hat auch Weinhold (1997, 169) in der Krankenpflege beobachtet.

arm in den ei/ärmel vom na"chthemd↓ hm↑). In der nächsten halben Minute beginnt der Pfleger, ihr schweigend das Nachthemd wieder richtig anzuziehen. Seine anschließende, leiser gesprochene Interpretation ihrer Verfassung (Z. 24/26) sie sin aber noch schwe"r müd↓ oder scho" widder↓ ist gleichermaßen Ausdruck von Belustigung, Sorge und Kritik. Solche Kommentare sind in der Pflegekommunikation keine Seltenheit: insbesondere im Umgang mit sehr schweigsamen BewohnerInnen werden sie eingesetzt, um auf das fehlende, jedoch erwünschte Feedback aufmerksam zu machen (Bublitz 1988, 170):

> "The fact that a participant is not SPEAKING does not automatically mean that he is "HEARING". It ist precisely this which explains the need to have a means of indicating that the communicative action of "HEARING" is at the moment being performed and that the performer has adopted the hearer role."

Die Pflegekräfte versuchen dann an den Reaktionen abzulesen, ob sie das Verhalten bzw. das Befinden der alten Menschen richtig gedeutet haben. Auch klagen die PflegerInnen in ihrer Rolle als InstitutionenvertreterInnen damit indirekt eine mangelnde Kooperation der BewohnerInnen ein. Im vorliegenden Fall reagiert jedoch nur die Untersucherin mit einem leisen Lachen auf die Worte des Pflegers. Die kurz darauf folgende ist wieder eine (wenn auch elliptische) handlungsbegleitende Äußerung (Z. 26, li"nken arm↑): P12 beginnt, ihr das Nachthemd über den linken Arm zu ziehen. Diese Tätigkeit nimmt ihn fast eine Minute lang in Anspruch. Um die Aufmerksamkeit von B34 wiederzuerlangen, beendet er diese Phase der Pflegeaktivität wieder mit dem Gliederungssignal *so* und der nominalen Anrede. Wie schon in Zeile 9 hebt er in der anschließenden Handlungserläuterung (Z. 27, jetz setz ich sie mal <ho"ch↑>) wieder das letzte und für seine Äußerung wesentliche Wort hoch hervor, indem er es lauter spricht. Wie alle vorherigen Handlungsschritte wird auch die schweigend ausgeführte Tätigkeit des Hochsetzens mit dem Gliederungssignal *so* abgeschlossen. Er kündigt eine weitere Pflegetätigkeit an (Z. 28, dann will ich ihnen grad mal den mu"nd sauber machen↓ * hm↑), wobei er wieder abschwächende Modalpartikeln (*grad mal*) verwendet, um den Eingriff in ihre Privatsphäre und das Nichteingehen auf ihr offensichtlich großes Bedürfnis nach Schlaf geringfügiger erscheinen zu lassen. Die Rückversicherungsfrage hm↑ ist in diesem Zusammenhang als Bitte um Erlaubnis zu verstehen. Eine halbe Minute lang wird weder gehandelt noch gesprochen: P12 wartet vergeblich darauf, daß B34 der in seiner Handlungserklärung implizierten Aufforderung, den Mund zu öffnen, nachkommt. Aus diesem Grunde entschließt er sich, zunächst noch einmal an die Aufmerksamkeit der Bewohnerin zu appellieren, was er mit der Kombination von der nominalen Anrede und der auffällig intonierten Interjektion hallo (Z. 29) tut. Es folgt eine direkte, imperativische Aufforderung (Z. 30, machen se mal den mund weit au"f↓). Die Direktheit und geringere Höflichkeit dieser Aufforderung versucht er dadurch wettzumachen, daß er den Grund für die Aufforderung angibt (Z. 31, daß ich=n sau"bermache kann↓). Er spielt damit auf seine Rolle als Pflegender und auf ihre Rolle als Gepflegte an, d.h. auf die Notwendigkeit von Kooperation zur gemeinsamen Erreichung des Ziels Morgenpflege. Diese Strategie hat offensichtlich Erfolg, denn er arbeitet in den nächsten 21 Sekunden schweigend. Wieder wird das Ende seiner alleinigen Aktivität durch das Gliederungssignal *so* und eine anschließende Aufforderung (Z. 32, jetz strecke se mir mal die zu"nge raus↓) signalisiert. Das nachfolgende ja impliziert, daß Frau H. dieser Aufforderung folge leistet. Entsprechend wird die weitere Mundpflege schweigend durchgeführt und schließlich mit einem lobenden gut so↓ beendet. Nach der nun folgenden, langen Pause, in der P12 das Waschwasser entsorgt und die Flasche mit der Sondennahrung schüttelt, kündigt er leise den Beginn der Nahrungszuführung an (Z. 33, jetzt die erste portio"n↓). Die nachfolgende Frage ist wieder eine (diesmal spaßhaft tadelnde) Interpretation des schweigsamen und abwesenden Verhaltens von Frau H. (Z. 34, intressie"rt sie gar nit frau helmer↓ hm↑), die jedoch auch hier eine (zumindest verbale) Reaktion schuldig bleibt. Nach einer kurzen Pause formuliert er seine Äußerung um (Z. 36, schla"fe sie schon widder↓). Da B34 auch jetzt nicht reagiert, beantwortet er die Frage nach einer kurzen Pause selbst (Z. 36, so ha"lber↓ hm↑). Die Rückversicherungsfrage hm↑ zeigt, daß P12 hier wenigstens eine nonverbale Reaktion, also etwa ein Nicken von B34 wünscht. Dies ist eine Strategie, die in vielen Interaktionen mit schweigsamen oder verstummten BewohnerInnen auffällt: wenn letztere auf die Äußerungen der Pflegekräfte nicht antworten wollen oder können, übernehmen die PflegerInnen oft beide Gesprächsrollen und sprechen anstelle der alten Menschen, indem sie versuchen, sich in deren Situation zu versetzen und deren Gedanken bzw. Empfinden zu erraten.

In den folgenden zweieinhalb Minuten spritzt P12 ihr langsam und konzentriert die Nahrung in die Magensonde. Nach der Nebensequenz mit der Schülerin P10 und nach einer weiteren halbminütigen Phase des Schweigens geht P12 wieder dazu über, das verschlafene Verhalten bzw. das Zufallen der Augen von B34 zu kommentieren (Z. 51, ... ab und zu die augen auf↑), was zunächst in erster Linie die Untersucherin amüsiert. Die durch die nominale Anrede eingeleitete, geschlossene Ein-Wort-Frage au"sgschlafen↑ (Z. 53) bewirkt in Verbindung mit der das Rederecht explizit an B34 weiterreichende Rückversicherungsfrage hm↑, daß Frau H. verbal reagiert, sie bejaht. P12 seinerseits vervollständigt das von ihm initiierte, rituelle und dialektale Schema: au"fghört↓ (Z. 55) bedeutet, daß der/die Angesprochene zwar (z.B. pflichtbedingt) wach, aber nicht ausgeschlafen ist. In diesem Sinne liegt also auch hier eine pflegerische Interpretation des Befindens von B34 vor. Es geht in diesem Fall eher darum, B34 zum Sprechen zu bringen, denn daß sie sehr müde ist, ist kaum zu übersehen. Im Anschluß daran versichert er ihr, daß sie bald wieder schlafen könne (Z. 55). Nach 14-sekündigem Schweigen kündigt er die nächsten beiden Schritte der Morgenpflege an: er erläutert, daß er erst die Spritze ausspülen muß, bevor er der Bewohnerin Tee (via Magensonde) verabreichen kann (Z. 56/57). Diese Tätigkeiten beanspruchen ihn in den folgenden 66 Sekunden. Er schließt auch sie mit dem Gliederungssignal *so* und der aufmerksamkeitsheischenden Anrede mit dem Nachnamen ab (Z. 58). Mit der 1-Wort-Äußerung fe"rtig↓ beginnt eine pre-closing Sequenz: er erklärt die wesentliche Pflegehandlung, nämlich das Verabreichen der Sondennahrung, für beendet und erläutert, daß und warum er die Bewohnerin noch für einen Moment in aufrechter Position im Bett sitzen läßt (Z. 60, daß ihnen das nit alles ho"chkommt↑). Anschließend kündigt er an, daß ihr später eine weitere Pflegeaktion bevorsteht, nämlich das Baden (Z. 61, un nachher dürfen se in=d ba"dwanne↓). Der Hinweis auf den späteren Zeitpunkt (nachher) dieses Geschehens verweist ebenfalls darauf, daß die aktuelle Pflegeinteraktion im Prinzip beendet ist. Mit der Frage wä"r des was↑ (Z. 62) erkundigt er sich nach dem Einverständnis und der Kooperationsbereitschaft von Frau H., die nach einer kurzen Pause bejahend reagiert. Daraufhin erfolgt eine pflegertypische Nachfrage: häufig wird nach der Antwort der BewohnerInnen diese explizit noch einmal verständnis- und ergebnissichernd wiederholt. Charakteristisch ist jedoch gleichermaßen, daß die BewohnerInnen in vielen Fällen wie B34 auf die Nachfrage nicht noch einmal reagieren. Nach kurzer Pause zeigt P12 durch daß Gliederungssignal gut↓ an, daß er das Gespräch damit beenden möchte. Mit seinen letzten beiden Äußerungen, die B34 quasi aus der Wachheit und Aufmerksamkeit erfordernden Situation entlassen, (Z. 64/65, aber bis dahin können sie noch e weile schla"fen↓ * >ge"ht no weng↓<) verabschiedet er sich schließlich von B34. In vielen anderen Interaktionen erfolgt an dieser Stelle eine Abschiedsgrußsequenz.

Zusammenfassend ist festzustellen, daß gemäß der primär empraktischen Funktion der institutionellen Pflegeinteraktion die Pflegehandlung das Gespräch vorstrukturiert. Die Pflegekräfte als AgentInnen der Institution und oftmals alleinige SprecherInnen organisieren es dahingehend, daß sie gliedernd, aufmerksamkeitsfokussierend, und das Rederecht explizit abgebend handeln. Zum Zweck der Aufmerksamkeitsfokussierung nutzen sie neben der (vor allem nach Phasen des Schweigens erfolgenden) nominalen Anrede intonatorische Strategien wie etwa das lautere Sprechen von Schlüsselwörtern, die sie oft an das Ende ihrer Äußerungen stellen, oder (etwas seltener) auffällige Intonationskurven (z.B. Singsang). Zum Zweck der Rede- und Handlungssegmentierung werden neutrale Gliederungssignale wie *so* und (im Falle aktiver Beteiligung der BewohnerInnen am Pflegegeschehen) lobende Gliederungssignale wie *gut* oder *jawoll* verwendet. Um schließlich der Pflegeinteraktion einen dialogischeren Charakter zu geben, bieten sie den BewohnerInnen immer wieder explizit das Rederecht an, indem sie durch das Stellen von Fragen oder die Verwendung von Rückversicherungsfragen Paarsequenzen initiieren. Diese Strategie zielt auf einen wirklichen Dialog ab. In den Fällen, in denen sie testend Befinden und Verhalten der BewohnerInnen kommentieren, d.h. quasi für die oder anstelle von den BewohnerInnen sprechen, imitieren sie durch die Übernahme beider Gesprächsrollen lediglich ein dialogisches Gespräch.

Gemessen an mehrmonatiger teilnehmender Beobachtung ist eine für das untersuchte Heim bzw. die vier Stationen typische Pflegekommunikationssequenz folgendermaßen aufgebaut:
Das Gespräch wird durch einen Gruß eingeleitet, der vielfach nicht nur die
Funktion hat, die eigene Gesprächsbereitschaft zu signalisieren und die der BewohnerInnen zu erkunden, sondern auch die BewohnerInnen zu wecken. Die
Gesprächseinleitung besteht also aus der Initiierung einer Paarsequenz. Anschließend erfolgt (oft in Form von Befindensfragen) die rituelle Kundgabe der Wertschätzung: die Pflegekräfte signalisieren, daß ihnen am Wohlbefinden der BewohnerInnen liegt.[36] Es folgt die Ankündigung der Morgenpflege, d.h. die Angabe des Ziels der gemeinsamen Interaktion. Einzelne Schritte oder Phasen der
Morgenpflege werden in Dreierschritten abgearbeitet: sie werden verbal eingeleitet, praktisch (und dabei oft schweigend) durchgeführt und verbal abgeschlossen. Die verbale Einleitung der Pflegeschritte erfolgt durch handlungserklärende
Äußerungen, wenn die Pflegekraft die Teiltätigkeit alleine ausführt, und sie erfolgt durch Aufforderungen, wenn die Mithilfe der BewohnerInnen erwünscht
und möglich ist. Einzelne Pflegeschritte werden verbal durch Gliederungssignale
abgeschlossen. Das Ende des Pflegegesprächs wird durch eine pre-closing Sequenz eingeleitet. Hier verdeutlichen die PflegerInnen bspw. mit Äußerungen
wie *gut*, *okay*, oder *alles klar*, daß die geplante Pflegeaktivität abgeschlossen ist
und sie das Gespräch zu beenden wünschen. Oft folgt an dieser Stelle auch ein
Verweis auf spätere, gemeinsame Interaktionen, d.h. man versichert sich rituell
eines Wiedersehens. Das Ende der Pflegesequenz ist in vielen Fällen in Form
eines Abschiedsgrußes paarig angelegt.

In Form einer Ablaufskizze ließe sich eine typischer Pflegekommunikationsab-
lauf folgendermaßen darstellen:

1. einleitender Gruß
2. Befindensfrage als Zeichen für Interesse und Wertschätzung
3. Ankündigung der Morgenpflege
4. je Schritt/Phase erfolgen
   a) verbale Einleitung durch Handlunsgerklärungen oder Aufforderungen
   b) praktische (oft schweigende) Durchführung
   c) verbaler Abschluß durch Gliederungssignale
5. Ankündigung des Abschlusses der Morgenpflege
6. Abschiedsgruß

---

[36] Auch im Krankenhaus wird das Pflegegeschehen so oder ähnlich eingeleitet (vgl.
Weinhold 1997, 56).

3.4.2 Variationen des typischen Sequenzmusters

Das in Kapitel 3.4.1 beschriebene Sequenzmuster ist die grundlegende Form des Ablaufs der Pflegekommunikation. Vor allem in Gesprächen mit orientierten und geistig gesunden BewohnerInnen, die selber sprechen können und wollen, wird es in gesichtsschonender bzw. beziehungsfördernder Weise modifiziert. Dabei zielen die Modifizierungen meist darauf ab, Gespräch und Pflegehandlung symmetrischer werden zu lassen und die Dominanz der Pflegekraft als nicht selbstverständlich zu markieren. Im folgenden stelle ich einige Varianten der einzelnen Phasen des Sequenzmusters kurz vor.

Die *Eröffnungsphase* wird manchmal dahingehend verändert, daß nach dem einleitenden Morgengruß gefragt wird, ob die BewohnerInnen aufstehen *wollen*. Wie in Beispiel 6 verdeutlichen die Pflegekräfte also, daß sie nicht befugt sind, die alten Menschen zum Aufstehen zu zwingen. Die Pflegekräfte geben sich einige Mühe, den Anschein von Symmetrie zwischen den Interaktionsbeteiligten herzustellen. Es wird zumindest oberflächlich der Anschein erweckt, als sei der Zeitpunkt des Aufstehens aushandelbar. Dem ist in der Realität selten der Fall, was daran zu sehen ist, daß BewohnerInnen, die in aller Regel nicht kooperativ sind und/oder lieber im Bett bleiben möchten, vorsichtshalber gar nicht erst gefragt werden, ob sie aufstehen *möchten*; nach dem Aufstehen-Wollen werden meist nur diejenigen BewohnerInnen gefragt, von denen anzunehmen ist, daß sie rollengemäß aufstehen werden. Entsprechend handelt es sich bei der pflegerseitigen Frage nach dem Aufstehen-Wollen eher um ein gesichtsschonendes und um Kooperation bittendes Ritual.

Beispiel 6: Ausschnitt aus Text 166, P27 - B59 - B60

161	P27:	frau a"dams↑
162	B59:	>ja↓<
163	P27:	stehn sie au"f↑ *
164	B59:	>ja wer wohl mü"sse↑<
165	P27:	sie mü"sse nit↓ sie dü"rfe↓
166	B59:	>aha↓< *
167	P27:	wo"llen se↑
168	B59:	ja↓ *4*
169	P27:	RÄUSPERN *2* wenn sie mir sage sie wolle noch im be"tt bleibe↑
170		dürfe se au noch im be"tt bleibe↓ * hm↑
171	B59:	>na ich bin doch froh wenn=i au"fstehn kann↓<
172	P27:	>jetz si"nd se froh wenn sie uffstehn können↓<
173		gut geschla"fen↑ *

Nachdem sie die Morgenpflege bei einer von zwei im selben Zimmer lebenden BewohnerInnen (B60) durchgeführt hat, wendet sich die Pflegerin P27 in Beispiel 6 mit der Frage, ob sie aufstehen wolle, an die andere, leicht demente Bewohnerin (B59). Diese antwortet zunächst entsprechend der realen Machtverhältnisse (Z. 164, ja wer wohl mü"sse↑). Dieser Sichtweise widerspricht P27; sie betont, daß B59 durchaus ein Mitspracherecht in dieser Frage habe (Z. 165, sie mü"sse nit↓ sie dü"rfe↓). B59 reagiert jedoch (zurecht) mit einem nicht gerade überzeugt klingenden aha, woraufhin die Pflegerin ihre Frage wiederholt. Auch hierauf reagiert die Bewohnerin mit einem einsilbigen ja (Z. 168), was nach einer mehrsekündigen Pause dazu führt, daß P27 ihren Standpunkt noch einmal verdeutlicht (Z. 169-170, wenn sie mir sage sie wolle noch im be"tt bleibe↑ dürfe se au noch im be"tt bleibe↓ * hm↑). Dies tut sie (auf dem Hintergrund ihrer Kenntnis von Frau A. (B59) mehr oder minder gefahrlos; vermutlich antizipiert sie deren nachfolgende Antwort (Z. 171, na ich bin doch froh wenn=i au"fstehn kann↓). Nach der wörtlichen Wiederholung dieser Äußerung schließt die Pflegekraft diesen gesichtsschonenden "Exkurs" der Gesprächseröffnung ab, indem sie zur Phase der rituellen Kundgabe der Wertschätzung übergeht (Z. 173, gut geschla"fen↑).

Auch die *rituelle Kundgabe der Wertschätzung*, die zweite Position im Sequenzmuster wird im Gespräch mit geistig gesunden und kommunikationsfähigen BewohnerInnen anders abgehandelt als im Umgang mit verstummten alten Menschen. So dient sie in Gesprächen mit ersteren häufig als Aufhänger für beziehungsorientierten Small Talk und wird wie im nachfolgenden Beispiel 7 entsprechend ausführlicher und weniger formelhaft gestaltet und zuweilen parallel zu Pflegetätigkeiten durchgeführt:

Beispiel 7: Ausschnitt aus Text 139, P23 - B52 - B53

```
014   P23:   so frau paul↓ jetz kann=s lo"sgehn↓ *13*
015          könne sie mal bißle e brü"ckle mache frau paul↑ *3*
016          den po" bissel hochhebe↑ *4* jawoll↓ *
017          gut↓ danke↓ *9* und↑ wie wa"r die nacht↑ *2*
018          habe sie gu"t gschlafe↓
019   B53:   jo↓ heut nacht hab=i gu"t gschlafe↓
020   P23:                              ja↑
021   B53:   drum hab=i heut am morge gut #u"sgschlafe gha↓# LACHEND
022   U:     LACHT
023   B53:   LACHT
024   P23:   prima↓ habe sie ni gme"rkt daß es etwas unruhig war↓
025   B53:   nei:↑
026   P23:   >die< na"chtwache het gmeint
027          es wär heut ne sehr unruhige na"cht gwese↓ *2*
```

028   B53:   ja halt so im große ga"nze↓
029   P23:   ja↓ *
030   B53:   ja heut nacht ni"t↓
031   die nacht vo"rher war widder schli"mmer↓
032   P23:   isch wa"hr↑
033   B53:   woi"ß=id wie des/ * #<wie des/ sell immer kommt↓># HÖHER
034   i glaub des macht (hellemal) de mo"nd oder *2*
035   →oder← wo" des isch↓
036   P23:   ja des=s scho"n möglich↓
037   des isch ja * na"chgewiesen
038   daß die mensche vom mond abhängig sind↓ gell↑ vom/
039   B53:   ja e"be↓
040   U: →aber im moment← is nur ha"lbmond↓
041   da is eigentlich sons ni"ch soviel los↓
042   P23:   >da isch=s eigentlich eher ru"hig↓ ja↓< *2*
043   U: aber schö"n is der mond im moment↓ *
044   P23:   meine tochter hat geschtern * ganz erstaunt
045   feschtgestellt daß der mond am ta"g zu sehn isch↓
046   ich weiß nit
047   warum sie das noch nie so ganz <u>bewußt</u> gsehn hat↓
048   U: <u>LACHT</u>
049   P23:   de=sch/ die isch plötzlich da"gstande
050   und hat=n mu"nd aufgrisse↑
051   und hat den mo"nd angestiert↑
052   →und hat gsagt← *2* der mo"nd↓ * mitten am hi"mmel↓
053   <u>LACHT</u>
054   U: <u>LACHT</u>

055   <u>wo so"nst↑ LACHT</u>
056   P23:   <u>mit elfein/ mit</u> elf ja"hren↑
057   ich hab gedacht das gi"bt=s ja nit↓ LA<u>CHT</u>
058   B53:   <u>LA</u>CHT *3*
059   U: aber ich glaub
060   U: is mir au" nich viel früher aufgefalln↓ *2*
061   P23:   ich mein ich hätt sie auch frü"her schon drauf
062   hingewiesen hätt↓
063   aber de=sch jetzt schon wieder <u>paar jahre</u> he"r↓
064   U: <u>ja ja</u>↓
065   P23:   das hat se wahrscheinlich wieder verge"sse↓ *4*
066   so frau paul↓ drehn sie sich bitte mal zur sei"te↑

P23 betreibt während der Durchführung der Morgenpflege mit der Parkinsonpatientin Frau P. (B52) Small Talk mit deren (diabetesblinder) Zimmernachbarin B53. Der motorischen (Sprech-)Störung von B52 (die, auch wenn sie dies will, nicht so schnell antworten kann) sowie der Sehbehinderung von B53 (die nur aus dem Gehörten und nicht aus der Blickrichtung von P23 auf die Adressatin der Frage schließen kann) dürfte es zu verdanken sein, daß die an B52 alleine oder möglicherweise auch an beide Bewohnerinnen gerichtete rituelle Frage nach der Schlafqualität (Z. 17, und↑ wie wa"r die nacht↑ und umformuliert in Z. 18, habe sie gu"t gschlafe↓) ausschließlich von B53 beantwortet wird (Z. 19, 21). P23 bekundet Freude über die bejahende Antwort (Z. 24, prima↓) und weitet das Thema zugleich aus, indem sie auf das allgemein unruhige BewohnerInnenverhalten der vergangenen Nacht anspielt (Z. 24, habe sie ni gme"rkt daß es etwas unruhig war↓) und die Quelle ihres Wissens preisgibt (Z. 26/27, >die< na"chtwache het gmeint es wär heut ne sehr unruhige na"cht gwese↓). B53 geht darauf ein und verdeutlicht, daß sie persönlich die vorletzte Nacht als unruhiger empfunden hat (Z. 30/31). Sie benennt den Mond als Ursache für allgemeine Unruhe (Z. 034/35). Diese Deutung wird von P23 ratifiziert und als wahrscheinlich akzeptiert (Z. 36-38, ja des=s schon mö"glich↓ des isch ja * na"chgewiesen daß die mensche vom mond abhängig sind↓ gell↑). Auf den skeptischen Einwand der Untersucherin, die aktuelle Mondphase (Halbmond) lasse unruhiges oder ungewöhnliches Verhalten der Menschen nicht erwarten, reagiert P23 mit einer leiser gesprochenen Paraphrase (Z. 42). Sie stimmt damit U zu, ohne explizit die vorherige Deutung von B53 infrage zu stellen. Die nachfolgende, kurze Pause veranlaßt U, ein neutrales (weil für alle Beteiligten nicht gesichtsbedrohendes) Thema einzubringen (Z. 43). P23 erzählt daraufhin von einem Erlebnis ihrer Tochter (Z. 44-65), bevor sie schließlich zur Durchführung und Erläuterung der Morgenpflege zurückkehrt. Mit anderen Worten: In manchen Gesprächen dient die rituelle Kundgabe der Wertschätzung als Aufhänger für Small Talk.

Welche Variationen gibt es nun in sequentieller Hinsicht während der Phase der Pflegedurchführung? Ähnlich wie bei der rituellen Kundgabe der Wertschätzung finden sich auch während der Durchführung der Pflege viele Sequenzen, in denen nicht geschwiegen wird, sondern Small Talk stattfindet. Interessanter jedoch sind Variationen der dreistufigen Durchführung einzelner Pflegeschritte. Während bspw. im Umgang mit BewohnerInnen, die akustische und/oder mentale Verständnisprobleme haben, die Aufforderungsphase in mehreren Runden abgearbeitet wird, wird im Gespräch mit BewohnerInnen, die noch sprechen können, das Dreierschema dahingehend "aufgeweicht", daß notwendige Schritte in der Durchführung des Pflegegeschehens explizit begründet und ausgehandelt werden, und daß das Einverständnis der BewohnerInnen eingeholt und Verhaltens-Optionen angeboten werden. Auch ist ein wesentliches Kennzeichen der Kommunikation mit BewohnerInnen, die noch sprechen können, daß man sich während oder nach der Durchführung einzelner Pflegeschritte nach ihrem Befinden erkundigt.

Zur *mehrrundigen Abarbeitung der Aufforderungsphase*:
Wenn die PflegerInnen davon ausgehen, daß die BewohnerInnen noch dazu in der Lage sind, bestimmte Pflegetätigkeiten selbst auszuführen, versuchen sie auch, sie dazu zu bewegen. Dies tun sie in der Regel, indem sie ihre Aufforderung so lange wiederholen bzw. variieren, bis das gewünschte Eigenpflegeverhalten eintritt, oder aber, wie im Fall des Beispiels 8, sie ihre Aufforderung endgültig als gescheitert betrachten.

Beispiel 8: Ausschnitt aus Text 145, P23 - B51

```
460   P23:   gsi"cht noch=n bißchen waschen frau hofmann↓
461          ich geb ihnen den wa"schlappen auf die hand↑ *10*
462          so↓ jetz waschen sie sich=s gesi"cht↓ *2*
463          gesi"cht waschen frau hofmann↑
464   B51:        >SCHREIT<
465   P23:   die au"gen↑ * mund↑ nase↑
466   B51:   >SCHREIT<
467   P23:   waschen↑ *2*
468          frau hofmann bitte gesi"cht waschen↓
469   B51:   SCHREIT
470   P23:   des können sie se"lber frau hofmann↓
471   P23:   des machen sie doch immer so schön se"lber↓
472   B51:   >←SCHREIT→<              #nein↓#
                                       HOCH; SCHREI-INTONAT.
473          *8* >SCHREIT< *2*
474   P23:   no"chmal waschen frau hofmann↓
475          es rei"cht noch nich↓
476          den mu"nd vor allem abwaschen↓ *
477          da is noch marmela"de dran↓ *2*
478   B51:   >SCHREIT<
479   P23:   #frau ho"fmann↓ den mu"nd waschen↓# SINGSANG
480   B51:   #nein↓# SCHREI-INTONATION
481   P23:   dann muß i"ch=s machen↓
482          der is ganz vollgeschmiert mit marmela"de↓ *
```

Frau H. (B51) ist eine unruhige und demente Bewohnerin, die sich oft nur noch nonverbal, nämlich schreiend verständigt. Den Sinn und Zweck vieler alltäglicher Handlungen und Dinge versteht sie nicht mehr. Im vorliegenden Ausschnitt verfolgt P23 das Ziel, sie dazu zu bewegen, sich selbst das Gesicht zu waschen.

Diesen Pflegeabschnitt kündigt sie in Zeile 460 mit einer durch *ein bißchen* abgeschwächten infinitivischen Aufforderung (gsi"cht noch=n bißchen waschen frau hofmann↓) sowie einer Handlungserläuterung (Z. 461, ich geb ihnen den wa"schlappen auf die hand↑) an. Nach einer zehn-sekündigen Phase (einer schweigend von P23 ausgeführten und mit dem Gliederungssignal *so* abgeschlossenen Pflegetätigkeit) wiederholt sie die Aufforderung, diesmal in der Form einer Aussage (Z. 462, jetz waschen sie sich=s gesi"cht↓). Nach einer kurzen Pause, innerhalb der Frau H. offensichtlich nicht mit der gewünschten Tätigkeit beginnt, wiederholt P23 die Aufforderung in elliptischer Form (Z. 463, gesi"cht waschen). Auf den Protestschrei der Bewohnerin geht sie nicht ein. Stattdessen versucht sie, B51 das Waschen des Gesichts durch eine Aufzählung der gemeinten Körperregionen nahezubringen (Z. 465, die au"gen↑ * mund↑ nase↑). Nach einem weiteren Protestschrei von B51 reduziert sie das von der Bewohnerin gewünschte Verhalten auf die infinitivische, elliptische und verständnissichernde 1-Wort-Aufforderung waschen↑ (Z. 467). Auch diese Strategie schlägt fehl. Die Pflegerin versucht es nach weiteren 2 Sekunden noch einmal mit einer höflichen, durch *bitte* modifizierten infinitivisch gestalteten Aufforderung (Z. 468). Frau H. jedoch reagiert schreiend, nicht kooperativ handelnd. Im folgenden verweist P23 erst neutral und dann schmeichelnd darauf, daß B51 ihrer Ansicht nach durchaus noch in der Lage ist, sich selbst zu waschen. Dabei formuliert sie das zunächst leicht vorwurfsvoll klingende des können sie se"lber umgehend in das babyhafte des machen sie doch immer so schön se"lber↓ um. Doch auch hierauf reagiert B51 mit Widerstand. P23 läßt einige Sekunden vergehen, bevor sie ihre Aufforderung infinitivisch und elliptisch wiederholt (Z. 474) und anschließend begründet. Die Wahl des Wortes nochmal sowie die Begründung es rei"cht noch nich↓ (Z. 475) lassen vermuten, daß B51 in der Zwischenzeit einige halbherzige und wenig effektive Versuche unternommen hat, den Waschlappen ins Gesicht zu führen. P23 konkretisiert ihre Aufforderung dahingehend, daß vor allem der Mund noch gewaschen werden müsse (Z. 476/477). Da B51 wieder nur nonverbal, nicht aber tatkräftig reagiert, wiederholt P23 ihre Aufforderung in kurzer, elliptischer Form, wobei sie aufmerksamkeitsheischend eine Singsang-Intonation verwendet (Z. 479). Hierauf reagiert B51 verneinend. Erst jetzt resigniert die Pflegekraft: sie teilt B51 mit, daß sie die gewünschte Pflegehandlung selbst ausführen wird (Z. 481). Diesen Eingriff in die Handlungsfreiheit von B51 begründet und entschuldigt sie abschließend (Z. 482, der is ganz vollgeschmiert mit marmela"de↓).

Insgesamt gesehen verwendet sie in dieser Sequenz 8 Aufforderungen, wobei sie die ursprüngliche Aufforderung in unterschiedlich ausführlicher Form und mal mit, mal ohne höfliche Modifizierungen wiederholt. Sie versucht, die Bewohnerin zur Mitarbeit zu bewegen, indem sie die Handlung erläutert und ihre Notwendigkeit begründet, indem sie die Aufforderung konkretisiert, indem sie der Bewohnerin schmeichelt, und indem sie sie fortwährend in aufmerksamkeitsheischender Absicht mit dem Namen anspricht. Anstatt also einen Pflegeschritt wie im oben benannten Dreierschema lediglich anzukündigen bzw. einmalig dazu aufzufordern, wird hier wie in vielen anderen Interaktionen auch diese Position mehrrundig, d.h. in Wiederholungen und Schleifen, abgearbeitet. In vielen Gesprächen mit gesünderen BewohnerInnen *begründen* die Pflegekräfte den Sinn der Pflegehandlungen und Aufforderungen wie z.b. in ich reib ihnen jetz den buckel mal wieder mit dem * bronchoforto"n ein↓ weil sie so viel ghu"schtet hen↓ gell↑. Sie betreiben vor allem dann großen Aufwand, wenn die BewohnerInnen sich wie im folgenden Beispiel 9 (scheinbar) nicht kooperativ geben:

Beispiel 9: Ausschnitt aus Text 152, P20 - B55

076	P20:	frau kempter sie müssen in gotts namen jetz wirklich mi"thelfen↓
077	B55:	*8* >STÖHNT<
078	P20:	frau kempter das proble"m isch
079		wenn sie so wei"termachen↓ *
080		dann können sie de"mnägst nich mehr lau"fen↓ *2*
081		→ich weiß nit← ob sie des wo"llen↓ *2*
082		sie können effektiv nich mehr lau"fen↓
083		denn mir können nicht für sie lau"fe↓ *
084		mir können ihnen nur he"lfe↓
085		wenn sie aber net wo"llen↓ dann/ *
086	B55:	ich wi"ll doch↓
087	B55:	aber=s ma"cht nit immer↓
088	P20:	ja aber ich hab wirklich proble"me damit↓
089		weil * ich komm jetz/ →ich war jetz← zwei tage we"g↑
090		dann ko"mm ich↑
091		un dann hör ich von den mi"tarbeitern↑
092		daß sie so gut wie nich gelau"fen sin↓ *
093		un dann denk ich was is jetz eigentlich lo"s↓
094		wo"lln se↑ oder wolln se ni"t↓
095		→wisse se← wenn sie schme"rzen haben↑
096		dann krie"gen sie ja was↓ *
097		des is gar kein proble"m↓
098		mir wollen sie ja nit quä"len↓
099		s=geht nur drum wenn sie nicht lau"fen↓
100		werden sie immer stei"fer↑
101		und dann können sie es demnägst * wirklich verge"ssen frau kempter↓ *
102		und wir können se dann auch irgendwann nimmer rau"sholen↑
103		weil se zu schwe"r un zu/ un zu u"nbeweglich sind↑
104		und dann passiert=s daß sie im be"tt liegen bleiben müssen↓
105		ich weiß nich ob das so to"ll is für sie (dann↓)

106   P20:   weil das würd ich au" nit schön finden↓
107   jetz gehn se mal bissel weiter vo"r↑ * ja↓ *12*

In dieser Sequenz steht die depressive und ängstliche Frau K. (B55) während der durch die Schwester durchgeführten Intimpflege vor dem Waschbecken. Mit einer Hand hält sie sich selbst fest; auf der anderen Seite steht die Untersucherin stützend neben ihr. Die nachfolgende Begründung für den Ärger bzw. die Unerbittlichkeit von P20 resultiert daraus, daß B55 ihr ganzes (und nicht unbeträchtliches) Gewicht statt auf die eigenen Füße auf die Untersucherin verlagert und dabei droht, einzuknicken und hinzufallen. Die Weigerung der Bewohnerin, auf den eigenen Beinen zu stehen, wurde schon vor dieser Sequenz mehrfach von der Pflegerin thematisiert. P20 versucht hier, der Bewohnerin zu erklären, warum es wichtig ist, sich trotz der Angst vor dem Hinfallen Mühe zu geben, das Stehen und Gehen nicht zu verlernen. Dabei nutzt sie nach der kritischen und drohenden Eingangsäußerung (Z. 76, sie müssen in gotts namen jetz wirklich mi"t-helfen↓), die sie durch das Modalverb *müssen*, das Adverb *jetzt* und das Adjektiv *wirklich* sowie durch die Formel in gotts namen verschärft, sowohl Perspektivenwechsel und Zukunftsvisionen, um Frau K. von der Richtigkeit ihrer eigenen (bzw. der institutionellen) Position zu überzeugen. Dem langen Schweigen der Bewohnerin läßt sie eine erste, emotional neutraler gehaltene Zukunftsvision folgen (Z. 78-80), in der lediglich die Bewohnerin (nicht jedoch P20 als Individuum oder Institutionenvertreterin) als Agens auftaucht. Dabei unterstellt sie der Bewohnerin durch den Gebrauch des Verbs weitermachen, daß das Laufen und Stehen weniger eine Frage des Könnens als des Wollens ist. Da Frau K. nicht reagiert, fordert sie eine Stellungnahme mittels einer indirekten Frage ein (Z. 81, →ich weiß nit← ob sie des wo"llen↓). Da B55 auch hierauf nicht reagiert, wiederholt sie die (hier durch effektiv eindringlicher gemachte) Zukunftsvision (Z. 82, sie können effektiv nich mehr lau"fe↓). Es folgt der Wechsel zur Perspektive der InstitutionenvertreterInnen, der durch die Verwendung von *wir* indiziert wird: P20 macht der Bewohnerin klar, daß die Pflegekräfte ihr helfen, nicht aber ihre Körperfunktionen für sie übernehmen können (Z. 84/85). Anschliessend unterstellt sie Frau K. erneut, daß das Laufen eher eine Frage des Wollens als des Könnens ist (Z. 85, wenn sie aber net wo"llen dann/). Hier nun unternimmt B55 den ersten und einzigen Versuch, sich zu verteidigen: sie weist den Vorwurf von P20 zurück, indem sie sich als Opfer unbekannter Kräfte darstellt, die über ihren Willen siegen, was an der Wahl des neutralen Subjekts *es* zu sehen ist. Hierauf reagiert P20, indem sie erneut die Perspektive wechselt: sie stellt ihren eigenen, individuellen Standpunkt dar (sichtbar am häufigen Gebrauch des Personalpronomens *ich*, Z. 89-94). Das hierbei anfangs gebrauchte *ja aber* zeigt, daß sie der Bewohnerin nicht glaubt. Der Hinweis auf die Berichte ihrer KollegInnen dient im folgenden dazu, ihre skeptische Sichtweise durch die Nennung von Zeugen zu untermauern. Durch die szenische Wiedergabe ihrer Gedanken verdeutlicht sie, welche Überlegungen die Berichte der Zeugen bei ihr bewirkt haben (Z. 93/94, un dann denk ich was is jetz eigentlich lo"s↓ wo"lln se↑ oder wolln se ni"t↓). Zugleich benennt sie im folgenden (Z. 95-97) die von ihr vermutete Ursache für das Verhalten von B55 (Schmerzen) und vereindeutigt mögliche Lösungen (Gabe von Schmerzmitteln) sowie die Gründe für das Verhalten des Pflegepersonals (Z. 98, mir wollen sie ja nit quä"len↓). Interessant ist, daß sie hier wieder vom individuellen *ich* zum institutionellen *wir* wechselt und anschließend erneut ausmalt, wie die Zukunft von Frau K. aussehen wird, wenn sie sich weiterhin gegen das Laufen wehrt. Hierbei erscheint B55 erneut als alleiniges Agens (Z. 99-102), welches (schuldhaft) das Nicht-mehr-helfen-können der Pflegekräfte (Z. 103, und wir können se dann auch irgendwann nimmer rau"sholen↑) sowie das Wirken von Schicksalsmächten (Z. 104, und dann passiert=s daß sie im be"tt liegen bleiben müssen↓) verursacht hat. Bevor sie wieder zur Durchführung weiterer Pflegeschritte zurückkehrt, verdeutlicht P20 abschließend ihre eigene Bewertung einer solchen Entwicklung (Z. 106, das würd ich au" nit schön finden↓).

Beispiel 10 zeigt, daß manchmal über den Fortgang der Pflege auch *verhandelt* wird:

Beispiel 10: Ausschnitt aus Text 127, P18 - B42

```
071    P18:    frau mü"ller↑ *
072            darf ich ihnen noch den po" waschen↑ *
073    B42:    mhm↑
074    P18:    gut↓ DRÜCKT KLO-SPÜLUNG *5*
075            so↓ komm sie ma bitte nach vo"rn↑ *5*
```

Statt Pflegeteilhandlungen lediglich anzukündigen, holen einige Pflegekräfte vor der Durchführung zunächst das Einverständnis der BewohnerInnen ein. Dabei gehen sie wie P18 in der Regel so vor, daß sie den ersten Schritt des normalen Schemas, die Ankündigung, in eine dreiteilige Sequenz umwandeln, indem sie zunächst fragen, ob sie eine bestimmte Handlung durchführen dürfen (Z. 72). Darauf folgt die (meist zustimmende) Reaktion der BewohnerInnen (Z. 73), die wiederum die Pflegekräfte in einem dritten Schritt abschließend mit Äußerungen wie *gut*, *schön* oder *also* ratifizieren (Z. 74). Erst dann kommt es zur tatsächlichen Ausführung der Pflegetätigkeit. Hier wird die Kooperation der alten Menschen nicht stillschweigend vorausgesetzt, sondern rituell abgesichert. Die Bitte um Erlaubnis dient dazu, den BewohnerInnen das Gefühl zu vermitteln, ein Mitspracherecht zu besitzen - d.h. also, der institutionenspezifischen Asymmetrie zwischen den Beteiligten wenigstens symbolisch entgegenzuwirken. Dies zeigt sich sehr deutlich auch im Beispiel 11, in dem P27 die Bewohnerin B67 fragt, ob P30 ihr beim Baden die Fingernägel schneiden darf.

Beispiel 11: Ausschnitt aus Text 188, P27 - P30 - B67

```
272   P27:   <schneide sie sich die fingernägel als se"lber frau götz↓>
273   B67:                                                    immer↓ *2*
274   P27:   immer↓ * na tun sie=s heut mal selber schnei"de↑ *3*
275          oder soll=s ga/ darf=s d=gabi ihne schnei"de↓ *
276   B67:   ja sind sie ni"t gschnitte↓
277   P30:   nei↑
278   P27:   <sie sind la"ng↓> *3* #hm↑# HÖHER
279          <derf sie se weng schnei"de↓>
280   B67:   jo:↑
281   P27:   >also↓<
```

Die desorientierte B67 hat sich zum Zeitpunkt der Aufnahme noch nicht mit ihrer Institutionalisierung abgefunden, sie ist über ihre Lage (die sie sich als Internierung erklärt) aufgebracht und unglücklich. Entsprechend verweigert sie häufig die Kooperation und besteht darauf, viele der von den Pflegekräften ausgeführten Tätigkeiten wie etwa das Kämmen und Anziehen selbst zu erledigen. Die Anstrengung, gegenüber B67 so höflich und respektvoll wie möglich zu erscheinen, wird an der stückweisen Umformulierung der von P27 als Frage konstruierten Eingangsaufforderung (Z. 274, *na tun sie=s heut mal selber schnei"de↑*) sichtbar. Zunächst impliziert die Pflegerin, daß B67 (wie von dieser im Brustton der Überzeugung mit *immer↓* behauptet) zum Nägelschneiden noch selbst in der Lage ist. Nachdem jedoch B67 auf ihre Frage bzw. die damit gemeinte Aufforderung länger nicht reagiert, formuliert P27 das Angebot, daß diese Tätigkeit auch von den InstitutionenvertreterInnen für B67 ausgeführt werden könnte. Das Modalverb *sollen* im ersten (abgebrochenen) Anlauf (Z. 275) impliziert dabei, daß die Entscheidung bei der Bewohnerin liegt. Durch den anschließenden Wechsel von *sollen* zu *dürfen* schließlich bewirkt P27 zweierlei: erstens zeigt sie, daß das durch die Schülerin zu erfolgende Nägelschneiden sehr wohl in ihrer Absicht liegt, und zweitens stellt sie sich und ihre KollegInnen nicht als "langen Arm" der Institution, sondern als von der Entscheidung der Bewohnerin abhängige Bittstellerinnen dar. Diese Strategie erweist sich letzten Endes als erfolgreich: nachdem beide noch über die Notwendigkeit des Nägelschneidens verhandelt haben (Z. 276-278) und P27 ihre um Erlaubnis bittende Frage wiederholt hat (Z. 279), willigt B67 schließlich ein (Z. 280), und P27 kann die gesamte Verhandlungssequenz mit einem abschließenden *also* beenden.

Eine weitere Variante bei der Durchführung der Pflege ist das *Anbieten von Optionen*. Die Funktion dieser Strategie ist ebenfalls, der institutionellen Asymmetrie entgegenzuwirken und den alten Menschen das Gefühl zu geben, an alltäglichen Entscheidungsprozessen, die ihr Leben betreffen, beteiligt zu sein. Somit scheint in diesem Altenheim den BewohnerInnen weitaus weniger umfassend die Kontrolle über sich und ihre Angelegenheiten abgenommen zu werden, als die Forschungsliteratur (z.b. Matthes 1989; Whitbourne/Wills 1993) generell impliziert. Beispiel 12 zeigt, daß die Pflegekräfte den BewohnerInnen immer wieder Wahlmöglichkeiten anbieten, was bspw. das Tragen von Zahnprothesen und Kleidungsstücken sowie die Art der Pflegedurchführung betrifft. Hier erkundigt sich P18 danach, welche Temperatur das Waschwasser haben soll:

Beispiel 12: Ausschnitt aus Text 129, P18 - B45

```
078   P18:    <ich geh mal wa"sser holen↓>
079           <wie hä"tten sie=s denn gerne↓ ka"lt oder wa"rm↓> *
080   B45:    warm↓
081   P18:    warm↓ gut↓
082   B45:    nicht hei"ß↑ aber wa"rm↓
083   P18:    <warm↓ handwa"rm↓> *6*
084   B45:    ja↓
085   P18:    <ja↓ * schön↓> *HOLT 29 SEK WASSER*
```

Das Anbieten von Optionen verändert das Dreierschema von verbaler Handlungsankündigung - praktischer Handlungsdurchführung - verbaler Beendigung (ähnlich wie das Bitten um Erlaubnis) dahingehend, daß nach der Handlungsankündigung (Z. 78, ich geh mal wa"sser holen↓) eine ebenfalls dreischrittige Aushandlungssequenz eingeschoben wird: das Personal offeriert die Wahlmöglichkeiten (Z. 79, wie hä"tten sie=s denn gerne↓ ka"lt oder wa"rm↓), die BewohnerInnen treffen ihre Wahl (Z. 80, warm↓), und die Pflegekräfte ratifizieren diese abschließend (Z. 81, gut↓; Z. 85, schön↓). Im vorliegenden Fall wird dieses Dreierschema zusätzlich erweitert, weil die Bewohnerin ihre eingangs einsilbige Antwort in Zeile 82 noch einmal vereindeutigt. Beide Male reagiert der Pfleger, indem er die Äußerung der Bewohnerin verständnissichernd wiederholt (Z. 81, 83). Erst, als sie ihrerseits seine Deutung (handwarm) bestätigt hat, beendet P18 die Aushandlungssequenz und geht zur praktischen Tätigkeit des Wasserholens über.

Ein wesentliches Kennzeichen nahezu aller Pflegesequenzen ist, daß die PflegerInnen sich während oder nach der Durchführung einzelner Pflegeschritte nach dem Befinden der BewohnerInnen erkundigen. Dieses *Monitoring* geschieht z.T. formelhaft, wie Beispiel 13 verdeutlicht: mit geht das so↑ erfragen die Pflegekräfte hier wie in vielen anderen Fällen, ob z.b. einzelne Pflegehandlungen gut und vollständig von ihnen durchgeführt worden sind, oder ob die Wassertemperatur beim Duschen und Baden den Wünschen der alten Menschen entspricht. Auch das Monitoring erfolgt in drei Schritten. Erst erfolgt die formelhafte Erkundigung nach dem Befinden der BewohnerInnen, die meist aus einer geschlossenen Frage besteht (Z. 44 bzw. 46). Nach der Antwort der BewohnerInnen (Z. 48) wird das Monitoring durch ein ratifizierendes Gliederungssignal von den Pflegekräften abgeschlossen (Z. 49). Dies entspricht den Ergebnissen der australischen Studie von Gibb und O'Brien (1990, vgl. 1.5.1, p. 51):

Beispiel 13: Ausschnitt aus Text 193, P28 - B62

```
044   P28:   ja↓ *29* <ge"ht des so↑>
045   B62:   #bitte↑# HOCH
046   P28:   ge"ht des so↑ *
047          sind sie trocke genu"g↑ *
048   B62:   ja↓
049   P28:   gut↓ *2*
```

In Fällen, in denen die erste Antwort der BewohnerInnen nicht zufriedenstellend ausfällt, handeln die Beteiligten wie in Beispiel 14, in dem es um die Wassertemperatur beim Haarewaschen geht, einen Kompromiß aus.

Beispiel 14: Ausschnitt aus Text 115, P10 - B37

```
068   P10:   is glei vorbei" frau kiefer↓ ja↑ *
069          →gucken se ma↑← wie i"sch des so↑
070   B37:   ja↓
071   P10:   #isch gu"t↑# HÖHER *2* so↓
072   B37:   nein↓ es bissel wä"rmer↓ *8*
073   P10:   so↑
074   B37:   ja↓
075   P10:   gut↑ * →isch ja nur← bis sie ma a"bgeduscht sin↓ ja↑
```

Da die Bewohnerin auf die erste, offene Frage (Z. 69) nicht adäquat eingeht (Z. 70), wiederholt die Schülerin diese in geschlossener Form (Z. 71), wobei sie sie aufmerksamkeitsheischend und eine (eindeutige) Antwort einklagend auch mit höherer Stimme spricht. In der darauf folgenden kurzen Pause versucht P10, das Wasser zu regulieren. Daß dies ihrer eigenen Meinung nach zufriedenstellend gelungen und damit das Monitoring für sie beendet ist, zeigt das abschließende Gliederungssignal *so* (Z. 71). Dieser Einschätzung widerspricht B37 im folgenden: ihr ist das Wasser noch zu kalt. Entsprechend bemüht sich P10 in der nachfolgenden Pause, das Wasser wärmer einzustellen. Wieder beginnt das Monitoring (Z. 73, so↑). In diesem Fall ist die Bewohnerin jedoch zufrieden; die Pflegekraft kann die Sequenz entsprechend mit einem ratifizierenden gut↑ sowie einem tröstenden Hinweis darauf, daß sich das Problem ohnehin bald von selbst erledigen wird, abschließen (Z. 75, →isch ja nur← bis sie ma a"bgeduscht sin↓ ja↑).

Insgesamt gesehen wird also die Phase der Pflegedurchführung in sequentieller Hinsicht dahingehend variiert, daß unterschiedliche, aber im wesentlichen dreistufige Aushandlungssequenzen in bezug auf Wünsche, Vorlieben und Befinden der BewohnerInnen eingeflochten werden. Diese werden in der Regel von den Pflegekräften sowohl initiiert als auch mit einem Gliederungssignal bzw. einer abschließenden, zustimmenden Bewertung beendet.

Schließlich ist noch eine paarig angelegte *Variation der pre-closing Sequenz* vorzustellen, die sich vor allem in Gesprächen mit geistig noch einigermaßen regen BewohnerInnen findet. Sie wird im Sinne eines "opening up closing" (Schegloff/Sacks 1973) optional vor der Abschiedspaarsequenz verwendet[37] und ist vor allem deshalb bemerkenswert, weil sie die einzige Variation des Ablaufschemas ist, die auch auf die BewohnerInnen und nicht nur auf das Pflegepersonal alleine zurückgeht. Die von zwei verschiedenen Stationen stammenden Beispiele 15-17 verdeutlichen dies: nachdem die PflegerInnen das Ende der Interaktion ihrerseits mehr oder weniger explizit (so↓ in Beispiel 15; so↓ un jetz sind se fe"rtig frau w.↓ hm↑ in Beispiel 16; so"dele↑ *2* >jetzetle↓< *4* alles kla"r↑ in Beispiel 17) signalisiert haben, bedanken sich die BewohnerInnen für die ausgeführten Dienstleistungen: sie initiieren eine danke-bitte-Paarsequenz[38], auf die die PflegerInnen in vielen Fällen auch konventionsgemäß eingehen.[39] Ein solches Verhalten von PatientInnen ist auch den Transkripten von Weinhold (1997, 77) zu entnehmen, es ist also nicht altenpflegetypisch.

---

[37] Vgl. auch Gülich/Henke (1980). Diese Positionierung wird durch die Untersuchung von House (1982) bestätigt, sollte aber dennoch in eingehenderen Untersuchungen an größeren Korpora überprüft werden.

[38] Hier und im folgenden spreche ich von einer danke-bitte-Paarsequenz, wenn tatsächlich das Danken den ersten Zug darstellt. Wenn hingegen ein pflegerseitiges *bitte* als erster Zug erfolgt, spreche ich von einer bitte-danke-Paarsequenz.

[39] Beispiel 16 zeigt ferner, daß auch die Untersucherin sich unbewußt an dieses Sequenzschema hält.

Beispiel 15: Ausschnitt aus Text 061, P07 - B07

316   P07:   so frau behrens↓
317   B09:   i da"nk <u>schön</u>↓
318   P07:   <u>bi"tte</u> schön↓//

Beispiel 16: Ausschnitt aus Text 070, P05 - B07

206   P05:   so↓ un jetz sind se fe"rtig frau weinreich↓ hm↑
207   U: ja↓
208   B07:   (>.. uhr noch↓<) *9*
209   U: LEGT IHR DIE UHR AN so↓ *3*
210   B07:   danke↑
211   U: bi"tte schön↓

Beispiel 17: Ausschnitt aus Text 166, P27 - B60

154   P27:   so"dele↑ *2* >jetzetle↓< *4* alles kla"r↑ *
155   B60:   >ja↓ so viel/ vielen da"nk↓<
156   P27:   #bitte schön↓# SINGSANG *2*

3.5 Zusammenfassung

Detaillierte Analysen haben gezeigt, daß die Beteiligten im institutionellen Kontext der Altenpflege ihre Rollen als Pflegende und Gepflegte während der zweck- und handlungsorientierten morgendlichen Pflegekommunikation nicht einfach haben, sondern interaktiv herstellen. Es gibt allerdings auch homileïsche Sequenzen, in denen das Pflegepersonal die institutionenspezifischen Rollen gezielt außer kraft setzt, um die vielen Asymmetrien zwischen sich und den BewohnerInnen auszugleichen und diesen das Gefühl von Kompetenz oder gar Überlegenheit zu vermitteln.

Der typische Ablauf der Morgenpflege ist durch die Pflegehandlungen vorstrukturiert: einem einleitenden Gruß und der daran anschließenden Befindensfrage folgt die Ankündigung der Morgenpflege. Jede Phase bzw. jede einzelne Pflegehandlung wird in drei Schritten abgearbeitet: sie wird verbal und mit Hilfe einer Erklärung oder Handlungsaufforderung eingeleitet, praktisch (und dabei oft schweigend) durchgeführt und verbal, meist mittels Gliederungssignalen, abgeschlossen. Nach einer das Ende der Pflege ankündigenden pre-closing-Sequenz folgt schließlich meist ein Abschiedsgruß.

Dieser typische Ablauf der Morgenpflege orientiert sich allein an den sachlichen Zielen der Institution, d.h. an den notwendigen Pflegetätigkeiten. Variationen dieses Ablaufschemas dienen hingegen in erster Linie der Beziehungsarbeit: mit ihrer Hilfe wird den BewohnerInnen Respekt erwiesen und zugleich erreicht, daß die Zweckorientiertheit der Kommunikation in den Hintergrund tritt, Raum für Small Talk und weiterführende Gespräche entsteht und die zwischen den Beteiligten bestehenden Asymmetrien wenigstens oberflächlich abgemildert werden. Mit Hilfe von meist dreistufigen und oft aushandelnden Sequenzen begründen die PflegerInnen ihre Handlungen, überprüfen das Befinden der BewohnerInnen (und somit die Qualität ihrer Arbeit), holen das Einverständnis der alten Menschen für diverse Handlungen ein und bieten ihnen ferner Verhaltensoptionen an.

4. Das Gesprächsverhalten der PflegerInnen

Es heißt, das Verhalten von Pflegekräften sei einerseits durch Hilfeintentionen und andererseits durch negative Vorurteile gegen alte Menschen geprägt. Unklar ist bislang, inwiefern sich diese psychosozialen Aspekte auf das Gesprächsverhalten auswirken. Es ist jedoch unumstritten, daß Kommunikation in medizinischen Institutionen im wesentlichen die Funktion hat, die reibungslose Durchführung der Pflegehandlungen zu ermöglichen. Wie aber schaffen die Pflegekräfte dies auf dem Hintergrund ihrer eigenen Einstellungen, der institutionellen Zwänge und der unterschiedlichen Erkrankungen der BewohnerInnen? Wie bewältigen sie die Kommunikation mit den BewohnerInnen in bezug auf die Handlungs- und die Beziehungsdimension im einzelnen? An dieser Stelle bedarf es einer Vorbemerkung. In den vor allem sozialpsychologischen Ansätzen der Erforschung pflegerischen Gesprächsverhaltens in der Altenpflege geht es nahezu ausschließlich um sog. respektloses oder patronisierendes Sprechen. Gesprächsstrategien, die nicht unter diese wertenden Überbegriffe fallen, werden nicht erwähnt. Mir ist keine einzige Studie bekannt, in der empirisches Material explizit auf das Vorkommen anderer, nicht-patronisierender kommunikativer Verhaltensweisen untersucht worden wäre. Meiner Ansicht nach sind wertende Kategorien für eine objektive linguistische Betrachtung des empirischen Materials nicht angezeigt. Aus diesem Grunde werde ich im folgenden vier in unterschiedlichem Grade kommunikations- und beziehungsorientierte, teils sehr verschiedene und teils sich überlappende Strategien des pflegerischen Gesprächsverhaltens beschreiben. Da InteraktionsteilnehmerInnen mit den Mitteln der Gesprächsführung ihr Verhältnis zur sozialen Umwelt darstellen, sind diese für die Analyse der Verwendung von gesichtsschonenden und gesichtsbedrohenden Strategien (wie Baby Talk) in Altenpflegeheimen besonders wichtig. In diesem Sinne gilt mein Erkenntnisinteresse neben der gesprächsorganisatorischen Strukturiertheit der Pflegekommunikation auch den impliziten, durch die PflegerInnen vorgenommenen Rollen- und Statuszuweisungen. Mit Schwitalla (1994, 27) gehe ich davon aus, daß sich auch in der Pflegekommunikation ein gemeinsames Weltbild der PflegerInnen, d.h. insbesondere geteilte Höflichkeitsregeln und Face-Normen feststellen lassen:

> "All speech acts which have an impact on the relationships between the interlocutors must be stylistically formed according to the basic values of a society, if the person performing them is to be accepted as a competent member of the community."

Zuerst stelle ich einige handlungsorientierte Strategien der Verständnissicherung (4.1) vor. Danach werden beziehungsorientierte, d.h. höfliche und gesichtsschonende (4.2), "bemutternde" oder Baby Talk-Strategien (4.3) und schließlich gesichtsbedrohende Verhaltensweisen (4.4) aufgezeigt.[40]

---

[40] Vorab sei allerdings deutlich darauf hingewiesen, daß dies rein analytische Kategorien

Im Anschluß daran illustriere ich, wie die Pflegekräfte auf spezifische kommunikative Probleme von Schwerhörigen (4.5), von verschiedenen SchlaganfallpatientInnen (4.6), von Parkinsonkranken (4.7) und von Dementen (4.8) eingehen.

4.1 Verständnissichernde Strategien

Kommunikation in der Altenpflege ist zweckorientierte und empraktische Kommunikation. Da, wie in den Kapiteln 4.5 bis 4.8 und 5. zu zeigen sein wird, die BewohnerInnen die normalen Kommunikationserwartungen der PflegerInnen nicht uneingeschränkt erfüllen (können) und z.t. große akustische und mentale Verständnisschwierigkeiten haben, sind besonders verständnissichernde bzw. vereindeutigende Strategien für die Kommunikation im Altenpflegeheim notwendig. Wie machen die Pflegekräfte bspw. verwirrten BewohnerInnen das Pflegegeschehen verständlich? Wie erreichen sie, daß demente BewohnerInnen ihnen und den Pflegetätigkeiten auch über längere Zeiträume ihre Aufmerksamkeit schenken? Zur Beantwortung dieser Fragen werden daher die lexikalischen, grammatischen und vor allem die gesprächssteuernden Strategien dargestellt, mithilfe derer das Personal versucht, das Verstehen der BewohnerInnen sicherzustellen. Als in erster Linie verständnissichernd verstehe ich die folgenden Strategien:

4.1.1 Lexikalische Ebene

Es besteht *wenig lexikalische Vielfalt*. Die Schwestern und Pfleger verwenden anders als bspw. Ärzte, die im allgemeinen medizinische Fachterminologie gebrauchen, in nominaler Hinsicht viele umgangssprachliche "Allroundwörter". Sie setzen tendenziell umso weniger verschiedene Wörter ein, je größer die Pflegebedürftigkeit und insbesondere die damit einhergehende reduzierte Verständnisfähigkeit der BewohnerInnen ist. Gemäß der primär empraktischen und direktiven Funktion der Gespräche werden immer dieselben Handlungsverben wie etwa *hinsetzen, aufstehen, festhalten* oder *umdrehen*, sowie immer gleiche Richtungsanzeiger wie *hoch, runter, hin, her, rum, drauf, vor* oder *zurück* gebraucht. Auch werden, vermutlich aus Gründen der Eindeutigkeit, in manchen

---

sind: Verständnissichernde Strategien können gleichzeitig gesichtsbedrohend sein, und nicht immer lassen sich verständnissichernde von Baby-Talk-Strategien sauber trennen. Aus diesem Grunde können und müssen die meisten der dargestellten Phänomene mehr als einer dieser Kategorien zugeordnet werden.

Fällen Pronomen durch Nomen ersetzt. So referiert P21 im folgenden Textausschnitt nicht mit dem an dieser Stelle erwartbaren Personalpronomen *Sie*, sondern mit dem Namen (Z. 133, 140) vereindeutigend auf die Bewohnerin, die hier wieder einmal pflegebezogene mit religiösen Inhalten vermischt. P21 macht durch die Wahl der nominalen Form klar, daß sie nicht nur mit ihr, sondern auch über sie spricht. Sie verunmöglicht so eine auf religiöse Inhalte bezogene Fehldeutung durch die Bewohnerin und versucht gleichzeitig auf humorvolle Art und Weise, eine Fokussierung auf die Pflegerealität zu bewirken[41]:

Beispiel 18: Ausschnitt aus Text 131, P21 - B48

```
129   B48:   (mit der decke) bedeckter heiliger
130   P21:   mhm↑
131   B48:   geist↓ *3*
132   P21:   >so↓< *2* den heiligen geist kann ich ni"ch zudecken↓
133          aber die frau ko"hler kann ich zudecken↓
134   B48:   bitte↑
135   P21:   LACHT KURZ
136          den heiligen geist kann ich ni"ch zudecken↓
137          der brau"cht das auch nich↓
138          dem is sicher immer wa"rm↓ * gell↑
139   B48:   ja↓ *
140   P21:   →aber die frau ko"hler↓← die" muß zugedeckt werden↓ ja↑
```

Ähnlich verhält sie sich auch in einem anderen Fall. Dort verwendet sie die nominale Form die frau wiedek, weil sie situationsbedingt, d.h. aufgrund einer Mehrfachadressierung (angesprochen sind sowohl zwei Bewohnerinnen als auch die Untersucherin) gleichermaßen mit der als auch über die Bewohnerin B47 spricht.

Auch P23 setzt eine nominale statt einer pronominalen Form verständnissichernd ein, als sie Frau H. (B51) auffordert, sich selbst (und nicht die Pflegerin) nach Abschluß der Morgenpflege im Spiegel zu betrachten und somit sich selbst zum Objekt der von ihr gewünschten Handlung zu machen. Hier erfolgt das nominale Referieren erst, nachdem deutlich wird, daß die Bewohnerin die ursprüngliche pronominal formulierte Aufforderung nicht richtig verstanden hat:

---

[41] Die diskutierten Phänomene werden hier und im folgenden in den Textausschnitten fett gedruckt.

Beispiel 19: Ausschnitt aus Text 145, P23 - B51

```
525    P23:   jetz schaun sie mal in=n spie"gel↑ *
526           ob sie schö"n sind↑ * sie zufrie"den sind↑
527           >jetz< gucken sie mal hie"r↓ *4*
528           sie gucken ja mi"ch an↓
529           hier die frau ho"fmann solln se angucken↓
```

In Kapitel 4.3 wird zu zeigen sein, daß die in der Kommunikation von Erwachsenen untereinander unübliche oder eher scherzhaft gemeinte Verwendung von
Eigennamen anstelle von Pronomen auch ein Kennzeichen von SBT sein kann.

4.1.2 Komplexität der Äußerungen

Die meisten Äußerungen des Personals sind kurz und einfach strukturiert. Nebensätze kommen eher selten vor (vgl. die Beispiel 3, 8 und 12). Es scheint eine
Tendenz dahingehend zu bestehen, daß umso weniger Nebensätze eingesetzt
werden, je hilfebedürftiger die BewohnerInnen sind und je weiter bspw. eine
Demenz vorangeschritten ist. Deutlich öfter werden Nebensätze hingegen im
Gespräch von Pflegekräften untereinander verwendet. Auch hier deutet sich also
an, daß es durchaus einen Zusammenhang zwischen Charakteristika der AdressatInnen und der Sprachverwendung des Pflegepersonals gibt.
Auffällig ist auch, daß bei Nichtverstehen bzw. nicht erfolgender Reaktion der
BewohnerInnen immer stärker verkürzte (und im wesentlichen auf das Verb reduzierte) Ellipsen beim Auffordern eingesetzt werden. Dieses im Rahmen der institutionellen Altenpflege gewonnene Ergebnis untermauert die These Schwital-
las (1994), sprachökonomische Ellipsen seien typisch für standardisierte Settings. Sie erscheinen in den Formen Partikel + Infinitiv (grad mal x-en), Zeitadverb + Infinitiv (jetzt x-en), Zeitadverb + Richtungsadverb (und jetzt hoch), oder
Substantiv + Infinitiv, wie in Beispiel 20, in dem eine Schwester angesichts des
Nichtverstehens der angesprochenen Bewohnerin ihre Aufforderung immer mehr
verkürzt:

Beispiel 20: Ausschnitt aus Text 190, P27 - B70

```
020    P27:   #den#=ehr TUN SIE ma=n mu"nd spüle maria↑ *
021           ma=n mu"nd spüle↓ *2*
022           #mu"nd spüle↓# SINGSANG
...
033           *2* maria stehn=ehr mal hi"n↑ *
034           bitte mal au"fstehn↓ *2* hoch↑ ja:↑
```

Manche, an die gelähmte und sich im letzten Stadium der Demenz befindliche Frau L. (B35) gerichteten Aufforderungen bestehen von vornherein nur noch aus einem Wort bzw. Infinitiv wie etwa essen↑ oder kauen↑. Zusammenfassend ist festzustellen, daß in der Altenpflege nicht nur kurze und einfache, sondern auch elliptische Äußerungen häufig verwendet werden.

4.1.3 Gesprächssteuerung

Vor allem auf der Ebene der Gesprächssteuerung finden sich viele verständnissichernde Strategien: eingesetzt werden rituelle Anfangs- und Beendigungsfloskeln bzw. Paarsequenzen (4.1.3.1), Formeln (4.1.3.2), handlungsbegleitende Äußerungen (4.1.3.3), Gliederungssignale (4.1.3.4), nominale Anredeformen (4.1.3.5), Wiederholungen (4.1.3.6) und geschlossene Fragen (4.1.3.7). Desweiteren sind der adressatenspezifische und daher verständnissichernde Einsatz von Dialekt vs. Hochsprache (4.1.3.8) und das Vermeiden indirekten Sprechens (4.1.3.9) zu beschreiben.

4.1.3.1 Gesprächsanfang und -ende: Paarsequenzen

Die Initiierung von Paarsequenzen lädt nicht nur allgemein, sondern auch in der Altenpflege zu mehr Dialogizität ein. Paarsequenzen haben aber gleichzeitig, d.h. wenn sie an bestimmten und von allen Beteiligten erwartbaren Stellen im Gespräch erfolgen, auch noch eine rahmengebende Funktion. Anfang und Ende der Morgenpflege werden bspw. mithilfe von rituellen Gesprächsanfängen und -beendigungen deutlich markiert. Der Ablauf folgt einem festen Schema (vgl. 3.4). Genau wie in der Alltagskommunikation sind in der institutionellen Gesprächseröffnung und -beendigung (Gülich/Henke 1980) Paarsequenzen wie Gruß/Gegengruß, Frage/Antwort, und bitte/danke typisch. So werden die BewohnerInnen mit (guten) morgen (frau x) begrüßt, wenn dies die erste Begegnung zwischen ihnen und dem Personal ist. Dabei wird in vielen Fällen der jeweilige Name der BewohnerInnen dem Gruß identifizierend beigefügt. Bei weiteren Begegnungen grüßen die PflegerInnen sie mit hallo (frau x), wobei diese (Wieder-) Begrüßungen ebenfalls oft die direkte namentliche Anrede umfassen.[42]

---

[42]   House (1982) hat demgegenüber festgestellt, daß das förmlichere *Guten Morgen* allgemein in eher asymmetrischen Situationen gebraucht wird, während *hallo* weniger förmlich sei und auch eine geringere soziale Distanz der Sprechenden verdeutliche. In meinem Material charakterisieren Grußformeln die Situation eher zeitlich als beziehungsindizierend. Auch kann Gülich/Henkes (1980) Interpretation der Kombination

Ähnlich sieht es beim Abschiedsgruß aus: die PflegerInnen verabschieden sich mit bis nachher (frau x), bis später (frau x) und bis gleich (frau x), d.h. also einem Verweis auf zukünftige Kontakte, oder mit tschüß/wiedersehn/adieu/ade (frau x) oder einer Kombination der aufgeführten Grußvarianten. Wie in Kapitel 5 zu zeigen sein wird, grüßen die BewohnerInnen in vielen Fällen nicht zurück. Das häufige Fehlen des Antwortzuges der Gruß-Gegengruß-Paarsequenz veranschaulicht, daß Grußsequenzen in diesem institutionellen Rahmen nicht primär Höflichkeit, sondern Anfang und Ende der Pflegeinteraktion signalisieren.[43] Die VertreterInnen der Institution indizieren durch Begrüßung und Verabschiedung der BewohnerInnen somit den Rahmenwechsel (Gülich 1981), sie aktivieren das Wissen über die Gültigkeit institutioneller Ziele und Verhaltensnormen.[44] Danke/bitte-Paarsequenzen kennzeichnen die Pflegekommunikation ebenfalls, wenn sie auch deutlich seltener als Grußsequenzen sind. Obwohl der Zugzwang, auf *danke* mit *bitte* zu reagieren, sicherlich geringer ist als im Falle von Gruß und Gegengruß, fällt auch hier das häufige Fehlen des Antwortzuges dieser Paarsequenz auf. In diesem Fall sind es allerdings die PflegerInnen, die ihn schuldig bleiben. Das Vorhandensein bzw. Fehlen des Antwortzuges scheint in diesem Fall eher stationenspezifisch zu sein. Was oberflächlich betrachtet gleich aussieht, kann also ganz unterschiedliche Ursachen haben, wie ein Blick auf die Verteilungen der danke/bitte-Sequenzen über mein Material zeigt: ein Großteil der Fälle ist nämlich nur den zwei Stationen A und B zuzuordnen. Ich führe dies auf zwei Gründe zurück: erstens leben auf der Wohnheimstation die am wenigsten pflegebedürftigen alten Menschen. Die meisten von ihnen können noch mehr oder weniger normal kommunizieren und entsprechend ihrem Wunsch, den Schwestern zu danken, Ausdruck verleihen. Einige von ihnen, wie z.B. B07, tun dies nun so häufig, daß die PflegerInnen *nicht jedesmal* darauf ein-

---

von Gruß und Anrede als Zeichen von Distanziertheit nicht auf mein Korpus übertragen werden. Im Rahmen der Pflegekommunikation liegt hier vielmehr eine Höflichkeits- bzw. Respektsbezeugung vor, verbunden mit einem Appell an die Aufmerksamkeit der Angesprochenen.

[43]   Gegen eine Deutung des fehlenden Gegengrußes vor allem am Ende von Interaktionen als Zeichen von Desinteresse spricht, daß die BewohnerInnen im übrigen während der Pflegedurchführung sehr wohl bemüht sind, nach ihren in unterschiedlichem Maße eingeschränkten Möglichkeiten auf die Gesprächsangebote der Pflegekräfte einzugehen.

[44]   Diese Interpretation wird auch dadurch gestützt, daß die BewohnerInnen in vielen Fällen, in denen sie nicht mit einem Gegengruß reagieren, ein das Ende der Pflegeinteraktion bestätigendes *ja* verwenden. Somit kann nicht in jedem Fall beim Fehlen des Gegengrußes, wie dies Gülich/Henke (1980) andeuten, eine Schwächung der sozialen Beziehung der Interagierenden angenommen werden.

gehen. Das Verhältnis zwischen vollständigen und unvollständigen Paarsequenzen ist auf der Station A jedoch relativ ausgeglichen.

Zweitens ist der Führungsstil auf den jeweiligen Stationen der Grund für die unterschiedliche Verteilung: Während die Wohnheimstation von einem im Durchschnitt sehr jungen und solidarisch-"demokratischen" Team betreut wird, geht es auf der Pflegestation B eher traditionell streng und hierarchisch zu. In diesem Sinne interpretiere ich das vom Personal unbeantwortete Danken (und Bitten) auf der Station B eher als Geste der Unterordnung unter die Macht des Personals, d.h. als Ausdruck und Bestätigung der asymmetrischen Rollenverteilung. Diese Deutung wird durch die folgenden zwei Beobachtungen unterstützt: Auf der Station A sind erstens fast alle Pflegekräfte, unabhängig von deren Rang und Stellung, einmal oder mehrere Male an danke/bitte-Paarsequenzen beteiligt; auf der Station B hingegen ist das Reagieren auf das Danken der BewohnerInnen nahezu ausnahmslos auf einen Zivildienstleistenden und eine Schülerin, d.h. auf junge, relativ unerfahrene und "machtlose" PflegerInnen, beschränkt. Darüber hinaus besteht zweitens auf der Station A fast eine Symmetrie zwischen unbeantworteten Dankesäußerungen von BewohnerInnen und PflegerInnen.[45] Auf der Station B liegt hingegen eine deutliche Asymmetrie in der Demonstration von Höflichkeit bzw. Solidarität vor.

Auf der Pflegestation C sind demgegenüber vollständige und unvollständige danke/bitte-Paarsequenzen ausgesprochen selten. Dies führe ich darauf zurück, daß hier die wenigsten BewohnerInnen noch in der Lage sind, "normal" zu kommunizieren[46]: das Sprechen ist auf elementarere Dinge als das Austauschen von Höflichkeitsfloskeln reduziert. Die als solidarisch zu interpretierenden Dankesäußerungen von seiten des Personals stammen wiederum überwiegend vom pflegerischen "Nachwuchs".

Zusammenfassend ist also festzuhalten, daß am ehesten die jüngeren PflegerInnen, und hier vor allem SchülerInnen, Zivildienstleistende und PraktikantInnen, auf Eröffnungen von bitte/danke-Sequenzen reagieren oder sie selbst initiieren.[47] Dies könnte sowohl daran liegen, daß sie die Alltagsregel, daß Junge höflich und respektvoll gegenüber älteren Menschen sein sollen, auf die institutionelle Intergenerationenbegegnung übertragen, als auch (vor allem?) daran, daß sie das in-

---

[45] Einschränkend muß allerdings gesagt werden, daß die junge P01 (die relativ gesehen allerdings am häufigsten von allen Pflegekräften aufgenommen wurde!), die meisten entsprechenden Antwortzüge beigesteuert hat.

[46] Zwei BewohnerInnen sind beispielsweise während meiner Anwesenheit auf der Station verstorben, drei andere sind aufgrund ihrer Parkinson- bzw. MS-Erkrankung ganz oder teilweise verstummt.

[47] Eine Ausnahme ist lediglich P27, die Stationsleiterin der eher hierarchisch-straff geführten Station D.

stitutionenspezifische Machtgefälle noch nicht verinnerlicht haben und es entsprechend nicht ausagieren. Entgegen der verallgemeinernden Annahme von Gülich/Henke (1980) wird in der institutionellen Altenpflege *nicht* ausführlicher als in der Alltagskommunikation gedankt.

4.1.3.2 Formelhaftigkeit

Da die durchzuführenden Handlungen im wesentlichen an jedem Tag und bei allen BewohnerInnen dieselben sind, spricht das Personal entsprechend routiniert. Mangelnde Fehlstarts bei den auffordernden und handlungsbegleitenden Äußerungen, die keiner größeren Planung mehr bedürfen, belegen dies. Abbrüche finden sich hingegen öfter in Situationen, in denen etwas Unerwartetes geschieht, oder in denen das Personal bspw. mit der Untersucherin spricht.

Vor allem aber sprechen die PflegerInnen formelhaft. So wird die Pflegetätigkeit nach dem Morgengruß durch die höflichen Fragen wie geht's (ihnen)↑ und/oder gut geschlafen↑ eingeleitet (vgl. Bsp. 1, 5, 6, 7)[48]. Im Verlauf der Interaktion erfolgen immer wieder rituell zu bezeichnende Nachfragen wie geht=s so (frau x)? (vgl. Bsp. 13). Diese werden besonders häufig von solchen Pflegekräften gebraucht, die noch wenig Routine haben, also von SchülerInnen, PraktikantInnen und Zivildienstleistenden. Möglicherweise werden sie explizit in der Ausbildung gelehrt (oder von den Ausbilderinnen abgeschaut) und daher bevorzugt von den SchülerInnen in ihren Pflege-Alltag integriert.

Die Wendungen schauen sie (mal) oder gucken sie (mal) werden gebraucht, um die Aufmerksamkeit der BewohnerInnen (wieder) auf das Pflegegeschehen zu lenken. Eine weitere formelhafte Wendung mit Signalfunktion ist kommen sie. Sie hat in etwa die Bedeutung *los geht's* und wird genutzt, um gewünschte Aktivitäten einzuleiten und die Aufmerksamkeit der BewohnerInnen wieder auf das Pflegegeschehen zu lenken. In Verbindung hiermit erscheint manchmal das Angebot der PflegerInnen, den BewohnerInnen bei den Pflegeaktivitäten zu helfen (ich helf ihnen; soll ich ihnen helfen), welches manchmal durch Grad- und Modalpartikeln wie *grad, (noch)mal, ein bißchen* abgeschwächt wird. Im Sinne des Konzepts aktivierender Pflege werden die BewohnerInnen auch gebeten, dem Personal bei der Bewältigung der Morgenpflege behilflich zu sein. Diese Aufforderung erscheint wiederum in der höflich abgeschwächten Form helfen sie (mir) (mal) (ein bißchen) mit.

---

[48] Dies widerlegt eindeutig die Hypothesen von Gülich und Henke (1980), daß in institutioneller Kommunikation die Frage nach dem Befinden typischerweise ganz entfalle, und daß dort grundsätzlich andere Eröffnungssequenzen zu erwarten seien. Vergleiche auch House (1982) zur Struktur von Eröffnungsphasen normaler Alltagsgespräche.

Ein nicht ganz so häufig wie kommen sie gebrauchter Ausdruck ist wie isch es/-
das↑. Er wird, etwa in der Variante wie ischs denn mit aufstehn↑, einerseits
appellativ-auffordernd verwendet: die PflegerInnen bitten die BewohnerInnen indirekt um eine Eigenbeteiligung oder doch wenigstens Kooperativität während
der Morgenpflege. Andererseits erscheint wie isch des wasser↑/ wie isch des so↑,
und das wesentlich häufiger als die erstgenannte Variante, wie übrigens auch das
oben angeführte geht=s so↑ in einer Monitoring-Funktion (Gibb/O'Brien 1990):
das Personal überwacht so die Qualität der eigenen Arbeit und signalisiert darüber hinaus die Bereitschaft, die Morgenpflege so weit wie möglich im Sinne
der Empfindungen, Vorlieben etc. der BewohnerInnen zu gestalten.
Charakteristisch für die Kommunikation während der Morgenpflege ist wieterhin
die Frage tut das weh↑, bzw. eine auffordernde, inhaltliche Variante davon
(wenn=s weh tut sa"gen sie=s↓). Letztere wurde bis auf einmal ausschließlich von
SchülerInnen verwendet.[49]
Mit nit erschrecke werden BewohnerInnen auf eine unmittelbar bevorstehende
Handlung vorbereitet (vgl. auch nachstehendes Bsp. 21).[50] Vor allem im Umgang mit den BewohnerInnen, für die die Morgenpflege schmerzhaft oder sonst-
wie unangenehm ist, verwendet das Personal tröstende Formeln wie etwa gleich
sim=mer/ ich bin gleich fertig/so weit, isch (doch) glei vorbei/fertig/soweit, jetz ham
wer=s (gleich) geschafft, gleich ham mer=s↓.
Mit den Worten ich komm gleich (wieder) schließlich kündigen die PflegerInnen
eine kurze Unterbrechung der Morgenpflege an. Halten sie eine weitere Hilfe-
stellung zur Durchführung des Waschens und Anziehens für nicht weiter erforderlich, so fordern sie die BewohnerInnen mit sie läuten mir (dann) oder einer inhaltlichen Variante davon auf, die Morgenpflege selbständig abzuschließen und
anschließend durch Klingeln das Ende der möglichen Eigenaktivität zu signalisieren.[51]
Zusammenfassend läßt sich feststellen, daß ein Reihe von Äußerungen des Personals formelhaft ist. Dies ist sowohl durch institutionelle Routine als auch durch
den Charakter der Kommunikationssituation und den Kommunikationszweck

---

[49]   Hier zeichnet sich auch ein deutliches Gefälle zwischen den einzelnen Stationen ab: die
        allermeisten Belege stammen nämlich von der autoritär geführten Station D. Gebrauch
        und Häufigkeit gewisser Formeln scheinen also auch vom Gruppenstil einer Station ab-
        zuhängen.

[50]   Diese Beobachtung wird durch einen provokativen, von einem Zivildienstleistenden
        verfaßten Artikel über seine Erfahrungen in der (ambulanten) Altenpflege bestätigt, der
        am 25. November 1994 in der ZEIT veröffentlicht wurde: "... dann kündige ich das
        vorher mit einem mitleidigen, kindgerechten Ton an: Vorsicht, jetzt wird es gleich eis-
        kalt, bitte nicht erschrecken!"

[51]   Dies ist auch in der Krankenpflege zu beobachten, vgl. Weinhold 1997, 76.

mitbedingt. Es gibt eben nur eine endliche Zahl von Möglichkeiten, die Sprechweise in einem in inhaltlicher wie struktureller Hinsicht engen Rahmen gleichermaßen effektiv und verständlich zu gestalten.
Die wichtigsten Funktionen dieser formelhaft gebrauchten Wendungen sind neben der Verständnissicherung und dem Einfordern von Mithilfe und Aufmerksamkeit (kommen sie, schauen sie mal) die Verdeutlichung der jeweiligen Phase
der Morgenpflege (wie geht=s↑, gut geschlafen↑, und jetz ham wers gleich geschafft, sie läuten mir dann) und die Überwachung der Qualität der geleisteten Arbeit sowie des Wohlbefindens der BewohnerInnen (geht=s so↑, wie isch des↑, tut
das weh↑, wenn=s wehtut sagen sie=s↓). Formelhafte Wendungen dienen also der
Orientierung der BewohnerInnen über das bzw. dem Verständnis des Pflegegeschehens sowie der Orientierung der Pflegekräfte über das Befinden der BewohnerInnen.

4.1.3.3 Handlungsbegleitende Äußerungen

Da der hauptsächliche Zweck der Kommunikation in der Altenpflege die Bewältigung des Pflegegeschehens ist, besteht ein großer Teil der Äußerungen der
PflegerInnen neben mehr oder weniger direkten empraktischen Handlungsaufforderungen (Direktiven) aus handlungsbegleitenden Äußerungen (Deklarativen),
d.h. Erklärungen und Ankündigungen der Form *ich mache jetzt x*. Metaäußerun-
gen dieser Art sind charakteristisch für den Pflege-Kontext: in anderen Institutionen wie etwa Ämtern werden sprachliche und sonstige Handlungen ausgeführt,
aber selten benannt oder kommentiert.[52] In der Altenpflege strukturieren handlungsbegleitende Äußerungen die Abfolge von Pflegetätigkeiten (so auch Weinhold 1997, 139 in bezug auf die Krankenpflege) und die Pflegekommunikation
gleichermaßen. Die Deklarative dienen nicht nur dem Verständnis des Pflegegeschehens und der Vorbereitung auf erwünschte Mithilfe oder zu erwartende
Schmerzen; sie demonstrieren auch explizit, daß die BewohnerInnen nicht bloß
als zu pflegende Objekte betrachtet werden, sondern Menschen sind, gegenüber
denen man das Pflegegeschehen so transparent und nachvollziehbar wie möglich
gestalten möchte. In diesem Sinne sind die handlungsbegleitenden Äußerungen
zugleich verständnissichernd und "face-saving". Dies zeigt sich im folgenden
Beispiel, in dem die Pflegerin das Pflegegeschehen nicht nur in der Ich-Form an-
kündigt (Z. 120, 128), sondern die (gelähmte) Bewohnerin durch die Verwendung von *wir* wenigstens verbal an den (von ihr alleine ausgeführten) Pflegehandlungen beteiligt (Z. 119, 121, 122, 126):

---

[52] Eine Ausnahme bilden hier Handlungen wie etwa Taufen in der Kirche und demon-
strierende Handlungen in Lehrsituationen (Brünner 1987; Baßler 1996).

Beispiel 21: Ausschnitt aus Text 194, P33 - B68

```
119   P33:   >jetz< ham wer alles da"↑ *
120          dann klau ich ihnen ma die de"cke↑ *7*
121          un des nachthemd ziehn wer au"s↑ *2*
122          >hm↓ wir müssen ers mit einem a"rm raus↓< *
123          is=n bißchen e"ng am hals↓ * >so↓< *9*
124          >und * die .. noch↑< *3*
125          und noch einmal ho"ch↑ *26*
126          jetz gucken wer mal * wie wa"rm das wasser is↓ hm↑
127          *10* geht=s so"↑ *17*
128          ich mach die haa"re naß↑
129          nit erschre"cke↑ *16*
130          und der wa"schlappen kommt in=s gesicht↓
```

4.1.3.4 Gliederungssignale

Die PflegerInnen gebrauchen häufig Gliederungssignale wie etwa *okay, so(dele)*, *jetzet(le)*[53], und *gut*. Diese Signalwörter bzw. -äußerungen haben eine vorbereitende Funktion: *so* z.b. leitet vor allem nach längeren Gesprächspausen neue Handlungen bzw. Aufforderungen (und damit die Wiederaufnahme des Rederechts) ein und bedeuten zugleich, daß etwaige, bis dahin schweigend ausgeführte Handlungen abgeschlossen sind (Brünner 1987; Gibb 1990). Das ebenfalls in abschließender Funktion verwendete *gut* erfolgt demgegenüber unmittelbar nach vorherigen Äußerungen und vor allem dann, wenn die BewohnerInnen eine Frage der PflegerInnen zu deren Zufriedenheit beantwortet haben. Somit strukturieren die Gliederungssignale nicht nur das Gespräch, sondern auch die Pflegeaktivitäten. Im Beispiel 22 wird das Gliederungssignal *so* von der Schülerin P10 in dieser Art gebraucht. Sie modifiziert es zusätzlich auf intonatorischer Ebene, nämlich indem sie es mal mit fallender (Z. 135, 139) und mal mit steigender (Z. 141) Intonation verwendet und es darüber hinaus vermutlich in aufmerksamkeitsheischender Absicht z.T. gedehnt (Z. 137), schneller (Z. 143), langsamer (Z. 144) und lauter (Z. 147) spricht:

Beispiel 22: Ausschnitt aus Text 101, P10 - B34

```
135   P10:   LACHT *3* so↓ *3*
136          zieh ich ihne ihr nachthemd wieder a"n da↓ he↑
```

---

[53] Vgl. Kapitel 4.3.4 in bezug auf die Verwendung diminuierter Interjektionen.

137 P10:   sonsch wird=s zu ka"lt↓ *2* **so**:↑
138   einmal de"n arm bitte↑ *8*
139   **so**↓ un jetz zieh ich=s erscht mal über de ko"pf frau helmer↓
140   isch mir lie"ber↓ *4*
141   erscht mal über=n ko"pf rübber↑ *3* **so**↑ spi"tze↑ *7*
142   >un jetz kommen dann die (händle ran↑<) *6* super↑
143   super su"per↓ * ge"ht schon↓ ge"ht schon↓ *12* →**so**↑←
144   * <schönes na"chthemd↓> * hm↑ *3* ←**so**↓→
145   jetz nehm ich ihne mal des kisse da we"g↑ *2*
146   un leg des mal da ho"ch↑ *
147   >da isch nämlich kein lake dru"nter↑< *4* <**so**↓>
148   un dann müsse sie sich jetz ma auf=d sei"te
149   rübberdrehe frau helmer↓ * tu"n sie des mol↓ *2*

Gleichermaßen häufig sind die Rückversicherungsfragen wie z.B. *ge(ll), ne, nich*, die Gliederungssignale in Endstellung sind (vgl. 6.6.5). Sie dienen nicht nur zur Verständnissicherung (vgl. Baßler 1996), sondern gleichzeitig zur Dialoganimation: sie bieten den BewohnerInnen explizit das Rederecht an. Im Beispiel 22 geschieht dies in den Zeilen 136 und 144. Mithin werden Gliederungssignale eingesetzt, um das Gespräch *und* das außersprachliche Geschehen zu strukturieren: sie zeigen in verständnissichernder wie kommunikativer Absicht das Ende von Handlungen und Redebeiträgen an.

4.1.3.5 Direkte nominale Anrede

Sehr auffällig im Vergleich zur normalen Alltagskommunikation Erwachsener untereinander ist die häufige, sowohl Äußerungen ein- als auch ausleitend gebrauchte direkte Anrede mit dem Namen (*herr/frau müller;* vgl. 6.2.4). Sie dient der Kontaktetablierung und dem Erhalt der Aufmerksamkeit (Wood/Kroger 1993; Schwitalla 1995), wie in den Beispielen 5 und 8 zu sehen ist. Die Pflegekräfte nutzen die Apellfunktion des Namens, um sicherzustellen, daß die BewohnerInnen ihren Erklärungen aufmerksam folgen und an sie gerichtete Aufforderungen möglichst schon im ersten Anlauf verstehen. Ferner dürfte die direkte namentliche Anrede auch ein Mittel sein, um wenigstens eine Minimalkommunikation aufrechtzuerhalten, und darüber hinaus der Intimität der Pflegesituation Rechnung zu tragen.

Da die in anderen Institutionen miteinander agierenden Personen in der Regel im Vollbesitz ihrer geistigen Kräfte sind und außergewöhnliche Mittel, die Aufmerksamkeit der KlientInnen aufrecht zu erhalten, meist ebenfalls unnötig sind, weil die KlientInnen meist von sich aus ein Interesse daran haben, die dort ablaufende Kommunikation zu verfolgen und im Detail zu verstehen, betrachte ich die unentwegte aufmerksamkeitsheischende Anrede mit dem Nachnamen als pflegeinteraktions- bzw. institutionentypisch.

4.1.3.6 Wiederholungen

Auch wörtliche und paraphrastische Wiederholungen werden verständnissichernd eingesetzt (vgl. 6.3.6). Dabei wiederholen die PflegerInnen häufig bestätigend ihre eigenen Äußerungen und fragend die der BewohnerInnen (wie etwa in den Beispielen 6, 8 und 12). Wiederholungen sind ein gutes Beispiel für Strategien, die mehr als eine Funktion haben: sie dienen nicht nur der Verständnissicherung, sondern auch dem Aufrechterhalten von phatischer Minimalkommunikation oder Small Talk. Darüber hinaus werden Wiederholungen wie in Beispiel 6 (Z. 172) und in Beispiel 12 (Z. 82, 84) auch als Konsenssignal verwendet (vgl. Brown/Yule 1983, 4). So wird mithilfe von Wiederholungen geredet, ohne daß wirklich etwas Neues gesagt würde. Der Zweck des Redens ist allein die Mitteilung eines prinzipiellen Interesses an der Kommunikation sowie die Demonstration einer freundlichen Einstellung gegenüber den BewohnerInnen. Dies trifft besonders in solchen Fällen zu, in denen das Personal mit sehr schweigsamen BewohnerInnen spricht: um die Phasen des Schweigens nicht länger als nötig werden zu lassen, wiederholen die Pflegekräfte die wenigen Worte der betreffenden BewohnerInnen zumeist wörtlich, wie auch hier in Beispiel 23 (Z. 131, 133, 265 und 267). In diesem Fall ist der Zivildienstleistende P05 bemüht, die Bewohnerin zum Reden zu animieren, wie deutlich an den Nachfragen isch wahr↓ in den Zeilen 133 und 265 und dem fragend intonierten mhm↑ in Zeile 267 zu sehen ist:

Beispiel 23: Ausschnitt aus Text 070, P05 - B06

128	P05:	sie sin noch ni"ch ganz wach frau keppler↓ hm↑
129		sin no ni"ch ganz da↓
130	B06:	nein↓
131	P05:	**nein↓** mhm↑
132	B06:	ja↓ da ham sie re"cht↓
133	P05:	**hab ich re"cht↓** isch wahr↓ * #gut↓# HOCH
...		
261	P05:	<#hallo frau ke"ppler↓#> HOHER SINGSANG
262	B06:	mhm↑
263	P05:	sind sie noch am ←schla"fen↑→ * <hm↑>
264	B06:	nein↓ bin scho wa"ch↓
265	P05:	**sind sie schon wa"ch↓** isch wahr↓

266   B06:   mhm↓
267   P05:   mhm↑

4.1.3.7 Geschlossene Fragen

Nicht nur in amerikanischen (Ashburn/Gordon 1981; Hamilton 1994), sondern auch in deutschen Altenpflegeheimen werden im wesentlichen geschlossene Fragen gestellt, die auf eine einfache ja- oder nein-Antwort zielen und so leicht zu verstehen und zu verarbeiten sind. Die Verwendung geschlossener Fragen minimiert den Reaktions- und Formulierungsaufwand für die BewohnerInnen und verhindert längere Pausen in Gespräch und Pflegehandlung. Beispiel 24 zeigt, daß die Pflegehelferin P25 geschlossene Fragen im Umgang mit der dementen und unruhigen Frau H. einsetzt, die sich meist nur noch nonverbal, d.h. schreiend verständigt. Geschlossene Fragen sind praktisch die einzigen Äußerungen, auf die die Bewohnerin (wie hier in den Zeilen 124 und 126) noch verbal reagiert.

Beispiel 24: Ausschnitt aus Text , P25 - B52

121   P25:   <sie dürfen den rollstuhl selber schie"ben↓>
122   <ma"che sie des↑> * toll↓
123   soll i"ch mich reinsetze↓
124   B51:   #nein↓# SCHREI-INTONATION *4*
125   P25:   <dann schieben mer=n lee"r↓> gell↑[54]
126   B51:   ja↓

Beispiel 25 illustriert, daß geschlossene Fragen, die wie hier oft gleichzeitig Wiederholungen der Äußerungen der Bewohnerin sind (Z. 288, 302), auch dann bevorzugt eingesetzt werden, wenn die BewohnerInnen massive Sprachproduktionsprobleme, nicht aber mentale Verständnisschwierigkeiten haben. In diesem Ausschnitt sprechen die Gesprächspartnerinnen während der Pflegedurchführung über einen Ausflug, den die gelähmte, blinde und sprachbehinderte Bewohnerin unternehmen wird. Die Schülerin P23 verwendet neben einer Alternativfrage (Z. 292) und zwei offenen Fragen (Z. 299, 300) in erster Linie geschlossene Fragen (Z. 288, 295, 302, 304, 306), um das Gespräch voranzutreiben:

---

[54]   Hier und im folgenden werden tag questions auch als geschlossene Fragen interpretiert.

Beispiel 25: Ausschnitt aus Text 148, P23 - B56

287 B56: ich ge-geg-g-g-ge"h doch * nächste woche fo-fo-fo"rt↓ *
288 P23: **du gehsch nächste woche fo"rt**↓
289 B56: ja↓
290 P23: erzähl mal wo de hi"ngehsch brigitte↓ *4*
291 B56: be-bi ei"ngel-l-lade↓ *3*
292 P23: PFEIFT STAUNEND * nur du"↑ oder darf ich da au" mit↓ *2*
293 B56: #ha↓# HOCH wenn de we-wi"llsch↑
294   aber du mu halt e-e-se"lber fa-fa-fahre↓
295 P23: o:h↓ **und du wi"rsch gefahrn**↓
296 B56: ja jo"↓
297 P23: <u>jo</u>↓
298 B56: <u>we-weisch</u> wenn die s-soviel au"to habe↓
299 P23: ja welchen hasch=nn die"smal angelacht↓
300   wer fährt dich die"smal↑ *
301 B56: malte-te"ser↓
302 P23: **die malte"ser**↓
303 B56: oder=s rote kreu-kreu/ rote kr-kr-kr-kr-kr-kr-kreu"z↓
304 P23: **ke"nnen <u>die dich</u>**↑
305 B56:   <u>je nach</u>de"m halt↓
306 P23: **die ke"nnen dich inzwi**<u>**schen schon**</u>↓ ne↑
307 B56:   <u>ja</u>↓ halt wo
308   pa-pa-pa-pa-pa-pa-pa frei" is↓
309 P23: mhm↑

4.1.3.8 Adressatenspezifischer Einsatz von Dialekt

Das Altenpflegeheim, dem die hier vorliegenden Sprachdaten zu verdanken sind, liegt in einem kleinen Ort zwischen der Stadt Freiburg und dem Schwarzwald. Das Personal kommt zum größten Teil aus der näheren Umgebung und beherrscht neben dem Hochdeutschen auch die lokalen Dialekte. Auffällig ist nun, daß die PflegerInnen ihre Sprechweise an die BewohnerInnen anpassen, mit denen sie es gerade zu tun haben: sprechen sie mit alten Menschen aus dem Norden Deutschlands, so bemühen sie sich, möglichst dialektfrei zu reden, um ein größtmögliches Maß an Verständigung zu gewährleisten. Dies zeigt Beispiel 26, in dem die Stationsschwester P01 mit Frau W. (B07) spricht, während sie ihr die morgendliche Insulinspritze gibt. Ihre eigene Herkunft aus dem süddeutschen Raum ist hier lediglich an dem Wort geschtern (Z. 86; statt hochdt. *gestern*) zu erkennen:

Beispiel 26: Ausschnitt aus Text 008, P01 - B07

```
080   B07:  ja↓ *19* so↓ sin sie die wut lo"s↑
081   P01:  ja↓ LACHT ←oh je"↓→ LACHT
082          dabei ha"b ich heut morgen gar keine frau weinreich↓
083   B07:  nein↓ sie sehn ja au"sgeglichen aus↓
084   P01:     nee↓ geht mir gu"t↓
085          ja↓ bi"n ich auch heut↓ *
086          →ich hab← geschtern abend spo"rt gemacht↓
087          heut geht=s mir gu"t↓ *
088          →und geta"nzt↓← * beim ta"nzkurs↓
```

Sprechen sie hingegen mit einer alten Frau aus dem "tiefsten" Schwarzwald, so
verwenden sie wie im Beispiel 27 die Mundart, mit der sie selbst aufgewachsen
sind. In dieser Interaktion fragt dieselbe Pflegerin Frau H. (B02) während des
Badens nach entsprechenden Kindheitserfahrungen. Hierbei gebraucht sie die
höfliche dialektale Anredeform *ihr* (Z. 180, 184, 188) sowie dialektale Verbformen (Z. 180, 184, 188 hen statt *haben*; Z. 183 ge statt *gegeben*; Z. 184 gha statt
gehabt und Lexeme (Z. 186, nidde statt hochdt. *nicht*, Z. 180 als statt hochdt.
manchmal):

Beispiel 27: Ausschnitt aus Text 029: P01 - B02

```
180   P01:  →hen=ehr daheim← als au ba"det frau hertle↑
181   B02:  ja ja↓ (steht)...↓
182   P01:  >ja↑< e bstimmte/
183          e bstimmte <ba"detag> het=s do immer ge↓ oder↑ *
184          →oder hen=ehr sell nit gha"↓← *2*
185   B02:  #nei:n↓# KNURRIG; UNWIRSCH (das is e/) *
186   P01:  ni"dde↓
187   B02:  #hm↑ hm↓# NEIN
188   P01:  einfach wenn=ehr lu"scht gha hen/ hen=ehr badet↓ he↑
189   B02:  ja ja↓ >LACHT<
```

Hierbei ist ein ganzes Kontinuum von hochdeutschen über regionalsprachliche
bis zu ausgeprägt dialektalen Formen zu beobachten. Mit anderen Worten: um
den BewohnerInnen das Verstehen ihrer Äußerungen zu erleichtern, verwenden
die Pflegekräfte einen Sprachstil, der in dialektaler Hinsicht dem der BewohnerInnen möglichst ähnlich ist. Daß dies auch ein Kennzeichen von Höflichkeit sowie ein Versuch sein kann, Nähe herzustellen, wird in Kapitel 4.2.4 zu zeigen
sein.

4.1.3.9 Vermeiden indirekten Sprechens

Kommunikation in der Altenpflege ist aus Gründen der Verständnissicherung ähnlich wie die an Kleinkinder gerichtete Sprache (Snow 1994) so gut wie nie indirekt. Bildhaftes Sprechen findet sich in der Regel ausschließlich im Umgang mit geistig halbwegs gesunden BewohnerInnen. Die meisten Metaphern beziehen sich auf den Körper bzw. Körperfunktionen und auf das Pflegeschehen. Es ist auffällig, daß die verwendeten Metaphern oft Elemente der Babysprache sind. So betreffen den Tabubereich von Ausscheidung und Verdauung Wendungen wie luftikus, vier buchstaben, fescht (als Umschreibung für Stuhlgang), haufen und rolle(n); Metaphern wie großer onkel, hexen (Knoten in den Haaren), pfötchen und schwitzkuhlen bezeichnen Körperteile. Auf das Pflegegeschehen beziehen sich bildhafte Ausdrücke wie vorspeise (statt Insulinspritze), halbmast (für halb hochgezogene Wäsche), brückle (für das Heben des Gesäßes beim Waschen oder Windeln), mühle und zahnräder (für Gebiß), temperament messen (statt Blutdruck messen), rollkur (für das häufige Drehen und Wenden Bettlägeriger bei der Pflege), und plakat (statt Pflaster). Eine weitere Gruppe konventionalisierter und stereotyper Ausdrücke bezeichnet Personen bzw. deren Verhalten, wie z.B. schwarzer peter, zappelphilipp, strubbelpeter, heinzelmännchen, treue seele, flasche, fels in der brandung, verschönerungsrat.

Ironie wird nahezu ausschließlich im Umgang mit KollegInnen bzw. der Untersucherin eingesetzt. Die beiden einzigen Belege für wirkliches indirektes Sprechen verdeutlichen, daß dieses in der Altenpflege zum Scheitern verurteilt ist: so versucht die Pflegehelferin P06 einmal, die demente und depressive Frau K. dazu zu bewegen, während der Morgenpflege aufzustehen, damit sie ihr den Unterleib waschen kann. Die eine Aufforderung implizierende Äußerung, die sie dazu verwendet (ich geh grad nomal beim po"po waschen↓), verhallt jedoch ungehört, d.h. ohne daß die Bewohnerin Anzeichen von Verständnis und eine entsprechende Reaktion zeigt, so daß P06 sie schließlich in eine direktere Aufforderung umformuliert (müßten sie aber bissel au"fstehn↓). Ähnlich ergeht es dem Schüler P28, der den dementen und schwerhörigen Bewohner B63 mit die uhr is nich wa"sserdicht↓ davon abzuhalten versucht, seine Armbanduhr beim Waschen unter fließendes Wasser zu halten. Da der Bewohner zwar mit einem bestätigenden ja reagiert, jedoch fortfährt, sich ausgiebig die Hände zu waschen, präzisiert P28 seine Äußerung nach einem unsicheren Lachen schließlich zu dürfen se nich unter wa"sser setzen↓.

4.1.4 Schlußfolgerungen

Alles in allem erweist sich das Gesprächsverhalten der PflegerInnen als in hohem Maße funktional, denn es gewährleistet durch die vielen Mittel der Verständnissicherung eine für die alten Menschen durchschaubare und effektive Durchführung der Pflege. Dem Verständnis der Pflegehandlungen dient es, daß sie angekündigt, erläutert und auch durch sprachliche Signale gegliedert werden. Variationsarmut, Einfachheit und gleichbleibende, immer wiederkehrende sprachliche Muster helfen, den Ablauf von Pflegegeschehen und Pflegekommunikation gleichermaßen nachvollziehen zu können. Adressatenspezifischer Dialektgebrauch und die nominale Anrede schließlich sichern das Verständnis auch auf einer beziehungsorientierten Ebene.

4.2 Gesichtsschonende Strategien

Eine zweite Strategie ist die der (auch in der Literatur erwähnten) ausgewählten Höflichkeit. Wann aber setzen die PflegerInnen gesichtsschonende Strategien ein? Es wird u.a. gezeigt, wie sie für BewohnerInnen Gesichtsbedrohendes zu minimieren und das Gespräch allgemein höflich und symmetrischer zu gestalten versuchen.

Als gesichtsschonend im Sinne von Brown und Levinson (1987) habe ich die folgenden Merkmale klassifiziert: das Abschwächen von Aufforderungen (4.2.1), Lob und Komplimente (4.2.2), höfliche Anredeformen (4.2.3), den adressatenspezifischen Einsatz von Dialekt (4.2.4), das Fehlen von Unterbrechungen (4.2.5), die Dialog-Imitation durch Übernahme beider Gesprächsrollen (4.2.6), das Vortäuschen gelingender Kommunikation bei tatsächlichem Zusammenbruch gegenseitigen Verstehens (4.2.7), das demonstrativ höfliche verbale Ausgleichen der körperlichen Hilfsbedürftigkeit der BewohnerInnen (4.2.8), das Sich-Dummstellen bzw. Stellen von Lehrerfragen (4.2.9) und den Einsatz von Humor (4.2.10). Gesichtsschonend im Hinblick auf das Personal selbst ist schließlich das Verlagern der Verantwortung für das Pflegegeschehen auf institutionelle oder Sachzwänge (4.2.11).

4.2.1 Abschwächende Modifizierungen von Direktiven

Aufforderungen zählen zu den konstitutiven Bestandteilen der Pflegekommunikation. Da es das Ziel von Aufforderungen ist, jemanden zu etwas zu bewegen, was er/sie von sich aus nicht unbedingt tun würde, und da darüber hinaus das

Recht zum Auffordern impliziert, daß der/die Auffordernde eine Machtposition gegenüber dem/der anderen innehat, bedrohen sie potentiell das "negative face" der Aufgeforderten. Das institutionell festgeschriebene Recht der PflegerInnen, die alten Menschen zur Mithilfe bei den Pflegehandlungen aufzufordern, verdeutlicht also die Asymmetrie zwischen den Beteiligten. Um herauszufinden, ob und inwiefern das Pflegepersonal bemüht ist, Aufforderungen gesichtsschonend zu gestalten, d.h. den Angriff auf das Face der BewohnerInnen abzumildern, habe ich alle im Korpus vorkommenden Direktiva einer entsprechenden Analyse unterzogen.

Daß Direktiva durch Konjunktiv, Modalverben und Modalpartikeln abgeschwächt werden, zeigt sich an Aufforderungen wie können sie sich mal auf die toile"tte setzen↑ und besonders wie könnt ich sie ma=n klein bissel ru"mdrehn↑. Aufforderungen gehen auch häufig mit *bitte* einher, wie etwa in frau stiefvater könnte sie sich grad emol uff=d sei"te drehe bitte↑, sagen sie=s bitte e"hrlich↓ ja↑, oder können sie nochmal hi"nstehen bitte↓. Auch werden Aufforderungen als Fragen formuliert, was höflich ist, aber zu einer Reaktion verpflichtet (Raible 1988), wie in kennen=ehr mol aa"fange vorne rum↑ oder geht des daß sie hi"nstehen am waschbecken↑. Ellipsen und Infinitivkonstruktionen werden anstelle von Imperativen dazu genutzt, um die BewohnerInnen nicht nur sprachökonomisch, sondern auch höflich zu bestimmten Handlungen aufzufordern (grad mal au"stehn↑ un da rein↓ * un u"mdrehe↓).

4.2.2 Lob und Komplimente

Übermäßiges Loben oder Komplimente gleichen die durch die direktive Situation bedingten Angriffe auf das "negative face" aus. Dabei beziehen sich manche Komplimente wie in Beispiel 28 (Z. 255, 256) auf die Person der BewohnerInnen, z.B. auf deren Kleidung oder Aussehen (aber sie ham glatte hau"t↓; sie ham da schöne blü"mchen auf dem fenster sch/ bank stehn↓; schönes na"chthemd↓; schön↓ sie ham schö"ne haar↓ ge↑).

Beispiel 28: Ausschnitt aus Text 138, P25 - B51

252   P25:   <ja nei"↓ der arm muß du"rch↓>
253   nit rau"sziehe↓ *
254   →un jetz← kommt=s über de ko"pf↑ *2*
255   **#ganz schicker pu"llover hend sie an↓# BT-LOB? ***
256   **richtig liebe fa"rb isch des↓**

Gelobt wird aber vor allem "compliance", d.h. rollenkonformes Verhalten und die Mithilfe während der Pflegetätigkeiten (sie ham so: fein gegessen und getrun-

ken↓; oh wie sie toll ste"he↓ o:h↓ sie sin ja sta"rk heut↓). Dies geschieht um so häufiger, je weniger die betreffenden BewohnerInnen tatsächlich in der Lage sind,
aktiv mitzuhelfen, wie Beispiel 29 zeigt. Hier lobt die Schülerin die geschwächte
und halbseitengelähmte B34 dafür, daß sie den Kopf hebt, während P10 ihr das
Nachthemd anzieht:

Beispiel 29: Ausschnitt aus Text 101, P10 - B34

141   P10:   erscht mal über=n ko"pf rübber↑ *3* so↑ **spi"tze↑** *7*
142   >un jetz kommen dann die (händle ran↑<) *6* **super↑**
143   **super su"per↓** * ge"ht schon↓ ge"ht schon↓ *12* ←so↑→

In Kapitel 4.3 wird allerdings zu zeigen sein, daß das häufige Loben auch ein
Kennzeichen von SBT ist und entsprechend von den AdressatInnen als Gesichtsbedrohung empfunden werden kann.

4.2.3 Höfliche Anredeformen

Die BewohnerInnen werden im allgemeinen gesiezt und mit ihrem Nachnamen
angesprochen. Dies spiegelt die Politik moderner Altenpflege-Institutionen, den
BewohnerInnen den einem Erwachsenen gebührenden Respekt zu demonstrieren. Die gebräuchlichste Anredeform ist das im Deutschen übliche, höfliche pronominale *Sie*, bzw. im Fall von DialektsprecherInnen das ebenfalls höfliche *Ihr*
(Besch 1996). Die PflegerInnen kombinieren es im allgemeinen mit der nominalen Form *frau/herr x*. Dieses Anredeverhalten gaukelt ein nicht reales Machtgefälle der Beteiligten vor, welches die institutionelle Asymmetrie nicht nur negiert, sondern (scheinbar) umkehrt. Das respektvolle und höfliche *Sie* bzw.
frau/herr x gegenüber den BewohnerInnen sowie die Anrede mit *Sie* und dem
Vornamen gegenüber den PflegerInnen täuscht eine normale Intergenerationenbegegnung vor, wie sie im Pflegeheim aufgrund der Pflegebedürftigkeit der BewohnerInnen gerade nicht mehr gegeben ist. In diesem Sinne begreife ich die
von den PflegerInnen gewählte Anredeform als Mittel, den in ihrer Gesundheit
und Selbständigkeit stark eingeschränkten alten Menschen Respekt und Würde
zu vermitteln. Dies gilt umso mehr in den Fällen, in denen die BewohnerInnen
das Personal prinzipiell duzen.

4.2.4 Adressatenspezifischer Einsatz von Dialekt

Die PflegerInnen zeigen sich bestrebt, im Hinblick auf die Sprachebene eine
möglichst große Symmetrie zwischen sich und den BewohnerInnen herzustellen,
was wiederum einen Zuwachs an Nähe auf der Beziehungsebene mit sich bringt.
Das bedeutet, daß sie im Gespräch mit Hochdeutsch sprechenden BewohnerInnen das Hochdeutsche und mit den DialektsprecherInnen die Mundart verwenden (vgl. 4.1.3.8). Dieses Verhalten entspricht der "Communication Accommodation Theory" (Giles, Coupland & Coupland 1991). Sie besagt, daß in Gesprächen zwischen Angehörigen unterschiedlicher, aber sich prinzipiell wohlgeson-
nener Gruppen die SprecherInnen ihren Sprachstil aneinander anpassen, um somit Gemeinsamkeit herzustellen und Entgegenkommen zu signalisieren.

4.2.5 Das Fehlen von Unterbrechungen

Die Pflegekräfte sind in der Regel bemüht, den BewohnerInnen nicht ins Wort
zu fallen. Dies gilt vor allem für den Umgang mit denjenigen alten Menschen,
deren sprachlicher Output krankheitsbedingt langsam, zeitlich verzögert, und
durch Formulierungs- und sprechmotorische Schwierigkeiten charakterisiert ist.
Anders als in Gesprächen mit KollegInnen etwa warten sie meistens das Ende
der Äußerungen ab, bevor sie selbst wieder das Wort ergreifen bzw. den BewohnerInnen eine Lösungsmöglichkeit für das von ihnen vermutete Formulie-
rungsproblem anbieten. Da das vorrangige Ziel der gemeinsamen Interaktion die
Durchführung der Morgenpflege ist, müssen sie allerdings die zur Logorrhöe
neigenden BewohnerInnen relativ häufig unterbrechen.

4.2.6 Dialog-Imitation durch Übernahme beider Gesprächsrollen

Im folgenden (4.2.6 bis 4.2.8) führe ich drei für die Kommunikation Erwachsener untereinander außergewöhnliche Verhaltensweisen auf. Ihnen ist gemeinsam,
daß sie anstreben, die vielen Asymmetrien zwischen den Beteiligten auszugleichen. Ihr Zweck ist es darüber hinaus, eine objektiv nicht gegebene Normalität
der Kommunikation vorzuspiegeln.
Erstens übernehmen die PflegerInnen bei der Pflege von BewohnerInnen, die
nicht mehr sprechen können, und deren Gefühle und Gedanken sie erraten müssen, oftmals beide Gesprächsrollen. Das Personal repariert gewissermaßen die
mangelnde Dialogizität des Gesprächs. Das zeigen die nächsten beiden Beispie-

le. Die Pflegehelferin in Beispiel 30a übernimmt in den Zeilen 206, 232, 233 und 237 die Perspektive der Bewohnerin.

Beispiel 30a: Ausschnitt aus Text 105, P13 - B35

```
205   P13:   #>ich bin gleich fe"rtig frau lang↓< ge↑# GEFLÜSTERT
206          * >is ka"lt↓< *7* is ka"lt↓ he↑ *
207          frau lang nich ersti"cken↓ *2* hm↑ * #hallo"le↓# SINGSANG
208          LACHT frau lang↑ * B RÜLPST #<wua↓># AUSRUF
209          das war das wort zum so"nntag↓ *2*
210          schnell machen bri"ngt nix↓ ge↑
...
231          da si"nd se widder↓
232          war=s schli"mm↓ he↑ * ←nö↓→ ge↑ *
233          gibt schli"mmeres↓ he↑ *6* so↑
234          tu=mer hie"r noch waschen↑ *
235          damit sie fri"sch sin↓ ge↑ frau lang↓ *
236          >sie ham kalte hä</ ni"ch kratzen↓
237          des ju"ckt↓ ge↑
238          wenn sie immer so plastikzeuch rumhaben↓
```

In Beispiel 30b (Z. 6, 13) verbalisiert der stellvertretende Stationsleiter P12 seine Interpretationen des Verhaltens derselben verstummten Bewohnerin B35 und beantwortet so die Fragen, die er ihr zuvor (Z. 5, 11) gestellt hat:

Beispiel 30b: Ausschnitt aus Text 103, P12 - B35

```
001   P12:   so↓ *3* da schläft au" noch jemand↑ hm↑ <frau lang↑>
002          ** #<guten mo"rgen↑ *2* hallo↓ *2* guten mo"rgen↓># SINGSANG
003          *2* >naja< *5* so frau lang↓ jetz setz ich sie ho"ch↑
004          *7* un dann gibt=s frü"hstück↓ * hm↑
005          was ha"lten se davon↓ *6*
006   P12:   >na< so wie se den mu"nd verziehn↑ ni"t viel↓
007   U:     LACHT
008   P12:   na↑ das wern wer se"hn↓ *2* gell↑
009          *ZERDRÜCKT 27 SEK EINGEBROCKTES* so frau lang↓
010          eingebrockte we"ckle↓ mit qui"ttengelee↓ **
011          i"s das was↑ ** probie"rn se=s mal↓ *4* jawoll↓
012          *GIBT IHT 38 SEK ESSEN* noch=n lö"ffel↑ *2*
013          >na< anscheinend ham sie hu"nger↓
               *GIBT IHR 36 SEK ESSEN*
```

4.2.7 Vortäuschen gelingender Kommunikation

Zweitens werden mithilfe von ratifizierenden Hörersignalen wie mhm oder ach so normales Verstehen, sowie eine normaler Gesprächsverlauf auch dann signalisiert, wenn BewohnerInnen nur noch unverständliche Äußerungen produzieren. Dies ist in Beispiel 31 der Fall, in dem die Praktikantin P21 vorgibt, die durch Neologismen und Paraphasien entstellten Äußerungen der Wernicke-Aphasikerin Frau B. zu verstehen (vgl. 4.6.2):

Beispiel 31: Ausschnitt aus Text 130, P21 - B47

```
156   P21:   hm↑ frau wiedek↑ ham se was schönes geträu"mt↑ * hm↑
157   B47:   (>de/ de/ de/ da de sa↓)
158          #dat is au"ch noch sehr ..↓# SPRICHT GEHEIMNISVOLL
159          ..↑
160   P21:   mhm↑ ja↓ ja↓
161   B47:   #>ko↓<# GEHAUCHT
162   P21:   mhm↑
163   B47:   >darauf ko"mmt er denn↓ jaha↑ ...↑ ...↓<
164          ja↑ ja →rote rote↑← jaha↑ jaha↑
165   P21:                               mhm↑
```

Verstehen wird aber auch verwirrten und desorientierten Dementen gegenüber signalisiert, wenn deren Äußerungen zwar akustisch verständlich, von der Bedeutung her aber wie im Beispiel 32 unklar sind: das von B26 angesprochene "Wegmüssen" bzw. "Weggeschicktwerden" entspringt allein ihrer Phantasie. Anstatt ihr zu versichern, daß niemand sie wegschicken wird, geht der Zivildienstleistende, vielleicht aus Verlegenheit oder Ratlosigkeit, bestätigend auf ihre Äußerungen ein (Z. 39):

Beispiel 32, Ausschnitt aus Text 098, P09 - B26

```
035   B26:   ich muß ja wieder we"g↓
036   P09:   <wohi"n denn↑> *2*
037   B26:   ja wenn ich das wü"ßte↓ *2*
038          man schickt mich dann weiß gott wo"↓
039   P09:   ←mhm↑→
```

4.2.8 Höflichkeits-Demonstration

Drittens fordern die PflegerInnen verbal auch diejenigen BewohnerInnen höflich
zur Mithilfe auf, die dazu aus Krankheitsgründen nicht mehr in der Lage sind.
Eine Aufforderung zum Umdrehen bspw. geht dann damit einher, daß die Pflegekraft die Bewohnerin im Moment des Sprechens dreht (vgl. Weinhold 1997,
67). Beispiele hierfür sind die folgenden, jeweils an ganz bzw. spastisch gelähmte BewohnerInnen gerichteten Aufforderungen: so↓ * jetz können * sie das na"cht-
hemd wieder anlegen↑; frau lang jetz kullern se nochmal ru"m widibum↑; kommen sie
ma noch=n bißchen zu mi"r↑.

4.2.9 Lehrerfragen und Sich-Dummstellen

Lehrerfragen werden, anders als in tatsächlichen Unterrichts-Diskursen, eingesetzt, um den BewohnerInnen das Gefühl zu vermitteln, daß sie in bestimmten
Lebensbereichen genauso kompetent und erfahren sind wie die Pflegekräfte (vgl.
das Gespräch über das Einkochen von Marmelade in Kapitel 3.3, Beispiel 4c).[55]
Sie dienen anders als in wirklichen Lehrsituationen (vgl. z.B. Baßler 1996) also
nicht dazu, zu überprüfen, ob der/die Befragte schon über ein bestimmtes Fach-
wissen verfügt. Im folgenden Textausschnitt geht der Zivildienstleistende P09
während der Morgenpflege auf das Hobby des Bewohners, die Sternenkunde,
ein. Dabei nutzt er jede sich bietende Gelegenheit, sein eigenes Wissen herunterzuspielen und das des Bewohners in den Vordergrund zu stellen. So gibt er z.B.
in Zeile 102 die Frage nach dem Namen des ersten Menschen, der den Mond
betreten hat, wieder an B30 zurück (wissen sie" das↓). Die Betonung des sie sowie das die Antwort von B30 bestätigende ja (Z. 104) kennzeichnen seine Fragen als Lehrerfragen: sie geben zu erkennen, daß er die richtigen Antworten
kennt. Ein weiterer Hinweis darauf, daß die meisten seiner Fragen Lehrerfragen

---

[55] Den Begriff Lehrerfrage verwende ich in Ermangelung eines passenderen Ausdruckes.
Ehlichs (1980) Definition von Lehrerfragen entspricht der hier vorgestellte Fragentyp
selbstverständlich nur bedingt: weder liegt hier eine Einbettung in einen schulischen
Lehr-Lern-Diskurs vor, noch wollen die SprecherInnen den AdressatInnen etwas bei-
bringen. Die m.E. entscheidende Gemeinsamkeit ist jedoch, daß in beiden Fällen
davon auszugehen ist, daß der/die SprecherIn die richtige Antwort auf die von ihm/ihr
gestellte Frage bereits kennt. Der Begriff Examensfrage scheint mir noch weniger passend zu sein als der Begriff Lehrerfrage, da die Fragenden in der Altenpflege wissen
oder doch zu wissen glauben, daß die Befragten über das ihnen abverlangte Wissen
verfügen. Auch wollen sie die Befragten weniger prüfen, als ihnen vielmehr eine Gelegenheit zur positiven Selbstdarstellung geben.

sind, ist, daß er sie z.T. selbst beantwortet, kaum daß er sie gestellt hat, wie
bspw. In wo is es denn dann no"ch zu heiß↓ * an=en po"len↓.[56]

Beispiel 33: Ausschnitt aus Text 086, P09 - B30

097	P09:	>ja< saßen sie damals au"ch vor=m fernseher↓
098	B30:	ja↓
099	P09:	als der erste mensch auf=m mo"nd war↓
100	B30:	jaha↑ * wer wa"r das denn↓
101		wie hie"ß der↓ *
102	P09:	oh↓ wissen sie" das↓
103	B30:	ja↓ a"lldring↓ a"lldring * <u>hieß</u> er↓ >ja↓<
104	P09:	<u>ja↓</u>
105	B30:	a"lldring↓ und der zweite hieß↑
106	P09:	a"rmstrong↓
107	B30:	a"rmstrong↓ ja↓ un der erste hieß a"lldring↓
108		zweite a"rmstrong↓ zwei amerika"ner↓
109	P09:	mhm↑
110	B30:	STÖHNT *2* >der zweite hieß a"rmstrong↓ ja↓ richtig↓<
111	P09:	*2* und ham die dann mit=m amerikanischen präside"nt geredet↓
112	B30:	jawo"ll↓ ha"ben sie↓ >ja↓<
113	P09:	ja konnten die sich/ da normal telefonie"ren↓
114	B30:	ja↓ ko"nnten se↓ * ja↓ ko"nnten se↓
115		konnten telefonie"rn↓ *
116	P09:	und immer sofort a"ntworten↓
117	B30:	ja↓ * und der armstrong sachte/ nee der a"lldring↓
118		dies=s ein kleiner schritt für einen me"nschen↑
119		ein großer schritt für die me"nschheit↓ * sachte der↓
120	P09:	mhm↑

Noch deutlicher wird die gesichtsschonende Funktion von Lehrerfragen an spä-
terer Stelle. Hier versucht P09, das durch den Schlaganfall und die daraus resul-
tierende Pflegebedürftigkeit verlorene Selbstbewußtsein von B30 wieder aufzubauen, indem er seiner Selbstwahrnehmung (Z. 729, ich bin so dumm↓ so blö"d
durch die ganzen sachen↓) vehement widerspricht (Z. 730, 732; 734) und durch
eine (von B30 spielend beantwortete) Lehrerfrage samt einer lehrertypischen Bewertung der Antwort zu beweisen versucht, daß B30 keinen Grund für Minder-
wertigkeitsgefühle hat (Z. 740, da sind sie doch nich du"mm↓).

---

[56] Interessant an diesem Beispiel ist, daß der Bewohner den Spieß auch umdreht und selber (Z. 105) in die Rolle des Fragenden schlüpft, d.h. dem Zivildienstleistenden P09
ebenfalls Gelegenheit zur Wissensdarstellung gibt.

Beispiel 34: Ausschnitt aus Text 086, P09 - B30

726   P09:   müssen sie" wissen was sie wolln↓
727   ich wei"ß des nich↓
728   B30:   au↓ ich weiß au"ch nich georg↓
729   ich bin so dumm↓ so blö"d durch die ganzen sachen↓
730   P09:   nein↓ **das sti"mmt nich↓**
731   B30:   <u>doch↓</u>
732   P09:   **<u>das</u> sti"mmt nich↓>**
733   B30:   STÖHNT
734   P09:   **sie wissen doch jede me"nge↓ ***
735   B30:   STÖHNT >ich * wei"ß nix mehr↓<
736   P09:   **wissen sie auch was vom satu"rnring↓ ***
737   B30:   der/ das besteht aus gestei"nsbrocken↓
738   P09:   mhm↑
739   B30:   und/ und ei"sbrocken↓ <u>>STÖHNT<</u>
740   P09:   **<u>da sind</u> sie doch nich du"mm↓**

Auch beim Sich-Dummstellen steht das Selbstwertgefühl der BewohnerInnen im Vordergrund.[57] Manche PflegerInnen verleugnen lieber ihr Weltwissen und die Realität, als die sich irrenden oder abweichend verhaltenden BewohnerInnen bloßzustellen. In einer Sequenz bspw. kommentieren mehrere Bewohnerinnen im Gemeinschaftsraum angewidert, daß eine Mitbewohnerin ihre Zahnprothese auf den Essenstisch gelegt hat. Die anwesende Pflegerin sieht diese zwar, tut aber aus Höflichkeit der sich abweichend verhaltenden alten Dame den anderen BewohnerInnen gegenüber, als wisse sie nicht, wovon die sprechen. In einer anderen Sequenz (Beispiel 35) reden die Stationsschwester P01 und B09 über einen Blumenstrauß, den die Bewohnerin geschenkt bekommen hat.

Beispiel 35: Ausschnitt aus Text 010, P01 - B09

201   P09:   meine ooschterglocke sin noch schö"n↓ *2*
202   P01:   >äh< sell ge"lbe dert↓
203   B09:   ja↑
204   P01:   gugge sie no=mal genau"↓
205   was sell si"n↓ <u>ooschter/</u>
206   B09:   <u>mir</u> sage oo"schterglocke↓
207   P01:   oo"schterglocke↓
208   B09:   mhm↑

---

[57]   Vgl. die Analyse eines kollektiven und gesichtsschonenden Sich-Dummstellens von SchülerInnen und Lehrerin in McDermott/Tylbor (1983).

```
209   P01:   ja↑ *3*
210   B09:   →ja aber← * kann natürlich au a"nderscht heiße↓
211   P01:   nei gugge sie no=mal genau"↓
212          die sähne zwar ä"hnlich uus↑
213   B09:   aber↑
214   P01:   sin=s tu"lpe↑ *
215   B09:   ←ah↓→
216   P01:   hm↑ * ich wei"ß es nit↓
217          ich de"nk↓ oder↑ *
218   B09:   ja↓
219          ich weiß es au" nidde↓
```

Obwohl P01 weiß, daß die Blumen Tulpen sind, stellt sie dieses Wissen explizit
als gleichwertig zu der Überzeugung der Bewohnerin dar, daß es sich um Osterglocken handelt. So fordert sie B09 zunächst auf (Z. 204/205), sich die Blumen
noch einmal genau anzuschauen, anstatt ihr einfach zu widersprechen. Damit
gibt sie der Bewohnerin die Gelegenheit, selbst auf ihren Irrtum aufmerksam zu
werden. Als Frau B. auf ihrer Interpretation beharrt, stellt sie zwei skeptische
Nachfragen (Z. 207, 209). Als B09 schließlich erkennt, daß P01 eine andere
Meinung hat, gibt sie sich kompromißbereit (Z. 210, →ja aber← * kann natürlich
au a"nderscht heiße↓). Daraufhin wiederholt P01 ihre Aufforderung zum genauen
Hinschauen noch einmal (Z. 211) und entschuldigt zugleich die Fehlinterpreta-
tion der Bewohnerin, indem sie auf eine Ähnlichkeit zwischen beiden Blumen-
sorten hinweist (Z. 212, die sähne zwar ä"hnlich uus↑). An der fragenden Intonation erkennt B09, daß P01 nur einen höflichen und gesichtsschonenden Weg gewählt hat, um ihre ursprüngliche Deutung der Blumen als Osterglocken zurück-
zuweisen. Doch auch jetzt stellt P01 ihre eigene Weltsicht noch nicht als Gewiß-
heit dar: sie spricht die korrekte Bezeichnung der Blumen mit fragender Intonation (Z. 214) und relativiert ihre Aussage umgehend (Z. 216/217, hm↑ * ich wei"ß
es nit↓ ich de"nk↓ oder↑). Die Sequenz endet damit, daß auch die Bewohnerin demonstriert, daß sie nicht auf ihrer Meinung beharren will. Somit haben beide
einander Kompromißbereitschaft und Respekt signalisiert; die Strategie des Sich-
Dummstellens bewirkt, daß die Bewohnerin ihr Gesicht nicht verliert. Sie spiegelt das Bemühen des Pflegepersonals, die Asymmetrien zwischen ihnen und
den alten Menschen vergessen zu machen.

4.2.10 Lachen und Humor

Es scheint, als würde das Lachen und insbesondere das Miteinander-Lachen
nicht nur generell (Jefferson, Sacks, & Schegloff 1987; Norrick 1993; Kotthoff
1996), sondern auch in der Altenpflege eine wichtige Rolle spielen, um geistige

Nähe bzw. Vertrautheit zwischen den Beteiligten herzustellen und mit der in anderen gesellschaftlichen Bereichen tabuisierten körperlichen Nähe zwischen einander im Grunde fremden Menschen umzugehen.[58] Laut Winterhoff-Spurk (1983) ist Lächeln im Zusammenhang mit Aufforderungen eine Befriedungsgeste. Lachen wird darüber hinaus weniger zur Markierung von Spaß, als vielmehr zum Ausdruck von Solidarität und freundlicher Zuwendung sowie zur Kaschierung von Unsicherheit genutzt. Coser (1960) hat für einen ähnlichen institutionellen Rahmen herausgearbeitet, daß Lachen u.a. die Funktion hat, die soziale Distanz zwischen Menschen auf verschiedenen Stufen der Hierarchieleiter zu verringern und kurzfristig vom eigentlichen Geschehen abzulenken.

Ein Beispiel für Lachen über eine witzige Situation ist der folgende Ausschnitt, in dem die Stationsschwester P27 dem Schüler P28 erklärt, wie man einen Unterschenkel fachgerecht bandagiert. Alle Beteiligten lachen hier über die Wortwahl der Schwester (wickeln, Z. 84), die (vermutlich ungewollt) eine Parallele zwischen Baby- und Altenpflege herstellt:

Beispiel 36: Ausschnitt aus Text 164, P27 - P28 - B58

```
079   P27:  morge früh machen wer=s grad a"ndersch rum↓ gell↑
080   P28:                                               mhm↑ ja↓
081   P27:  dann mach i"ch de herr keller↑
082         un sie mache de herr bre"nn↓ *3*
083   P28:           >mhm↑<
084   P27:  >denn es geht ja auch um=s< <wi"ckeln↓> *
085   B58:  MISCHUNG AUS HUSTEN UND LACHEN
086   P28:  >LACHT<
087   P27:  la"ch nich↓ LACHT
088   B58:            LACHT; HUSTET
```

Ein Lachen aus Unsicherheit hingegen demonstriert Beispiel 37, in dem die Praktikantin P21 die unentwegt und teilweise unverständlich vor sich hinfabulierende Wernicke-Aphasikerin B47 dazu bewegen will, sich zum Ankleiden kurz auf einen Stuhl zu setzen. P21 ist deutlich anzumerken, daß sie nicht so genau weiß, wie sie die Bewohnerin, die ihre Aufforderung offensichtlich nicht versteht, zu der gewünschten Mithilfe bewegen soll. Ihr Lachen (Z. 492, 512, 513) ist nicht nur amüsiert, sondern drückt auch Hilflosigkeit aus:

---

[58]   Um konkretere Aussagen hierzu machen zu können, bedarf es allerdings einer anderen Materialbasis und detaillierter Untersuchungen, die im Rahmen dieser Arbeit nicht geleistet werden können.

Beispiel 37: Ausschnitt aus Text 130, P21 - B47

481   P21:   setzen sie sich <u>nochmal hi"n</u>↓
482   B47:   <u>ja ja"</u>↓
483   ja↓
484   P21:   #hallo↓# SINGSANG; HOCH
485   B47:   mit/ mit/ mit/ mit/ mit <u>zu machen</u>↓
486   P21:   <u>#frau wie"dek</u>↓# SINGSANG
487   B47:   <u>(schatz</u>↓ ne↑...)
488   P21:   <u>setzen sie sich nochmal hi"n bitte</u>↑
489   B47:   jaha↑
490   P21:   #hm↑# HÖHER
491   B47:   jaha↑
492   P21:   #ja↓# **LACHEND** sie <u>sagen so schön ja"</u>↑ **LACHT**
493   B47:   jaha↑ jaha↑
494   ja muß ich↓
495   P21:   #hm↑# HÖHER
496   B47:   man mu"ß <u>man</u>↓   <u>>ich<</u>
497   P21:   <u>frau wie"dek</u>↓ <u>ko"mmen se</u>↓

498   <u>setzen sie sich doch noch mal hi"n</u>↓
499   B47:   <u>>muß doch<</u>
500   <u>wieder hei"m</u>↓
501   P21:   <u>oder wolln se so" in den rock schlüpfen</u>↓
502   B47:   <u>(ich will...)</u>

503   <u>ich tu" doch nur</u>
504   P21:   <u>können wer au"ch probiern</u>↓

505   B47:   (bißchen <u>ma was..</u>↓)
506   P21:   →<u>müssen se halt</u>← <u>das bei"n heben</u>↓ hm↑

507   <u>frau wiedek</u>↓
508   B47:   <u>>ja du</</u>
509   P21:   hm↑ * <u>schau"n sie mal</u>↓ *
510   →<u>können sie mal</u>← * <u>da rei"nschlüpfen</u>↑ *
511   B47:   LA<u>CHT</u>
512   P21:   <u>LA</u>CHT #<u>ja</u>↓ <u>das finden sie lu"stich</u>↓# **LACHEND**

513   **<u>LACHT</u>**
514   B47:   <u>da"hin</u>↑

Als solidarisches Lachen bezeichne ich schließlich ein Lachen, welches auf den ersten Blick unmotiviert erscheint und an Stellen erfolgt, die grundsätzlich nicht lustig sind. Hier wird gelacht, um eine freundliche und interessierte Einstellung gegenüber den BewohnerInnen zu demonstrieren und eine gesprächsfreundliche Atmosphäre herzustellen. Ein solches Lachen etwa ist typisch für die mit 24 Jahren noch junge Stationsschwester P01. Im Beispiel 38 lacht sie (Z. 24, 26) nicht über das, was Frau H. (B03) ihr sagt, sondern um einfach nett zu sein und die Bewohnerin etwas aus der Reserve zu locken:

Beispiel 38: Ausschnitt aus Text 003, P01 - B03

```
019   P01:   ←ham sie ihrer <freundin> des lob für die blumen
020          wei"ter #gege"ben# HOCH frau ha"gmann↑→
021   B03:                                        >ja↓<
022   P01:   he↑
023   B03:   >ja↓<
024   P01:   ja↑ LACHT >alles kla"r↓<
025   B03:   >bringt mir jeden sa"mstach en strauß↓<
026   P01:   bringt sie ihnen mi"t↓ >LACHT< *12*
027          ja un die blumenkäschten auf=m ba"lkon macht sie
028          immer so schön↓
```

Auch Humor wird vom Pflegepersonal in beziehungsfördernder und gesichtsschonender Absicht genutzt; er dient dem Ausgleichen der institutionellen Asymmetrien, dem kurzfristigen Ausblenden der institutionellen und zweckorientierten Gesprächssituation und vor allem dem Herstellen von Nähe. Die PflegerInnen geben sich Mühe, sowohl selbst Späße zu machen, als auch auf scherzhafte Bemerkungen der BewohnerInnen entsprechend einzugehen. Beispiel 39 ist ein Ausschnitt aus einer sekundären Morgenpflegeinteraktion, in der die Bewohnerin über den Zusammenhang zwischen Körper und Geist sowie über den Tod philosophiert. Der Zivildienstleistende P09 lacht hier (Z. 66) gemeinsam mit der Bewohnerin, die leicht desorientiert, aber extrem kommunikationsfreudig ist, über einen ihrer witzigen Sprüche.

Beispiel 39: Ausschnitt aus Text 095, P09 - B32

```
060   B32:   LACHT *2* ja ja↓ so i"s es im leben↓
061   P09:   ja↑
062   B32:   der eine macht=s ins tö"pfchen↑ *
063          und der andre dane"ben↓
064   P09:   <LACHT>
065   B32:   ja ja↓
```

```
066   P09:   LACHT
067   B32:   LACHT <→worüber←/ über mi"ch lachen=se↓ nich↑>
068   P09:   <über ihre sprü"che↓>
069   B32:   jaha:↓ * meine sprü"che↓
070   P09:   mhm↑ wenn wir sie nich hä"tten↓ *
```

Um Situation und Gespräch etwas aufzulockern und die BewohnerInnen zum Lachen zu bringen, witzeln die PflegerInnen auch selbst. So wird bspw. gefragt, ob den BewohnerInnen das Baden nicht zu naß war, oder es wird versichert, daß in der Suppe diesmal kein Regenwasser enthalten sei. In Beispiel 40 macht die Pflegehelferin P25 am Ende der Morgenpflege eine witzige Bemerkung darüber, daß B51 beim Verlassen des Zimmers ihren Rollstuhl gegen die Wand gefahren hat (Z. 300/301). Sie signalisiert damit, daß diese Fehlleistung nicht tragisch ist und stellt die Koordinierung des Gehens bzw. Schiebens als eine reine Übungsfrage anstatt als Kennzeichen des unaufhaltsamen Weges in die völlige Hilflosigkeit dar:

Beispiel 40: Ausschnitt aus Text 138, P25 - B51

```
295   P25:   >so↓< vo"rwärts↑ *2* geht=s an=d wa"nd↑
296          so"ll=s ja nit↓
297   B51:   SCHREIT
298   P25:   das soll es wiederum ni"cht gehen↓ *4*
299          #sim=mer scho wie"der# an=d wand↓ *
             HOHER MONOTONER SINGSANG
300          sie müsse de fü"hrerschein noch einmal neu mache für
301          ihren rollstuhl↓ *2*
```

4.2.11 Angabe von Zwängen für das Handeln der Pflegenden

Durch den Gebrauch des Modalverbs *müssen* in Erklärungen in bezug auf ihr Handeln versuchen die PflegerInnen, ihre Eigenverantwortlichkeit dafür herunterzuspielen. Indem sie sich selbst als Rädchen in der institutionellen Pflegemaschinerie darstellen und ihr Verhalten darüber hinaus mit Sachzwängen begründen, bitten sie nicht nur um "compliance" bzw. Mitarbeit, sondern erreichen auch, daß die für die BewohnerInnen gesichtsbedrohenden Anteile ihrer Arbeit von diesen nicht als persönlich motiviert gedeutet werden. Sie betreiben also wie die Schülerin P10 im folgenden Ausschnitt (Z. 352, 358) nicht nur für die BewohnerInnen, sondern auch für sich selbst Facework:

Beispiel 41: Ausschnitt aus Text 106, P10 - B37

```
352   P10:   ja ich muß sie ja irgendwie a"nziehn↓
353   B37:             #es tut so we"h↓# HOCH; ÄNGSTLICH
354                    #de/ de/ des bei"n tut se/ aahh weh↓# HOCH; LEIDEND
355                    *6* STÖHNT
356                    #ich weiß nit was sie mit dem bein ma"che↓# * VORWURFSVOLL
357   P10:   was ma"ch ich denn damit↓
358          ja ich muß sie auf=d sei"te drehe↓
```

Desgleichen verwenden die Pflegekräfte das Personalpronomen *wir* in negativen oder unangenehmen Botschaften, um ihren Worten größeres Gewicht zu verleihen und institutionelle Zwänge für das eigene Handeln geltend zu machen: durch den Gebrauch von *wir* treten sie als Individuum in den Hintergrund und verweisen auf ihre übergeordnete Rolle als InstitutionenvertreterInnen. So auch im folgenden Textausschnitt, in dem es um Frau A.s Verdauungsschwierigkeiten geht. B59 sitzt vergeblich auf der Toilette. Sie wirft der Schülerin vor, daß sie ihr nicht durch Schläge oder Massage beim Stuhlgang hilft. Angesichts dieser massiven Vorwürfe geht P30 dazu über, von *wir* (Z. 31, 34) statt von *ich* (Z. 23) zu sprechen und das von ihr geforderte Verhalten mithilfe des Modalverbs *dürfen* als verboten zu markieren:

Beispiel 42: Ausschnitt aus Text 187, P30 - B59

```
022   P30:   was de"nke sie↑
023          wenn ich ihne dert hinte drau"f schlag↓
024          was dann lo"s wär↓
025   B59:   komme würd=s↓
026          ach ni"x↓ *
027          dann wär des rau"s(g=haue↓) *2*
028   P30:   #>hm↑<# HOCH *5*
029   B59:   ich bin hier die ei"nzigschte die ...↓
030          ...↓
031   P30:   LACHT *2* des dü"rfen wir nit mache frau * adams↓ *4*
032   B59:                                           ...↑
033   P30:   die schwester he"lga↓ * →(hört e bissel au"f↓)←  *
034          wir dürfe doch niemand schla"ge↑
035   B59:   aber massie"re fescht↓
```

4.2.12 Schlußfolgerungen

Zusammenfassend läßt sich feststellen, daß die dezidierten und z.t. ungewöhnlichen Bemühungen, den pflegebedürftigen Alten Respekt zu erweisen, deutlich zeigen, daß neben der Kommunikationssteuerung auch die Image- und Beziehungsarbeit ein zentraler Bestandteil der Pflegekommunikation ist. So wird versucht, die Asymmetrie zwischen den Beteiligten zu verringern (durch das Abschwächen von Aufforderungen, das Abschieben der Verantwortung für das Geschehen auf die Institution, die höfliche Anrede und den adressatInnenspezifischen Dialekteinsatz, sowie Humor, Lachen und Komplimente), kommunikative Normalität vorzuspiegeln (durch die Dialogimitation und das Vortäuschen gelingender Kommunikation in Interaktionen mit Sprachgestörten und Verstummten), und gar die Überlegenheit der BewohnerInnen zu suggerieren (durch das Fehlen von Unterbrechungen, das Sich-Dummstellen und Lehrerfragen).

4.3 Secondary Baby Talk (SBT)

Wie bereits im Kapitel 1.5.2 dargelegt, bezeichnet der Begriff BT primär das Sprachregister, das Mütter zur Kommunikation mit ihren Kindern verwenden. Neben Kindern können aber auch AusländerInnen, kranke und alte Menschen AdressatInnen von bestimmten Elementen der Babysprache sein. BT ist ein Sprachstil, der durch eine auffällige Modulierung der Stimme, durch geringe Komplexität, durch eine große Menge von Wiederholungen und einen kleinen, spezifischen Wortschatz gekennzeichnet ist.
Die Verwendung von SBT in Altenheimen ist mittlerweile für den nordamerikanischen, englischen und niederländischen Sprachraum belegt. Im folgenden zeige ich, welche der Elemente von SBT auch in der deutschen Altenpflege Verwendung finden.

4.3.1 Prosodie

Eine langsamere Sprechgeschwindigkeit, ein Sprechen in deutlich höherer Tonlage und mit eher schriller Stimme, sowie ein größerer Frequenzbereich der Tonhöhe kennzeichnen auch das Sprechen mancher PflegerInnen mit AltenheimbewohnerInnen. Viele Äußerungen weisen die von Szagun [6](1996) beschriebene größere Flüssigkeit beim Sprechen und die Erkennbarkeit der Segmentation auf. Folgende Einschränkungen gelten allerdings: Nicht alle PflegerInnen, die Elemente des SBT-Registers benutzen, verwenden dafür auch die SBT-Intonation, und nicht immer geht eine hohe Tonlage auch mit einer schrillen Stimme einher. Die PflegerInnen unterscheiden sich z.t. gravierend darin, welche und wieviele Teile ihrer Äußerungen sie durch die SBT-Intonation modifizieren: manche heben nur die Gliederungssignale, andere einzelne Inhaltswörter, und noch andere ganze Äußerungen hervor. So spricht etwa die Helferin P25 im Beispiel 43 Gliederungssignale wie etwa *so* (Z. 75 + 81), mit denen sie nicht nur ihre Rede, sondern auch die Pflegehandlungen segmentiert, deutlich höher. Der Einsatz der höheren Stimme erfolgt dabei nicht nur bei ihr, sondern bei vielen Pflegekräften besonders nach Phasen des Schweigens und dürfte von daher dazu dienen, die Aufmerksamkeit der BewohnerInnen wieder auf das Pflegegeschehen zu lenken:

Beispiel 43: Ausschnitt aus Text 138, P25 - B51

```
075   P25:   jetzt werre se noch ei"geölt↑ *3* #so↑# HOCH
076   B51:   SCHREIT
077   P25:   frau hofmann↑ *2*
078   B51:   SCHREIT *
079   P25:   so↓ jetzt dürfe sie zurü"ckliege↑
080   B51:   SCHREIT *9*
081   P25:   #so↓# SEHR HOCH * geben se mer=n fu"ß↑
```

Desweiteren werden auch tag questions wie im Beispiel 44 deutlich höher, schriller und lauter gesprochen. Frau A.s (B59) Probleme mit dem nicht mehr passenden Gebiß versucht die Stationsschwester P27 durch Haftcreme zu beheben. In diesem Fall unterstreicht die SBT-Intonation vor allem nach kurzen Pausen, d.h. wenn die BewohnerInnen nicht umgehend von sich aus auf die Worte der Pflegekräfte reagieren (Z. 143 + 158), die Aufforderung, verbal auf die Äußerungen der PflegerInnen einzugehen:

Beispiel 44: Ausschnitt aus Text 171, P27 - B59

```
142   P27:   ihr mann wollt ja noch beim zahnarzt fra"gen↓ *
143          was mit * dene untre passie"rt jetzt↓ * #gell↑# HÖHER
144   B59:   >ja↓< *2*
145   P27:   un=na mache wer die o"bere nei↓ #hm↑# HOCH
146   B59:   ja↓ *2*
147   P27:   und da machen wer en klecks ha"ftcreme drauf↑
148          dann he"ben se besser frau adams↓ *
149          <ei"nverstanden↑>
150   B59:   >ja↓< *2*
151   P27:   >so↓< mome"nt↑ *7* so↓ *5* frau a"dams↑
152          machen sie ma den mu"nd auf↓ *2*
```

```
153   P27:   >dann klebe=mer die noch< fe"scht↑ *2*
154          so↓ jetz he"be se↓ >besser↓< #hm↑# HÖHER
155   B59:   >mhm↑<
156   P27:   <gut↑> *
157   B59:   ja↓ bis jetz ja"↓ *
158   P27:   <alles klo"ar↑> *2* #hm↑# HOCH
159   B59:   klor wie (klosi↓)
```

Besonders kontaktetablierende Wörter wie *hallo* und *kuckuck* werden zum Zweck der Aufmerksamkeitslenkung in vielen Fällen im SBT-typischen Singsang intoniert. Hiermit wird u.a. Zuneigung und liebevolle Zuwendung signalisiert, sowie zuweilen auch mütterliche Besorgnis (vgl. 4.3.5.2). So sagt etwa die Pflegehelferin P06 zu der depressiven Frau K. während der Morgenpflege an deren Geburtstag: #hallo↓# BABYSINGSANG i"mmer no nit glücklich↓. Die Pflegehelferin P13 wiederum setzt hallo und kuckuck ein wie Mütter, die während des Wickelns mit ihren Babys spielen und dabei viel lächeln und lachen, um ihre Zuneigung zu zeigen:

Beispiel 45: Ausschnitt aus Text 105, P13 - B35

```
358   P13:   #hallo↓ * kuckuck↓# HOCH * frau lang↑
359          #da si"nd# HOCH se widder↓ gell↑ LACHT
```

Andere PflegerInnen sprechen wichtige Inhaltswörter in der SBT-Intonation und versuchen so, den BewohnerInnen das Verstehen zu erleichtern. In diesem Sinne wird SBT also auch intuitiv verständnissichernd eingesetzt. Das intonatorische Herausstreichen von Schlüsselwörtern ist durchaus effektiv, um alten Menschen das Verstehen gesprochener Sprache zu erleichtern (Cohen/Faulkner 1986). Beispiele hierfür wären sind sie schon #fe"rtig↑# HOCH (P01), grad=emal nach #vo"rne bißle# HOCH frau keppler↑ (P01), de elleboge nochmal rau"s und #ho"ch↑# HÖHER (Krankengymnastin), und tun sie=s ma e weng #ho"chmache=s# HOCH bein↑ (P10).

Erst in Fällen, in denen ein Großteil der pflegerischen Äußerungen nahezu unterschiedslos in der SBT-Intonation gesprochen wird, wirkt letztere übertrieben babyhaft und der Situation nicht angemessen. Entscheidend für eine derart negative Bewertung ist weniger die Wahl einer hohen, als vielmehr einer schrillen Stimme. Ein Beispiel hierfür ist ein Ausschnitt einer Interaktion zwischen der Schülerin P30 und Frau S. (B68). Von allen im vorliegenden Material repräsentierten Pflegekräften ist P30 diejenige, welche ihre Stimme mit Abstand am häufigsten und am deutlichsten in Gesprächen mit BewohnerInnen verändert; sie gebraucht die SBT-Intonation in der Regel für Gliederungssignale, tag questions, Schlüsselwörter sowie ganze Äußerungen. Frau S. wird besonders häufig und nicht nur von der Schülerin P30 mit der SBT-Intonation angesprochen, weil sie erstens aufgrund einer spastischen Lähmung schwerst pflegebedürftig ist und zweitens P30 sie nicht versteht, wenn sie (was häufig vorkommt) statt des Deutschen ihre Muttersprache (Französisch) verwendet.

Beispiel 46: Ausschnitt aus Text 196, P30 - P27 - B68

```
110   P30:   isch=s so #re"cht↑# HOCH; SCHRILL
111   B68:   oui↓
112   P30:   #isch=s so re"cht↑# HOCH; SCHRILL
113   B68:   eh bie"n↓
114   P30:   oder zu wa"rm↓
115   B68:   (>mhm↑<) *
116   P30:   #<ge"ht=s so↑># HOCH; SCHRILL
117   B68:   <oui↑>
118   U:     sie sagte très bie"n↓ >LACHT< **
119   P30:   >bitte↑< ach is widder franzö"sisch↓
```

Nachdem P30 zunächst nur das letzte Wort ihrer Frage (Z. 110) schrill und hoch gesprochen hat, wiederholt sie anschließend die ganze Äußerung in der SBT-Intonation (Z. 112). Dies liegt daran, daß sie die Antwort der Bewohnerin nicht als französische Bejahung verstanden, bzw. die Äußerung von Frau S. als das deutsche *wie* und somit als Verständnisfrage fehlinterpretiert hat. Da sie auch die folgende Äußerung eh bie"n nicht versteht, behilft sie sich schließlich damit, ihre Frage nicht nur hoch und schrill, sondern dieses Mal auch laut zu wiederholen (Z. 116). Frau S. begreift ihrerseits nicht, daß P30 ihre Sprache nicht beherrscht und versucht das Problem genau wie die Pflegerin mit gesteigerter Lautstärke zu beheben (Z. 117). Die Untersucherin wird letzten Endes ihrer reinen Beobachterrolle untreu und versucht, zwischen beiden zu vermitteln und das Aneinander-Vorbeireden zu beenden.
Nicht halb so unangenehm wirkt hingegen die SBT-Intonation von P33 im Umgang mit der dementen und oft aggressiven Frau B. Dies liegt daran, daß die Stimme von P33 sanft und kleinmädchenhaft, nicht aber schrill klingt. Diese Interpretation wird durch die Beobachtung unterstützt, daß die hier angesprochene Frau B. (B69) auf P30 stets aufgebracht und feindselig reagiert, während sie in Pflegeinteraktionen mit der Krankenschwester P33 meist friedlicher wirkt und sich in bezug auf die Erledigung der Pflegegeschäfte kooperativ gibt:

Beispiel 47: Ausschnitt aus Text 185, P33 - B69

```
042   P33:   →können← sie dann grad mal hi"nstehn↑ *7*
043         #einmal au"fstehn bitte↓ zum po"po waschen↓# KINDERSTIMME
```

Diese wenigen Beispiele verdeutlichen, daß SBT-Intonation nicht gleich SBT-Intonation ist. Auch ist der Einsatz der SBT-Intonation multifunktional: sie wird segmentierend und daher aufmerksamkeitsheischend und verständnissichernd, aber auch Zuneigung signalisierend und auffordernd eingesetzt (vgl. auch 4.3.5). Es scheint also, als sei SBT anders als etwa von Ferguson (1977) angenommen kein einheitliches, starres Sprachregister, sondern als bestehe es aus einer Reihe von sprachlichen Strategien, die es ermöglichen, je nach aktuellen (wenn auch nur vermeintlichen) Erfordernissen in jeweils unterschiedlichem Maße von der Erwachsenensprache abzuweichen. Diese Strategien unterscheiden sich in dem Grad der implizierten Babyhaftigkeit: einzelne, mit hoher Stimme gesprochene Worte wie etwa Gliederungssignale und Rückversicherungsfragen wirken weniger babyhaft als Äußerungen, die insgesamt mit der SBT-Intonation und noch dazu einer schrillen Stimmlage modifiziert werden; desgleichen erscheint, auf SBT als Gesamtphänomen übertragen, eine kurze, einfach strukturierte Äußerung weniger babyhaft als eine, die im SBT-Singsang gesprochen wird oder gar noch Lexeme des SBT enthält. Je mehr der Strategien gleichzeitig verwendet werden, desto deutlicher wird impliziert, daß dem/der Angesprochenen lediglich der Status und somit die Verständnisfähigkeit eines Kleinkindes zugeschrieben wird.

4.3.2 Komplexität

Wie schon Culbertson und Caporael (1983) festgestellt haben, verwenden PflegerInnen wie Mütter eher kurze, einfache Äußerungen und viele geschlossene Fragen. Dies fällt vor allem in Gesprächen mit solchen BewohnerInnen auf, die schwerhörig sind und infolgedessen akustische Verständnisprobleme haben, kommt aber auch in der Kommunikation mit dementen BewohnerInnen vor. Daß kurze oder verkürzte Äußerungen häufig die Worte der BewohnerInnen spiegeln, ist ein Hinweis darauf, daß der Einsatz von SBT-Strategien auch (wie dies Ashburn und Gordon schon 1981 formuliert haben) interaktive Ursachen hat und nicht bloß stereotypgeleitet ist. Dies zeigt Beispiel 48, in dem die Pflegerin P07 eine stark hörbehinderte und sehr verwaschen sprechende Bewohnerin (B15) fragt, ob sie nach dem Frühstück ein Bad nehmen will:

Beispiel 48: Ausschnitt aus Text 058, P07 - B15

```
035   P07:   →frau bräuer↑← (dehn=)ehr nachher noch ba"de↓ *
036   B15:   #ja↑# HOCH
037   P07:   nochher↓ ja↑ <nochher↓ no"chher↓>
038   B15:   ja (gleich) esse↓
039   P07:   könne erscht esse↓ jo↓ * ja↑
```

```
040   P07:   wenn=ehr we"nd↑
041   B15:            (nachher↓ jajo"↓)
042   P07:   erscht esse↓
043   B15:   aber ...↓ aber ..↓
044   P07:   wenn=ehr erscht e"sse↓ *
045   B15:   ja↓ (da...↓)
046   P07:       e"rscht esse↓ gut↓ okay↓
047           noch=m e"sse↓ ja↑
```

Um den Erfolg der Kommunikation mit Frau B. (B15) sicherzustellen, setzt P07 ausschließlich (leicht beantwortbare) geschlossene Fragen ein (Z. 35, 42, 44, 47). Abgesehen von der Eingangsfrage in Z. 35 sind viele ihrer Äußerungen auf ein Minimum reduziert, d.h. elliptisch (Z. 37, 39, 42, 46, 47). Sie wiederholt bekräftigend Teile ihrer eigenen Worte (Z. 37) und fragend die Äußerungen der Bewohnerin (Z. 42, 44).

Aufs Wesentliche reduziert scheint auch der folgende Ausschnitt zu sein, in dem dieselbe Pflegerin die Ursache der Schmerzen zu eruieren versucht, über die die demente Frau S. gerade klagt:

Beispiel 49: Ausschnitt aus Text 064, P07 - B14

```
590   B14:   das is aber/ das tut aber we"h↓
591   P07:                   is zu e"ng↓
592           is zu e"ng↓
593   B14:   das tut we"h↓ das tut weh↓
594   P07:   wo↓ am/ da am bau"ch↓
595   B14:   au ja der bauch↓
596   P07:   ja↓
597           is e"ng↓ ja↑
598   B14:   der bau"ch der tut weh↓
599   P07:           der bau"ch↓ der bauch↓
600   B14:   der tut/ der tut we"h↓ aber
```

Auch hier benutzt sie geschlossene elliptische Fragen (Z. 591, 592, 594, 597), die sie in verständnissichernder Absicht mehrfach wiederholt. Die einzige offene Frage (wo, Z. 594) formuliert sie, kaum daß sie sie ausgesprochen hat, in eine weniger komplexe geschlossene Frage um (da am bau"ch↓). Schließlich wiederholt sie den zentralen Teil der Äußerung von Frau S. mit demselben Intonationsmuster, das die Bewohnerin gewählt hat, womit sie einerseits Mitgefühl signalisiert und sich andererseits ein bißchen über die Neigung der (u.a. an einem Sprachautomatismus leidenden) Bewohnerin, viele ihrer Äußerungen bekräftigend zu wiederholen, lustig macht. Insbesondere die Tendenz, die (oft kurzen)

Äußerungen der BewohnerInnen spiegelnd zu wiederholen, zeigt m.E. die Richtigkeit der Hypothese von Ashburn und Gordon (1981), daß nämlich der Gebrauch kurzer und wenig komplexer und somit SBT-ähnlicher Äußerungen auch interaktive Ursachen haben kann.

Die PflegerInnen verwenden kaum Vergangenheitsformen der Verben und, wie Mütter, wenige Funktionswörter und viele Inhaltswörter. Unterordnende Konjunktionen sind z.b. eher selten. Wie schon Ferguson (1977) bemerkte, werden auch beim Sprechen mit alten Menschen Pronomen durch Nomen ersetzt. Zumindest wird ein Übermaß an deiktischen Elementen und Pronomen vermieden, was, gemessen an der normalen Alltagssprache Erwachsener, teilweise redundant wirkt. So greift bspw. die Praktikantin P21 im Beispiel 50 die Äußerung der Bewohnerin, die mit dem dialektalen Wort teppich um eine Decke bittet, wörtlich statt pronominal wieder auf (Z. 122, 125):

Beispiel 50: Ausschnitt aus Text 131, P21 - B48

```
121   B48:   teppich↓
122   P21:   teppich krie"gen sie gleich↓
123          ich zieh sie insgesamt mal bissel weiter ho"ch↓
124   B48:   mit=m roten teppich bedeckter
125   P21:   ja↓ sie werden gleich mit=m roten te"ppich zugedeckt↓ gell↑
```

Ähnlich häufig verwendet die Pflegehelferin P25 im Beispiel 51 die Nomen händ (Z. 227, 229, 230, 231) und handtuch (Z. 230, 232, 236), um der dementen und unruhigen Frau H. Sinn und Zweck eines Handtuchs zu erklären:

Beispiel 51: Ausschnitt aus Text 138, P25 - B51

```
227   P25:   >frau hofmann↑ versuche sie mal ihre händ s/<
228   B51:                                     SCHREIT
229   P25:   ihre händ se"lber abzutrockne↓ ja↑ *
230          nehme sie des ha"ndtuch mal in die händ↓
231          grad d=händ se"lber abtrockne↓ * (schön fest↓) **
232          nee↓ des handtuch kommt ni"t ins wasser↓ *2*
233          >is< zum a"btrockne da↓ *
234   B51:   SCHREIT
235   P25:   frau hofmann↑ #des isch verke"hrt↓# TADELND *6*
236          wasser is zum wasche und=s handtuch zum a"btrockne↓
```

Auch das höfliche Anredepronomen *Sie* wird z.T. vereindeutigend, aber zugleich wie im Umgang mit Kleinkindern durch die referierende Nennung eines

Namens ersetzt (vgl. 4.1.1, Beispiel 19). So schmeichelt etwa die Schülerin P23
der weiblichen Eitelkeit einer Bewohnerin mit den Worten weiße gelbe schwa"r-
ze↓ alles hat die brigitte verrü"ckt gemacht früher↓. Kurz darauf, als es um den be-
vorstehenden Geburtstag von B56 geht, redet sie in der 3. Person Singular *über*
B56, obwohl sie in erster Linie *mit* ihr spricht und sie auch vorher und nachher
mit *du* und entsprechenden Verbformen anredet: jetz↓ noch ei"n tag↓ dann isch se
genau so alt wie i"ch die brigitte↓.

Das Pronomen *wir* dient in der Altenpflege (anstelle von *ich* oder *Sie*) häufig als
grammatisches Subjekt. Das auch "Krankenschwester-Wir" genannte Pronomen
wird, wie in der Säuglingspflege (Jocic 1978), vor allem dann verwendet, wenn
das Personal intime Pflegehandlungen ausführt, die die BewohnerInnen selbst
nicht mehr erledigen können.[59] Wie im folgenden Beispiel 52, in dem es um's
Waschen geht, werden die BewohnerInnen durch die Verwendung von *wir* wenigstens verbal in die Pflegetätigkeit miteinbezogen (vgl. 4.2). Dabei wirkt der
Gebrauch des Verbs *waschen* zusammen mit dem pronominalen Akkusativ-Ob-
jekt *sich* besonders babyhaft, denn sicher beabsichtigt der hier sprechende Zivildienstleistende nicht, sich selbst ebenfalls zu waschen:

Beispiel 52: Ausschnitt aus Text 192, P29 - B69

```
035    P29:   sowas dummes↓ *4*
036           <so jetz mü=mer uns wa"schen↓ okay↑>
037           *2* ops↓ HILFT IHR AUF *5*
038    B69:   wieso" denn↓
039    P29:   <ja=n bißchen waschen mü"ssen wer uns↓>
040           <sa"ndmännchen aus den augen↓>
```

Ein Unterschied zur primären Verwendung von Babysprache besteht allerdings
im Hinblick auf die Verwendung von Imperativen einerseits und höflichen Modifizierungen andererseits (vgl. Kapitel 4.2). Anders als in der primären Babysprache werden Imperative trotz ihrer Kürze und Einfachheit aus Gründen der
Höflichkeit in der Altenpflege eher vermieden. Aufforderungen erfolgen stattdessen oft bzw. zunächst in Form von Infinitivkonstruktionen oder Ellipsen (vgl.
Baßler 1996, 91). Sie werden z.T. durch Modalpartikeln, Modalverben und den
Konjunktiv abgeschwächt. Beispiele hierfür wären etwa grad mal aufstehn, jetzt

---

[59]   Weinhold (1997, 177) bestreitet das Vorkommen des sich nur auf PatientInnen bezie-
       henden, also indirekt auffordernden (wie sie es nennt) Krankenschwester-Wirs in
       ihrem Material und behauptet, daß die Pflegekräfte nur dann von *wir* sprechen, wenn
       tatsächlich eine Mithilfe der PatientInnen erwartet wird. Dies erscheint mir angesichts
       ihrer Transkriptausschnitte allerdings zweifelhaft.

hoch, oder auch könnt ich sie ma=n klein bissel ru"mdrehn↑. Dieses letzte Beispiel zeigt, daß nicht alle Äußerungen des Pflegepersonals als Baby Talk eingestuft werden können. In Situationen, in denen es nicht darauf ankommt, ob die Aufforderung oder Frage der Pflegekraft umgehend verstanden wird, und in denen somit die Beziehungsarbeit in den Vordergrund treten kann, werden durchaus auch komplexere Sätze formuliert. Somit gilt auch für die Altenpflege die in bezug auf die primäre Babysprache getroffene Feststellung Browns (1977, 16): "[speakers] always lapse in and out of the register, even though the addressee remains the same".

4.3.3 Wiederholungen/Redundanz

Genau wie Mütter wiederholen AltenpflegerInnen Satzteile, ganze Sätze und Äußerungsinhalte wörtlich oder paraphrasierend. Wiederholt werden sowohl eigene Worte als auch die von BewohnerInnen, wobei Äußerungen von BewohnerInnen meist fragend und Äußerungen der Pflegekräfte selbst bestätigend bzw. verständnissichernd erfolgen (vgl. 4.1.3.6 und 6.3.6). Wiederholungen werden jedoch nicht nur eingesetzt, wenn, wie im folgenden Beispielausschnitt, das Nichtverstehen der alten und vor allem teils altersschwerhörigen Menschen offensichtlich ist:

Beispiel 53: Ausschnitt aus Text 178, P28 - B62

```
003    P28:    ja↓ *3* jawo"ll↓ *4* ge"ht=s so↑ *2*
004            frau ku"ri↑ könne sie so ste"hn↑
005    B62:    #bitte↑# HOCH
006    P28:    können sie so ste"hn↑ **
007            >ob sie/< können sie so ste"hn↑
008    B62:    ja ja"↓
009    P28:    >gut↓<
```

Hier erkennt der Schüler P28 zunächst an der Verständnisfrage bitte in Z. 4 und anschließend am Schweigen der schwerhörigen Bewohnerin auf seine Frage hin, daß sie ihn noch nicht verstanden hat (Z. 6). Erst, als sie bejahend auf seine Frage antwortet, befindet er das Thema für abgeschlossen (gut) und fährt mit der weiteren Durchführung der Morgenpflege fort.
Wiederholungen werden auch dann zur Verständnissicherung genutzt, wenn die PflegerInnen nicht genau wissen, ob sie von den BewohnerInnen verstanden wurden. Beispiele hierfür wären die bereits in Kapitel 4.3.2 angeführten Ausschnitte, in denen es um ein Wannenbad und um den Grund für Bauchschmerzen geht. Während die Pflegerin P07 sich im Beispiel 48 nicht sicher ist, ob die Be-

wohnerin ihre Frage richtig verstanden hat oder nur so tut und von daher viele Wiederholungen gebraucht, benutzt sie letztere im Beispiel 49, um die Bewohnerin, die statt ihre einfache, geschlossene Frage zu beantworten lediglich wiederholt, daß sie Schmerzen habe, zu schlußfolgerndem Denken anzuregen. Somit reagiert sie gewissermaßen auf das thematische Beharren von Frau S. mit ebensolchem Beharren auf ihrer Frage nach den Gründen - Wiederholungen werden also mit Wiederholungen pariert.

In anderen Fällen nutzen insbesondere männliche Pflegekräfte wie der Zivildienstleistende P05 im Beispiel 54 Wiederholungen, um wenigstens eine minimale Kommunikation aufrecht zu erhalten und um längeres Schweigen zu vermeiden (Z. 11, 13, 16, 21). Wiederholungen dienen obendrein dazu, die BewohnerInnen zum Expandieren ihrer Äußerungen aufzufordern (Z. 11, 21).[60] Dabei erinnert insbesondere die Tatsache, daß auf die Wiederholung der Worte der Bewohnerin eine bewertende Äußerung des Zivildienstleistenden folgt (Z. 12/13), an Eltern-Kind-Kommunikation:

Beispiel 54: Ausschnitt aus Text 068, P05 - B03

```
006   B03:   >wer si"nd sie↓<
007   P05:   ich↑ ich bin der jö"rg↓ * frau hagmann↓
008   B03:   >jörg↓<
009   P05:   mhm↑ *7*
010   B03:   >se"h morgens gar nich↓<
011   P05:   sehn se ga"r nix↓ *
012          de=sch aber schle"cht wem=mer nix sieht frau hagmann↓
013          hm↑ * isch ni"t so gut↓ *4*
014   B03:   >der krei"slauf...↓<
015   P05:   mhm↓ des wi"rd noch frau hagmann↓ ja↓ *
016          des wi"rd noch im laufe des tages hoffentlich↓ *2*
017   B03:   >ham se die hei"zung angemacht↑<
018   P05:   mhm↑ die hab ich a"ngmacht↓ *
019          die läuft schon↓ *4* >sodele↑< *19*
020   B03:   (>ich weiß gar nich ob ich au"fstehn kann↓<)
021   P05:   wissen sie ni"ch↓
022          ah probie"re=s mal frau hagmann↓ hm↑
023          * en versuch isch des we"rt↓
```

Wiederholungen (vor allem wörtliche) sind in der Altenpflege häufiger als in der Kommunikation jüngerer bzw. gesunder Erwachsener untereinander, weil es hier potentiell mehr Faktoren gibt, die das Verstehen auf akustischer wie geisti-

---

[60]   Vgl. auch das unter 6.3.6 zitierte Beispiel.

ger Ebene erschweren. Da in der Pflegekommunikation Wiederholungen entweder von den AdressatInnen als nötig markiert oder aber von den SprecherInnen selbst aufgrund fehlender Reaktionen der GesprächspartnerInnen für notwendig befunden werden, d.h. versucht wird, eine Störung der Kommunikation interaktiv zu beheben, kann hier strenggenommen nicht von Redundanz gesprochen werden, wie dies etwa Szagun [6](1996, 208) tut.

4.3.4 Wortschatz

Im Altenheim ist der Abstraktionsgrad der verwendeten Nomen aufgrund der ausgeprägten Handlungsbezogenheit der Gespräche gering. Desweiteren finden auch Lexeme der Babysprache in der Altenpflege Verwendung (vgl. 1.5.2 und 6.6.2). Auffällig ist z.B., daß die BewohnerInnen oft aufgefordert werden, etwas *schön* zu machen (halten sie sich schön fe"st↑), oder Dinge (vor allem von weiblichen Pflegekräften) als *fein* bezeichnet werden, wie auch das im folgenden Zitat von der Stationsschwester P27 gemeinte Deodorant: so frau adams↓ guck mal↓ ein fei"nes bac-spray * gut↑. Wie im einzelnen in Kapitel 4.3.8.2 zu belegen sein wird, unterscheiden sich männliche und weibliche SprecherInnen in bezug auf die Häufigkeit und Vielfältigkeit der Verwendung von SBT-Lexemen recht deutlich. Die weiblichen Pflegekräfte haben nicht nur doppelt soviele SBT-Lexeme benutzt, sondern auch sehr viel mehr verschiedene als ihre männlichen Kollegen: mehr als 25 Wörtern bei den Pflegerinnen stehen ganze 8 bei den Männern gegenüber. Die Frauen verwenden häufig lautmalende Interjektionen, welche semantisch, nicht aber emotional leer sind. Es handelt sich hierbei um situations- oder handlungskommentierende Begriffe (hatsie/hotschie, hoppe(d)la, hoppsala, (ho(lla))hopp, rumwidibum, rumsfidibums), die mit der Konnotation mütterliche Aufmerksamkeit und Kinderspiel versehen sind. Diesen entspricht bei den Männern ein einsames bumsfallera. Auch ist das Spektrum der Bezeichnungen für Körperteile und Körperfunktionen bei den Frauen wesentlich breiter: außer dem auch von den Männern gebrauchten po sprechen sie vom poppes und von den vier buchstaben, vom großen onkel (großer Zeh), von hexen (Knoten in den Haaren), von schwitzkuhlen (Achseln) und vom busengtong[61], sowie von rollen (Stuhlgang), haufen (Stuhlgang) und luftikus (Blähungen). Dies zeigt, daß die Frauen ihre Erfahrungen aus der Säuglings- und Kinderpflege auf ihre Arbeit in der Altenpflege übertragen - Erfahrungen, die die Pfleger sowohl aufgrund ihres Geschlechts, als auch aufgrund ihres Alters, d.h. mangelnder Erfahrung als Elternteil, kaum gemacht haben dürften: während nämlich ein Großteil der Männer

---

[61]   Selbstverständlich ist dieser Begriff für den Busen weniger ein Lexem der Babysprache, als vielmehr ein Sprachspiel.

während der Datenerhebung Anfang 20 war und noch keine eigenen Kinder
hatte, waren die meisten Frauen eher um die 40 Jahre alt. Mindestens zwei Drittel von ihnen hatte Kinder.

Allgemeine, an die Kindheit gemahnende Konzepte auch aus Literatur und Fernsehen tauchen bei beiden Geschlechtern auf: bei den Frauen in den Wendungen
geburtstagskind, miesepeter, heinzelmännchen, zappelphilipp, und strubbelpeter,
und bei den Männern als onkel doktor und sandmännchen. Schließlich ist festzustellen, daß Männer eher dazu neigen, die Aufmerksamkeit der BewohnerInnen
mit einem emotional neutraleren hallo wiederzuerlangen, während die Pflegerinnen sehr viel häufiger die kindlichere Interjektion kuckuck hierfür benutzen.

Wie in der Säuglingspflege werden auch reduplizierte Formen in der Altenpflege
verwendet. So sprechen die PflegerInnen (auch in der stationären Krankenpflege, vgl. Weinhold 1997, 155) nicht vom *Gesäß* oder, alltagssprachlicher, vom
Hintern, sondern vom *Po* bzw. *Popo*. Auch bezeichnen sie den Schwesternruf
zuweilen onomatopoetisch als tuut-tuut. Zivildienstleistende geben den BewohnerInnen manchmal happi-ha"ppi statt Essen und machen pieks pieks statt eine
Spritze zu geben.

Die PflegerInnen tendieren ferner dazu, Diminutive und Kosenamen zu verwenden. händchen, pfötchen, kleidchen und jäckchen gehören ebenso zum Sprachall-
tag im Heim wie die Anrede schätzle, mäuschen[62], frolleinchen oder meine Süße.
Neben den Kosenamen werden auch durch Suffixe wie *-chen* diminuierte Vor-
und Nachnamen zur Anrede verwendet: So wird etwa aus Sabine sabinchen, aus
Frau Wiedek wiedelchen, aus Herrn Frank franky, und aus Frau Moll mölleken.
Diminuiert werden von dialektsprechenden Pflegekräften sogar Interjektionen
wie bspw. hallole, sodele und jetzetle. Dies kann durchaus als Zeichen für eine
liebevolle, Eltern-Kind-ähnliche Beziehung des Personals zu den BewohnerInnen
gemeint sein - die Frage ist allerdings (wie auch in bezug auf andere Phänomene
des SBT), ob das, was so gut gemeint ist, auch gut bei den AdressatInnen ankommt.

Auch für den SBT-Wortschatz gilt das schon für die SBT-Intonation Gesagte:
weder verwenden alle PflegerInnen gleich viele SBT-Worte, noch gebrauchen
überhaupt alle von ihnen Lexeme der Babysprache (vgl. 6.6.2).

---

[62]   Auch Weinhold (1997, 183) berichtet davon, daß ein sehr alter (!) Patient in ihrem
       Korpus mit *Mäuschen* angesprochen wird.

4.3.5 Die Funktionen von Baby Talk

Eine in der Forschung diskutierte und umstrittene Funktion ist die der Erleichterung des Spracherwerbs. Da es in Altenheimen sicher nicht um Spracherwerb geht, gehe ich darauf nicht weiter ein. Es bleiben eine kommunikative (4.3.5.1) und eine emotionale Funktion (4.3.5.2). In diesem Zusammenhang ist interessant, daß mit Ausnahme von Ashburn und Gordon (1981) und Kemper (1994) die meisten ForscherInnen, die sich mit der Verwendung von SBT gegenüber alten (und zudem institutionalisierten) Menschen beschäftigt haben, die kommunikativen Funktionen in ihrer Wahrnehmung des Phänomens nahezu ausgeblendet haben: fast alle haben seit den frühen Studien von Caporael nur die sozialen Funktionen, bzw. eigentlich die vermuteten Auswirkungen von SBT auf erwachsene AdressatInnen untersucht. Aus diesem Grund stelle ich zunächst die kommunikative Funktion von SBT detailliert vor.

4.3.5.1 Die kommunikative Funktion

Laut Ferguson (1977) wird durch die vereinfachenden und verdeutlichenden Strategien das Kommunizieren erleichtert. Das gilt auch für die Verwendung von SBT in der Altenpflege. Die PflegerInnen erleichtern das Verstehen ihrer Äußerungen, indem sie das Kurzzeitgedächtnis der BewohnerInnen so wenig wie möglich beanspruchen [6](Szagun 1996; vgl. hierzu auch Kapitel 6.2). Sie tun dies mithilfe vereinfachender Strategien, nämlich

- indem sie kurze Äußerungen formulieren,
- indem sie möglichst wenige flektierte Verben gebrauchen,
- und indem sie einen eher beschränkten, situationsspezifischen Wortschatz verwenden.

Das Pflegepersonal sorgt für den Erfolg der Kommunikation, indem es seine Äußerungen zum Zwecke der Verdeutlichung wiederholt und prosodisch markiert. Szagun [6](1996) zufolge bewirkt die prosodische Markierung, daß die einzelnen Elemente einer Äußerung besser analysiert werden können. Darüber hinaus, so Szagun, würde sie auch bewirken, daß die Aufmerksamkeit auf die Sprache gelenkt wird und die Angesprochenen besser zuhören. Die Zeilen 213, 215, 216, 358 und 359 in Beispiel 55 illustrieren die Apellfunktion der SBT-Intonation in der Altenpflege.

Beispiel 55: Ausschnitt aus Text 105, P13 - B35

212   P13:   frau lang↓ ich muß sie mal e bißle um/
213   #ha↑ hallole↓# BT-SINGSANG, HOCH sind sie noch da"↓ *

214   P13:   haja↓ gell↑ LACHT #so ins e"ck gedrückt↓# LACHEND
215   *14*>STÖHNT< *17* >...↓< *16* #hallo frau lang↓# BT, HOCH
216   * ich hab=s fascht fe"rtich↓ ge↑ * hm↑ #hallo↓# SINGSANG
...
358   #hallo↓ * kuckuck↓# HOCH * frau lang↑
359   #da si"nd# HOCH se widder↓ gell↑ LACHT

Im Fall von Interjektionen wie *hallo* oder *kuckuck* ist die Appellfunktion, d.h.
deren Gebrauch zur Kontaktherstellung eindeutig. Aber auch an prosodisch markierten Gliederungssignalen, Inhaltswörtern und Routinefloskeln wird deutlich,
daß es um die Aufmerksamkeit der BewohnerInnen geht. Das zeigt Beispiel 56,
in dem die Schülerin P30, die generell in einer sehr hohen Stimmlage mit den
BewohnerInnen redet, während der Pflegedurchführung mit der schwerst pflegebedürftigen Frau S. spricht.

Beispiel 56: Ausschnitt aus Text 196, P30 - B68

224   P30:   <ich dreh sie jetz grad mal auf die sei"te frau sawert↓>
225   #ja↑# HÖHER <mal auf die sei"te drehen↓>
226   B68:   ah oui↓
227   P30:   ja↑ daß ich kann de rü"cken waschen↓ *
228   #<ja↑>#HÖHER; SCHRILLER
229   B68:   oui↑
230   P30:   #<ge"ht das↑># HÖHER; SCHRILLER
231   B68:   oui↑ ça va"↓
232   P30:   #<ja↑># HOCH; SCHRILL *3*
233   <wenn was wehtut sa"ge se=s↓ ja↑>
234   B68:   oui↑
235   P30:   ja↓
236   U: hm↓
237   P30:   so↓ bißchen #rü"bberdrehe↑# HÖHER; SCHRILLER *
238   <sie könne sich hier ha"lten↓> schaue sie↓
239   hie"r↓ * könne sie sich e bissel halten↓ ja↑ so↑ *
240   #<ge"ht=s so↑># HOCH; SCHRILL
241   B68:   oui↑ *2*
242   P30:   bißchen kopf/ jetz könne sie sich hi"nlege↑
243   köpfchen↑ ja so:↓ *28* #<geht=s↑># SCHRILL *2* <frau sawert↓>
244   B68:   oui↓

In den Zeilen 226 und 229 hebt sie ihre vergewissernden Nachfragen durch eine
noch höhere Tonlage hervor. In den Zeilen 230, 240 und 243 nutzt sie die Baby-
Talk-Intonation, um die Routine-Nachfrage nach dem augenblicklichen Befinden

der Bewohnerin eindringlicher zu machen. In der Zeile 238 betont sie das Verb *rüberdrehen* nicht nur, sondern sie spricht es auch höher und schriller. Allen ihren markierten Äußerungen ist ferner gemeinsam, daß sie deutlich lauter gesprochen werden. Lautstärke und Tonhöhe zusammen bewirken, daß B68 auf die Äußerungen der Pflegeschülerin reagiert. Dies ist nicht selbstverständlich, denn diese Bewohnerin ist nicht immer in der Lage, auf die Kommunikationsbemühungen des Personals einzugehen: teilweise besteht ihr verbaler Output lediglich aus Silbenmonologen.

4.3.5.2 Die emotionale Funktion

Neben der kommunikativen hat die Babysprache auch eine affektive Funktion: sie übermittelt eine positive emotionale Botschaft. BT gegenüber Säuglingen und vermutlich auch alten Menschen demonstriert Ferguson (1977) zufolge Zuneigung, Vertrautheit und Fürsorglichkeit. Auch dies läßt sich eindeutig an meinem Material belegen. In Beispiel 55 etwa appelliert die Pflegerin mit den Interjektionen hallo und kuckuck nicht nur an die Aufmerksamkeit der Bewohnerin. Sie nutzt die sanfte Singsang-Intonation und ihr Lachen auch wie eine Mutter, die ihrem Kind beim Wickeln Zuneigung demonstriert. In Situationen, in denen es gilt, traurige oder depressive BewohnerInnen zu trösten, verdeutlichen die PflegerInnen die Eltern-Kind-Ähnlichkeit des Verhältnisses, indem sie die BewohnerInnen mit einem Kosenamen statt mit dem Nachnamen ansprechen. In Beispiel 57 gebraucht die Stationsschwester den Kosenamen schätzle, um die Bewohnerin von ihrem Kummer (d.h. ihren verstopfungsbedingten Schmerzen) abzulenken.

Beispiel 57: Ausschnitt aus Text 166, P27 - B59

231	B59:	oh ich hab schme"rze immer im/
232	P27:	wo" haben sie schmerzen
		frau adams↓
234	B59:	im po"↓
235	P27:	hm↑
236	B59:	im po"↓
237	P27:	wies/ von was im po"↑ *
238	B59:	→bis es← rau"s isch↓
239	P27:	>LACHT< **schätzle↓** sie wi"sse doch
240		daß sie jeden morgen so ihren be"cher trinke↓
241		und des geht alle zwei drei ta"ge↓ * #hm↑# HÖHER
242		stelle sie sich mal hi"n↑
243		dann tu ich de po"po wasche frau adams↓ #hm↑# HOCH
...		

255   P27:   na de"nn frau adams↑ <glei ha"m=mers↓>
256   na dürfe sie sich hi"nsetze↓ gell↑
257   B59:   mhm↓ * oh mir tut alles wieder we"h↓
258   P27:   ha nei:↓ **schätzle↓**
259   B59:   #oh↓# DEN TRÄNEN NAHE

Wie Grainger (1990) und Hummert und Ryan (1996) festgestellt haben, ist das
Bestreben der Pflegekräfte, den BewohnerInnen wie Kindern positive emotionale
Botschaften zu übermitteln und die durch die Durchführung der Pflegetätigkeiten
bedingte Gesichtsbedrohung abzuschwächen, auch daran zu erkennen, daß sie
sie oft übertrieben loben.[63] Dabei wird pflegehandlungsbezogen (Culbertson/-
Caporael 1983), aber auch personen- oder imagebezogen gelobt. Im nachstehenden Beispiel 58 etwa ermuntert eine Pflegehelferin die demente Frau H., selbständig ins Badezimmer zu laufen. Hier erfolgt das Lob aufgabenbezogen:

Beispiel 58: Ausschnitt aus Text 138, P25 - B51

139   P25:   **#oh wie sie toll ste"he↓ o:h↓#** BEWUNDERND; LOBEND
140   **#sie sin ja sta"rk heut↓#** BEWUNDERND; MIT VIEL NACHDRUCK
141   B51:   SCHREIT *8* SCHREIT *
142   P25:   so:↑ un jetz dürfe sie den rollstuhl *2*
143   >in=s< ba"dezimmer schieben↓

In anderen Fällen macht man den BewohnerInnen (wie Kindern) Komplimente
in bezug auf Aussehen (sie ham schön dünne bei"ne frau keppler↓ hm↑) oder Klei-
derwahl (en fei"nes hemd ham sie da aber an↓), d.h. personen- bzw. imagebezogen. Diese Art des Lobs erscheint oft unvermittelt und erfolgt häufig unmittelbar
nach mehr oder minder gesichtsbedrohenden Aufforderungen, wie im hier noch-
mals aufgeführten Beispiel 29. Die Schülerin lobt erst die Mitarbeit der hemipa-
retischen Bewohnerin bei der Pflege (Z. 141-143), die darin besteht, daß die alte
Frau ihren Kopf hebt, in höchsten Tönen. Dabei verstärkt sie das Lob sowohl
durch die Wahl superlativischer Adjektive (spitze, super) als auch durch die drei-
fache Wiederholung der lobenden Äußerung (super super su"per↓). Schließlich,
im Anschluß an die Aufforderungen (Z. 141 + 142), macht sie auch ein Kompliment in bezug auf das Nachthemd (Z. 144):

Beispiel 29: Ausschnitt aus Text 101, P10 - B34

141   P10:   erscht mal über=n ko"pf rübber↑ *3* so↑ **spi"tze↑** *7*
142   >un jetz kommen dann die (händle ran↑<) *6* **super↑**

---

[63] Vgl. 4.2.2 und Beispiel 28.

143   P10:   **super su"per↓** * ge"ht schon↓ ge"ht schon↓ *12* ←so↑→ *
144   **<schönes na"chthemd↓>** * hm↑ *3* ←so↓→

Laut Gibb (1990) ist das enge Verflechten der institutionellen und aufgabenfo-
kussierten Ebene (Aufforderungen) mit der zwischenmenschlichen Ebene (Lob)
ausgesprochen charakteristisch für das Gesprächsverhalten von AltenpflegerInnen. Da Elemente des SBT hier den Pflegekräften ermöglichen, ihre direktive
Rolle als VertreterInnen der Institution auszugleichen und sich als einfühlsame
Individuen darzustellen, hat also die Verwendung der Babysprache nicht nur
eine soziale Funktion in bezug auf die Gefühle der RezipientInnen: sie dient
auch der Selbstdarstellung der Pflegekräfte.

Darüber hinaus ist bei einigen PflegerInnen eine erhöhte Aufmerksamkeit für
alle verbalen und nonverbalen Signale der BewohnerInnen festzustellen: sie verhalten sich wie Mütter im Umgang mit Babys, die noch nicht sprechen können.[64]
Diese Aufmerksamkeit drückt sich etwa in Nachfragen aus, sowie in anderen
Versuchen des Personals, die z.T. unkonventionellen Signale der BewohnerInnen zu entschlüsseln; sie zeigt ein großes Interesse daran, mit dem alten Menschen zu kommunizieren. So stellt die Praktikantin im Beispiel 59 immer wieder, wenn auch erfolglos Verständnisfragen (Z. 288, 329), um der Bewohnerin
zu verdeutlichen, daß sie ihre Monologe in akustischer wie inhaltlicher Hinsicht
nicht versteht.[65] In Zeile 291 tut sie lediglich, als verstünde sie (wie eine Mutter,
die auf die Lallmonologe ihres Babys reagiert), wovon Frau W. gerade spricht:

Beispiel 59: Ausschnitt aus Text 130, P21 - B47

283   B47:   >ja ja↓< * >die k/< die kö"nnen dann (gleichzeitich↓)
284   (haun se dann ..↓)
285   P21:   mhm↑
286   B47:   >das macht * der/ der< haun se dir in=n ma"gen↓
287   in=n ma"gen↓ ja↓ LACHT
288   P21:   **wa"s is mit dem mann↑ hm↑**

---

[64]   Bei Brown und Yule (1983, 66) heißt es hierzu:

       "The reaction of parents to infants, and of friends to speech of those who are gravely
       ill, is to attribute meaning to any murmur which can be interpreted as relevant to the
       context of the situation and, if at all possible, to interpret what appears to be being said
       as constituting a coherent message, permitting the hearer to construct a coherent inter-
       pretation. The natural effort of hearers and readers alike is to attribute relevance and
       coherence to the text they encounter until they are forced not to."

[65]   Hier wie im Rest dieser Interaktion ist nicht klar, wovon B47 spricht.

```
289   B47:   #ja↓ junge ne# LACHEND
290          <i"ch hab noch ni"ch>/ noch nich↓
291   P21:   <nee↑>
292   B47:   <nee↑ (e"r hat mich ..↓)>
...
321   P21:   zieh ich ihnen mal schon mal strü"mpfe und *
322          u"nterhose an↑
323   B47:   (una una u"na↓) ja ja"↓ ja ja"↓
324          werfen sie in ba/ de badwanne rin↑
325          (in de i/ <die"ps> immer rin↓)
326   P21:          so↓ der fu"ß↑

327   B47:   jaha↑ zusa"mmen↓
328   P21:   (>einen<) ha"m wer noch↑ *
329   B47:   (schlauen) so"mmer↓ ja↓
330   P21:   zusa"mmen↓ was ha"m sie zusammen gemacht↑ hm↑ *
331   B47:                ja sie/
```

In Beispiel 60 versucht eine Pflegehelferin, herauszufinden, warum sich Frau H. im wesentlichen nur noch schreiend äußert, obwohl sie noch in der Lage ist, zu sprechen - ganz wie Mütter, die ihre noch nicht der Sprache mächtigen Säuglinge hilflos und gestreßt nach dem Grund für ihr Geschrei fragen mögen.

Beispiel 60: Ausschnitt aus Text 138, P25 - B51

```
270   B51:   >SCHREIT< *3* SCHREIT *
271   P25:   #es tut ihnen doch sicherlich nix we"h↓# SCHRILL; DROHEND
272   B51:   * SCHREIT *
273   P25:   oder↑ #tut ihne was we"h↑# LEICHT SCHRILL
274   B51:   #jaha↑# SCHREI-INTONATION *
275   P25:   wo↑ *
276   B51:   #ich wei"ß es nit↓# SCHREI-INTONATION *3*
277   P25:   dann nehm ich an <daß ihne ni"x weh tut↓>
278   B51:   SCHREIT *3*
279   P25:   →aber ich glaub← ihne tut=s <schrei"e gut↓>
280          *2* gell↑
281   B51:   <ja↓>
282   P25:   >ja dann↓< *2* hab ich doch ri"chtig vermutet↓
```

Zusammenfassend ist also festzuhalten, daß die Pflegekräfte die für SBT typische Singsang-Intonation, Kosenamen, Lob und Interessebekundungen einsetzen wie Mütter gegenüber ihren Kindern.

4.3.6 Die Baby-Talk-SprecherInnen

Daß die Babysprache in deutschen Altenheimen verwendet wird, betrachte ich als erwiesen. Wer aber sind die SprecherInnen im einzelnen? Hierüber ist bislang wenig bekannt. Im folgenden diskutiere ich daher die Bedeutung der Faktoren Alter und Geschlecht.

4.3.6.1 Alter

Laut Kemper (1994) ist das Alter der SprecherInnen irrelevant für die Wahl des Sprachstils. Hummert (1994) stellte demgegenüber anhand von experimentellen Studien die These auf, daß aufgrund der bei ihnen größeren Anzahl an negativen Altersstereotypen am ehesten die jüngeren Versuchspersonen dazu neigen dürften, das SBT-Register im Gespräch mit alten Menschen zu "ziehen". In dem von mir untersuchten Altenpflegeheim waren die Verhältnisse anders: nicht die ganz jungen, sondern die PflegerInnen um die 40 haben am häufigsten SBT-Strategien verwendet. Dies führe ich nicht auf das Alter als solches, sondern die Lebenserfahrung der SprecherInnen als Mütter zurück[66]: sie alle nämlich haben Kinder aufgezogen, bevor sie sich entschieden, wieder oder überhaupt in die Altenpflege zu gehen.[67]

4.3.6.2 Geschlechtstypische Unterschiede

In westlich geprägten Gesellschaften wie der unseren sind es nach wie vor die Frauen, die für Säuglingspflege und Kindererziehung zuständig sind. Entsprechend kann man sich fragen, ob es auch bei der Verwendung von SBT geschlechtstypische Unterschiede gibt. Ferguson (1977) nimmt an, daß vor allem Frauen die primäre Babysprache benutzen. Da die meisten AltenpflegerInnen in

---

[66] Diese Informationen habe ich durch Gespräche und Interviews mit den Pflegekräften gewonnen.

[67] Es gilt allerdings, an größeren Korpora (mit wesentlich mehr sehr jungen und kinderlosen SprecherInnen) zu überprüfen, ob dieses Ergebnis auf andere Altenpflegeinstitutionen übertragbar ist oder nicht - denn im hier untersuchten Heim waren beispielsweise einige der ganz jungen PflegerInnen nicht bereit, sich aufnehmen zu lassen.

unserer Gesellschaft Frauen sind, geht auch ein Großteil der Untersuchungen im
Bereich Sprache und Pflege stillschweigend davon aus, daß die SBT-SprecherIn-
nen weiblich sind (Caporael 1981; Caporael et al. 1983; Culbertson/Caporael
1983; Hummert/Shaner 1994). Anders als bei Kemper (1994), die zu dem Ergebnis kam, daß das Geschlecht der SprecherInnen irrelevant für die Wahl des
Sprachstils im Umgang mit alten Menschen ist, scheint das Geschlecht der PflegerInnen im vorliegenden Material sehr wohl von großer Bedeutung zu sein.
Die männlichen Pfleger in meinem Korpus haben weniger Diminutive und Reduplikationen, weniger nominale Anredeformen (im Durchschnitt alle 2,1 Minuten), viel weniger und weniger verschiedene SBT-Lexeme und überhaupt keine
Kosenamen verwendet. Auch die charakteristischen Tonhöhenverläufe sind bei
ihnen weniger ausgeprägt und seltener zu finden (im Durchschnitt etwa alle 10
Minuten). Dies kann zum einen daran liegen, daß (S)BT oder entsprechende
Sprachregister in der westlichen Sozialisation von Männern als unmännlich gelten (Hummert/Shaner 1994; Huebner 1996). Zum anderen kann es dadurch bedingt sein, daß alle Pfleger und Zivildienstleistenden in diesem Heim sehr jung
waren und noch keine eigenen Kinder hatten und entsprechend weniger primäre
und Altenpflegeerfahrung vorweisen konnten als ihre Kolleginnen. Die Hypothese in bezug auf die Bedeutung des Faktors Erfahrung läßt sich damit untermauern, daß der zweitälteste männliche Pfleger (P04), der sich viel mit Kindern zu
beschäftigen scheint und auch schon geraume Zeit in der Altenpflege arbeitet,
deutlich häufiger die SBT-Intonation und Diminutive verwendet als seine (jüngeren und unerfahreneren) Geschlechtsgenossen.
Die Frauen haben hingegen mehr Diminutive, mehr als doppelt so viele reduplizierte Formen, und nicht nur doppelt so viele, sondern auch mehr verschiedene
Lexeme der Babysprache benutzt als ihre männlichen Kollegen (25 vs. 8). Sie
gebrauchen sehr häufig nominale Anredeformen (im Durchschnitt alle 1,3 Minuten) und einige Kosenamen. Die Zuneigung signalisierenden prosodischen Modi-
fikationen verwenden sie deutlich häufiger (im Durchschnitt alle 2,5 Minuten).
Die weiblichen Pflegekräfte drücken auf der einen Seite positive Gefühle sehr
viel öfter gegenüber den BewohnerInnen aus als die männlichen. Auf der anderen Seite allerdings demonstrieren sie wie Mütter im Umgang mit ihren Kindern
ihre Überlegenheit. Das tun sie etwa, indem sie Aufforderungen wesentlich weniger höflich und gesichtsschonend, dafür aber "babyhafter" formulieren als ihre
männlichen Kollegen: so sind 47% der von Frauen formulierten Aufforderungen, aber nur 38% der von Männern verwendeten Aufforderungen Imperative.
Auch zeigen sie wenig Scheu, mit den BewohnerInnen im Konfliktfall wie mit
Kindern zu schimpfen oder ihnen gar zu drohen. Dies zeigt Beispiel 61, in dem
die Stationsschwester P20 der depressiven Bewohnerin B55, die sich aus Angst
vor einem Sturz meist weigert, selbst zu laufen oder zu stehen, drastische Konsequenzen (Z. 29/30) androht, wenn sie sich nicht endlich "zusammenreißt" und
sich Mühe gibt, sich wenigstens zum Hochziehen der Unterwäsche kurz hinzu-

stellen. Sie unterstreicht ihre Verärgerung durch einen gesichtsbedrohenden Fluch (Z. 27):

Beispiel 61: Ausschnitt aus Text 153, P20 - B55

022	P20:	sie müsse jetz wirklich die knie" (drücke↓)
023		ich kann ihne sons die ho"se nit hochziehe↓ *2*
024	B55:	#>ich werd nur wieder hi"nfalle↓<# WEINERLICH
025		#>un dann ...↓<# WEINERLICH; HOCH *
026	P20:	so↓ jetz↓ *3* so↓ *3*
027		**zum donnerli"ttchen** frau kempter↓
028		jetz stelln sie sich mal bitte hi"n↓ *2*
029		**ich laß sie sonscht de ganze tag heut im be"tt liege↓**
030		**ich verspre"ch=s ihne↓ *5* so↓ ***
031		ich muß ihne →wenigstens← die ho"se hochziehe könne↓

Insgesamt gesehen scheinen also diejenigen recht zu haben, die intuitiv den Gebrauch von SBT den Frauen zuschreiben: zumindest in diesem Heim ist SBT eher Frauensache. Es bleibt allerdings an größeren Korpora (mit mehr, älteren und erfahreneren männlichen Sprechern) herauszufinden, ob sich das Gesprächsverhalten der männlichen Pflegekräfte nicht im Laufe der Zeit an dasjenige der weiblichen annähert.

4.3.7 Die Situation

Es hat sich gezeigt, daß SBT in erster Linie von älteren, d.h. pflege- und lebenserfahreneren Frauen gebraucht wird. Wird es darüber hinaus aber situationsunabhängig, oder situationsspezifisch verwendet? Mein Korpus belegt die These von Szagun [6](1996), daß SBT *situationsspezifisch* eingesetzt wird. Vor allem in den Situationen der Körperpflege und der Nahrungsaufnahme (im Gegensatz etwa zum Vorlesen oder Geschichtenerzählen) werde auf die vereinfachte Sprache zurückgegriffen: "So kommt es z.B. beim Anziehen darauf an, daß das Kind Instruktionen zu Handlungen möglichst schnell und eindeutig versteht,.." (215) Da nun die gemeinsame Bewältigung von Körperpflege und Nahrungsaufnahme das Hauptziel der morgendlichen Pflegeaktivitäten in der Altenpflege ist, scheint die Verwendung von SBT-Strategien nahezuliegen. Und in der Tat: Je mehr die PflegerInnen auf die Mithilfe der BewohnerInnen bei den Pflegeaktivitäten angewiesen sind, und je mehr Kraft und Konzentration diese Tätigkeit erfordert, desto eher wird ein vereinfachter Sprachstil wie SBT verwendet. Dabei kommen je nach der Situation unterschiedliche SBT-Strategien zum Einsatz: Geht es in erster Linie um das Verstehen von Fragen oder Aufforderungen, also um effektive handlungsbezogene Kommunikation mit den alten Menschen, so werden kurze, wenig komplexe Äußerungen gebraucht. Diese werden im Falle des nicht sofortigen Verstehens wiederholt und eventuell bei der Wiederholung langsamer und mit höherer Stimme gesprochen. Im Vordergrund steht also, wie im Beispiel 62, die kommunikative Funktion. P23 verkürzt hier ihre ursprünglichen Aufforderungen verständnissichernd (vgl. 6.1.2), da Frau H. sie nicht versteht und entsprechend nicht darauf reagiert. So wird etwa setzen sie sich mal hi"n↓ (Z. 157) zur 1-Wort-Aufforderung hi"nsitzen↓ (Z. 159), und schaun sie ma hier↓ (Z. 375) wird zu ku"ckuck↓ (Z. 377). Um die Aufmerksamkeit von Frau H. wieder auf das Pflegegeschehen zu lenken, verwendet P23 ferner nach erfolglosen Äußerungen in "normaler" Intonation den SBT-Singsang (Z. 159, 375, 377, 378):

Beispiel 62: Ausschnitt aus Text 134, P23 - B51

```
156   P23:   *2* frau hofmann se"tzen sie sich mal hin↑
157          * <frau hofmann setzen sie sich mal hi"n↓>
158   B51:   SCHREIT *
159   P23:   #hi"nsitzen↓# SINGSANG *2* jawoll↓ *
...
374   P23:   jetz schau"n sie ma↓ *
375          #frau ho"fmann↓ schaun sie ma hier↓# HÖHER; SINGSANG
376   B51:   SCHREIT
377   P23:   #ku"ckuck↓# HOCH; SINGSANG *
378          #hallo↓ frau ho"fmann↓ * hallo↓# SINGSANG
379          schaun sie mal hier↓
```

In Situationen, in denen es keine größeren Verständnisschwierigkeiten zu geben scheint und die Pflegehandlungen auch keiner besonderen bzw. gemeinsamen Anstrengungen bedürfen, werden dennoch Diminutive und SBT-Lexeme wie *po-(po)* verwendet, um insbesondere Aufforderungen abzuschwächen. Hier gehen wie im Beispiel 63 eine unauffällige Prosodie, komplexere Satzkonstruktionen mit lexikalischen SBT-Einsprengseln einher. Die Schülerin P23 modifiziert die Aufforderung, das Gesäß zu heben (Z. 15), in vierfacher Weise: sie gebraucht die Modalpartikeln *mal* und *bißle* und das Modalverb *können*. Sie verwendet den Diminutiv brückle, um die von der Bewohnerin gewünschte Mithilfe kleiner erscheinen zu lassen und formuliert schließlich ihre Aufforderung in der Frageform.

Beispiel 63: Ausschnitt aus Text 139, P23 - B52

014   P23:   so frau paul↓ jetz kann=s lo"sgehn↓ *13*
015   könne sie mal bißle e **brü"ckle** mache frau paul↑ *3*
016   den **po"** bissel hochhebe↑ *4* jawoll↓

Geht es demgegenüber darum, den BewohnerInnen Trost und Zuneigung zu signalisieren, so werden nicht nur die typischen SBT-Lexeme, sondern auch Kosenamen wie im Beispiel 57 und vor allem eine hohe Stimme und auch eine sehr
emotionsgeladene Prosodie eingesetzt. In diesem Fall sind Wiederholungen eher
selten. In Beispiel 64, in dem die Pflegehelferin P06 Zuneigung und Besorgnis
gleichermaßen signalisiert, nachdem B06 ihre Geburtstagsglückwünsche grob
zurückgewiesen hat (Z. 24), macht der Ton die Musik: P06 versucht schrittwei-
se, die Bewohnerin durch die Verwendung der mütterlichen BT-Intonation von
der Aufrichtigkeit ihrer Gefühle zu überzeugen.

Beispiel 64: Ausschnitt aus Text 038, P06 - B06

020   P06:   soll ich ihnen jetz ein lie"d singen↑
021   B06:   ein lied↑
022   P06:   #happy birthday to you"↓ happy <u>birthday to you"</u>↓# SINGT
023   B06:   <u>danke schön</u>↓
024   (du schwä"tzt au↓)
025   P06:   #ich schwätz↑ waru"m↓ o:h frau keppler↓# BETROFFENER BT-TON
026   B06:   <u>ja</u>↓
027   P06:   #→ham doch heut← gebu"rtstag↓# BETROFFEN
028   B06:   ja↓
029   P06:   #ja:↓# BT-NACHDRÜCKLICH * #alles gu"te für sie↓# BABYTON
030   B06:   ja↓
031   P06:   #gell↑# BABYTON
032   B06:   das is lieb↓
033   P06:   #ja↓# ZÄRTELNDER BABYTON

Zusammenfassend teile ich daher mit Szagun [6](1996) die Überzeugung, daß die
vereinfachte Sprache sowohl durch die Situation, als auch durch das (hier oft
fehlende) Feedback des Kindes, bzw. des alten Menschen hervorgerufen wird.
Dies entspricht dem Ergebnis einer experimentellen Studie von Kemper, Vandeputte, Rice, Cheung und Gubarchuk (1995), in der die räumlich voneinander ge-
trennten ProbandInnen einander einen Weg beschreiben mußten. Hierbei verein-
fachten jüngere SprecherInnen ihren Sprachstil gegenüber älteren, nicht aber gegenüber gleichaltrigen HörerInnen, da erstere offensichtlich häufiger Anzeichen
von Verwirrung und Nichtverstehen zeigten: "These simplifications may have

been triggered by the verbal responses of the older listeners." (Kemper et al. 1995, 40). SBT wird verständnissichernd eingesetzt, wenn Pflegehandlungen durchzuführen sind, die BewohnerInnen aber nicht auf z.b. Aufforderungen in der Erwachsenensprache reagieren. SBT wird gesichtsschonend eingesetzt, um das Gewicht von Aufforderungen zu verringern. SBT wird schließlich bemutternd und tröstend eingesetzt, wenn die BewohnerInnen Anzeichen von Traurigkeit, Schmerzen oder Frustration zeigen.[68]

4.3.8 Die AdressatInnen

Werden nun alle BewohnerInnen gleichermaßen in der Babysprache angesprochen? In der - vor allem sozialpsychologischen - Forschung gibt es bislang nur widersprüchliche Antworten hierauf. Caporael und ihren KollegInnen (1981, 1983) sowie Hummert (1994) zufolge wird die Verwendung von SBT durch Klischees und nicht durch individuelle Charakterzüge oder Verhaltensweisen der AdressatInnen ausgelöst. Hummert und Shaner (1994) sowie de Wilde und de Bot (1989) allerdings vermuten, daß "lower functional abilities" auch eine Ursache dafür sein könnten, daß ein alter Mensch zum potentiellen Adressaten von SBT wird. Caporael und Culbertson (1986) schließlich berücksichtigen den interaktiven Charakter von Kommunikation und meinen wie Szagun [6](1996), daß SBT auch eine Reaktion auf das Gesprächsverhalten der alten Menschen sein kann. Aufgrund meiner Beobachtungen am vorliegenden deutschen Korpus gehe ich wie Ashburn und Gordon (1981) davon aus, daß die Verwendung von SBT sich auf unabänderlich gegebene wie auch interaktiv produzierte Eigenschaften der alten Menschen gründet: es wird nicht gegenüber allen BewohnerInnen gebraucht.

4.3.8.1 Geschlecht

Zu den unabänderlich gegebenen Charakteristika der BewohnerInnen gehört ihr Geschlecht. Da wesentlich mehr alte Frauen als alte Männer in Pflegeheimen versorgt werden (vgl. 1.1), sind es auch alte Frauen, die typischerweise als Adressatinnen von SBT untersucht wurden (Edwards/Noller 1993). Hummert (1994) geht davon aus, daß es mehr negative Klischeevorstellungen über alte Frauen gibt und Frauen daher (sollte SBT durch negative Stereotype ausgelöst werden) auch häufiger in der Babysprache angesprochen werden. Demgegen-

---

[68] Vgl. 4.3.8.3 in bezug auf die Verwendung von SBT in Konfliktsituationen.

über ergab eine Bewertungsstudie von O'Connor und Rigby (1996), daß die befragten alten Männer und Frauen glaubten, beide gleich häufig AdressatInnen von SBT zu sein. Das vorliegende Korpus bestätigt die Vermutung von Hummert (1994): gegenüber alten Männern verwendet man im Heim kaum SBT. Nur 2 der 8 aufgenommenen Bewohner waren Adressaten von intonatorisch oder lexikalisch an das BT-Register angelehnten Äußerungen. Gegenüber Männern werden äußerst selten diminuierte Formen und überhaupt keine Reduplikationen gebraucht. Männern wurden keine Kosenamen gegeben; stattdessen wurden sie entweder distanziert und mit vorgetäuschter Ehrerbietung als maestro (McGee/-Barker 1982) oder kritisch als zappelphilipp tituliert. Nur bei Begrüßung und Abschied verwenden die PflegerInnen Männern gegenüber häufig eine babytalkähnliche Singsang-Intonation. Mit anderen Worten: Männer waren seltener die Adressaten von SBT und haben von daher möglicherweise mehr Respekt, aber auch weniger Zuneigung entgegengebracht bekommen.

4.3.8.2 Grad der Pflegebedürftigkeit

Wenngleich es Situationen geben mag, in denen der Grad der Pflegebedürftigkeit und Unselbständigkeit interaktiv konstruiert wird[69], ist die Pflegebedürftigkeit als solche doch ein unabänderliches Charakteristikum vieler AltenheimbewohnerInnen. Anders als in der Studie von O'Connor und Rigby (1996) werden im vorliegenden Material die pflegebedürftigsten BewohnerInnen am häufigsten mit der Babysprache angesprochen. Das sind vor allem diejenigen, die nicht mehr verbal kommunizieren können, wie etwa die Bewohnerin B35, die sich im letzten Stadium der Demenz befindet (vgl. Bsp. 30, 45, 55), oder auch die demente und spastisch gelähmte B68, die z.T. (wie ein Baby) nur (noch) Lallmonologe von sich geben kann. Dieses Ergebnis spricht für die Richtigkeit der These der Stereotypenforscherin Hummert (1994), daß man im Umgang mit alten Menschen, die "lower functional abilities" aufweisen, d.h. die an degenerativen psychophysischen Erkrankungen leiden, eher dazu neigt, SBT zu verwenden. Es bleibt allerdings anhand größerer Korpora zu klären, ob bspw. "verstummte" demente BewohnerInnen gegenüber nicht verstummten ebensolchen nicht noch häufiger RezipientInnen von SBT sind.

---

[69]   Vgl. die Studie von Coupland et al. 1991c.

4.3.8.3 Sympathie

Unruhe, Verwirrtheit, "Sprachlosigkeit" und körperliche Hilflosigkeit sind nicht die alleinigen Auslöser für den Gebrauch von SBT. Meine Aufnahmen belegen, daß die PflegerInnen anders als von Caporael (1981) behauptet sehr wohl Unterschiede zwischen verschiedenen BewohnerInnen machen und nicht alle gleichermaßen in der Babysprache ansprechen. Sie verwenden SBT nämlich in liebevoller, netter Form vor allem gegenüber denjenigen BewohnerInnen, die ihnen ausgesprochen sympathisch sind, oder strafend und gehässig gegenüber denjenigen, die sie überhaupt nicht leiden können, bspw. weil sie die Durchführung der Morgenpflege boykottieren oder sich allgemein nicht rollenkonform verhalten. Die SBT-freudige Stationsschwester P27 etwa reagiert auf Klagen oder Jammern von BewohnerInnen je nach AdressatIn mit mindestens vier verschiedenen Strategien: sie versucht liebevoll zu trösten wie in Beispiel 57, indem sie eine höhere, mütterlich klingende Stimme und Kosenamen einsetzt; sie ignoriert Äußerungen oder Anliegen der Bewohnerin (Beispiel 65); sie verhält sich unkooperativ und schroff (Beispiel 66), oder sie weist (manchmal drohend, manchmal schimpfend) den BewohnerInnen einen Kinderstatus zu und demonstriert somit gleichzeitig ihre institutionell bedingte Machtposition (Beispiel 67). In Graingers (1993) Studie reagierten die PflegerInnen im "sick/dependent discourse", d.h. wenn sie sich gegenseitig als HelferIn und Hilfsbedürftige/r konstruierten und darstellten, zumindest oberflächlich betrachtet stets verständnisvoll und tröstend auf Klagen und Probleme der BewohnerInnen. Am Beispiel von P27 wird im folgenden gezeigt, daß das in deutschen Altenpflegeheimen durchaus nicht immer der Fall ist, und daß im vorliegenden Material sehr wohl auch ungeduldige oder "genervte" Reaktionen zu finden sind.

In Beispiel 65 geht es um die desorientierte und verwirrte Frau G. (B67), die ihre Institutionalisierung noch nicht verarbeitet hat und häufig nicht weiß, wo sie überhaupt ist. Um ihre Situation zu verstehen bzw. vom Personal erklärt zu bekommen, fordert sie die Aufmerksamkeit der Pflegerin ein (Z. 36). Die jedoch ist noch damit beschäftigt, ihrer Zimmerkameradin beim Aufstehen und Anziehen zu helfen, d.h. die reibungslose und zeitlich effiziente Durchführung der Morgenpflege zu gewährleisten. Überdies macht sie Frau G. für ihr zuweilen unkooperatives Verhalten voll verantwortlich; sie betrachtet B67 nicht als Demenz-Kranke, sondern als eigensinnige Querulantin, die ihr nichts als Probleme (Konflikte mit deren Verwandten) bereitet. Entsprechend ignoriert sie die der Frage der Bewohnerin zugrundeliegende Angst, eingesperrt zu sein (Z. 39) und reagiert nur auf den Teil ihrer Äußerung, der sich auf die Morgenpflege bezieht (Z. 42). Wie auch in allen anderen dokumentierten Gesprächen zwischen den beiden versucht sie also nicht, zu trösten oder von den Ängsten abzulenken. Den anfänglichen Versuch, sich zu rechtfertigen oder ihr Verhalten zu erklären (Z.

37), führt sie nicht zuende - vermutlich, weil sie glaubt, Frau G. würde ihre Erklärung entweder nicht verstehen, oder aber nicht akzeptieren:

Beispiel 65: Ausschnitt aus Text 174, P27 - B67

```
036   B67:   schwester↑ worum sind sie nit zu mi"r kumme↑
037   P27:   <ja weil ich no/ ich komm glei frau gabel↓>
038          >äh< frau/ *
039   B67:   weil ich ei"ng=sperrt bin↑
040   U:                götz↓
041   B67:   >wissen sie↑<
042   P27:   <ja frau götz↓ sie sin gleich dra"n↓> *
043   B67:   oh↓ * ich bin ei"ng=sperrt↓ *12* hm↓ *6*
```

Mit anderen Worten: auf Ängste und Klagen von mißliebigen BewohnerInnen reagiert sie, indem sie sie (wie ein Kind, das in ein Gespräch unter Erwachsenen "platzt") ignoriert. Sie verwendet die Erwachsenensprache und versucht nicht, mithilfe von SBT zu trösten oder abzulenken.

Auch in Beispiel 66 reagiert die Stationsleiterin P27 nicht kooperativ oder verständnisvoll auf die Klagen der Bewohnerin, welche kurz zuvor mehrmals um einen Arzttermin bzw. um ein Medikament gebeten hat. Hier ignoriert sie die (unbeliebte) Bewohnerin, die sich kurz zuvor über die sommerliche Hitze beklagt hat, nicht, sondern sie zeigt ihre Verärgerung, indem sie sie wegen des Nichtbefolgens institutioneller Regeln und Routinen rügt:

Beispiel 66: Ausschnitt aus Text 173, P27 - B65

```
005   P27:   ja * wir leiden a"lle unter der wärme↓
006   B65:   >mhm↑< *7*
007   P27:   ziehn sie so"cken an↑ *
008   B65:   nee↓ *2* .. ma a"ndere nehme↓
009   P27:   hm↑
010          frau ga"bel↓ abends werden die kleider geri"chtet↓
011   B65:                                                    ja↓
012   P27:   ich hab morgens kei"ne zeit↓ *11*
013          wenn sie am nägsten morgen was a"ndres anziehn wolln↑
014          müssen sie des am a"bend sagen frau gabel↓
015   B65:   (>ja↓<)
016   P27:   morgens ham wer dazu keine zei"t↓ *
017          lassen se die hose u"nten↓
018          ich will sie noch auf=s klo" setzen↓
```

Die Pflegerin zeigt kein Mitleid mit der Bewohnerin (Z. 5): sie spielt deren Klage über die Hitze herunter (Grainger et al. 1990), indem sie einen schroffen, ja sogar vorwurfsvollen Ton wählt. Darüber hinaus depersonalisiert sie das Mißempfinden der Bewohnerin durch die Verwendung des Plural-Pronomens *wir*. Damit impliziert sie, daß Frau G. nicht die einzige ist, die gerade unter der Wärme leidet. Wie im vorhergehenden Beispiel 65 verwendet sie die normale Erwachsenensprache, nicht SBT. Den Wunsch der Bewohnerin, andere Socken angezogen zu bekommen (Z. 8), scheint sie als "noncompliance" und von daher vielleicht sogar als Bedrohung für den reibungslosen Ablauf der Pflegeroutine und für ihre professionelle Identität (Grainger 1990) zu interpretieren. Anstatt zu akzeptieren, daß B65 es sich anders überlegt hat, und anstatt einfach auf deren Wunsch einzugehen, verweigert sie ihrerseits Kooperativität, indem sie auf die ungeschriebenen institutionellen Verhaltensregeln pocht und auf den Zeitmangel verweist (Z. 10-12). Interessant ist nun, daß sie es nicht dabei bewenden läßt, sondern ihr Argument nach einer längeren Pause mit etwas anderen Worten noch einmal bekräftigend wiederholt (Z. 13-16), wobei sie ihre Position durch den Wechsel von *ich* (Z. 12) zum institutionellen *wir* (Z. 16) absichert (Drew/-Heritage 1992). Es scheint, als werde hier ein Exempel statuiert. Dieser Eindruck verstärkt sich durch die Wahl des unhöflichen, gesichtsbedrohenden Imperativs in Z. 17 (lassen se die hosen u"nten↓) und die damit einhergehende Machtdemonstration: P27 ist in einer Position, in der sie darüber bestimmen kann, ob und wann die Bewohnerin auf die Toilette geht.

Anders als in den vorhergehenden beiden Beispielen verwendet P27 in Konfliktsituationen schließlich SBT und nicht die Erwachsenensprache, um ein Verhalten, das ihrer Meinung nach trotzig oder kindisch ist, zu bestrafen. Diesen strafenden und herablassenden Gebrauch von SBT illustriert Beispiel 67, in dem eine tendenziell aggressive Demenzkranke (B69) sich weigert, gewaschen und angezogen zu werden. Die zunächst belustigten und spielerischen Reaktionen kippen bald in Tadel und Empörung um:

Beispiel 67: Ausschnitt aus Text 180, P27 - P30 - B69

```
092   B69:   >ach↓< was is denn lo"s hier↓
093   P30:                    LACHT B69 WIRFT ETWAS NACH IHR
094   P27:   #<hu↓># HOHER AUSRUF
095   P30:   LACHT
096   B69:   >...↓<
097   P27:   <komm↓ wir spie"len bißchen↓ ba"ll↓> LACHT *
098          >wasche se ihr de po"po gabi und fe"rtig↓< *
099   P30:   gsicht hab ich jetz einigerma"ßen (sauber↓)
100   P27:   ja ja↓
```

```
101   P27:   <wasche se de po"po↓>
102          des isch wi"chtiger wie #alles andre# LACHEND daß der nit <sti"nkt↓>
103   B69:   <→ach qua"tsch↓←>
104   P30:   (glaub ich↓)
105          LACHT
106   P27:   #<ja nu" ottilchen↓ jetz isch aber gu"t↓># DROHEND
107          B69 SCHLÄGT SIE #<aua↓># VORWURFSVOLL *
108   B69:   ja au"a↓
109   P27:   hörn s/ <hörn se ma auf mich zu hau"n↓> *
110          #<ich hau sie doch au"ch nich↓ * he↑># ENTRÜSTET *2*
111          <frau be"hnke↓ *2* ich hau sie doch au"ch nich↓>
```

Die absichtliche Fehldeutung des aggressiven Verhaltens der aufgebrachten Bewohnerin (sie wirft etwas nach ihr) als Aufforderung zum Ballspielen sowie das
Lachen in Zeile 97 zeigen, daß P27 zunächst Frau B.s Verärgerung wie die
eines Kindes nicht ernst nimmt. Dabei wird der auf das Niveau eines Kleinkindes reduzierte Status der Bewohnerin dadurch impliziert, daß die für Kinder
typische Tätigkeit des Spielens benannt sowie eine informelle imperativische
Verbform (komm) benutzt wird, welche eigentlich für den Umgang nicht ver-
wandter oder befreundeter Erwachsener miteinander inakzeptabel ist. In den
Zeilen 101-102 nun spricht P27 oberflächlich betrachtet mit der Schülerin - die
intendierte Adressatin ihrer Worte ist aber vor allen Dingen die zum Objekt de-
gradierte Bewohnerin (vgl. Petter-Zimmer 1990). Dies ist zu erkennen am Laut-
stärkewechsel: während sie die an die Schülerin P30 gerichtete, eigentliche Aufforderung in Zeile 98 eher leise und somit unverständlich für Frau B. formuliert,
spricht sie sie im folgenden (Z. 101) noch einmal laut. Dabei verwendet sie die
reduplizierte BT-Form popo, um der Bewohnerin erneut zu demonstrieren, daß
sie sich verhält wie ein ungezogenes Kind und entsprechend behandelt werden
kann. Sie macht sich nicht nur über Frau B. lustig (sichtbar am lachenden Sprechen in Zeile 102), sondern sie beleidigt sie auch - sie gebraucht das pejorative
und sehr gesichtsbedrohende Verb stinken. Verständlicherweise führt ihr Verhalten nicht dazu, daß Frau B. sich beruhigt. Das hat letzten Endes zur Folge, daß
P27 die Strategie des Lächerlichmachens und Nicht-ernst-Nehmens aufgibt und
der Bewohnerin wie einem ungezogenen Kind droht (ja nu" ottilchen↓ jetz isch
aber gu"t↓). Dabei sind sowohl der drohende Ton als auch die Anrede mit einer
diminuierten Form des Vornamens von Frau B. "face threatening acts" im Sinne
von Brown und Levinson (1987). Entgegen der Intention der Stationsschwester
läßt sich B69 aber nicht einschüchtern, sie leistet erbitterten Widerstand gegen
diese Behandlung und schlägt P27. Daraufhin beendet P27 den tadelnden und
statusmindernden Einsatz von SBT, indem sie Distanz signalisiert (Z. 109-111):
sie wechselt von der babyhaften und Intimität vorgaukelnden Anrede mit dem
diminuierten Vornamen wieder zur höflichen und formalen Anrede mit *Sie* und

dem Nachnamen. Mit anderen Worten: um die Situation zu de-eskalieren, behandelt die Sprecherin Frau B. zumindest oberflächlich betrachtet wieder wie eine Erwachsene.

Zusammenfassend läßt sich also festhalten, daß SBT entgegen der ersten Studie von Caporael (1981) zumindest in dem hier untersuchten deutschen Altenheim sowohl von P27 wie auch von anderen Pflegekräften sehr wohl *adressatInnenspezifisch* gebraucht wird. Das Interessante hieran ist nun nicht nur, daß mit SBT das Verhalten der alten Menschen sowohl positiv (im Sinne einer Belohnung) als auch negativ (im Sinne einer Bestrafung) sanktioniert wird, sondern auch und vor allem, daß die Verwendung von SBT nicht unbedingt Respektlosigkeit, und die Nicht-Verwendung von SBT nicht unbedingt Respekt signalisiert: manchmal ist gerade das Gegenteil der Fall.

4.3.9 Die Reaktionen der AdressatInnen

In den Anfängen dieser Forschungsrichtung bewerteten die Untersuchenden die Verwendung von Babysprache gegenüber alten Menschen zumeist als Ausdruck von Respektlosigkeit. Experimentelle Untersuchungen von Caporael und Ryan (Caporael et al. 1983; Ryan et al. 1995) haben ergeben, daß jüngere und mittelalte Erwachsene die Verwendung von SBT mißbilligen. Ältere und vor allem institutionalisierte Menschen sind in dieser Hinsicht weniger empfindlich (Edwards/Noller 1993; Ryan et al. 1995; Whitbourne et al. 1995) und akzeptieren SBT als institutionenspezifisches Sprachregister (Whitbourne et al. 1995; Hummert et al. 1994), etwa weil sie die vielfältigen Verpflichtungen der Schwestern und, allgemein gesehen, institutionelle Zwänge sehen können (Shantz et al. 1989). Manche BewohnerInnen mögen SBT sogar (Caporael 1981), oder wie Edwards und Noller (1993, 220) feststellen: "some elderly do not object to this type of communication, whereas others do". Wie nun reagieren die BewohnerInnen im vorliegenden Material auf die Verwendung der Babysprache? Ein Großteil von ihnen (48 von 70) reagiert gar nicht verbal auf SBT. Es ist jedoch denkbar, daß die nonverbale Ebene genaueren Aufschluß über ihre Reaktionen auf SBT gibt. Tonbandaufnahmen alleine reichen also nicht aus, um Aussagen über die Bewertung von SBT durch AltenheimbewohnerInnen machen zu können. 11 BewohnerInnen haben in manchen Fällen nicht und in anderen positiv reagiert. Nur vier haben entweder keine oder negative verbale Reaktionen produziert. Sieben weitere haben in unterschiedlichen Unterhaltungen mal positiv und mal negativ reagiert, wenn sie AdressatInnen von SBT waren.
Ein Beispiel für eine explizite positive Bewertung ist der folgende Textausschnitt. Hier signalisiert die leicht demente Frau A. ihr Wohlbefinden und das Gutheißen des bemutternden Verhaltens der Stationsschwester P27 (Verwendung

der Diminutive schläpple und pfötchen; sie nimmt die Bewohnerin in den Arm)
in den Zeilen 205 und 206 mehr als deutlich:

Beispiel 68: Ausschnitt aus Text 168, P27 - B59

193	P27:	frau adams möchte sie widder d=sanda"le anziehe↓
194	B59:	jaha↑
195	P27:	bei dene temprature↓ he↑
196	B59:	jaha↑ *
197	P27:	gell↑ *2* (mit dem) steg glaub ich können sie au
198		besser mit lau"fe↓ oder↑
199	B59:	←mhm↑→
200	P27:	<u>wie</u> mit ihre schlä"pple↓ *2*
201		so↓ jetz die pfö"tchen widder↑ *
202		und erschtmal au"fstehn >frau adams↓< jawoll↓ * LACHT
203	B59:	QUIEKT GENIESSERISCH
204	P27:	an mein he"rz frau adams↓ <he↑> <u>LACHT</u>
205	B59:	**(zufrieden) und gebo"rge↓**
206		**da fühlt man sich gebo"rgen↓**

In Beispiel 69 geht es um die Zuneigung zweier BewohnerInnen zu P27. Die
Pflegerin scheint diese selbstverständlich und angemessen zu finden (ich wei"ß ja
daß sie mich lieben↓). Nachdem B59 sie kurz zuvor als liebe schwester bezeichnet
hat, benennen Frau A. (B59) und Frau K. (B60) sogar explizit die mütterlichen
Qualitäten der Stationsschwester P27 (Z. 164, 166/167, 187). Da das vermutlich
dem Selbstbild von P27 sowie deren Einstellung gegenüber den alten Menschen
entspricht, fühlt sich P27 verständlicherweise geschmeichelt. Ihre Freude über
das Kompliment zeigt sie daher in den Zeilen 168, 180 und 188/189:

Beispiel 69: Ausschnitt aus Text 168, P27 - B59 - B60

162	P27:	ich wei"ß ja daß sie mich lieben↓ *2*
163		#<u>hm</u>↑# HÖHER
164	B59:	**wie wenn sie meine mu"tter wäre↓**
165	B60:	<u>>wir (liebe) sie↓<</u>
166	P27:	LACHT * gebe sie mir die ha"nd↓
167		dann geht=s ei"nfacher frau adams↓ so↓ *2* RÄUSPERN
168	P27:	ich find des ja auch <to"ll↓>
169	B60:	also sie hend=s wirklich in der/ im gri"ff↓
170	P27:	he↑
171	B60:	sie habe wirklich alles im gri"ff↓

```
172   B60:   das hab ich scho beme"rkt↓ *
173   P27:   LACHT GESCHMEICHELT
174          da"nke schön #frau kiefer↓# LACHEND
175   B60:   >bitte↓< (s ... (lasse↓)
176   B59:           sie habbe alle gute eigeschafte
177          die e mutter ha"bbe sollte↓
178   P27:   LACHT #frau a"dams↓# LACHEND * LACHT
179   B60:                              ...↓
180   P27:   #des find ich gu"t↓# LACHEND
181   B60:       →wisse se←
182          →wisse se← des sti"mmt ja auch↓
183   P27:   HUSTET
184   B60:   sie hat/ da hat sie ni"t geloge↓
185   P27:   bitte↑
186   B60:   da hat sie ni"cht gelogen↓ * des sti"mmt↓ *2*
187          genau wie e gute mutter macht des au"ch↓
188   P27:   jetz werd=ich ja bald ro"t↓ wenn sie so wei"termache am morge↓ * he↑
```

Genauso eindeutig allerdings ist die Ablehnung, die aus den Worten von Frau S. (B68) spricht. Wie schon weiter oben erwähnt, ist sie aufgrund ihres Gesundheitszustandes und weil ihre teils französischen Äußerungen von vielen PflegerInnen nicht oder falsch verstanden werden, überdurchschnittlich häufig Adressatin von SBT-ähnlichen Äußerungen. In einer Pflegeinteraktion mit der Schülerin P30, die extrem häufig Elemente des SBT verwendet und auch in diesem Gespräch unzählige Wiederholungen und eine hohe, schrille Stimme einsetzt, formuliert Frau S. ihren Unmut klar und deutlich:

Beispiel 70: Ausschnitt aus Text 179, P27 - P30 - B68

```
512   B68:   ich sagte ich (ertrag) all des was sie" sagen↓
513   P30:   #ja↑# LACHEND
514   B68:   als wenn ich nit ri"chtich (bin↓)
```

Im vorliegenden Korpus erfolgten die eindeutigsten und explizitesten (sowohl positive wie negative) Reaktionen von dementen BewohnerInnen. Offensichtlich reagieren auch demente BewohnerInnen wie bspw. B68 und B69 negativ auf SBT. Dieses Ergebnis scheint die These von O'Connor und Rigby (1996) zu untermauern, daß psychophysische Erkrankungen nicht zwingend mit einer positiven Bewertung von SBT einhergehen, wie dies Caporael (1981) vermutet hat, und daß die Art der Demenz sowie Persönlichkeitsmerkmale auch ein Rolle dabei spielen dürften. Ferner könnte dieses Ergebnis ein Hinweis darauf sein, daß

Demenzkranke mit voranschreitender Krankheit immer freier von Höflichkeits-
normen und "facework considerations" werden. Zusammenfassend ist festzustellen, daß SBT entgegen der ersten Intuition von den meisten AdressatInnen (ca. 84%) toleriert oder gar gemocht wird. Offenbar wiegt die damit signalisierte Zuneigung und Fürsorglichkeit in der Realität weit-aus schwerer als die mit ihr einhergehende Zuschreibung eines Kinder-Status. Es wird deutlich, daß die Perspektive von wenn auch wohlmeinenden Außenstehen-den nicht mit der der AdressatInnen von Baby Talk gleichgesetzt werden kann und darf.

4.3.10 Schlußfolgerungen

Baby Talk hat in der Altenpflege eine kommunikative und eine emotionale Funk-tion. Es wird hauptsächlich, und zwar situationsspezifisch, vom lebens- und pfle-geerfahreneren weiblichen Pflegepersonal gegenüber weiblichen Bewohnerin-nen, und hier in erster Linie gegenüber den am schwersten pflegebedürftigen alten Frauen verwendet. Darüber hinaus sind einerseits die ausgesprochen be-liebten wie auch die ausgesprochen unbeliebten Bewohnerinnen Rezipientinnen von SBT-Strategien. Gemessen am Fehlen ablehnender verbaler oder paralingui-stischer Reaktionen auf SBT-Strategien scheinen die meisten BewohnerInnen SBT zu akzeptieren oder gar zu mögen. Aufgrund des Fehlens nonverbaler Da-ten kann hier jedoch nicht entschieden werden, ob dieser "Höreindruck" der Realität entspricht.

Tonhöhe, Anredevarianten und Wortwahl dienen der Signalisierung von Zunei-gung und Fürsorglichkeit. Darüber hinaus haben sie sich als äußerst zweckmäs-sig erwiesen, um die institutionenspezifische Ziele (die Durchführung des Pfle-gegeschehens) schnell u. effektiv zu erreichen und gleichzeitig den institutionel-len Rahmen des Geschehens vergessen zu machen, indem eine familiäre, Eltern-Kind-ähnliche Intimität vorgegaukelt wird. In dieser Atmosphäre scheint es allen Beteiligten leichter zu fallen, mit den institutionentypischen Asymmetrien, d.h. der Macht der PflegerInnen und der Ohnmacht der BewohnerInnen, sowie mit den im Pflegekontext häufigen Tabubrüchen (Nacktheit, Intimpflege durch Fremde) umzugehen.

Die SBT-Strategien verdeutlichen jedoch auch, daß die PflegerInnen die so An-gesprochenen nicht mehr als gleichwertige Erwachsene betrachten. In einigen Fällen scheinen sie also zu Unrecht von körperlicher Hilfsbedürftigkeit auch auf eine geistige und sprachliche Behinderung zu schließen; in anderen Fällen infan-tilisieren sie die BewohnerInnen, um ihre eigene Macht und die Ohnmacht der alten Menschen zu demonstrieren sowie diese für unerwünschtes Verhalten zu bestrafen. Allerdings ist angesichts der großen Ähnlichkeiten der Säuglings- und Altenpflege - bspw. in bezug auf die Intimpflege und die eingeschränkten Verba-

lisierungsfähigkeiten der Gepflegten - eine Übertragung mütterlichen Sprachverhaltens auf die Pflegeinteraktion im Altenheim wenn nicht uneingeschränkt wünschenswert, so doch verständlich. Die meisten PflegerInnen haben sicher in der
Regel nicht die Absicht, die BewohnerInnen durch den Gebrauch von Babysprache zu erniedrigen (Ausnahmen wie P27 bestätigen die Regel!). Im Gegenteil: sie möchten ihnen Nähe, Geborgenheit und Trost vermitteln. Das wird auch
in vielen, nur eben nicht allen Fällen so verstanden. Nicht wenigen BewohnerInnen tut es ausgesprochen gut, auf diese Art bemuttert zu werden (vgl. 4.3.9).
Das Dilemma ist m.E., daß es im Deutschen keine Sprachvariante gibt, die gleichermaßen Respekt und Fürsorglichkeit auszudrüken in der Lage ist.

Im Altenpflegeheim treten ausgesprochen selten alle SBT-Merkmale gleichzeitig
in Erscheinung. Nicht alle PflegerInnen modulieren ihre Stimme, und nicht alle
verwenden typische Lexeme der Babysprache. Da es auch Pflegerinnen gibt, die
im Prinzip kein SBT verwenden, und da es ferner, wenn auch wenige, männliche Pfleger und männliche Bewohner gibt, kann Babysprache nicht die einzige
Kommunikationsstrategie im Umgang mit alten Menschen sein. Es scheint mir
wichtig, deutlich darauf hinzuweisen, daß SBT in der Altenpflege ein Sprachstil
unter anderen ist.

4.4 Gesichtsbedrohendes

In institutioneller Kommunikation haben in der Regel die AgentInnen der Institution mehr Macht. Gilt das auch für die institutionelle Altenpflege? Wie und
wann spielen die PflegerInnen ihre Macht in der Realität aus? Welche Anzeichen
gibt es dafür, daß Respekt und Höflichkeit manchmal nur aufgesetzt sind und
lediglich dazu dienen, die Asymmetrie zwischen den Beteiligten zu verschleiern?
Welche gesichtsbedrohenden, d.h. aggressiven und respektlosen Strategien verwendet das Personal?.
Daß Pflegekommunikation nach meinem Verständnis nicht immer gelingt, und
sicher manche Pflegekraft zuweilen auch überfordert, möchte ich abschließend
an gesichtsbedrohenden Gesprächsstrategien zeigen. Gemeinsam ist ihnen, daß
sie den BewohnerInnen nicht den Status eines Erwachsenen, sondern den eines
Kindes zuschreiben.

4.4.1 Referenz und Anrede

Das Pflegepersonal hat eine ambivalente Einstellung gegenüber dem Erwachsenenstatus der BewohnerInnen. Das zeigt sich daran, daß es neben der höflichen

Anrede mit *Sie* und dem Nachnamen sowie dem solidarischen *wir*, welches auf die Gemeinschaftlichkeit der Pflegehandlung verweist und tatsächlich beide Interagierenden meint (vgl. Baßler 1996, 65), verschiedene andere Anredeformen verwendet. Erstens gebrauchen die PflegerInnen das Kinderstatus implizierende *Kranken-schwester-Wir*. Dieses wird uneigentlich, d.h. entweder anstelle von *ich* oder *Sie* eingesetzt und täuscht die Gemeinschaftlichkeit einer Handlung lediglich vor. Das fällt besonders dann als unpassend auf, wenn das gewählte Verb mit einem Akkusativobjektiv verbunden ist, wie etwa in: am besten tun wer uns unten rum im be"tt waschen↓ (Text 038, Z. 8), dann ziehn wer uns erstmal an↓ (Text 038, Z. 46), aber wir müssen uns noch a"bdusche↓ (Text 165, Z. 126), und so jetz mü=mer uns wa"schen↓ okay"↑ (Text 192, Z. 36).

Zweitens setzen die PflegerInnen die bei Kleinkindern übliche referierende Anrede ein. So wird manchmal auf die BewohnerInnen nicht pronominal, sondern nominal referiert - d.h. als hätten sie wie ein Kleinkind das Konzept "ich" noch nicht begriffen (vgl. 4.1.1, Beispiel 19, und 4.3.2). Einschränkend muß allerdings gesagt werden, daß in einigen Fällen weitere Personen anwesend sind und mitangesprochen werden, und daß hier demgemäß die nominale Form tatsächlich referierend und weniger als Anrede zu verstehen ist, wie z.B. in Text 064, Z. 671 die hat=s fauschtdick hinter den o"hrn die frau schulz↓; Text 105, Z. 777 die frau helmer bringen wer widder rau"s aus=m bett↓.

Drittens findet sich die auch bei Braun (1984) erwähnte Zwischenform zwischen der höflichen und der vertrauten Anrede. Manche Schwestern kombinieren imperativische Verbformen der 2. Person Singular mit der höflichen nominalen Anrede. Dabei entstehen ambivalente Botschaften, denn die Verbform läßt auf Vertrautheit bzw. Unterordnung des/der Angesprochenen schließen, während die Anrede mit *Sie* bzw. *herr/frau x* Gleichgestelltheit bzw. Respekt impliziert. Laut Ryan, Hummert und Boich (1995) zeigt dies, daß die Ehrerbietung zuweilen nur vorgespielt ist. Beispiele hierfür wären so frau adams↓ guck mal↓ ein feines bac-spray↓ gut↑; na" frau kempter↓ komm↓ richtich au"fstehn↓; so maria↓ jetz liegen=ehr wieder a"b↓ gell↑ komm↑ und der folgende Textausschnitt, in dem die Stationsschwester dem Schüler kurz zuvor erklärt hat, wie das Bein des Bewohners fachgerecht zu wickeln ist. Die Erheiterung entsteht aus der durch das Wort wickeln (Z. 84) vermutlich eher unbeabsichtigten Parallele zur Säuglingspflege:

Beispiel 71: Ausschnitt aus Text 164, P27 - P28 - B58

```
084   P27:   >denn es geht ja auch um=s< <wi"ckeln↓> *
085   B58:   MISCHUNG AUS HUSTEN UND LACHEN
086   P28:   >LACHT<
```

```
087   P27:   la"ch nich↓ LACHT
088   B58:           LACHT; HUSTET
089   P27:   <sie kommen nur wieder ins hu"sten herr brenn↓>
090   B58:           HUSTET
091          HUSTET LACHEND ja↓
092   P27:           LACHT
```

Das Lachen des Bewohners (Z. 85) führt zu einer scherzhaften Zurechtweisung, nämlich dem Imperativ la"ch nich↓ (Z. 87). Die Verwendung der 2. Person Singular ist zwar einerseits der komischen Situation angemessen, andererseits aber auch ein Ausdruck der realen Machtverhältnisse zwischen P27 und B58. Entsprechend interpretiere ich die bald darauf genutzten höflichen Anredeformen sie und herr brenn (Z. 89) als Wiedergutmachungsversuche der Pflegerin.

Ein wichtiger Unterschied im Anredeverhalten zwischen PflegerInnen und BewohnerInnen ist allgemein, daß erstere nicht aus Unsicherheit, sondern aus strategischen Gründen je nach Situation entweder eine macht-, oder aber eine solidaritätsorientierte Anrede wählen. Es kommt vor, daß im Falle eines Konfliktes vom Siezen zum Duzen übergegangen wird[70], und daß das Personal die BewohnerInnen mit dem (manchmal gar durch einen Diminutiv verniedlichten) Vornamen anredet und entsprechende Verbformen der 2. Person Singular verwendet. Auf diese Weise verdeutlichen sie in Konfliktsituationen ihre institutionelle Macht: sie weisen somit den Angesprochenen den Status eines Kindes zu. In diesem Sinne kann ein Diminutiv nicht nur, wie es bei Schwitalla (1995) heißt, Gesichtsbedrohendes abschwächen, sondern im Gegenteil die Gesichtsbedrohung erst darstellen. Beispiel 72 zeigt dies. Hier versucht die Stationsschwester, eine unruhige und aggressive Bewohnerin, die das Aufzustehen und Waschen verweigert, zu rollenkonformem Verhalten zu bewegen, indem sie ihre eigene Macht sowie die Ohnmacht der Bewohnerin verdeutlicht:

Beispiel 72: Ausschnitt aus Text 180, P27 - B69

```
015   P27:   #frau be"hnke↓# DROHENDER SINGSANG
016   B69:   das kann ich gar nich hö"rn↓
017   P27:   ja↓ <nu mal au"fstehn sabinchen↓> komm↑
```

---

[70] Auch in Weinholds (1997, 175) Material werden manche PatientInnen, die in körperlicher oder geistiger Hinsicht Kindern (!) gleichen, mal geduzt und mal gesiezt.

4.4.2 Nichtbeachten des "negative face"

Unter "negative face" versteht man "the want of every 'competent adult member' that his actions be unimpeded by others" (Brown/Levinson 1987, 62). Ein Angriff auf das negative face der BewohnerInnen ist das Unterbrechen oder Beenden von deren Äußerungen, wenn diese nicht schnell genug reagieren oder formulieren. Diese eher selten verwendete gesichtsbedrohende Strategie findet sich vor allem im Umgang mit BewohnerInnen, die aufgrund eines Schlaganfalls o.ä. unter Wortfindungs- bzw. Sprachproduktionsproblemen leiden, wie etwa der Broca-Aphasiker B58. Beispiel 73 zeigt, daß ein zu schnelles Eingreifen durch die Pflegekräfte zwar sicher gut gemeint ist, den BewohnerInnen jedoch das Gefühl von Inkompetenz vermitteln kann:

Beispiel 73: Ausschnitt aus Text 170, P28 - B58

```
008    P28:    ich leg sie nachher wieder auf=s be"tt↓
009    B58:    nein↓ * waru"m denn↓ *
010    P28:    wegen den fü"ßen wickeln↓ *2* oder↑
011            oder wird des au"ch drüben gemacht↓
012    B58:    a/ drü"ben me/
013    P28:    dann wird=s drü"ben gemacht↓
014    B58:    ja↓ HUSTET
```

4.4.3 Verletzen des "positive face"

Ein Angriff auf das "positive face", also das Selbstwertgefühl der BewohnerInnen erfolgt, wenn in ihrer Anwesenheit über sie gesprochen wird, ganz so wie es Erwachsene tagtäglich auch bei kleinen Kindern tun (z.B. P10 zu U über eine Bewohnerin, die nicht gerne badet: die macht immer als ob=s der we"ltuntergang wär↓ he↑). Laut Schwitalla (1995) gibt es zwei Versionen des Redens über Anwesende. Die eine ist beziehungsschonend, da der/die HörerIn nichts zu sagen braucht. Die andere ist unhöflich und herabsetzend, da der/die HörerIn zum Objekt degradiert und häufig auch kritisiert wird (vgl. auch Petter-Zimmer 1990). Meine These ist, daß in der Altenpflege wie in Beispiel 74 in erster Linie die gesichtsbedrohende Variante verwendet wird. Hier beschreibt eine ausländische Schwester (P32) der Untersucherin gegenüber das allgemeine Verhalten einer weder schwerhörigen noch geistig verwirrten Bewohnerin. Die einsilbigen Reaktionen von U zeigen, daß ihr das Sprechen über diese unangenehm ist:

Beispiel 74: Ausschnitt aus Text 184, P32 - B64

032	P32:	so frau federer sonst versteht a"lles↓
033		aber sie ist ni"cht so sehr * gesprä"chig↓
034	U:	mhm↑
035	P32:	wisse sie↑ so * von si"ch selbst↓
036	U:	ja↓
037	P32:	ge"ht nicht raus↓
038		aber al/ →ich mein← *2* verstehn tut sie a"lles↓
039		und * will sich scho"n unterhalten↓
040		nur eben wie gesa"gt↓ sie ist nicht so wie die a"ndere↓
041		so qua"kt nicht↓
042	U:	>LACHT< *3*
043	P32:	kann man scho"n ansprechen↓

Obwohl P32 sich hier auch positiv über die Bewohnerin äußert (Z. 41/42, sie ist nicht so wie die a"ndere↓ so qua"kt nicht↓), ist das Sprechen über diese doch massiv gesichtsbedrohend, weil man in unserer Gesellschaft in dieser Form nicht über anwesende Erwachsene redet. Noch gesichtsbedrohender ist es, wenn die Pflegekräfte dabei nicht nominal auf *herr/frau x*, sondern pronominal auf *er* bzw. *sie* referieren, d.h. wie auf einen Gegenstand oder ein Haustier. In Beispiel 75 diskutieren P27 und P30 die Bewohnerin B69, die in dieser Interaktion die Durchführung der Morgenpflege verweigert:

Beispiel 75: Ausschnitt aus Text 180, P27 - P30 - B69

113	P27:	wie war **sie** denn #am wo"chenend↑# LACHENED >au" so↑<
114	P30:	**sie** war ziemlich gschla"ge↓
115		müd und * am samschtag ging=s <u>gu"t</u>↓
116	P27:	aha↑
117	P30:	und sonntag morge au"↓
118		aber geschtern war **sie** halt mü"d↓
119		aber gschla"ge↑ un so schlimm wie heut morge ni"dde↓
120		→aber=s is/←
121	P27:	<u>vielleicht isch</u> des au die hi"tz↓
122	P30:	ja↓ aber heut mo"rge war **se** schon so schlecht drauf↓
123	U:	mhm↑
124	P30:	<u>also/</u>
125	P27:	><u>ja ja</u>↓< dann lassen wer sie im be"tt↓

Angriffe auf das "positive face" können auch darin bestehen, daß die BewohnerInnen so unverblümt und drastisch kritisiert werden wie Kinder, wie etwa in folgender Äußerung eines Zivildienstleistenden sie sin ni"ch arg nett zu ihrer frau↓ sie müssen mal freundlicher zu ihrer frau" sein↓ sons ko"mmt die nich mehr↓ oder in den an die deverwirrte und spastisch gelähmte B48 gerichteten Worten der Stationsschwester P20 (un da dürfe sie nit kra"tze↓ sons sin sie danach/ sehe sie ganz häßlich au"s im gsicht↓ * ga"nz häßlich↓). Auffällig ist hier wie im Beispiel 76 besonders, daß die Kritik oft wie im Umgang mit Kindern durch das Androhen von negativen Konsequenzen abgeschlossen wird, was P20 im obigen Beispiel sogar durch die Wiederholung ihrer Mahnung noch unterstreicht:

Beispiel 76: Ausschnitt aus Text 153, P20 - B55

022	P20:	sie müsse jetz wirklich die knie" (drücke↓)
023		ich kann ihne sons die ho"se nit hochziehe↓ *2*
024	B55:	#>ich werd nur wieder hi"nfalle↓<# WEINERLICH
025		#>un dann ...↓<# WEINERLICH; HOCH *
026	P20:	so↓ jetz↓ *3* so↓ *3*
027		**zum donnerli"ttchen frau kempter↓**
028		jetz stelln sie sich mal bitte hi"n↓ *2*
029		**ich laß sie sonscht de ganze tag heut im be"tt liege↓**
030		**ich verspre"ch=s ihne↓ *5* so↓ ***
031		ich muß ihne →wenigstens← die ho"se hochziehe könne↓
032		bleiben sie bitte jetz ste"he↓

Auch zeigen sich Kritik oder Respektlosigkeit in vielen Fällen an der Wortwahl: so werden die BewohnerInnen z.T. gefragt was mache sie" für e gsicht↑ hm↑; man sagt über sie, daß sie den mu"nd verziehn oder motzen, wenn man beim Waschen an eine wunde Stelle kommt; Gerüche am Abführtag werden mit nei↓ des sti"nkt scho widder↓ laut und vernehmlich kommentiert, oder es wird abfällig (und hier an die Untersucherin gerichtet) über Kleider der BewohnerInnen gesprochen (nehmen wir dieses schlichte karierte schnöde richtige spie"ßerhemd im ho"lzfällerdesign↑). Es wird deutlich, daß sich das Pflegepersonal aufgrund der Pflegebedürftigkeit und aufgrund der jeweiligen psychophysischen degenerativen Erkrankungen in manchen Fällen über gesellschaftliche Höflichkeitsnormen hinwegsetzt. So wird in der Altenpflege bspw. häufig das (Über-) Gewicht der weiblichen Bewohnerinnen thematisiert - ein Verhalten, das im Umgang Erwachsener tendenziell tabuisiert ist. Entsprechend wirken wie im Beispiel 77 abfällige Äußerungen über die Leibesfülle von BewohnerInnen massiv beleidigend. Hier haben der Absolvent des Freiwilligen Sozialen Jahres (P18) und die Schülerin (P19) soeben B45 aus dem Bett in ihren Rollstuhl gehoben. Nach den kritischen Äußerungen der männlichen Pflegekraft (Z. 365, 369) ist die Schülerin sehr bemüht, die gesichtsbedrohenden Worte von P18 zu relativieren (Z. 372/373):

Beispiel 77: Ausschnitt aus Text 129, P18 - P19 - B45

365 P18: <sie sind ganz schön schwe"r frau ritter↓>
366 B45: #ja↓# LACHEND * schon öfter gesagt (bro"mmen↓)
367 P19: LACHT HOCH
368 B45: heute noch↓ *
369 P18: <so"llte ihnen noch ein paar mal gesagt werden↓ ne↑> *2*
370 B45: das weiß ich ni"ch
371   ob=s das sein/
372 P19:   ach↓ <so schwer sind se au"ch wieder nich↓> *3*
373   das hat ihnen noch kei"ner gesagt↓ ne↑ LACHT

Hin und wieder wird indirekt kritisiert, wenn z.b. ein Vorwurf in Anwesenheit der betreffenden Bewohnerin gegenüber KollegInnen erfolgt. In Beispiel 78 wirft die schmerzgeplagte Bewohnerin B37 der Schülerin vor, sie sei bei der Durchführung der Pflege zu grob und unvorsichtig und von daher schuld an ihren unerträglichen Schmerzen. P10 reagiert darauf, indem sie sich erst verteidigt (Z. 357-362) und anschließend den Zivildienstleistenden P09 bittet, die Bewohnerin aus dem Bett zu heben. Ihre Frustration verdeutlicht sie dabei durch das laute Sprechen in den Zeilen 363/364, durch die gegenüber P09 gemachten (aber durchaus auch an B37 adressierten) Äußerungen ich ka"nn ni=mehr↓ (Z. 368) und des isch ein gehe"be un gema"che manchmal (Z. 369) sowie durch ihr Seufzen (Z. 369). Daß sie die Schuldzuweisungen von B37 ungerecht findet, zeigt sich schließlich in Zeile 375, in der sie P09 mit empörter Stimme und quasi redewiedergebend (vgl. Petter-Zimmer 1990, 223) von den Vorwürfen der Bewohnerin berichtet (un ich tu ihr ja so we"h↓).

Beispiel 78: Ausschnitt aus Text , P10 - B37

356 B37: #ich weiß nit was sie mit dem bein ma"che↓# VORWURFSVOLL
357 P10: * was ma"ch ich denn damit↓
358   ja ich muß sie auf=d sei"te drehe↓ *8*
359   na müsse sie halt jetz als im be"tt liege bleibe↓ *3*
360   aber hi"nstehe könne sie nit↑ *2*
361   dre"he darf man sie nit↑ *2* →ja← *2*
362   un zaubern kö"nne mer nit↓ *2* hm↑ *2* >ÄCHZT< *2*
363   <jetz ho"l ich jemand↓>
364   <ich wi"ll nimme↓> *2* MACHT TÜR AUF georg↑
365 P09: ja↑
366 P10: hebsch du sie mir aus=m be"tt raus↑
367 P09: ja↓ *
368 P10: bitte↑ *2* ich ka"nn ni=mehr↓

369   P10:   des isch ein gehe"be un gema"che manchmal * >SEUFZT<
370   P09:   *2* hallo↓
371   U: morgen↓ *3*
372   P09:   so frau kiefer↓ <der he"ber is da↓>
373   U: >LACHT<
374   B37:   ja↓ HECHELT VOR SCHMERZ ODER ANGST *3*
375   P10:   #un ich tu ihr ja so we"h↓# VORWURFSVOLL; EMPÖRT *
376   B37:   >STÖHNT< *5*

Desweiteren werden sprachlichen Eigenheiten der BewohnerInnen imitiert (also etwa deren Schreien oder Sprachautomatismen). Auch werden mißliebige Äußerungen ignoriert oder abgetan. So ignorieren die Pflegerinnen in Text 180, indem sie vergeblich versuchen, die aggressive und verwirrte B69 zur Durchführung der Morgenpflege zu überreden, alle von der Bewohnerin angeführten (und durchaus nicht irrationalen) Hinweise auf die Gründe ihres nicht rollenkonformen Verhaltens: sie gehen nicht darauf ein, daß B69 sich über das unsanfte Wecken beklagt (ich hab vorhin * <geschla"fen↓>), sie lachen über ihren Vorwurf, nie in Ruhe gelassen zu werden (hier hab ich noch nie" ne ruhe gehabt↓) und bestreiten dessen Wahrheitsgehalt, und sie gehen nicht auf die von B69 angeführten Schmerzen ein (der rü"cken tut mir weh↓). Mit anderen Worten: das Personal erklärt sich das Verhalten der Bewohnerin als krankheitsbedingt und schenkt daher den Begründungen von B69 keinerlei Aufmerksamkeit.

In Beispiel 79 äfft der Zivildienstleistende P05 den Sprachautomatismus der Bewohnerin B14 nach. Die Äußerung aber das is * >ne< u"nverschämtheit↓ (Z. 129) läßt darauf schließen, daß nicht nur die Untersucherin, sondern auch die desorientierte und demente Bewohnerin sein Verhalten als respektlos empfindet:

Beispiel 79: Ausschnitt aus Text 073, P05 - B14

106   B14:   6 SEK JAMMERGERÄUSCHE mach die tü"r zu↓
107   P05:   #mach die tü"r zu↓# IMITIERT
108   B14:   ha mach die tü"r zu↓
109   P05:   hm↑
110   B14:   KLAGELAUTE
111   P05:   so↑
112   B14:   *5 SEK KLAGELAUTE* is so ka"lt↓
113   P05:   i"s=es↓
114   B14:   *27 SEK. KLAGELAUTE*
115   P05:   #ouh das is↓# IMITIERT SIE; STÖHNT
116   B14:   *10 SEK KLAGELAUTE*
117   P05:   hm↑

118	B14:	*3 SEK. KLAGELAUTE*
119	P05:	#ouh das is↓# IMITIERT SIE WIEDER
120	B14:	JAMMERN
121	P05:	#>ou das is↓<# IMITIERT SIE WIEDER >oh je↓<
122	B14:	*17 SEK TÖNE*
123	P05:	hm↑
124	B14:	(kalt↓ kalt↓) ah wie ka"lt↓ (jetz sind se..)
125	P05:	#jetz tze tze tze# IMITIERT
126	B14:	(... tze tze tze) kannste (fe"ldmarschall↓)
127	P05:	#fe"ldmarschall↓# WIEDERHOLT IHRE WORTE isch wa"hr↑ *
128	B14:	*7 SEK KLAGELAUTE*
129		aber das is * >ne< u"nverschämtheit↓
130	P05:	u"nverschämtheit isch des↓ mhm↓

In Beispiel 80, in dem die Schülerin P23 dabei ist, die Bewohnerin aus deren
Zimmer in den Gemeinschaftsraum zu führen, ist das Imitieren des Schreiens
von B51 zusätzlich damit gekoppelt, daß die Pflegekraft über diese lacht:

Beispiel 80: Ausschnitt aus Text 145, P23 - B51

553	P23	frau hofmann ko"mmen sie↑
554	B51:	#nein↓# SCHREI-INTONATION
555	P23:	wo wolln sie denn hi"n↑ *
556	B51:	SCHREIT
557	P23:	**IMITIERT SCHREIEN**
558		**IMITIERTER SCHREI** gi"bt=s #nit↓# LACHEND; LACHT
559		#frau hofmann kommen sie mal mi"t↓# LACHEND *4*

Schließlich werden Äußerungen und Empfinden von BewohnerInnen zuweilen
nicht nur ignoriert, sondern sogar negiert ("deflection"; Grainger et al. 1990),
was häufig bei der Thematisierung von Wasser- oder Raumtemperatur geschieht:
während den (angezogenen und körperlich arbeitenden) Pflegekräften der
Schweiß herunterläuft, frieren die (nackten) BewohnerInnen. In diesen Fällen
sprechen die PflegerInnen den alten Menschen wie in Beispiel 81 das Recht auf
eine eigene und von der der Pflegekräfte abweichende Sinneswahrnehmung ab
und setzen ihre eigene absolut. Obwohl die Bewohnerin friert, beharrt hier der
Sprecher P04 so lange darauf, daß es im Badezimmer warm ist (Z. 124,
→hier=s← eine bullenhi"tze is hier drin↓; Z. 126, is wie in=ner sau"na↓), bis diese
resigniert und seine Empfindung mit einem ja (Z. 127) bestätigt:

Beispiel 81: Ausschnitt aus Text 025: P04 - B14

```
119   B14:   oh wie ka"lt↓
120          oh
121   P04:   is doch nich ka"lt hier drinnen frau schulz↓
122   B14:                                         doch↓
123          doch is ka"lt↓
124   P04:             →hier=s eine← bullenhi"tze is hier drin↓
125   B14:                                  is ka"lt↓   is ka"lt↓
126   P04:   is wie in=ner sau"na↓
127   B14:   ja↓
128   P04:   kostenlose sau"na↓
```

4.4.4 Kombinationen von Gesichtsschonendem und Gesichtsbedrohendem

Gesichtsbedrohend ist es auch, wenn Pflegekräfte sich zwar bemühen, Interesse an den BewohnerInnen zu bekunden und auch über pflegeferne Themen mit ihnen zu sprechen, dabei aber pejoratives bzw. geringschätziges Vokabular oder (in sehr seltenen Fällen) Ironie verwenden, wie der Zivildienstleistende P29 in Beispiel 82. Hier thematisiert er während der Pflegedurchführung zunächst die volkstümliche Musik, die im Radio läuft. Dabei nutzt er Ironie und Lachen (Z. 119/120), um der Bewohnerin zu verdeutlichen, daß er die Musik selbst nicht schön findet. Am Ende der Sequenz spricht er B64 darauf an, daß sie die von ihr geliebte Volksmusik ja jetzt auch im Fernsehen genießen kann, da sie jetzt einen eigenen Apparat hat. Dabei markiert er seine Ablehnung dieser Musikrichtung durch die abfällige Formulierung musika"ntestadt →oder wie des← ganze zeug heißt↓ (Z. 135):

Beispiel 82: Ausschnitt aus Text 195, P29 - B64

```
113   P29:   des is ne schö"ne musik↓ he↑
114   B64:   >ja↑< *2*
115   P29:   ge<fä"llt ihne die musik↓> VOLKSTÜMLICHES IM RADIO
116   B64:   jaha↑ *
117   P29:   #ah↓# ETWAS GEQUÄLT *3*
118   B64:   die isch doch schö"n↑ oder=i"tt↑
119   P29:   <haja↓ su"per * frau federer↓> *
120          #<gibt nix schö"neres↓># LACHEND *3*
121   B64:   ha do"ch↓ des gfä"llt mir↓ *
122   P29:   ich mag e weng a"ndere↓ en bissel/ en bissel mode"rner↓ *2*
123   B64:   ich i"dde↓
```

```
124   P29:   >LACHT< *4*
125   B64:   ...
126   U:     jedem das sei"ne↓ ne↑ *2*
127   B64:   des isch doch de scho"lz↓
128   P29:   we"r isch das↑ *2*
129   B64:   <de scho"lz↓>
130   P29:   <de scho"lz↓> den kenn ich/ wei"ß nit frau #federer↓# LACHEND *2*
131          keine a"hnung wie der heißt↓ *7*
132          <jetz könne sie als am woche=end die vo"lksmusik
133          im fernsehn angucke↓ ge↑>
134   B64:   ja ja↑ *3*
135   P29:   musika"ntestadt →oder wie des← ganze zeug heißt↓
```

4.4.5 Schlußfolgerungen

Die von den Pflegekräften verwendeten gesichtsbedrohenden Strategien zeigen, daß die von ihnen eingenommene und durch den Einsatz von SBT verdeutlichte Elternrolle auch eine Kehrseite hat: die Bemutterung der BewohnerInnen geht nämlich mit einer eindeutigen Abnahme respektvoller und höflicher Verhaltensweisen einher. Die institutionenspezifische wird als elterliche Macht dahingehend ausgelebt, daß man manche BewohnerInnen wie Kleinkinder duzt, imitiert, ignoriert, kritisiert, und über sie spricht. Das Gesprächsverhalten des Pflegepersonals ist also ambivalent: es ist höflicher (vgl. 4.2) und gleichzeitig respektloser als im Umgang mit gleichgestellten Erwachsenen.

Werden nun diese vier Strategiebündel entsprechend der jeweiligen Art und Schwere der Erkrankung der BewohnerInnen unterschiedlich häufig eingesetzt? Die folgenden Kapitel illustrieren, wie sich das Personal im Gespräch mit Schwerhörigen (4.5), verschiedenen SchlaganfallpatientInnen (4.6), Parkinsonkranken (4.7) und Dementen (4.8) verhält. Dabei wird sich zeigen, daß in jedem Fall verständnissichernde Strategien im Vordergrund stehen.

4.5 Sprechen mit Schwerhörigen

Welche Strategien verwenden die Pflegekräfte im Umgang mit schwerhörigen BewohnerInnen? Beispiel 83 zeigt, daß sie vor allen Dingen lauter und langsamer sprechen:

Beispiel 83: Ausschnitt aus Text 031, P01 - B07

035 P01: isch <wirklich die so"nne gekommen heut↓ gell↑>
036   <←die sonne isch wirklich geko"mmen heut↓→> *
037   s=hat heut mo"rgen schon so schön ausgesehn↓ >LACHT KURZ<
038   *10* da is <←ne lau"fmasche drin in den strümpfen↓→>
039   * ne lau"fmasche↓ LACHT KURZ
040 B07: ich hab ja ho"se drüber↓
041 P01: LACHT gut↓ LACHT KURZ
042   <wollt=s ihnen nur gesa"gt haben frau weinreich↓>
043   LACHT *32* >so↓ * jetz wa"rten sie ma↓<
044   wenn sie sich ←am wa"schbecken halten→
045   frau weinreich geht=s vielleicht am be"schten↓
046   *2* hau ru"ck↑ *5*
047   ham sie sich schon <gewa"schen> unten rum↓
048 B07: jaha↑
049 P01: ja↑ schon fe"rtich↓ *19 SEK GERASCHEL*
050   ich reib sie mal mit der a/
051   wo ham sie denn die ←sa"lbe→ frau/
052 B07: auf=m na"chttisch↓ *
053 P01: >ah ja↓< *16 SEK AUSPACKEN*
054   grad ma=n bißchen ←ei"nreiben↓→ ge↑ *18*
055   #>(das kommt da"hin↓)<# FLÜSTERT *15*
056   frau weinreich ich hab sie noch=n bißchen oberhalb au"ch eingerieben↓
057   sie sind ganz ←ro"t↑→

Die Bewohnerin ist nicht nur hier, sondern in vielen Interaktionen eher einsilbig: meist spricht sie nur auf eine Frage oder explizite Aufforderung hin. Auch gehört sie zu den Schwerhörigen, die ein Nichtverstehen selten durch eine explizite Nachfrage wie wie bitte↑ oder wie↑ markieren. Viele ihrer Äußerungen sind elliptisch (Z. 40, 51).

P01 modifiziert im Gespräch mit Frau W. die Lautstärke von ganzen Äußerungen (Z. 35, 36, 38, 42), aber auch von Schlüsselwörtern (Z. 46). Zusätzlich dazu spricht sie einige der lauter intonierten Äußerungen (Z. 36, 38) wie auch einzelne Schlüsselwörter (Z. 50, 53, 57) deutlich langsamer. Da B07 zu den geistig gesunden BewohnerInnen gehört, finden sich hier, anders als in Gesprächen mit schwerhörigen Dementen, tendenziell eher lange Äußerungen. Allerdings gibt es in Gesprächen mit nicht schwerhörigen geistig Gesunden weniger der hier langen Phasen des Schweigens (Z. 38, 43, 48, 52, 53, 54).

In Beispiel 84 erkundigt sich die Pflegerin nach der Ankündigung der sekundären Morgenpflege (Blutdruckmessen) und vor deren Durchführung noch nach den Hobbies des schwerhörigen Bewohners B18 (Schreiben für eine Heimzeitung, Aquarellieren). Anders als B07 geht B18 hier und anderswo jedesmal darauf ein, wenn er die Pflegekräfte nicht verstanden hat, was die Verständnisfragen (Z. 27) und Nachfragen (Z. 29) illustrieren. Entsprechend besteht der größte Teil dieser Sequenz aus einer Klärung dessen, was ihn P01 eingangs gefragt hat. Längere Pausen gibt es hier nicht. Wie im vorhergehenden Beispiel 83 spricht P01 manche Äußerungen (Z. 26) lauter bzw. einige Schlüsselwörter lauter (Z. 31) oder langsamer (Z. 26, 28). Darüber hinaus verwendet sie bei Anzeichen dafür, daß er sie nicht verstanden hat, vor allem wörtliche Wiederholungen ihrer Äußerungen (Z. 28, 38):

Beispiel 84: Ausschnitt aus Text 020, P01 - B18

025   P01:   hend se wieder was↓ toll↑ *
026   <und was mache ihr ←bi"lder↑→> ** mit dem moo"le↑ *
027   B18:   was↑
028   P01:   mit dem ←ma"len↑→ was mache ihre bi"lder↑
029   B18:   meine kinder↓ welche↑
030   P01:   nein ihre <bi"lder↓>
031   B18:   ach meine bilder↓
032   P01:   wo sie als moole↓ ja↑
033   B18:   a/ ach so↓ zei"chne meine se↓
034   P01:   ja zei"chnunge↓
035   B18:   ach

036   P01:   >genau↓< sie sag/ moole kenn sie nit↓ LACHT
037   B18:   (aha↓ moole↓ nein zei"chne is das wa ich...↓)LACHT
038   P01:   moole ke"nne sie nit den ausdruck↓ gell↑ oder↑
030   B18:   malen des hab=i/ des hab=i aber (einmal) getan↓ ja↑
040   P01:   malen↓
041   B18:   →wurde ja← gezeigt↓
042   un zwar mit * mit der ** aquare"llfarbe↓ ja↑
043   un so weiter↓ des war=s bi"lligschte↓ ja↑
044   P01:   mhm↓
045   B18:   wo ich zum z/ zeichne (macht) hab↓
046   P01:   LACHT schön↓ *8* #ge"ht=s so↑# HOCH

Beispiel 85 schließlich, das aus einer sekundären Morgenpflegeinteraktion stammt, veranschaulicht, daß die Pflegekräfte aus Gründen der Verständnissicherung in Gesprächen mit schwerhörigen BewohnerInnen ihre eigenen Worte (Z. 24, 69) und die der BewohnerInnen wörtlich wiederholen (Z. 64, 71, 101) sowie immer dieselben Begriffe (statt abwechslungsreicher Synonyme) verwenden (stinken in Z. 45, 54, 58, 59, 76, 101). Die hier beteiligte B32 stellt akustische (Z. 68) und inhaltliche Verständnisfragen (Z. 105). Verständnis markiert sie durch formelhafte Wendungen wie ah so↓ (Z. 29, 35, 37) und mehrfaches bestätigendes ja (Z. 29, 53, 70), wobei allerdings nicht immer klar ist, ob sie damit nicht lediglich vorgibt, die Pflegekraft verstanden zu haben. Auffällig ist an ihrem Gesprächsverhalten im übrigen, daß sie anders als viele andere BewohnerInnen initiativ kommuniziert, d.h. eigene Themen in das Gespräch einbringt (Z. 73; 90/91) und nicht bloß auf die Angebote der Pflegekräfte reagiert.

Beispiel 85: Ausschnitt aus Text 113, P10 - B32

023	P10:	<soll ich hier ma=n bißchen frische lu"ft reinlassen↑> *3*
024		**<soll ich mal=n bissel frische lu"ft reinlassen↓>**
025	B32:	* ja sti"nkt dat denn hier↑
026	U:	>LACHT<
027	P10:	<nee:↓ aber das * is doch ma a"ngenehm
028		wenn man morgens ma=n halbes stündchen lü"ftet↓>
029	B32:	ah so↓ ja ja↓ habe/ ich hab heute morgen frisches/
030		frisches äh * he"mdchen angezogen↓
031		fri"sche↓
032	P10:	<das hat do nix mit der wä"sche zu tun↓>
033	B32:	>ja↓<
034	P10:	<einfach mit dem zi"mmer und wegen der lu"ft↓>
035	B32:	ah so"↓
036	P10:	und die <lu"ftfeuchtichkeit↓>
037	B32:	ah so↓
038	P10:	<machen wer ma au"f=n bißchen↓ he↑>
039		<nachher ma=mer wieder zu"↓> * also↓ *3*
040	B32:	wird auch jeden tach z/ auf un zu" gemacht↓
041	P10:	jaha↑ is ja au no"twendig↓
042	B32:	sti"nkt=et denn hier↑
043	P10:	#nein↓# LACHEND
044	U:	>LACHT<
045	P10:	<es **stinkt** ni"cht↓>
046	B32:	aber es rie"cht↓
047	P10:	<nein↓ es rie"cht au nit↓>
048	B32:	...↓
049	P10:	<nur die wä"rme↓>
050		<un dann diese verbrauchte lu"ft hier drinnen↓>

051 B32: aber/ <u>aber</u>
052 P10:   <u>braucht</u> man doch mal fri"sch↓
053 B32: ja ja ja"↓
054 P10: ge↑ * das hat nix mit i"hnen oder mit dem **sti"nken** zu tun↓
055 B32: (ja we/) ich a"chte au drauf daß ich nich sti"nke↓
056 P10: mhm↑
057 B32: immer ha"ls waschen↓ *
058 P10: ja↓ ich hab au nich gesagt da"ß sie **stinken**↓
059   sie **stinken** ni"ch frau busse↓
060 B32: (nämlich weil äh/) daß ich nich sti"nke↓
061   hier wird immer au"sgewaschen↓
062 P10: mhm↑ *2*
063 B32: paarmal am ta"ch↓
064 P10: **paarma"l am tag**↓
065 B32: jaha↑ geh ich auf=m klo"↑
066   da wasch ich meine/ * meine/ wie ne"nnt man dat↓
067 P10: wegen wa"sser↓
068 B32: >äh< he↑
069 P10: <**wegen ihrem wa"sser**↓ ne↑>
070 B32: →ja ja ja <u>ja"</u>↓←
071 P10:   <u>ja</u> **ja ja ja ja"**↓ *
072 B32: un ers den ha"ls↓ *
073   und sie↑
074 P10: wa"s und ich↑
075 B32: (#hm#) HOCH
076 P10: <**stink** i"ch oder wie↑> *
077 B32: #nee↓# SEHR ÜBERZEUGT
078 P10: <u>LACHT</u>
079 U: >LACHT<
080 B32: ja sie/ sie st/ kö"nn gar nich stinken↓
081   weil sie jeden tag * we"chseln↓
082 P10: <wi"ssen sie das↑> *
083 B32: jaha↑ ich wei"ß das schon↓ *
084 P10: <woher wolln sie das wi"ssen↓>
085   <das hemd hab ich jetz au"ch schon zwei tage an↓>
086   <des is heut der zwei"te tag↓>
087 B32: ja nu"n↓ wenn >äh</ * >nein< wenn se nich schwi"tzen↑
088 P10: <aber ich schwi"tz auch ab und zu↓> *
089 B32: nee↓ ich hab/ *2* nee↓ also ...
090   wer hat mich heute morgen gewa"schen↓ der äh georg↓ *
091   kenn sie ge"org↑
092 P10: jaha↑

```
093   B32:   ja↓ *
094   P10:   der hat sie gewa"schen↓ prima↓ *
095          dann sind sie ja wieder fri"sch↓ ne↑
096   B32:   ja der is sehr sau"ber↓
097   P10:   ja↑ * schön↓
098   B32:   und er rie"cht anständich↓
099   P10:   ja↑ LACHT super↓ <also↓>
100   B32:   sti"nkt nich↓
101   P10:   sti"nkt nich↓*
102          <bei uns stinkt überhau"pt niemand hier↓>
103          glaub ich doch↓ >hoff ich doch↓<
104          #ich wei"ß es nit↓# LACHEND
105   B32:   wer↓ *
106   P10:   <nie"mand↓> *2* <kein me"nsch↓> *
107          <ich muß ma wei"ter frau busse↓>
108          <sons wird mir die su"ppe kalt↓>
```

Zusammenfassend ist festzustellen, daß das Gesprächsverhalten der schwerhörigen BewohnerInnen außer Verständnis- und Nachfragen wenige Besonderheiten aufweist. Sowohl die Menge als auch die Länge ihrer Äußerungen scheinen eher charakter- als krankheitsbedingt zu sein.

Das verständnissichernde Gesprächsverhalten des Pflegepersonals im Umgang mit Schwerhörigen ist durch Wiederholungen sowie lauteres und langsameres Sprechen gekennzeichnet. Auch verwenden sie viele Rückversicherungsfragen. Von den gesichtsschonenden Strategien werden gegenüber Schwerhörigen am häufigsten höflich abgeschwächte Aufforderungen und etwas seltener Lob und Komplimente gebraucht. In Gesprächen mit nahezu tauben BewohnerInnen tendieren sie dazu, gelingende Kommunikation vorzutäuschen, anstatt jeden Fall mißlingenden Verstehens explizit zu markieren. Von den SBT-Strategien kommen in Gesprächen mit Schwerhörigen Wiederholungen, geschlossene Fragen und das Pronomen *wir* am häufigsten vor, die auffällige SBT-Prosodie und SBT-Lexeme, Reduplikationen und Diminutive hingegen so gut wie überhaupt nicht. Gesichtsbedrohend verhält sich das Personal gegenüber Schwerhörigen vor allem, indem es das Krankenschwester-Wir einsetzt. Auch wird in Anwesenheit der schwerhörigen BewohnerInnen über diese gesprochen, bzw. sie werden unterbrochen. Es kommt so gut wie nicht vor, daß sie Äußerungen von Schwerhörigen ignorieren oder imitieren, bzw. diese durch eine pejorative Wortwahl oder direkte Kritik kränken.

4.6 Sprechen mit SchlaganfallpatientInnen

Die Kommunikation mit SchlaganfallpatientInnen unterscheidet sich je nach der Art und Schwere der Aphasie grundlegend. Im folgenden werden daher Beispiele für das Sprechen mit amnestischen (4.6.1), Wernicke- (4.6.2), Broca- (4.6.3) und GlobalaphasikerInnen (4.6.4) aufgeführt.[71]

4.6.1 Amnestische Aphasie

Die amnestische Aphasie ist die am wenigsten schwere Form sprachpathologischer Störungen nach einem Schlaganfall. Sie zählt zu den sog. flüssigen Aphasien, da die PatientInnen in grammatischer und prosodischer Hinsicht unauffällig sprechen. Laut Leuninger (1989) kommen phonematische Paraphasien selten und semantische etwas öfter vor. Das wesentliche Problem amnestischer AphasikerInnen ist die Wortfindungsstörung, d.h. bei ihnen scheint die Abwahl spezifischer Lexeme aus dem mentalen Lexikon blockiert zu sein, obwohl sie die Begriffe, wenn sie von ihren GesprächspartnerInnen verwendet werden, problemlos verstehen. Das Gesprächsverhalten von Frau R. (B45) zeigt, welche Strategien amnestische AphasikerInnen verwenden, um mit ihrer Behinderung umzugehen, bzw. um diese zu vertuschen:

Beispiel 86: Ausschnitt aus Text 129, P18 - B45

```
032   P18:   <sie möchte das to"nband laufen lassen↓> *
033          <da"rf sie das↑> *5*
034   B45:   das is eine schwierige fra"ge↓
035   U:     LACHT *
036   P18:   <die macht eine untersu"chung↓> *
037          <wie sich die pfleger mit dem personal/>
038          #äh we:niger äh# SELBSTIRONISCH * wie sich die *2*
039   U:     LACHT
040   P18:   <pfleger mit den bewohnern unterha"lten↓> *
```

---

[71] Die hier zugrunde gelegten Zuschreibungen beruhen aus Datenschutzgründen auf der Einschätzung der Untersucherin, nicht auf entsprechenden Tests oder der Einsicht in die Krankenakten. Bestimmte kommunikative Verhaltensweisen (wie z.B. Wortfindungsstörungen, Paraphasien, Neologismen) von aphasischen PatientInnen sind jedoch von der sprachlichen Oberfläche her nicht von solchen zu unterscheiden, die für Demente charakteristisch sind. Von daher ist nicht hundertprozentig auszuschließen, daß die als amnestische Aphasikerin eingestufte B45 sowie die als Wernike-Aphasikerin klassifizierte B47 an unterschiedlichen Formen der Demenz leiden.

041 B45: ja↓
042 P18: <ja↑> *2*
043   <und deshalb möchte sie das to"nband laufen lassen↓> *3*
044 B45: LACHT SKEPTISCH
045 P18: <frau ri"tter↓>
046 B45: deshalb weil sie/ *
047 P18: <das untersu"chen möchte↓> *2*
048 B45: das untersu"chen lassen↓
049 P18: ja↓
050 U: >LACHT<
051 B45: ah ja↓
052 P18: <sie mö"chte das untersuchen↓>
053 B45: sie möcht/ ach er möchte daß * sie das tä"te↓
054 P18: ja↓ B45 LACHT <haben sie etwas dage"gen↓> *3*
055 B45: nein↓ ich habe kein/ keinen dage"gen * stoß↓
056 P18: >LACHT<
057 B45: aber ich habe auch keine *2* ←äh→/ keine ge"genbegründung↓
058 P18: aha↓
059 U: >LACHT<
060 B45: sondern ich müßte sie *2* mal mit dem/ *2* mit dem äh *2*
061   ko"pf ... (lä"stigen↓)/
062 U: >he↑< *
063 B45: belä"stigen können↓ *3*
064 P18: <wollen wir=s mal probie"rn↓> * <mal versu"chen↓> *
065 B45: ja↓ das können wer ma"chen↓
066 P18: <gut↓>
...
092 P18: <können sie sich daran noch eri"nnern↓> *
093 B45: müßt ich mal erst * in meinen * papie"ren grabbeln↓
094 P18: <gut↓> *
...
117 P18: <hat ihnen das frühstück geschme"ckt↓> *3*
118 B45: ja↓ *2* ja und nei"n↓
119   es war *2* etwas/ *2* na *2* wie sa"gt man schon↓ *4*
120 P18: ja wie wa"r=s denn↓ *5*
121   <etwas fri"sch↑ * oder↑> *2*
122   was wollten sie sagen↓ *
123 B45: ja des wär au"ch nich das richtige↓
124 P18: au"ch nich das richtige↓ * NIEST LAUTSTARK
125 U: →gesundheit↑←
126 P18: danke schön↓ *2* ja wie wa"r=s denn↓
127   hat es ihnen ni"ch geschmeckt↓ *

```
128   B45:   hatten wir * ne/ ne ni"chte↑ *
129   P18:   nein↓ er hatte kei"ne nichte↓
130   U:     >LACHT<
131   B45:   er hatte kei"ne nichte↓
132   P18:   nein↓ *6* <frau ritter↓> *
133   B45:   ja↑
134   P18:   <bei dem frü"hstück sind wir stehn geblieben↓> *7* >hm↑ * ah↓< *15*
135          <war es ihnen zu tro"cken↓ *2* das frühstück↓> *2*
136   B45:   nein↓ das kam=man nich sa"gen↓ *2*
137   P18:   <oder zu we"nig↓> *
138   B45:   zu wenich feu"chtichkeit eher↓
139   P18:   zu wenig feu"chtigkeit↓ aha↓
140          ja so kam=man=s au"ch ausdrücken↓ ne↑
...
201   B45:   können sie aussagen * was/ *3* na↓ *2* na↓ *5*
202          dau"ert noch=n weilchen bis ich das rau"s habe↓
203   P18:   <lassen sie sich zei"t↓>
             *B45 RINGT 18 SEK ERFOLGLOS UM WORTE*
204          <wa"s soll ich ihnen sagen↑> *3*
205   B45:   das ist ne schwie"rigere * frage↓
206   P18:   >mhm↑< *3*
...
231   B45:   man hört in rußland zur zeit * wiederholt * die ant/ a"nforderungen↓
232          *2* ←ähm→ die müßten * sa/ sa"gen können was *
233          (viel zu lang hä"tten↑)
234   P18:   mhm↑
235   B45:   und äh wenn sie das ni"ch tun↑
236          dann sind se nich viel we"rt↓
237   P18:   LACHT <dann sind sie nicht viel we"rt↓>
238   B45:   ja↓
239   P18:   <ja wieso denn da"s↓> *11*
...
269   B45:   un das * übrige/ äh
270   P18:   <das erledigen wir je"tzt↓>
...
311   U:     <ich hör nur zu wie der sich mit ihnen unterhä"lt↓>
312          <ob der ne"tt zu ihnen is↓> *
313          <andere aufgaben gi"bt=s nich↓> *6*
314   B45:   und * das sa"gen sie so *2* oberflächlich↓ *
315          oberflächlich über/ *2* übermensch (schädich↓) *2*
316   U:     über wa"s↑ *2*
317   B45:   ü"ber/ *2* ja das is schwie"rige/ *7*
```

Frau R. geht meist auf die Äußerungen von P18 ein. Weil sie auch leicht schwerhörig ist, wiederholt sie manchmal die Äußerungen des Pflegers, und zwar so, wie sie sie verstanden hat (Z. 128, 131). Damit sichert sie nicht nur das Verständnis, sondern sie gewinnt auch Zeit, um ihrerseits eine Erwiderung zu formulieren. Hin und wieder reagiert sie mit einer Vertuschungsstrategie auf die Fragen von P18: sie verwendet "Passepartout-Antworten", welche entweder als Anzeichen von Nichtverstehen oder als Mittel zum Zeitgewinn zu interpretieren sind. Dabei verwendet sie formelhafte ausweichende (Z. 34, 205, das is eine schwierige fra"ge↓) und vage Antworten (Z. 118, ja und nein↓). Weitaus öfter jedoch weist sie deutlich auf ihre Wortfindungsstörungen hin: so etwa mit wie sagt man schon (Z. 119), oder mit dau"ert noch=n weilchen bis ich das rau"s habe↓ (Z. 202). Auch zeigen ihre Reaktionen auf die Begriffsvorschläge von P18, daß sie zumindest weiß, welche Worte nicht dem entsprechen, was sie sagen möchte (Z. 123, ja des wär au"ch nich das richtige↓; Z. 136, nein↓ das kam=man nich sa"-gen↓). Am auffälligsten an ihren Äußerungen ist der Einsatz von Lexemen, die den von ihr gemeinten ähnlich, jedoch nicht gleich sind, wie z.B. feuchtigkeit anstelle von *flüssigkeit* (Z. 138) und in meinen * papie"ren grabbeln statt *nachdenken* (Z. 93). Daß diese meist eine Notlösung darstellen, ist an den ihnen vorausgehenden Pausen (Z. 55, 57, 60/61, 93, 232, 314, 315) deutlich zu sehen.

P18 reagiert auf die Schwierigkeiten von B45 mit verschiedenen Mitteln. Erstens beendet er die Äußerungen von Frau R., wenn er eine Formulierungsschwierigkeit vermutet (Z. 47, 270). Zweitens versucht er, die von ihr gemeinten Begriffe aus dem Kontext zu erschließen und ihr als Lösung anzubieten (Z. 121, 135). Drittens schließlich reagiert er gesichtsschonend auf die von ihr offensichtlich falsch verwendeten Wörter, indem er sie niemals direkt als solche markiert: entweder er stellt inhaltliche Nachfragen, um indirekt das Gemeinte zu erschliessen (Z. 237/39), oder er ratifiziert ihre Worte mit bestätigenden Hörersignalen (Z. 58, 94, 139) und Äußerungen wie ja so kam=man=s au"ch ausdrücken↓ ne↑ (Z. 140).

Zusammenfassend ist festzustellen, daß amnestische AphasikerInnen bemüht sind, die Kommunikation mit den Pflegekräften aufrecht zu erhalten, indem sie versuchen, Zeit zu gewinnen, sinnverwandte Wörter und Passepartout-Äußerungen einzusetzen, und explizit auf ihre Wortfindungsstörungen hinzuweisen.

Die Pflegekräfte verfolgen in Gesprächen mit amnestischen AphasikerInnen die kommunikative Strategie, diesen möglicherweise passende Begriffe anzubieten, um die Kommunikation am Laufen zu halten. In verständnissichernder Absicht werden gegenüber amnestischen AphasikerInnen die direkte nominale Anrede, geschlossene Fragen, Gliederungssignale und tag questions bevorzugt verwendet. Gleichermaßen nutzen sie neben dem Abschwächen von Aufforderungen und dem Loben die gesichtsschonende Strategie, das Verwenden falscher Begriffe weitestgehend zu ignorieren oder als akzeptabel hinzustellen, d.h. das Gelin-

gen der Kommunikation vorzutäuschen. Wie gegenüber den Schwerhörigen werden von den SBT-Strategien am häufigsten geschlossene Fragen, Wiederholungen und das Personalpronomen *wir* als grammatisches Subjekt eingesetzt. Gesichtsbedrohend verhalten sich die PflegerInnen im Umgang mit amnestischen
AphasikerInnen dahingehend, daß sie in deren Anwesenheit über sie sprechen
und oft das Krankenschwester-Wir gebrauchen. Die Kommunikationsbemühungen amnestischer AphasikerInnen werden von ihnen in der Regel weder ignoriert
noch imitiert. Sie werden im Gegenteil sehr gefördert, indem die betroffenen
alten Menschen so gut wie nie unterbrochen werden.

4.6.2 Wernicke-Aphasie

Auch die Wernicke-Aphasie gehört zu den sog. flüssigen Aphasien. Bei Wernicke-AphasikerInnen sind Artikulation und Prosodie nicht beeinträchtigt (Leuninger 1989). Der Satzbau ist jedoch durch Paragrammatismus, d.h. Verdoppelun-
gen und Verschränkungen von Sätzen und Satzteilen gekennzeichnet. Semantische Paraphasien charakterisieren die Wortwahl, phonematische Paraphasien bis
zu Neologismen zeichnen die Lautstruktur aus. Das Sprachverstehen sowie die
Einsicht in die eigene krankheitsbedingte Unverständlichkeit sind stark gestört.
Beispiel 87 demonstriert, welche Strategien die Pflegekräfte im Umgang mit der
Wernicke-Aphasikerin Frau W. anwenden[72]:

Beispiel 87: Ausschnitt aus Text 130, P21 - B47

```
156   P21:   hm↑ frau wiedek↑ ham se was schönes geträu"mt↑ * hm↑
157   B47:   (>de/ de/ de/ da de sa↓)
158          #dat is au"ch noch sehr ..↓# SPRICHT GEHEIMNISVOLL
159          ja↑
160   P21:   mhm↑ ja↓
161   B47:   #>ko↓<# GEHAUCHT
162   P21:   mhm↑
163   B47:   >darauf ko"mmt er denn↓ jaha↑< >...↑ ...↓<
164          ja- ja →rote rote↑← jaha↑ jaha↑
165   P21:                            mhm↑
166   B47:   da si"nd se dann ..↓ ja↓
```

---

[72] Möglich wäre jedoch auch, daß sie sich im fortgeschrittenen Stadium der Alzheimer-
Demenz befindet. In der Literatur (Murdoch et al. 1987) wird vielfach darauf hingewiesen, daß eine Unterscheidung beider Krankheitstypen allein auf der Basis des Gesprächsverhaltens nahezu unmöglich ist.

```
167   B47:   i"s ja auch (nich ..↓) *2*
168   P21:   so↑ #lassen sie mal grad lo"s↑# HÖHER *
169          #frau wiedek↓# LACHEND ich muß ihnen doch
170          unter=n a"rmen noch trocken machen↓
171   B47:                         (da dre"ht er↓) (dre"ht er↓)
172   P21:   so↓
173   B47:   >(da dre"ht er↓)< *2*
174          >... hinter is ja/ is ja ka"lt↓<
175   B48:                    schwester↓
176   B47:   is ja ka"lt↓ ne↑
177   P21:   ka"lt is es↑ * ja↑
178   B47:               ja↓ >mhm↑<
179   P21:                    jetz is ka"lt↑

180   B47:   ...↓ (>... wieso.. ja↓<)
181   P21:   machen wer ihnen aber ganz warmes wa"sser↓ hm↑

182   B47:   (und.. hie"r machse dir dein↓)
183   B48:   ...↓
184   P21:   ←mhm↑→ *
185   B47:   ...↓
186   P21:   so↓ jetz trocknen wer schnell a"b↑
187   B47:                    ...

188   P21:   dann wird=s auch nich ka"lt↓ gell↑
189   B47:   >...<
190          ja:ha↑ ja (wöll se se↓) BRABBELT
191   P21:   mhm↑
...
199   P21:   so↓ schnell=n bißle <massie"rn↓ gell↑>
200          des tut gu"t↓
201   B47:       is gu"t↓ jau↓
202   P21:            ja↓ gell↑ das i"s auch gut↓
203   B47:                    (.. da da dat)
204   P21:   mhm↑
205   B47:   ja ja ←si:cher↓→
206          ja wenn die mu"tter↓/ wenn die mu"tter morgen kommt↑
207   P21:   hm↑                              ja↑ mhm↑
208   B47:   dann wird se sa/
209   P21:   darf ich das handtuch mal ha"ben↑
```

```
210    B47:    (wat wat wat bou:st du↓)
211    P21:              danke↓
212    B47:    #(boust du↓)# LACHEND
213    P21:    hm↑
214    B47:    (warte warte mu:de↓)
215            (wenn se so=n gewormter außer u"nter↓)
216            (ouh↓ da tell bient der↓)
217            (is jera"ten↓) u:nd die ...↓
218    P21:                        hm↑ frau wiedek↓

219            mich tät ja scho"n intressieren ob sie ki"nder haben↓
220    B47:    (... braucht nich ma"cht ma mal↓)
221    P21:    hm↑ ham sie ki"nder frau wiedek↓
222    B47:    natü"rlich↓ →ja←
223    P21:              hm↑
224    B47:    <ich↑ nee↓>
225    P21:    nee↑ ham sie kei"ne↑
226    B47:    nee↓
227            ja↑ ne/ ja↓ #oh↓# TREMOLO
228            lauter/ laune machen wer mit den/ mit den
229            jeden↓)
230    P21:    weil sie immer von kindern erzä"hlen↓
231    B47:                            ja ... (mau"ern↓)
232    P21:    hm↑
233    B47:    >ja ja< (jeder jeder is da brau"n↓)
234    P21:              so↓ jetz schlüpfen sie mal in dieses/
235    B47:    (hier brau"n↓)
...
241    B47:    >(tagtäg/) der war tä"nzer↑<
242            der badete immer ../
243    P21:    jetz mit=m ko"pf noch durch↑ *

244    B47:    und der wollte wei"ter↓
245    P21:        oder gut↓
246    B47:    >und da sach=ich< (seine le"ber↓) LACHT VERSCHMITZT
247    P21:                            mhm↑
248    B47:    >da war er< da u"nten * (ischen) dri"n↓
249            wissen se den gerader rader →unter unter unter↓←
250    P21:                        mhm↑
251            hm↓
252    B47:    (unterhose↓) (rock↓ gell↑)
253    B47:    (#nein↓#) TREMOLO * >ja si:cher↓< *
```

254 P21: >so↓<
255 B47: (ja↓ sie hat halt/ halt halt/ ja↑ ja↑)
256   (... ke"nnt er↓)
257   ...↓
258 P21: jetz wasch ich ihnen die bei"ne↓ ja↑

259 P21: ersmal schu"h ausziehn↑
260 B47: (...tau tou tou↓)

261   (si:cher↓ unten unten↓)
262 P21:   so↓
263 B47: (milch warm↑ und äh ...)
264 P21:   andern au"ch↑ *2*
265   frau wiedek das könn wer jetz au"sziehn↓ ja↑ *
266 B47: >BRABBELT<

267 P21: so↓ sie si"tzen ja noch da auf den füßen praktisch↓
268 B47: .. hier↓ * hie"r↓ * hier hinten dri"n↓
269   (die hab ich gewü"nscht↓)
270   ...↑
271 P21: ja↑ (diese au"ch↑)
272 B47:   (jaha↑)

273   #ja↓# TREMOLO
274 P21: so↓ lassen sie mal lo"s grad frau wiedek↓
275 B47:   #ja↓# TREMOLO
...
280 B47: (haare/ haun hat er uns au"ch auf=n tod↓)
281 P21:   mhm↑
282 P21: >ja↓<
283 B47: >ja ja↓< * >die k/< die kö"nnen dann (gleichzeitich↓)
284   (haun se dann in ..↓)
285 P21: mhm↑
286 B47: >das macht * der/ der< haun se dir in=n ma"gen↓
287   in=n ma"gen↓ ja↓ LACHT
288 P21: wa"s is mit dem mann↑ hm↑
289 B47: #ja↓ junge ne# LACHEND
290   <i"ch hab noch ni"ch>/ noch nich↓
291 P21: <nee↑>
292 B47: <nee↑ (e"r hat mich ..↓)>
293 P21:   ma schaun ob das na"ß is↓
294 B47: (hinter mir das ja↓) * >..↓<

```
295   P21:   >..↓< nehm wer ma=n fri"sches↓ hm↑
296   B47:         <ouh↓ das mu"ß ich↓>

297          das mu"ß ich fertich (kriegen↓) *
298   P21:   das is nimmer so schö"n↓
299          so↓
300   B47:   >... ... immer schö"n ...<
301   P21:   (ja↓) werden die fü"ß gewaschen↓
302   B47:   ja die/ (die da↓)
303   P21:              ja↓
304   B47:   jaha↑ die (mu:der/ die ru:der ..wieder↓)
305          ja und dann ...↓ .....
306   P21:                          so↑
...
472   B47:   jaha↑ doch ja↓ jaha↑ äh ja"ha↑
473   P21:         ja se"tzen sie sich ruhich nochmal hi"n↓ * frau wiedek↓
474   B47:                                                         jaha↑
475          (vor alle↓)
476          (ja hau" se .. hau...)
477   P21:   sons kann ich ihnen den rock nämich ni"ch anziehn↓ frau wiedek↓
478   B47:                                                      (unterhose↓)

479   P21:   setzen sie sich nochmal hi"n↓
480   B47:                   ja ja"↓
481          ja↓
482   P21:   #hallo↓# SINGSANG; HOCH
483   B47:   mit/ mit/ mit/ mit/ mit zu machen↓
484   P21:                     #frau wie"dek↓# SINGSANG
485   B47:   (schatz↓ ne↑ ...)
486   P21:   setzen sie sich nochmal hi"n bitte↑
487   B47:   jaha↑
488   P21:   #hm↑# HÖHER
489   B47:   jaha↑
490   P21:   #ja↓# LACHEND sie sagen so schön ja"↑ LACHT
491   B47:                                jaha↑ jaha↑
492          ja muß ich↓
493   P21:   #hm↑# HÖHER
494   B47:   man mu"ß man↓              >ich<
495   P21:            frau wie"dek↓  ko"mmen se↓
```

```
496   P21:   setzen sie sich doch noch mal hi"n↓
497   B47:   >muß doch<
498   B47:   wieder hei"m↓
...
579   P21:   >der=s ja wi"rklich nett der rock↓<
580   B47:   ... u"nter↓
581          unter unter=e o"ma↓ (oma au o"ma↓)
582          (o"ma↓ jaha↑ nee↓ da is lu"ß↓)
583          #>is kapu"tt↓ kaputt↓<# FLÜSTERT GEHEIMNISVOLL
584   P21:          #>ja↑<# FLÜSTERT AUCH GEHEIMNISVOLL
585   U:            >is< kapu"tt↓
586   P21:   →is da was← #kapu"tt↓# HÖHER
587   B47:   #ha:↓# SEUFZER
588   P21:   hee↑ wo" is was kaputt frau wiedek↑ hm↑
589   B47:                                    so ..
590          ja is aber unter uns auch ah is ja schon wie"der↓ *2*
591   P21:   so frau wiedek↓ * sind sie schon fe"rtig↓
592   B47:              u"nter(rock↓)
593          LACHT
594   P21:   gell↑
```

In dieser Sequenz monologisiert B47 im wesentlichen vor sich hin, ohne inhaltlich auf die Äußerungen der Pflegerin einzugehen. Sie scheint ihr etwas mitteilen
zu wollen, bemerkt aber nicht, daß P21 sie nicht versteht. Dabei beachtet sie jedoch die Regeln des Turntaking: meist beginnt sie erst zu sprechen, wenn die
Pflegerin ihre Äußerung beendet hat. Ihre Sprache ist durch die für Wernicke-
AphasikerInnen typischen Satzverschränkungen (Z. 496, man mu"ß man↓; Z.
590, ja is aber unter uns auch ah is ja schon wie"der↓) und Neologismen bzw. phonematische Paraphasien (Z. 190, 210, 214, 216, 249, 582) gekennzeichnet.
Auch wiederholt sie einzelne Worte (Z. 164, 172/73, 176, 210, 212, 249, 255,
268, 287, 290, 472, 483, 581) bzw. sinnlose Silben (Z. 157, 260). Daß ihr
Sprachverstehen massiv gestört ist, illustrieren ihre widersprüchlichen Antworten auf die Frage, ob sie Kinder habe. Zunächst "antwortet" sie mit natü"rlich↓
→ja↓← (Z. 224), kurz darauf aber behauptet sie das Gegenteil (Z. 226, ich↑
nee↓): Mithin scheint sie zwar die Frageintention zu erkennen, nicht aber zu
verstehen, nach was sie gefragt wurde.

Wie reagiert nun P21 auf dieses Gesprächsverhalten? Um die Fortführung des
Pflegegeschehens sicherzustellen, ist sie gezwungen, die Äußerungen von B47
hin und wieder zu ignorieren bzw. zu unterbrechen (Z. 209, 258, 293, 473,
477). Dabei fällt sie ihr jedoch selten ins Wort; sie nutzt die Prosodie der Bewohnerin, um an Stellen potentiellen Sprecherwechsels mit dem Reden anzufan-

gen. Auch setzt sie die für SBT charakteristische Singsang-Intonation (Z. 482, 484) und eine hohe Stimme ein, (Z. 168, 488, 493), um die Aufmerksamkeit von B47 wieder auf das Pflegegeschehen zu lenken. Der weitaus größte Teil ihrer Bemühungen ist jedoch gesichtsschonender oder sozialer Natur: sie gibt sich große Mühe, der Bewohnerin zu signalisieren, daß beide erfolgreich miteinander kommunizieren. Dies tut sie vor allem, indem sie durch bestätigende Hörersignale vorgibt, daß sie B47 versteht (Z. 160, 162, 165, 185, 191, 204, 207, 247, 250, 281, 285). Auf verständlich erscheinende Äußerungen geht sie fragend oder diese wiederholend (Z. 288, wa"s is mit dem mann↑ hm↑; 178/80; 202, 291, 586) ein. Schließlich übernimmt sie zum Ausdruck von Solidarität und Empathie teilweise die von B47 verwendeten Sprechmodalitäten, wie etwa das Flüstern in Z. 584.

Zusammenfassend kann gesagt werden, daß die Kommunikation mit Wernicke-AphasikerInnen aufgrund der gegenseitigen Verständnisschwierigkeiten massiv gestört ist. Kommunikation findet hier weniger auf einer inhaltlichen, als vielmehr auf einer symbolischen Ebene statt. Das Gesprächsverhalten der Pflegekräfte zielt von daher in erster Linie auf das gesichtsschonende Vorspiegeln kommunikativer Normalität sowie auf das Entschlüsseln der am wenigsten unverständlichen Gesprächsbeiträge der betroffenen BewohnerInnen ab. Darüber hinaus wird den Wernicke-AphasikerInnen durch das Abschwächen von Aufforderungen und durch Komplimente Respekt erwiesen. Von den verständnissichernden Strategien werden in erster Linie die das Gespräch sowie die Interaktion strukturierenden tag questions und Gliederungssignale eingesetzt; auch wird versucht, durch die häufige nominale Anrede die Aufmerksamkeit der BewohnerInnen auf die Sprache zu lenken. Aufgrund der deutlich eingeschränkten Verständnisfähigkeiten der betroffenen BewohnerInnen setzen die Pflegekräfte ihre Äußerungen vereinfachende SBT-Strategien, nämlich geschlossene Fragen, das Pronomen *wir* als grammatisches Subjekt, und stark verkürzte (d.h. auf ein bis zwei Wörter reduzierte) Ellipsen ein. Gesichtsbedrohend verhalten sie sich, indem sie die unentwegt vor sich hin monologisierenden Wernicke-AphasikerInnen unterbrechen, um die Durchführung der Morgenpflege zu gewährleisten, indem sie das Krankenschwester-Wir verwenden, und indem sie die BewohnerInnen abwechselnd duzen und siezen, ihnen also z.T. zwar Nähe signalisieren, aber auch den Erwachsenenstatus absprechen.

4.6.3 Broca-Aphasie

Die Broca-Aphasie gehört zu den nicht-flüssigen Aphasien. Sie ist gekennzeichnet durch eine erheblich verlangsamte Sprachproduktion, durch eine meist dysarthrische, d.h. verwaschene und mühevolle Artikulation, durch stark gestörte

Prosodie und durch Agrammatismus (einfache Satzstrukturen, Fehlen von Funktionswörtern). Broca-AphasikerInnen zeigen in der Regel große Sprachanstrengung, d.h. sie drücken mittels Interjektionen sowie Gestik und Mimik Unzufriedenheit und Gequältheit aus (Huber, Poeck & Weniger [2]1989). Sie verfügen über ein meist recht eng begrenztes Vokabular, produzieren aber kaum semantische Paraphasien. Die Lautstruktur ist jedoch durch eine große Anzahl von phonematischen Paraphasien entstellt (Leuninger 1989). Beispiel 88 illustriert, daß die Äußerungen der Pflegekräfte zuweilen die Sprechschwierigkeiten der BewohnerInnen spiegeln. Hier betritt der ehemalige Zivildienstleistende P04 das Zimmer des dysarthrischen Bewohners B12[73], der sich gerade eine Sendung im Schulfernsehen anschaut, um sekundäre Morgenpflegetätigkeiten durchzuführen.

Beispiel 88: Ausschnitt aus Text 053, P04 - B12

001	P04:	KLOPFT *2* #<be"tt mache↑ blu"tdruck messe↑ pu"ls messe↓>#
		MARKTSCHREIERISCH
002	B12:	also↓
003	P04:	hab ich scho bste"llt↓ MEINT SPRUDEL
004	B12:	(wann↑)
005	P04:	morge↓
006	B12:	vier ki"schte↓
007	P04:	hab ich beste"llt vier kischte↓ *2*
008		alles scho gma"cht↓ * gibt=s mo"rge↓ **
009	B12:	SEHR HOHES SEUFZEN *3* i mach ... (leer↓) gell↑
010	P04:	bitte↑
011	B12:	i muß ...↓ *
012	P04:	mo"rgen dann↓
013	B12:	morgen↓
014	P04:	ja↑ wir kriegen mo"rge sprudel↓ immer am frei"tag↓
015	B12:	mhm↓ naja ich war ...↓
016	P04:	ja↑
017	B12:	mhm↑ *P04 MACHT 4 SEK BETT* ja ja↓ *7*
018		sie ham ja hinten noch (so) kischte↓ nit↑
019	P04:	ja ja↓
020	B12:	mhm↓ *2* und viere↓ * ja ja >(viere↓)< *3*
021		#ah ja↓# STÖHNT au ha↓ *3* #naja haje↓ ja↑# HOHE AUSRUFE
022		(so) i"s es halt↓ *3* STÖHNT *4* (jo jo↓) *5*

---

[73] Da seine Äußerungen zwar schwer verständlich und oft eher kurz, jedoch nicht unbedingt agrammatisch sind, ist nicht klar, ob B12, der die für SchlaganfallpatientInnen typische Teil-Lähmung einer Körperseite aufweist, ein weitgehend genesener Broca-Aphasiker ist, oder aber unter einer anderen Aphasieform leidet.

```
023   B12:   jugend unter hi"tler isch doch komme heut am morge↓
024          *2* jugend unter hi"tler↓ *3*
025   P04:   hm↑
026   B12:   die jugend unter hi"tler isch (doch) kumme der ..↓
027   P04:   heut↓ aha↑ *4*
028   B12:   SCHREIT SEHR HOCH *3* #ja ja↓# HOCH, ZITTRIG *2*
029   P04:   so↑ *3*
030   B12:   isch schon ma"l/ isch schon ma"l komme↓ *
031   P04:   scho" mal↓
032   B12:   mhm↑ *3* #ja ja↓# HOCH ah je↓ *
033   P04:   schu"lfernsehn isch des↓ oder was i"sch des↑
034   B12:   was denn↓
035   P04:   schu"lfernsehn↓
036   B12:   jo↓ *3* #... könne↓# LACHEND; LACHT *3* ja ja↓
037          ... (um mal zu ähm äh.. weg gange sind↓) ...↓
038          (immer de ... berg gsi) ...↓ LACHT *3* hm↓
039   P04:   ja ja↓
040   B12:   ... #...↓# LACHEND; LACHT *4*
041          (sagsch ni"cht recht↓) LACHT *4* ja ja↓ *3*
042          ah je oh je↓ *3*
043   P04:   hundertdreißig zu drei"unsiebzig↓ isch gu"t↓ *2*
044   B12:   #jaha↑# HOCH
045   P04:   so↓ →machen wer← noch einmal hie"r↑ *7*
046   B12:   #ja ja↓# HOCH ... mal so↓ oh je"↓ *9* ..."↓
047   P04:   gut↓ *2* zweineu"nzig↓
048   B12:   ja↓
049   P04:   <ach qua"tsch↓> se"chseneunzig↓ se"chseneunzig↓
050   B12:   >ja↓< *3*
051   P04:   also↓ schöne vo"rmittag noch↓ gell↑ tschüß↓
052   B12:   ja da"nk schön↓ ade↓//
```

Das Gesprächsverhalten des verwaschen sprechenden Herrn H. kann als ausgesprochen aktiv bezeichnet werden: in vielen Fällen ist er es, der neue Themen bzw. Themenaspekte anspricht (Z. 9, 18, 23/24, 30, 37, 41) und längeres Schweigen durch den Einsatz verschiedener Interjektionen (Z. 20, 21, 23, 28, 32, 42, 46) zu vermeiden bemüht ist. Auch reagiert er in der Regel auf Äußerungen von P04 mit bestätigenden Hörersignalen (Z. 2, 15, 17, 20, 32, 33, 44, 48, 50) Neben einigen Wiederholungen seiner eigenen Worte finden sich auch drei 1-Wort-Äußerungen (Z. 2, 4, 13). Möglicherweise versucht er durch den Gebrauch von Schreien (Z. 28), Seufzen (Z. 9) und Stöhnen (Z. 21, 22) nonverbal sein Befinden auszudrücken.

Der normalerweise sehr redselige P04 verhält sich im Gespräch mit B12 eher
wortkarg. Die geplanten Pflegetätigkeiten kündet er beim Betreten des Zimmers,
nicht jedoch im Laufe ihrer Abarbeitung an. Seine Äußerungen sind hier anders
als in anderen Interaktionen sehr kurz (Z. 1, 27, 35) und tendenziell elliptisch
(Z. 8, 12, 42, 47), was in gewisser Weise die Komplexität und Länge der meisten Äußerungen des Bewohners widerspiegelt. Dies läßt darauf schließen, daß
er aufgrund der Sprech- auch Verständnisschwierigkeiten bei B12 vermutet.
Durch Verständnisfragen signalisiert er, daß er manche der dysarthrisch entstellten Worte von B12 nicht versteht (Z. 10, 25). Mittels Hörersignalen versucht er,
den Anschein von Responsivität zu wahren, selbst, wenn zu vermuten ist, daß er
die vorangehende Äußerung von Herrn H. nicht verstanden hat (Z. 16, 39). Die
Wiederholungen seiner Aussage, daß am folgenden Tag wieder Mineralwasser
geliefert wird, dienen zur Beruhigung von B12. Dieser legt sehr viel Wert darauf, die ärztliche Anweisung, viel zu trinken, zu befolgen. Er ist besorgt, weil
seine Getränkevorräte zur Neige gehen.

Ganz anders sind Redemenge und Initiativen in Gesprächen mit B58 verteilt[74]:
dieser Bewohner spricht meist nur in Reaktion auf Worte der Pflegekräfte; seine
Äußerungen sind meist sehr kurz und bestehen in vielen Fällen nur aus *ja* und
nein. Die wenigen längeren Äußerungen sind oft formelhafter Natur (Z. 217):

Beispiel 89: Ausschnitt aus Text 170, P28 - B58

```
001   P28:   zieh=mer des hier widder a"n↑
002   B58:   was↑
003   P28:   was hier liegt im ro"llstuhl↑
004   B58:   ja ja"↓ *7*
005   P28:   geh mi=m rollstuhl scho=ma rü"bber↓ gell↑
006   B58:   ja ja"↓
007   P28:   obwo"hl↓ * brau"chen wer ja eigentlich gar nit↓
008          ich leg sie nachher wieder auf=s be"tt↓
009   B58:   nein↓ * waru"m denn↓ *
010   P28:   wegen den fü"ßen wickeln↓ *2* oder↑
011          oder wird des au"ch drüben gemacht↓
012   B58:   a/ drü"ben me/
013   P28:   dann wird=s drü"ben gemacht↓
014   B58:   ja↓ HUSTET
...
```

---

[74]   Die hier wiedergegebenen Sequenzen wurden vor und nach dem Baden gesprochen.

```
143   P28:   was macht des knie"↑
144          tut des i"mmer noch weh↓
145   B58:   nee:↓
146   P28:   ge"ht=s jetz widder↓
147   B58:   nei/ *3* (lassen se die gegend da frühje) is das ni"chts (gehr↓)
148          was da/
149   P28:       is des no" ni weg↓
150   B58:   ja↓ *
151   P28:   und da vo"rne noch↓
152   B58:   ja die rote schiene/ hier das/ *
153   P28:   ja↑
154   B58:   schie"nbein↓
155   P28:   →das tut we"h↓←
156   B58:   ja↓ * aber/
157   P28:   mer sie"ht nix↓ gell↑
158   B58:   was↑
159   P28:   man sie"ht nix↓
160   B58:   nein↓ *2*
161   P28:   manchma ki"tzlig↓ gell↑
162   B58:   →ja ja↓←
...
199   P28:   aha↑ *2* wann spielen eigentlich u"nsre widder↑
200   B58:   (>na als/<) *3* wa"rt mal↓
201          wa"s is heute↑ diens/ äh do"nnerstach
202          äh frei"tach↓ nech↑
203   P28:       frei"tag↓
204          frei"tag↓ ja↓
205   B58:   ja↓ *
206   P28:   so↓ wolln sie wieder nau"s↑
207   B58:   ja ja"↓
208   P28:   >LACHT< *2*
209   B58:   dann muß es do"nnerst/ äh
210          dann muß=e/ äh * ←ähm→ *
211          #ha↓ sa"g mal↓# UNGEDULDIG, FRUSTIERT
212   P28:   la"ngsam↑ *3* spie"ln se die woche noch↓ *
213   B58:   ja↓ de/ sa/
214   P28:       mo"rgen↓ *
215   B58:   ja↓ sa"mstach↓
216   P28:   sa"mstag↓ *5* auf wen tre"ffen se da↑ *2*
217   B58:   (hab ich die ta"ge noch/) *20*
```

Ein großer Anteil der Beiträge von Herrn B. besteht aus Antworten auf geschlossene Fragen (Z. 145, 147, 150, 156, 159, 213, 215), von denen viele in gedoppelter Form auftreten (Z. 4, 6, 162, 207). Seine Sprech- und Formulierungsprobleme werden an zahlreichen Abbrüchen (Z. 012, 153, 209/210, 213), an formelhaften Sprüchen bzw. Aufforderungen wie wa"rt mal↓ (Z. 200) und sa"g mal↓ (Z. 211) sowie an der damit teilweise einhergehenden frustrierten und ungeduldigen Intonation deutlich. Die Aufforderung (lassen se die gegend da frühje) is das ni"chts (gehr↓) (Z. 147) ist durch phonematische Paraphasien entstellt.

Anders als P04 verkürzt der Schüler P28 seine Äußerungen im Gespräch mit Herrn B. nicht. Er zeigt sich bemüht, über die Abwicklung des Pflegegeschehens hinaus (Z. 11-14; 206) Interesse am Befinden des Bewohners (Z. 143-162) und an dessen Hobby Fußball (Z. 199-216) zu zeigen. Er geht auf die Sprechschwierigkeiten von B58 ein, indem er ihm viele geschlossene Fragen stellt (Z. 1, 11, 144, 146, 149, 151, 155, 157, 159, 162, 206, 212). Dies erhöht die Dialogizität der Kommunikation und erleichtert es dem Bewohner gleichzeitig, trotz seiner kommunikativen Probleme aktiv am Gespräch beteiligt zu sein. Offene Fragen sind demgegenüber eher selten. Wenn P28 sie benutzt, formuliert er sie entweder schnell in geschlossene um (Z. 143), oder er stellt sie so, daß auch sie mit einem einzigen Wort beantwortet werden können, wie bspw. die Frage nach dem Tag des nächsten Fußballspiels (Z. 199) oder die Frage nach dem hier zu erwartenden Gegner der deutschen Mannschaft (Z. 216). Bei deutlichen Formulierungsproblemen des Bewohners greift er interpretierend ein und führt dessen Äußerungen so zuende, wie dieser sie wahrscheinlich gemeint hat (Z. 13, 157), oder er signalisiert Geduld und muntert B58 auf, in Ruhe nach den passenden Worten zu suchen (Z. 153; 212, la"ngsam↑).

Zusammenfassend ist festzustellen, daß die Äußerungen von Broca-Aphasikern tendenziell sehr kurz sind und oft aus Interjektionen oder Antworten auf geschlossene Fragen bestehen. Auch umfassen sie gänzlich unverständliche Passagen sowie auf ihre sprachpathologische Störung verweisende Abbrüche. Die Pflegekräfte reagieren hierauf, indem sie die Äußerungen der betroffenen BewohnerInnen entweder im Hinblick auf Länge und Komplexität spiegeln und ihre Arbeit im wesentlichen schweigend verrichten, oder indem sie bei ihren Bemühungen um Dialogizität die Schwierigkeiten der Broca-Aphasiker berücksichtigen, d.h. im wesentlichen verständnissichernde geschlossene Fragen stellen und bei Formulierungsproblemen aushelfen. Verständnissichernd setzen sie auch viele tag questions und Gliederungssignale ein. Von den gesichtsschonenden Strategien verwenden sie am häufigsten höflich abgeschwächte Aufforderungen, das Loben der BewohnerInnen und, anders als bei den bisher aufgeführten Krankheitstypen, das Imitieren eines normalen Dialogs, d.h. sie übernehmen in

vielen Fällen beide Gesprächsrollen und reden bzw. antworten anstelle der BewohnerInnen. Von den SBT-Strategien finden sich in Gesprächen mit Broca-
AphasikerInnen bzw. dysarthrisch sprechenden BewohnerInnen vor allem das
Stellen geschlossener Fragen, die Verwendung von *wir* als grammatischem Subjekt, und stark reduzierte, elliptische Äußerungen. Die SBT-Prosodie wird umso
häufiger eingesetzt, je "sprachloser" die BewohnerInnen sind. Gesichtsbedrohend ist allerdings, daß in der Mehrzahl der Fälle das Krankenschwester-Wir gebraucht wird. Auch über Broca-AphasikerInnen wird in deren Anwesenheit gesprochen; teilweise werden sie bei ihren Sprech- und Formulierungsversuchen
aus Ungeduld oder einem falsch verstandenen Hilfsimpuls unterbrochen. Broca-
AphasikerInnen werden z.T. offen kritisiert oder imitiert, jedoch droht man
ihnen bzw. ignoriert sie nie.

4.6.4 Global-Aphasie

Die Global-Aphasie ist die gravierendste Variante der nicht-flüssigen Aphasien.
Sprachproduktion und Sprachverstehen sind bei den Betroffenen stark gestört.
"Die Sprachproduktion ist spärlich bis hin zu völligem Ausbleiben sprachlicher
oder sprachähnlicher Äußerungen, und häufig besteht sie aus Sprachautomatismen." (Leuninger 1989). Beispiel 90 zeigt, daß der sprachliche Output der Bewohnerin B08 auf naja (Z. 87; 97, 105, 156) bzw. die Floskel ach gott ach gott
(Z. 157) beschränkt ist. Dabei beachtet sie jedoch die Regeln des Turntaking: sie
beginnt stets erst dann zu sprechen, wenn die Äußerungen von VorrednerInnen
offensichtlich abgeschlossen sind, d.h. nachdem für einige Sekunden alle Anwesenden geschwiegen haben. In diesem Ausschnitt sitzen verschiedene BewohnerInnen mit der Stationsschwester P01 und der Schülerin P02 am Frühstückstisch:

Beispiel 90: Ausschnitt aus Text Tisch 01: P01 - B08 - diverse Bew.

086	P01:	isch milch do"↑ *3* →ah doch← do↓ *3* GIESST EIN
087	B08:	#←naja"↓ naja"↓→# KLAGEND <naja"↓> naja"↓ naja"↓
088	P01:	frau fink↓
089		ich geb=s ihne glei" frau fink↓ * >gell↑< KLOPFT
090		frau be"hrens↑ gute mo"rge↑
091	B09:	morge↓
092	P01:	s=gibt frü"hstück↑
093		komm sie mol rau"s↑ *2*
094		ja steht scho auf de ti"sch frau behrens↓ *2*
095		→wo isch=d← frau <je"hle↑>
096		die isch irgendwo unterwe"gs↓ ne↑
097	B08:	ja:↓ >naja↓ naja↓<

098   P02:   ...↓
099   B08:   naja↓

...

103   P01:   isch ja wohl schli"mm↓
104   U: >da ko"mmt se grad↓< *5*
105   B08:   >naja"↓ naja"↓< naja" <naja"↓> na↓ naja"↓ naja"↓
106   B09:   sind se jetz ru"hig↑
107   B08:   ja↓ *4*
108   P01:   so frau fink↓ * ...=s frühstück↓ ge↑
109   B08:   naja↓ *2*

...

156   B08:   >naja↓< naja"↓ naja"↓ *3* ah *7*
157   ach go"tt ach gott↓ naja"↓ *12*

...

328   P02:   herr <ha"berer> weiß ooch wo=s is↓
329   B08:   ja↓
330   P02:   der zei"gt dir=s↓
331   B08:   →ja ja← ja"↓
332   P01:   herr ha"berer↑ #des könne mer we"gmache↓# EIN PFLASTER
333   des isch gut wenn da lu"ft dran kommt↓ gell↑
334   B08:   naja"↓   <naja"↓>
335   B09:   gottes himmels wille sin #ru"hig↓# SCHRILL *
336   B08:   naja"↓
337   B09:   is ja grau"enhaft↓
338   P01:   des sieht gu"t aus↓
339   B12:   ja↓
340   P01:   könne sie u"fflasse↓

B08 wird aufgrund ihres sprachlichen Verhaltens nur selten, und wenn, dann bloß für kurze Zeit in den Gemeinschaftsraum zu ihren MitbewohnerInnen gebracht. Dieses Beispiel zeigt, daß die Pflegekräfte Frau F., bzw. deren gequält klingenden Äußerungen im Prinzip ignorieren: sie wird lediglich zur Ankündigung des Frühstücks angesprochen (Z. 89, 108). Dies ist einerseits taktvoll, da das abweichende Verhalten der Bewohnerin nicht thematisiert wird - andererseits ist es aber auch depersonalisierend, da B08 niemals in das Gespräch miteinbezogen wird. Anders die Mitbewohnerin B09: sie reagieren massiv gesichtsbedrohend und unhöflich auf das für sie unverständliche und nervtötende Verhalten von B08 (Z. 106, sind se jetz ru"hig↑; Z. 335, gottes himmels wille sin ru"hig↓, 337, is ja grau"enhaft↓).

Zusammenfassend kann gesagt werden, daß das auf Sprachautomatismen und Formeln reduzierte Gesprächsverhalten von GlobalaphasikerInnen bewirkt, daß die PflegerInnen diese auf gesichtsbedrohende Weise im wesentlichen ignorieren. Es wird in Anwesenheit von GlobalaphasikerInnen über diese geredet, was z.T. mit pejorativen Begriffen geschieht. Im dyadischen (hier nicht wiedergegebenen) Dialog führt es dazu, daß langsam, deutlich und mit der SBT-Intonation gesprochen wird und manche Äußerungen wiederholt werden. Verständnissichernd und aufmerksamkeitsheischend setzen die Pflegekräfte die direkte nominale Anrede, geschlossene Fragen und tag questions ein. Von den gesichtsschonenden Strategien wurde im vorliegenden Material lediglich das Abschwächen von Aufforderungen verwendet.

4.7 Sprechen mit Parkinsonkranken

Die Parkinsonsche Krankheit geht mit einer zunehmenden Starre der Gesichts- und Körpermuskulatur einher. Wie das Beispiel 91 zeigt, werden dadurch auch die Sprechgeschwindigkeit, die Lautstärke und vor allem die Deutlichkeit der Artikulation beeinträchtigt:

Beispiel 91: Ausschnitt aus Text 080, P01 - B25

049	P01:	frau stiefvater möchte sie denn nochmal ins be"tt↑
050		oder soll ich sie gleich waschen un a"nziehn↓
051	B25:	.. (nomal * ins * be"tt↓)
052	P01:	**sie wolln ins be"tt↓** *FÜHRT SIE 11 SEK ZURÜCK*
053		wann so"lle mer dann komme↑ um a"chte↑
054	B25:	um acht↓
055	P01:	oder we"nn oder früher oder später↓ hm↑ * frau stiefvater↓
056	B25:	* um ←achte↓→
057	P01:	um a"chte↓
058	B25:	(isch mir) re"cht↓
059	P01:	**isch sell re"cht↓**
060	B25:	ja↓
061	P01:	ja↑ *15* lasse sie de badmantel aa"↑ oder wend se=n u"ssziehe↓
062	B25:	nei uss * **ziehe↓** *
063	P01:	vorsicht (frau stiefvater↓)
064		(da hinten) steht alles mögliche uff=m ti"schle↓ *6*
065		so↓ *11* >mhm↑< *5*
066	B25:	...
067	P01:	**hm↑**
068	B25:	...↓ * ... und o"ffe mache↓ * ...
069	P01:	**u"ffmache oder wa"s↑** #hm↑# HOCH
070	B25:	ja↓ * **au"f↓** * aufmache↓ ...

```
071   P01:   wa:s ruffmache↑ <e de"cke↓>
072   B25:   nei↓ ro/ *
073   P01:   de/ de ro"llade↓
074   B25:      ro/
075          de ro"llade↓
076   P01:   nu"ffmache↓
077   B25:   ja↓
078   P01:   ja↑ * >also< gut↓ <ga"nz nuff frau stiefvater↓> * hm↑ *
079   B25:                                                      ..
080          ←mhm↑→ ...
081   P01:   sage sie ha"lt oder sto"p↓ * gell↑
082   B25:                        ja↓ * ja↓ *2*
083   P01:   oder solln wer=s nur so"↑ *2*
084   B25:   (←nei↓→)
085   P01:   ga"nz nuff↓ *3*
086   B25:   (ganz nuff↓) *3* (noch) * (weiter)
087   P01:                            so↑   * he↑
088   B25:   .. * (so↓)
089   P01:      so gu"t↓
090   B25:   (stop↓)
091   P01:   stop↓ *3* >so↓<
```

Die Bewohnerin spricht teilweise so leise bzw. undeutlich, daß man sie nicht
verstehen kann (Z. 51, 64, 66, 86, 88). Allerdings lassen die Reaktionen der
Pflegerin vermuten, daß sie aufgrund sowohl der räumlichen Nähe zu B25 als
auch der langjährigen Kenntnis von Frau S. weniger Probleme als die Untersucherin hat, die Äußerungen von B25 zu entschlüsseln. Krankheitsbedingt erfolgen bei B25 nicht nur vor, sondern auch inmitten von mehrsilbigen Wörtern
Pausen (Z. 62, 70, 86). Das Sprechen ist z.T. verlangsamt (Z. 56, 80, 84). Aufgrund der großen Anstrengung, die das Sprechen ihr bereitet, sind die Gesprächsbeiträge von B25 auf das Wesentliche reduziert: sie sind elliptisch und
bestehen selten aus mehr als drei Wörtern. Das Gesprächsverhalten von Frau S.
ist größtenteils, aber nicht ausschließlich reaktiv: manche Äußerungen erfolgen
auch eigeninitiativ (Z. 58).

Die Äußerungen von P01 sind in erster Linie Fragen, mittels derer sie versucht,
die Wünsche der Bewohnerin zu erkennen und zu erfüllen. Sie stellt drei Alter-
nativfragen (Z. 49/50, 55, 61), zwei Verständnisfragen (Z. 67, 69) und zwei offene Fragen (Z. 53, 71), welche sie allerdings umgehend in geschlossene Fragen
umformuliert. Die Mehrzahl der von ihr verwendeten Fragen gehört zu den geschlossenen und daher von B25 leichter (weil kürzer) zu beantwortenden Fragen
(Z. 53, 59, 73, 76, 78, 83, 85, 87, 89). Darüber hinaus charakterisieren ver-

ständnissichernde Wiederholungen der Äußerungen von B25 ihr Gesprächsverhalten (Z. 52, 57, 59, 61, Im hier vorliegenden Ausschnitt wie auch in anderen Interaktionen mit dieser Parkinsonkranken sind die Gespräche rein pflegebezogen, d.h. es findet kaum Small Talk statt.

Zusammenfassend läßt sich die Kommunikation mit Parkinsonkranken als pflegezentriert und verständnisorientiert beschreiben. Die häufigsten verständnissichernden Strategien sind die direkte nominale Anrede, tag questions, Gliederungssignale und geschlossene Fragen. Fragen und Wiederholungen werden dabei gebraucht, um den Dialog in Gang zu halten und sicherzustellen, daß die kurzen, langsamen und durch Artikulationsschwierigkeiten verzerrten Äußerungen der BewohnerInnen richtig gedeutet werden. Auch gegenüber den Parkinsonkranken wird von den gesichtsschonenden Strategien am häufigsten das höfliche Abschwächen von Aufforderungen praktiziert. Fast gleich oft werden ihnen Komplimente gemacht. Von den SBT-Strategien werden geschlossene Fragen, das Loben und Ellipsen am regelmäßigsten verwendet. Gesichtsbedrohend allerdings behandelt das Personal die ParkinsonpatientInnen, indem es das Krankenschwester-Wir gebraucht, über die BewohnerInnen spricht und sie angesichts der Langsamkeit ihrer Äußerungen z.t. unterbricht. Anders als die AphasikerInnen werden sie jedoch nicht offen kritisiert oder durch eine pejorative Wortwahl gekränkt; sie werden nicht imitiert, seltenst ignoriert, und "deflection" findet im Umgang mit ihnen nicht statt. In der Regel gehen die Pflegekräfte auf die wenigen Worte der Parkinsonkranken ein.

4.8 Sprechen mit Dementen

Das Anfangsstadium der Demenz ist vornehmlich durch Wortfindungsstörungen gekennzeichnet. Der sprachliche Output dieser Demenzkranken kann wortreich, unpräzise, und z.T. "off-topic" sein, ist jedoch in syntaktischer Hinsicht unauffällig (Hamilton 1994). Manche von ihnen sind in bezug auf die Zeit, selten jedoch in bezug auf Personen und Ort desorientiert. Dies illustriert Beispiel 92, in dem Frau W.s offenes Bein in einer sekundären Morgenpflege-Interaktion verbunden wird. Frau W. spricht mit der Schwester darüber, ob eine Heilung nicht auch ohne täglichen Verbandswechsel erfolgen würde. Hier wird deutlich, daß sie keine konkrete Vorstellung mehr von der Zeit hat, da sie einmal vermutet, daß ihr Sturz ein Vierteljahr zurückliegt (Z. 127), und kurz darauf von einem Zeitpunkt von vor eineinhalb Jahren redet (Z. 137). Als P01 sie konkret auf die Datierung des Vorfalles anspricht, antwortet sie schließlich wahrheitsgetreu i weiß es au" nimmi gar so genau↓.

Beispiel 92: Ausschnitt aus Text 066, P01 - B23

126   B23:   wie lang i"sch jetz des scho↑
127   **bald a viertel ja"hr↓ ge↑**
128   P01:   des isch scho la"ng↓ (ja↓) *10*
129   B23:   wem=mer ga"r niit mache↑ *
130   wird des=i"tt dann da be"sser↓ *
131   P01:   dann wird=s eher schli"mmer frau weiß↓ *2*
132   die im krankehaus hen sogar gmeint
133   daß des gar nimmi zu"gehe soll↓ *2*
134   B23:   #ja↑# HOCH; VERWUNDERT
135   P01:   jo↓ hen die im kra"nkehaus gmeint↓ *
136   daß des nimmi zu"gehe soll↓ *14* ZIEHT NASE HOCH *11*
137   B23:   **isch jetz anderthalb jo"hr oder (wie lang↓)** *
138   P01:   ja↓ wann si"n sie denn #(keit↑)# HINGEFALLEN
139   B23:   **i weiß es au" nimmi >gar so <u>genau</u>↓<**
140   P01:   <u>wann</u>
141   sie ins kra"nkehaus komme sin↓
142   >jetze↓< *16* jetz mach ich=s wieder zu"↓ gell↑
143   B23:   mhm↑

Auffällig am Gesprächsverhalten der Pflegerin ist, daß sie ihr Argument für den
Sinn und Zweck des täglichen Verbandswechsels (nämlich die ExpertInnenmei-
nung der behandelnden ÄrztInnen, Z. 132/133) bekräftigend wiederholt (Z.
135/136), jedoch in gesichtsschonender Absicht den genauen Zeitpunkt des
Krankenhausaufenthaltes der Bewohnerin nicht nennt, obwohl sie ihn sicher
weiß.

Auch das Gesprächsverhalten der leicht dementen Frau B. ist in semantischer
wie syntaktischer Hinsicht vollkommen unauffällig. Allerdings wechselt sie häufig unvermittelt das Thema. Der vorliegende Ausschnitt aus einer sekundären
Morgenpflege-Interaktion setzt ein, nachdem sie von einer erkrankten Verwandten gesprochen hat. Auf die Nennung ihres Geburtsdatums (Z. 41/42) folgt die
fragende Feststellung da hätte ich ja heute gebu"rtstach↓ ne↑, die zeigt, daß auch
Frau B. zeitlich desorientiert ist: diese Aufnahme hat nämlich im April stattgefunden. Der Pfleger reagiert darauf, indem er darauf hinweist, daß nicht der 15.
Februar ist (Z. 47). Gesichtsschonend verhält er sich (wie P01 im Beispiel 92)
dahingehend, daß er offen läßt, um wieviele Tage bzw. Monate Frau B. sich im
Datum geirrt hat. Auch macht er am Ende dieser Sequenz einen lustig gemeinte
Bemerkung über das noch jugendliche Alter der tatsächlich 95jährigen Bewohne-
rin (Z. 51).

Beispiel 93: Ausschnitt aus Text 095, P09 - B32

```
039   B32:   ja ich/ wissen se wie alt i"ch bin↑
040   P09:   nein↑ *
041   B32:   ich bin gebo"ren am fünfzehnten fe"bruar achtzehn-
042           hundertneunundneu"nzich↓ *2* ja↓
043   P09:   ja↑
044   B32:   da hätte ich ja heute gebu"rtstach↓ ne↑
045   P09:   nein↓
046   B32:   nein↓
047   P09:   <der fünfzehnte februar is schon vorbei"↓> *
048   B32:   schon vorbei"↓ *4*
049           →fümfzehntn← februar achtzehnhundertneun=neunzich is=se gebo"rn↓
050   P09:                mhm↑
051           <da sind sie ja noch ju"ng↓>
```

Wie sprechen nun die Pflegekräfte in primären Pflegeinteraktionen mit leicht dementen BewohnerInnen? In Beispiel 94 bespricht P27 mit B59, ob diese ihre
Zahnprothese tragen möchte oder nicht. Es zeigt sich, daß das Stellen geschlossener Fragen charakteristisch für diese Gesprächssituation ist (Z. 284, 288, 290,
292). Auch wiederholt P27 sowohl die Worte von Frau A. (Z. 288) wie auch
ihre eigenen (Z. 284 und 290, 295 und 299):

Beispiel 94: Ausschnitt aus Text 166, P27 - B59

```
284   P27:   möchte sie kei"ne zähne reinmachen↓ *
285   B59:   #hm↑ hm↓# NEIN *4* die tun we"h↓
286   P27:   <bitte↑>
287   B59:   tun we"h↓
288   P27:   die tun we"h↓ die obere au"↓
289   B59:   mhm↑ *
290   P27:   dann möchte sie kei"ne reinmache↓
291   B59:   >nei↓< *11*
292   P27:   fe"rtig mit mund spülen↑ *
293   B59:   ja↓ *3*
294   P27:   so↓ dann lassen wer se dri"n↑ #hm↑# HOCH *5*
295           na schmeiß ich da nämich en rei"niger nei frau adams↑
296           jetz könne sie sich a"btrockne↓
297   B59:         >mhm↓<
298   P27:   wa"rte sie↓ ich tu ihne noch e bißle de rü"cke abreibe↓ gell↑ *7*
299           na schmeiß ich da mal en rei"niger rein↓ <gell↑>
300   B59:   ja↓ bitte↓
```

301 P27: un dann könne sie sich=s immer noch überle"ge↑ *
302 ob sie=s vielleicht spä"ter noch reinmache wolle↓
303 B59: mhm↑ *
304 P27: >oder< ga"r nit↓ gell↑

Zusammenfassend ist festzustellen, daß das Gesprächsverhalten der im Korpus vorhandenen leicht dementen BewohnerInnen in semantischer und syntaktischer Hinsicht unauffällig ist: die für diese typischen Wortfindungsstörungen kommen so gut wie nicht vor. Allerdings zeigt sich bei vielen von ihnen eine zeitliche Desorientiertheit sowie ein extrem schlechtes Kurzzeitgedächtnis.

Wenn die Pflegekräfte mit leicht dementen BewohnerInnen sprechen, verwenden sie von den verständnissichernden Strategien vorwiegend geschlossene Fragen, viele Rückversicherungsfragen und oft die aufmerksamkeitsheischende nominale Anrede. Einerseits strukturieren und vereinfachen sie ihre Äußerungen also. Andererseits werden im Gegensatz zu allen anderen hier untersuchten Gruppen von BewohnerInnen im Umgang mit leicht dementen BewohnerInnen genauso viele Nebensätze, d.h. komplexere Äußerungen, wie schlichte geschlossene Fragen eingesetzt. Offenbar bewirkt die zunächst intakt scheinende Verstehens- und Sprechfähigkeit der leicht dementen BewohnerInnen, daß das Pflegepersonal nicht alle seine Äußerungen simplifiziert.

Wie gegenüber den meisten anderen BewohnerInnen mit Ausnahme der Wernicke-AphasikerInnen ist die am häufigsten verwendete gesichtsschonende Strategie das Abschwächen von Aufforderungen. Lob und Komplimente werden leicht dementen BewohnerInnen ebenfalls oft entgegengebracht. Von den SBT-Strategien werden am häufigsten geschlossene Fragen, Wiederholungen und das grammatische Subjekt *wir* gebraucht. Das Krankenschwester-Wir ist die am häufigsten eingesetzte gesichtsbedrohende Strategie beim Sprechen mit leicht dementen BewohnerInnen. Darauf folgen Unterbrechungen und (mit einigem Abstand) das Reden über BewohnerInnen in deren Anwesenheit.

Wie nun sehen Gespräche mit moderat bis schwer dementen BewohnerInnen aus? Nach Hamilton (1994) sind bei diesen die Wortfindungsprobleme deutlich ausgeprägter; die Verständnisschwierigkeiten werden gravierender. Ihre Äußerungen seien inhaltsleer und oft irrelevant. Während moderat Demente eher recht lange Äußerungen produzieren, tendieren schwer Demente immer mehr zum völligen Verstummen. Beispiel 95 verdeutlicht, daß beim Sprechen mit diesen verständnissichernde und vor allem aufmerksamkeitsheischende Strategien überwiegen. Frau K. befindet sich im fortgeschrittenen Stadium der Demenz: ihre Äußerungen sind meist nur noch reaktiv, selten länger als ein Wort und bestehen häufig lediglich aus Hörersignalen (Z. 117) und Antworten auf geschlossene Fragen (Z. 103, 120). Die Pflegerin ist (vor allem nach kurzen Gesprächspausen) bemüht, ihre Aufmerksamkeit durch die nominale Anrede wiederzuerlangen (Z. 104, 108, 111, 113, 118, 121). Schlüsselwörter spricht sie lauter (Z. 105, 108). Um B06 verbale Reaktionen oder zumindest ein Anzeichen von Verständnis zu entlocken, setzt sie tag questions (115, 119, 121, 122) ein, von denen sie einige (Z. 115, 121) zusätzlich noch mit höherer Stimme spricht, d.h. prosodisch markiert. Viele ihrer Äußerungen und vor allem die Aufforderungen wiederholt sie, um bei Frau K. die gewünschte Reaktion hervorzurufen (Z. 106 und 107; Z. 109 und 113 und 118; Z. 111 und 116). Dabei verwendet sie viele leicht verständliche Ellipsen (Z. 113, 114, 116).

Beispiel 95: Ausschnitt aus Text 007, P01 - B06

```
102   P01:   warn sie fe"rtig auf=m klo↓
103   B06:   ja↓
104   P01:   >also gut↓< *4* ja frau keppler↓ wenn sie/ →gu"cke sie mal↓←
105          könne sie richtung <wa"schbecken> gehen↑ *3* >irgendwie↑< *5*
106          puh isch=s da e"ng↓ hm↑ *5* >schli"mm↓< *2*
107          eng e"ng isch hier drin↓ *9*
108          >frau keppler↓< könne sie grad nochmal <hi"nstehn↑>
109          dann kann ich sie unten rum en bißchen wa"schen↓ *
110   B06:   ja↓ * HUSTET 11 SEK WASSER AN*
111   P01:   >machen sie</ frau keppler nehme sie mal den wa"schlappe↑ **
112          in die" hand (hier↑) *
113          frau keppler↓ unten rum wa"schen↓
114          grad mal weng hi"nstehn↑ *
115          un hier isch der wa"schlappen↓ #>hm↑<# HOCH *3*
116          unte rum in die ha"nd nehme↑
117   B06:   ja↓ *6*
118   P01:   so↓ un jetz mal wa"schen unten frau keppler↓ *3*
119          geht ni"dde heut↓ he↑
120   B06:   mhm↑ *3*
121   P01:   #>hm↑<# HOCH hier/ frau keppler ich/ >LACHT< *10*
122          dann mach=ich erscht mol o"be weiter↓ he↑
```

Beispiel 96 illustriert, daß genau wie bei den AphasikerInnen umso mehr der typischen SBT-Strategien verwendet werden, je weiter die Demenz vorangeschritten ist, d.h. je weniger die betreffenden BewohnerInnen in der Lage sind, in qualitativer wie quantitativer Hinsicht wie gesunde erwachsene Menschen zu kommunizieren. Die hier angesprochene Frau L. ist gänzlich verstummt:

Beispiel 96: Ausschnitt aus Text 105, P13 - B35

```
212   P13:   frau lang↓ ich muß sie mal e bißle um/
213          #ha↑ hallole↓# BT-SINGSANG, HOCH sind sie noch da"↓ *
214          haja↓ gell↑ LACHT #so ins e"ck gedrückt↓# LACHEND
215          *14*>STÖHNT< *17* >...↓< *16* #hallo frau lang↓# BT, HOCH
216          * ich hab=s fascht fe"rtich↓ ge↑ * hm↑ #hallo↓# SINGSANG
217          * jetz reib ich noch ei"n↑ mit bepanthe"n↑ *2* ja↓
218          (bringt=s) ru"m hinte bißle↓ ** #jo↓# MITFÜHLEND
219          und dann ha"b ich=s↓
220          dann mach ich des rondopa"d↑ * ge↑
221          und dann kriegen sie die ei"nlage rein↑
222          und dann z/ isch=s schon fertich↓
223          dann dreh ich sie wieder u"m↓ *2*
224          so↑ jetz kommt ei"n rondopad↑ * so↑ * jetz a"ndere↑
225          *2* un jetz die ei"nlage noch frau lang↑
226          jetz dreh ich sie wieder ru"m↓ *
227          jetz kriege sie wieder be"sser luft↓
228          #lassen se ma lo"s↓# HÖHER #hallo↓# HOCH; SINGSANG *
229          frau lang↑ * lo"slassen↑sons kann ich sie nich zurü"ckdrehn↓
230          * #so↓# BT?? da si"nd se widder↓
```

P13 setzt beim Sprechen mit B35 vor allem für die aufmerksamkeitsheischende Interjektion hallo die SBT-typische Singsang-Intonation (Z. 213, 216, 228) sowie die hohe Stimme (Z. 213, 215, 228) ein. In einem Fall (Z. 213) diminuiert sie diese sogar. Obwohl nicht klar ist, ob Frau L. sie überhaupt noch verstehen kann, erklärt sie nicht nur jeden einzelnen Schritt der Pflegehandlung durch handlungsbegleitende Äußerungen (Z. 217-226), sondern sie gebraucht auch viele tag questions (Z. 214, 216, 220) und die aufmerksamkeitsheischende nominale Anrede (Z. 212, 215, 225, 229). Verständnissichernde wie SBT-typische Wiederholungen finden sich in ihren Äußerungen ebenfalls (Z. 219, 222, 224, 225, 226). Die Aufforderung lassen se ma lo"s↓ (Z. 228) verkürzt sie ferner verständnissichernd zu lo"slassen↑. In gesichtsschonender Absicht übernimmt sie schließlich beide Gesprächsrollen (Z. 213/214).

Beispiel 97 verdeutlicht, daß im Umgang mit BewohnerInnen im fortgeschrittenen Stadium der Demenz wie auch mit Broca-AphasikerInnen recht häufig ein normaler Dialog imitiert wird. Hier interpretiert die Schülerin P23 das Schreien (Z. 252/253) bzw. die 1-Wort-Äußerungen von B51 (Z. 229/230; 238/239). Darüber hinaus versucht auch sie, das Verstehen von Frau H. sicherzustellen, indem sie sie unentwegt mit dem Namen anspricht (Z. 227, 235, 241, 244, 249) sowie tag questions (Z. 230, 236) und das Gliederungssignal *so* (Z. 241, 244,

249) benutzt. Vereinfachende SBT-Strategien wie Wiederholungen (Z. 227, 229, 238, 252), das Stellen geschlossener Fragen (Z. 242, 243, 248, 252) und Ellipsen (Z. 226, 238, 240, 244, 245, 249) dienen ebenfalls dem kommunikativen Erfolg:

Beispiel 97: Ausschnitt aus Text 134, P23 - B51

```
226   P23:   hä"nde abtrocknen↓ *12*
227          <frau hofmann trocknen sie die hä"nde ab↓>
228   B51:   #nein↓# SCHREIEND *
229   P23:   nein↑ wollen sie heut ga"r nichts↓
230          wolln sie ihre ru"he haben↓ * hm↑ *3*
231          aber isch u"nangenehm mit den nassen händen da
232          in die kleider reinzugehn↓
233   B51:   >SCHREIT<
234          SCHREIT *
235   P23:   bißchen abtrocknen muß ich scho"n frau hofmann↓
236          wenn sie=s nich se"lber machen wollen heut↓ gell↑
237   B51:   <nein↓>
238   P23:   nein↑ ga"r nix↓ *2*
239          ham sie heut ä"rger↓ *13* na↓ *2*
240          >so zerrissen< das muß ich we"gmachen↓ *2* >...↓< *5*
241          so frau hofmann↓ jetz hab ich=n u"nterhemd hier↑ * schaun sie↑ *
242          >is< des i"hrs↑ *2*
243          is des ri"chtig↑ *8*
244          so↓ die re"chte hand frau hofmann↑ *4*
245          jetz durchschlupfen↑ *2*
246          (>unten an↓<)
247   B51:   PROTESTSCHREI
248   P23:   IMITIERT SCHREI tut des we"h↑ *7*
249          so↓ die a"ndere hand frau hofmann↑
250   B51:   SCHREIT
251   P23:   warum schrei"n sie denn↑
252          tut des we"h↑ *
253          nein↓ einfach nur so"↓ zum spaß↓
254   B51:                       KLÄGLICHER SCHREI
```

Neben Unterbrechungen, der Verwendung des Krankenschwester-Wir und dem Imitieren, die alle auch im Umgang mit allen anderen Gruppen von BewohnerInnen verwendet werden, wird nur beim Sprechen mit Dementen im fortgeschrittenen Krankheitsstadium auch die gesichtsbedrohende "deflection"-Strategie, also

das Ignorieren bzw. Negieren von Empfindungen der BewohnerInnen, ange-
wandt. Dies zeigt Beispiel 98:

Beispiel 98: Ausschnitt aus Text 150, P25 - B16

```
024   P25:   un=nu * he"lf ich euch↓
025          ich sag=s immer widder ..↓ gell↑ wie es wii"ter goht↓ *3*
026   B16:   ... frie"rt mich↓ *
027   P25:   frie"re↓
028   B16:   >ja↓ ...↓< *
029   P25:   (>von<we"gen↓) isch ganz schwü"l↓
...
170   P25:   ich fahr euch no weng über de rü"cke↑ *4*
171   B16:   (s=isch doch warm↓) *
172a  P25:   ja↑ zu" warm↓ *
172b  B16:   >ja↓<
173   P25:   aber ihr hen doch grad vorher gseit es frie"rt euch↓
174   B16:   >...↓<
175   P25:   (ah das isch/)
176   B16:   (>bald zu/<)
177          (>bald zu" warm↓<)
178   P25:   schön warm↓          ja↓ ja↓
...
181   P25:   jetz fahr ich dann über=d ä"rm↑
182          fescht↑ ja (gehn sie nur mal vüri↓) * schö:n↓ ge↑ *
183   B16:   heiß↓ *
184   P25:   SCHNALZT EMPÖRT; LÄSST KALTES WASSER NACH
185   B16:   mir isch hei"ß↓ *4*
186   P25:   jetz isch=s be"sser↓ gell↑
187   B16:   ja↓ so↓ * ... no warm↓
```

In dieser Sequenz kommentiert P25 das Wärme- und Kälteempfinden von B16
verwundert bzw. verständnislos (Z. 173, aber ihr hen doch grad vorher gseit es
frie"rt euch↓). Sie widerspricht ihr an drei Stellen (Z. 29, vonwe"gen↓ isch ganz
schwü"l↓): die Wassertemperatur, die B16 als zu heiß empfindet (Z. 177), bezeichnet sie als schön warm↓ (Z. 178). Als die Bewohnerin auf ihrer Wahrnehmung beharrt (Z. 183), reagiert sie nonverbal mit Empörung (Z. 184).

Zusammenfassend ist das Gesprächsverhalten der dementen BewohnerInnen im
fortgeschrittenen Krankheitsstadium als minimal zu bezeichnen: einige sind vollkommen verstummt und andere äußern sich oft nur noch nonverbal (durch

Schreien). Die Äußerungen der übrigen sind im wesentlichen sehr kurz und meist reaktiv.

Die Pflegekräfte gehen darauf ein, indem sie von den verständnissichernden Strategien am häufigsten die nominale Anrede verwenden und sehr viele das Gespräch strukturierende Gliederungssignale und tag questions einsetzen. Sie vereinfachen ihre Äußerungen mit SBT-Strategien, indem sie vor allem Wiederholungen, Ellipsen und geschlossene Fragen gebrauchen. Darüber hinaus kommen in Gesprächen mit Dementen deutlich häufiger die charakteristischen SBT-Lexeme sowie die typische SBT-Prosodie vor. Wie gegenüber den anderen BewohnerInnen werden auch gegenüber Dementen Aufforderungen gesichtsschonend abgeschwächt, und wie diese werden auch Demente oft gelobt. Die gesichtsschonende Strategie der Übernahme beider Gesprächsrollen findet sich außer in Gesprächen mit Dementen im fortgeschrittenen Krankheitsstadium nur in Gesprächen mit Broca-AphasikerInnen. Gesichtsbedrohend verhalten sich die Pflegekräfte Dementen gegenüber dahingehend, daß sie das unechte *wir* verwenden, ihre Eigenheiten imitieren und in ihrer Anwesenheit über sie sprechen bzw. sich über sie lustig machen.

4.9 Zusammenfassung der Ergebnisse von 4.5 bis 4.8

Vergleicht man das pflegerische Gesprächsverhalten im Umgang mit den verschiedenen Gruppen von BewohnerInnen, so zeigt sich, daß die wichtigste Strategie die der Verständnissicherung ist. Je größer die mentalen Verständnisprobleme der BewohnerInnen sind und je abweichender deren Kommunikationsverhalten ist, umso weniger verständnissichernde und umso mehr beziehungsorientierte Strategien werden eingesetzt. Entsprechend werden in Gesprächen mit Schwerhörigen und Parkinsonkranken besonders viele verständnissichernde Strategien verwendet. Die vermehrte Verwendung von gesichtsschonenden Strategien geht in den meisten Fällen auch mit einer vermehrten Verwendung von gesichtsbedrohenden Strategien einher. So werden gegenüber den Wernicke-AphasikerInnen und den schwer Dementen sowohl mehr gesichtsschonende wie auch mehr gesichtsbedrohende Verhaltensweisen als gegenüber den übrigen BewohnerInnen gebraucht. Vereinfachende SBT-Strategien werden am häufigsten im Umgang mit Schwerhörigen, Dementen und Broca-AphasikerInnen eingesetzt. Am seltensten finden sich gesichtsbedrohende Verhaltensweisen. Diese tauchen in erster Linie in Gesprächen mit Wernicke-AphasikerInnen und schwer Dementen auf. Als Basis dieser (quantifizierenden) Aussagen dient dabei eine quantitative Analyse: die Vorkommenshäufigkeit aller angeführten Strategien wurde bezogen auf die jeweiligen Krankheitsbilder ausgezählt und miteinander verglichen.

In bezug auf verständnissichernde Strategien werden keine Unterschiede zwischen den BewohnerInnen gemacht: Ellipsen, Formeln, handlungsbegleitende Äußerungen, Gliederungssignale, Rückversicherungsfragen, die nominale Anrede, geschlossene Fragen und Wiederholungen werden in allen Gesprächen verwendet.

Tabelle 2: gesichtsschonende Strategien

Strategie	Schwerhörige	Parkinson	annest.	Wernicke	Global	Broca	leichte Demenz	schwere Demenz
Abgeschw. Aufford.	ja	ja	ja	ja	Ja	ja	ja	ja
Lob, Komplimente	ja	ja	ja	ja	nein	ja	ja	ja
Dialogimitation	nein	nein	nein	ja	nein	ja	nein	ja
Vortäuschen gelingender Komm.	ja	nein	ja	ja	nein	ja	ja	ja
Lehrerfragen, Sich-Dummstellen	ja	nein	nein	nein	nein	nein	ja	Ja

Doch wie verhält es sich bei den gesichtsschonenden Strategien? Tabelle 2 gibt einen Überblick darüber, daß manche Strategien krankheitsspezifisch eingesetzt werden. So werden zwar gegenüber allen BewohnerInnen Aufforderungen abgeschwächt und alle außer den GlobalaphasikerInnen werden gelobt, aber eine Dialogimitation findet nur im Umgang mit Wernicke- und Broca-AphasikerInnen sowie schwer Dementen statt. Während in Gesprächen mit letzteren alle der untersuchten gesichtsschonenden Kategorien vorkommen, wird im Umgang mit GlobalaphasikerInnen nur eine einzige gebraucht, nämlich das Abschwächen von Aufforderungen.

Tabelle 3: Babytalk-Strategien

Strategie	Schwerhörige	Parkinson	Annest.	Wernike	Global	Broca	leichte Demenz	schwere Demenz
Wiederholungen	ja	ja	Ja	ja	Ja	ja	ja	ja
Ellipsen	ja	ja	Ja	ja	Ja	ja	ja	ja
Geschl. Fragen	ja	ja	Ja	ja	Ja	ja	ja	ja
Wir	nein	?	Nein	ja	Nein	ja	nein	ja
Nominales Referieren	nein	nein	Nein	ja	nein	ja	nein	ja
Lob, Komplimente	ja	ja	Ja	ja	nein	ja	ja	ja
SBT-Prosodie	ja	ja	Nein	ja	ja	ja	ja	ja
SBT-Lexeme	ja	ja	Ja	ja	nein	ja	ja	ja
Diminutive	ja	ja	Nein	ja	nein	ja	ja	ja

Diese Tendenz bestätigt sich auch bei einer Betrachtung der SBT-Strategien (vgl. Tabelle 3): hier wird bspw. das grammatische Subjekt *wir* und das nominale Referieren ebenfalls vorzugsweise gegenüber Wernicke- und Broca-AphasikerInnen sowie den schwer Dementen produziert. In Interaktionen mit BewohnerInnen, die diesen drei Gruppen angehören, werden alle der betrachteten SBT-Strategien produziert. Im Umgang mit amnestischen und Global-AphasikerInnen hingegen werden viele der SBT-Strategien nicht gebraucht.

Die krankheitsspezifische Verwendung zeigt sich auch bei den gesichtsbedrohenden Strategien, wie Tabelle 4 illustriert: Drohungen werden nur im Umgang mit schwer Dementen ausgesprochen, und "deflection", also ein Ignorieren und Negieren von Äußerungen und Gefühlen der BewohnerInnen kommt nur im Umgang mit Broca-AphasikerInnen und schwer Dementen vor. Rein mengenmäßig finden sich in Gesprächen mit Parkinsonkranken und Globalaphasikerlnnen die wenigsten der hier betrachteten gesichtsbedrohenden Kategorien. Die schwer Dementen hingegen sowie die Broca-AphasikerInnen sind mit einer Ausnahme allen diesen Verhaltensweisen ausgesetzt.

Tabelle 4: gesichtsbedrohende Strategien

Strategie	Schwerhörige	Parkinson	amnest.	Wernicke	Global	Broca	leichte Demenz	schwere Demenz
Krankenschwester-Wir	ja	ja	ja	ja	nein	ja	ja	ja
Wechsel duzen – siezen	nein	nein	nein	ja	ja	ja	ja	ja
Sprechen über B	ja	ja	ja	nein	ja	ja	ja	ja
Unterbrechungen	ja	ja	ja	ja	nein	ja	ja	ja
Beenden v. B-Äußerungen	ja	ja	ja	ja	nein	ja	ja	ja
Kritik	ja	nein	ja	nein	nein	ja	ja	ja
Drohungen	nein	nein	nein	nein	nein	nein	nein	ja
Pejorative Wortwahl	ja	nein	ja	nein	ja	ja	nein	ja
Imitieren	nein	nein	nein	ja	nein	ja	ja	ja
Ignorieren	ja	nein	nein	nein	ja	ja	ja	ja
Deflection	nein	nein	nein	nein	nein	ja	nein	ja

5. Das Gesprächsverhalten der BewohnerInnen

In der Literatur werden die BewohnerInnen von Altenpflegeheimen mehr oder minder über einen Kamm geschoren. Aus diesem Grund dient das Kapitel 5 im wesentlichen dazu, zu verdeutlichen, daß es nicht *die* BewohnerInnen gibt, und daß das Gesprächsverhalten der BewohnerInnen Art und Schweregrad ihrer Pflegebedürftigkeit spiegelt. Zu diesem Zweck wird eine grobe Unterteilung der BewohnerInnen in geistig Gesunde und Schwerhörige, Parkinson-, Aphasie- und AlzheimerpatientInnen sowie in depressive und verschiedenartig Erkrankte vorgenommen. Das Ziel ist, aufzuzeigen, daß das Pflegepersonal im Umgang mit den jeweiligen Gruppen von BewohnerInnen sehr unterschiedliche Gesprächsstrategien benötigt.
Tabelle 5 gibt einen Überblick über die Zusammensetzung der Gruppen.

Tabelle 5: Zusammensetzung der Gruppen der aufgenommenen BewohnerInnen

Gruppe	Anzahl	einbezogene BewohnerInnen
Gesunde	9	B04, B10, B11, B19, B31, B33, B50, B53, B61
Schwerhörige	8	B07, B15, B18, B21, B22, B24, B54, B62
Parkinson	4	B25, B28, B49, B52
Schlaganfall[75]	6	B08, B12, B34, B43, B45, B58
Depressive	7	B13, B27, B30, B55, B60, B64, B66
Diverse	9	B02, B20, B37, B42, B46, B48, B56, B57, B68
Demente	19	B01, B03, B05, B06, B09, B14, B16, B17, B23, B26, B29, B32, B35, B51, B59, B63, B67, B69, B70

Im folgenden stelle ich das aktive (5.2) und das reaktive Gesprächsverhalten (5.3) der BewohnerInnen in (vorwiegend) quantitativer Hinsicht dar, um herauszufinden, ob sie tatsächlich im wesentlichen schweigen und im übrigen lediglich reaktiv kommunizieren. Es wird empirisch belegt, daß man grundsätzlich nicht von einer in sprachlicher bzw. kommunikativer Hinsicht homogenen Gruppe von PflegeheimbewohnerInnen ausgehen kann. Dazu wird einerseits ermittelt, wie groß der prozentuale Anteil der untersuchten Kategorien an den Eigeninitiativen (in den Tabellen abgekürzt E) und Reaktionen (abgekürzt R) durchschnittlich ist, und andererseits, wie häufig die BewohnerInnen die verschiedenen Äußerungstypen gemessen an ihrer gesamten Sprechzeit im Durchschnitt produzieren.
Analysiert werden nur Gespräche mit denjenigen BewohnerInnen, die primäre GesprächspartnerInnen der Pflegekräfte sind. BewohnerInnen, von denen weniger als zwei Minuten Material vorliegt, werden ebenfalls nicht miteinbezogen.
Kurze Textausschnitte werden herangezogen, um das unterschiedliche Verhalten der jeweiligen Gruppen im Gespräch mit dem Pflegepersonal zu illustrieren.

---

[75] ApoplexpatientInnen ohne sprachliche Beeinträchtigungen sind nicht in diese Gruppe eingegangen.

5.1 Gesprächsbeteiligung: words per minute (wpm)

Unterscheiden sich die BewohnerInnen in bezug auf die Menge und Häufigkeit ihrer Gesprächsbeiträge? Als Vergleichsmaßstab dienen hier die "words per minute" (wpm), die sich aus der zeitlichen Länge der jeweiligen Interaktionen und der Anzahl der produzierten Wörter errechnen lassen (Walker, Hardiman, Hedrick, & Holbrook 1981).

Tabelle 6: words per minute

Gruppe/Anzahl d. Bew.	Mittelwert (Standardabweichung)
9 Gesunde	43,6 (31,4)
4 Parkinson	1,9 (2,4)
6 Schlaganfall	8,3 (7,2)
7 Depressive	15,6 (10,7)
9 Diverse	17,8 (18,8)
8 Schwerhörige	21,2 (15,5)
19 Demente	19,3 (20,3)

Im allgemeinen ist die Beteiligung am Gespräch in quantitativer Hinsicht gering (vgl. Tabelle 6): je kränker die alten Menschen sind, desto schweigsamer sind sie auch, d.h. umso mehr nehmen sie ausschließlich die Rolle der HörerInnen ein und desto mehr werden die PflegerInnen von primären zu alleinigen SprecherInnen. So können etwa Parkinson- und Alzheimerkranke im fortgeschrittenen Stadium der Erkrankung (z.B. B28, B49, B35) häufig gar nicht mehr sprechen. Die Parkinsonkranken äußern nicht einmal zwei und die AphasikerInnen lediglich acht Wörter in der Minute. Am Beispiel der AphasikerInnen wird deutlich, wie nötig für jede einzelne der Gruppen eine Binnendifferenzierung ist: je nachdem, wie lange der Schlaganfall zurückliegt, und natürlich je nach der Art der Aphasie schwanken die hier ermittelten Werte zwischen 0,2 und 21,6 wpm. Im Vergleich dazu produzieren die dementen BewohnerInnen mehr als doppelt so viele Wörter in der Minute. Bei ihnen ist die durch den Schweregrad der Erkrankung beeinflußte Bandbreite (zwischen 0 und 74 wpm) noch ausgeprägter. Die meisten Wörter sprechen erwartungsgemäß die geistig gesunden BewohnerInnen. Sie produzieren mehr als doppelt so viele Wörter in der Minute wie die Schwerhörigen und sogar mehr als die PflegerInnen (29,5 wpm).

Zusammenfassend ist festzustellen, daß einerseits die diversen psychophysischen degenerativen Erkrankungen in unterschiedlichem Maße zu einer deutlichen Verminderung der Wortproduktion führen. Insofern trifft das Klischee von den verstummten Alten immerhin auf einige kranke alte Menschen zu. Am Beispiel der geistig regen BewohnerInnen wird andererseits deutlich, daß weder die Institutionalisierung noch das Alter als solches zwingend mit einer Reduzierung von Äußerungen einhergehen müssen.

5.2 Aktives Gesprächsverhalten

Viele Studien stellen das Gesprächsverhalten von AltenheimbewohnerInnen als im wesentlichen passiv und reaktiv dar (Kovach/Robinson 1996). Linguistische Studien über die Art und Häufigkeit ihrer eigeninitiativen und reaktiven Äußerungen gibt es bislang nicht. Im folgenden untersuche ich daher zunächst das aktive Gesprächsverhalten der BewohnerInnen am Beispiel von narrativen Sequenzen (5.2.1), Fragen (5.2.2), Aufforderungen (5.2.3), und der Anrede (5.2.4). In zwei weiteren Kapiteln geht es um inhaltlich repetitives (5.2.5) und pathologisch-monologisierendes Gesprächsverhalten (5.2.6).

5.2.1 Narrative Sequenzen

Aus den Ausführungen in Kapitel 1.5 geht hervor, daß ein Altenheim nicht eben eine gesprächs- und erzählfreudige Umgebung ist. Daß es dennoch alte Menschen gibt, die ihr dort meist eingeschränktes Rederecht für Erzählungen, also komplexe Großformen des mündlichen Sprechens, nutzen, möchte ich im folgenden anhand von zwei Beispielen verdeutlichen. Frau S. (B19) lebt auf der Wohnheimstation und ist eine lebhafte, geistig gesunde Dame von über 90 Jahren. Der folgende Ausschnitt stellt die Erzählung einer merkwürdigen Begebenheit dar (Rehbein 1980). Er wurde im Zimmer der Bewohnerin während des Blutdruckmessens aufgenommen. Dieser Text zeigt, wie geschickt sie darin ist, nicht nur vom beängstigenden nächtlichen Verhalten ihres Zimmernachbarn zu erzählen, sondern ihre Bewertung (denn ich glaub manchmal is er nich ganz zu"rechnungsfähich↓) auch gleich durch eine Belegerzählung über eine andere merkwürdige Erfahrung mit diesem Nachbarn zu untermauern.

Beispiel 99: Ausschnitt aus Text 022, P01 - B19

```
067   B19:   also↓ ja ähm schwester andrea↓
068          die (behandlung) da nebenbei"↓
069   P01:   mhm↑
070   B19:   was fe"hlt dem herrn↓
071   P01:   waru"m↑ geht=s ihm ni"ch gut↓
072          ham sie den eindruck/
073   B19:             nein↓
074          eine nacht da wollt ich schon * #ala"rm# LACHEND *
075          ähm glocke kli/ läuten↓
076   P01:                          ja↑
077   B19:   ja↑
```

078 P01: un hat nich/
079 B19: also wi"ssen sie↓ auf ei:nmal/
080   ah des muß en ho"lzhammer gewesen sein↓ ich weiß nich↓
081   oh da hat der #geto"bt getobt getobt↓# THEATRALISCH
082 P01: >ja↑<
083 B19: und dann nachhe"r↑ * da war=s=n augenblick sti"ll↑
084   und dann dacht ich jetz is er hi"ngefallen↓
085   und ich dacht na denn/
086   also * da war er * #ganz ru"hich↑ ja↑# HÖHER
087   also ein orntlicher bu"ms war es↑ ja↑
088   und da dacht ich jetz mußt doch/
089   wenn er sich nich denn läutest du jetz a"n↓
090   in der nacht un da dacht ich/ *
091 P01: >mhm↓<
092 B19: früher hab ich aufgemacht die tü"re denn↓ ja↑
093   also als noch hier
094 P01: mhm↑
095 B19: a"ndre waren↓ *2*
096   →aber jetz wird←/ hab ich a"ngst↓
097   ich ma"ch nich mehr auf↓
098 P01: äh nee"↓ äh frau sonnewend
099   da könn sie ruhich der nachtwache läu"ten↓
100   des isch gut daß wir das dann wi"ssen↓
101 B19:   <naja↓>   #naja"↓# LACHEND
102 P01: könn se ruhich/
103 B19: aber ich dacht die na"chtwache↓ die nachtwache
104 B19: das sind auch junge mä"delchen noch↓ ja↑
105 P01:   ja↓
106 B19: die können ja doch so einem mann gegenüber nichts ma"chen↓
107 P01: mhm↑
108 B19: und dann klopft der noch/
109   so" klopft der o"ft↓ KLOPFT *
110   so klo"pft der denn↓
111   der macht immer so vier fünf ma"l↑ *
112   und denn macht er ne kleine pau/ und denn wie"der↓
113   und dann nachher war sti"ll↓
114   und da dacht ich * na wenn de jetz zum frühstück
115   gehst dann kann er ja nich #sei"n↓# HOCH * >und da/<
116   und da war er am frühstückstisch wie i"mmer↓
117 P01: * #hm↓# HOCH
118 B19: denn ich glaub manchmal is er nich ganz zu"rechnungsfähich↓ nich↑
119 P01: ich wei"ß es nit↓

120 P01:   da hab ich jetz noch gar nie was mi"tgekriegt frau sonnewend↓
121   ich sag mal der nachtwache
122   sie soll mal nach ihm schau"en vielleicht↓ gell↑
123   weil die sin ja zu zwei"t auch die nachtwachen↓
124 B19:   ja↓
125 P01:   un ich mein/
126 B19:   naja in der nacht/ in der nacht en paar mal da dacht ich
127   der fällt der sicher aus=m be"tt↓
128 P01:   mhm↓ *
129 B19:   könnte das nich sei"n↑
130 P01:   kann vielleicht schon/ ja↑
131   ich wei"ß es nit was er dann macht↓
132 B19:   und das wollt ich doch/
133   damals da wollt ich morgens gleich runterkommen und
134   fra"gen↓ aber ich dacht la"ß auch↓
135 P01:   nee des können sie ruhich ma"chen →frau sonnewend↓←
136   de=sch gu"t wenn wir des auch wi"ssen↓ wissen sie↑
137   weil/ weil wer weiß wenn mal/
138 B19:   und ei"nmal/ und ei"nmal↓

139 P01:   daß wir nach ihnen gu"cken können↓
140 B19:   das is jetz schon=n paar wochen↓
141 P01:   mhm↑
142 B19:   (als) sie si"tzt denn auch schon/
143   immer zum frühstück geht er schon immer frü"h runter↑
144   na überhaupt zum essen
145   und denn sitzt der doch auch da in der rei"he↓
146 P01:   jaha↑
147 B19:   und ich bin immer eine von den na"chzüglern↓ *2*
148   und da komm ich/ * komm ich ru"nter↑
149   und da geht er an seinen ti"sch↓
150   da wo der herr re"ger auch sitzt↓
151   ich weiß nich ob sie den tisch ke"nnen↓
152   das=s der zwei"te↓
153   der egon is der e"rste↑
154   und denn der herr reger am zweiten tisch da↓ **
155 P01:   mhm↑ ja↑
156 B19:   und da * <se"tzt> der sich aber nich an den tisch wo
157   d/ wo er sonst immer sitzt der herr * äh sch/ franz↓
158   schtanz↓ LACHT
159 P01:   franz ja↓ mhm↑
160 B19:   L A C H T   franz↓ franz↓ da si"tzt der da nich↑

161 B19: da steht der wie e/
162   äh geht der wieder fo"rt↑ und geht ←in die mi"tte→
163   wo immer die #besü"cher# VERSPRECHER denn sitzen↓ ja↑
164   ich weiß nich↓
165 P01: mhm↓
166 B19: →da geht er←/ und da will er sich hi"nsetzen↓ *
167   nimmt=n stu"hl↑
168   zieht den an=n ti"sch vor und will sich hi"nsetzen↑ *
169   und da sach ich herr/ herr franz/
170   #nei"n# HOCH sach ich↓
171   herr franz äh sie müssen an den a"ndern tisch↓
172   da"s is ihr platz↓
173   und da #gi"bt der mir eins auf die hä"nde↓# LACHEND
174   ja↑ deshalb hab ich jetz a"ngst↓
175 P01: ja ja↓ nee"↓ also wenn/
176   ←wenn mal wie"der sowas isch→
177   ←dann läuten sie ruhich↓→ gell↑
178 B19:   →nein nein↓← und dann ging der na/
179   und dann na"hm er diesen stuhl
180   den er da aus der mitte nehmen wollte↓ da"s eben↓
181 P01: mhm↑
182 B19: da nimmt er diesen stuhl
183   die sind ja doch an=en für sich schwe"r↓
184 P01: mhm↑
185 B19: und dann geht er mit dem stuhl den gang nach der
186   küche und st/ da ste"hn doch immer stühle↓
187   und stellt ihn da hi"n↓ diesen stuhl↓
188   →is doch← ko"misch↓
189 P01: >mhm↓< * nee da hab ich jetz noch gar nie
190   was gehö"rt frau sonnewend↓
191 B19: hatten sie noch ni"ch↓
192   #ja des sind denn mei"ne erfahrungen↓# LACHEND

B19 beginnt ihre Erzählung mit einer Präsequenz mit Ticketing-Funktion[76] (die
behandlung da nebenbei; Z. 67/68): sie verdeutlicht, daß sie etwas für sie Wich-
tigeres als das Pflegegeschehen thematisieren will. Darauf folgt das Abstract,
bzw. das Thema (Z. 70): die als Frage getarnte Feststellung, daß mit dem Nachbarn etwas nicht stimmen könne (was fehlt dem herrn). Ohne eine weitere Orien-

---

[76] Hier und im folgenden verwende ich die von Labov/Waletzky (1967) und Labov
(1978) eingeführte Terminologie zur Beschreibung von Strukturen alltäglicher Erzählungen.

tierung über Zeit, Ort und Beteiligte folgt der Beleg für ihre Annahme, nämlich
der Höhepunkt der Erzählung über das nächtliche Klopfen des Nachbarn: nachdem keine Geräusche mehr aus dem Nebenzimmer dringen, überlegt sie, ob sie
die Nachtwache alarmieren soll (Z. 74-90). Interessant ist, daß sie erst in den
Zeilen 88 und 89 das szenische Präsens einsetzt. Danach unterbricht sie die Darstellung des Geschehens mit einer Begründung ihrer nachfolgenden Tatenlosigkeit (Z. 92-106): sie selbst hat Angst, nach dem Nachbarn zu schauen, und die
als Nachtwachen angestellten jungen mädelchen können ihrer Ansicht nach gegen
einen tobenden Mann auch nichts ausrichten. In den Zeilen 108-116 wiederholt
sie das Erlebte, diesmal größtenteils im szenischen Präsens, und untermauert
ihre Vermutung über die mangelnde Zurechnungsfähigkeit des Nachbarn durch
einen Verweis darauf, daß das Erzählte schon häufiger passiert ist (so klopft der
oft). Zusätzlich fährt sie in der Chronologie des Geschehens fort und verbalisiert
ihr Erstaunen darüber, daß der betreffende Mitbewohner am nächsten Tag entgegen ihrer Vermutung ganz normal beim Frühstück erschien (Z. 116). Darauf
folgt die Evaluierung der Geschichte, bzw. seines Verhaltens (denn ich glaub
manchmal is er nich ganz zu"rechnungsfähich↓). Die Bewohnerin unterbricht die
Äußerungen der Pflegerin zu diesem Thema, um noch einmal bekräftigend das
Geschehene zu wiederholen (Z. 126-134). Auch den nachfolgenden Kommentar
der Pflegerin unterbricht sie: ab Zeile 138 folgt ohne Erzählankündigung oder
Einleitung eine weitere Belegerzählung für ihre Annahme in bezug auf den Gei-
steszustand des Nachbarn und für ihre Angst. In dieser orientiert sie ausführlich
über Zeit, Ort und das von den Beteiligten zu erwartende normale Verhalten
während des Frühstücks (Z. 140-154). Danach (Z. 156-172) schildert sie den
Konflikt mit dem Nachbarn: ihr Hinweis darauf, daß er sich an einen falschen
Tisch gesetzt habe, wird mit Schlägen quittiert. Diesen Höhepunkt illustriert sie
durch theatralische Redewiedergabe (Z. 169-172). Ferner verwendet sie in der
ganzen Episode das für das Erzählen charakteristische szenische Präsens. Die
Evaluierung in Z. 174 verdeutlicht den Grund für ihre Tatenlosigkeit während
des zunächst berichteten nächtlichen Erlebnisses (deshalb hab ich jetzt a"ngst↓).
Daraufhin führt sie die Schilderung des merkwürdigen Verhaltens von B13 fort
(Z. 178-187) und evaluiert es abschließend noch einmal (is doch ko"misch↓).
Schließlich beendet sie diese Erzählung mit der ausleitenden Koda (ja des sind
denn mei"ne erfahrungen↓).
Insgesamt liegt also eine komplexe Verkettung zweier Erzählungen vor, die
durch häufige Wiederholungen zentraler Elemente charakterisiert ist. Dies bestätigt die Ergebnisse einer Seminararbeit Sachwehs (1988) zum Thema Charakteristika des Erzählens alter Menschen und beweist, daß es auch im Altenheim kommunikationsfreudige, in ihrem Gesprächsverhalten und in ihrer Auseinandersetzung mit der Umwelt aktive BewohnerInnen gibt.

Ein weiteres Beispiel veranschaulicht, daß es auch unter den dementen Bewohnerlnnen ErzählerInnen gibt. Während der Zivildienstleistende P09 sich gerade um ihre Zimmergenossin kümmert, erzählt Frau L. (B26) der Untersucherin vom mysteriösen Verschwinden und Wiederauftauchen einer Tasche. Auch dies ist ein Beispiel für eine Erzählung einer eigenartigen Begebenheit.

Beispiel 100: Ausschnitt aus Text 083, U - B26

```
193   B26:   ach gott↓ das is zu ko"misch↓ *
194          wie so manche sachen verschwinden↓
195   U:     ←mhm↑→ *
196   B26:   ich hab/ wissen sie↑ wir ham jeder so eine weiße *
197          >äh< * ta"sche so spezia"l * tasche↓
198   U:     mhm↑ *
199   B26:   zum essen↓ *2* und * da hab i"ch die einmal gesu"cht↓
200          is aber so gro"ß↓ ZEIGT * der na"me drauf↓
201   U:     mhm↑
202   B26:   da sag=ich ka"nn doch nich verschwunden sein↓
203          na wir ham gesu"cht hie"r oben alles
204          un * da im ba"d und sowas↓ *
205          und eines tages kommt die * marianne *
206          und gi"bt mir die↓
207          sar=ich um gottes willen↓
208          wo ham se denn die he"rgekriegt↓
209          sagt die die hätten sie nie" gefunden↓
210          sag=ich das glau"b=ich↓
211          sie ich hab ja überall gesu"cht↓
212   U:     mhm↑
213   B26:   in einer ba"dewanne↓
214   U:     ach du liebe güte↓
215   B26:   na↓
216   U:     >LACHT< *2*
217   B26:   wer sucht denn in=ner ba"dewanne ne sache↓
```

Es findet sich eine Erzählankündigung (Z. 193/194), eine Orientierung darüber, worum es geht (Z. 196-200), und eine Komplikation (Z. 199). Der Wechsel zum szenischen Präsens und zur direkten Redewiedergabe in Zeile 202 indiziert den Höhepunkt: das vergebliche Suchen und später das unvermutete Auftauchen der gesuchten Tasche an einem ungewöhnlichen Ort. Da die Reaktionen der Untersucherin, eine formelhafte Bewertung (Z. 214) und Lachen (Z. 216), deutlich machen, daß sie das Merkwürdige an der Geschichte verstanden hat, endet die Erzählung mit einer indirekten Evaluierung des Geschehens (217).[77]

An diesen Beispielen wird deutlich, daß es im Alten- und im Altenpflegeheim Menschen gibt, die die Großformen mündlicher Kommunikation beherrschen und einzusetzen wissen wie andere, d.h. jüngere und nicht-institutionalisierte Menschen auch. Dies gilt allerdings nur für einen sehr kleinen Teil der BewohnerInnen: erzählende oder berichtende Sequenzen liegen lediglich bei 5 von 70 BewohnerInnen vor.

5.2.2 Fragen

Fragen signalisieren Interesse am Gespräch sowie an dem/der GesprächspartnerIn. Auch sind Fragen im allgemeinen ein Indikator für die Kommunikationsfreude der BewohnerInnen und deren Anteilnahme am Gespräch; sie demonstrieren den Willen, im Gespräch eigene Themen einzubringen und es mitzugestalten (Bublitz 1988). Am Beispiel von Fragen sei daher im folgenden demonstriert, ob, und wenn ja, welche BewohnerInnen das Gespräch während der Morgenpflege aktiv mitzugestalten versuchen. Da es hier um das initiative[78] Verhalten der BewohnerInnen geht, sind in die Analyse nur diejenigen Fragen eingegangen, die sich nicht unmittelbar auf eine vorherige Äußerung von seiten des Pflegepersonals beziehen. So bleiben Verständnisfragen (wie bitte↑, was↑) hier unberücksichtigt (vgl. 5.3.1).

Tabelle 7: eigeninitiative Fragen

Gruppe/Anzahl d. Bew.	E	davon Fragen	Intervall in Sek (Stabw.)	in % (Stabw.)
9 gesunde Bew.	531	52	198 (96)	12,1% (10,3%)
4 Parkinson	10	1	1317 (0)	16,7% (16,7%)
6 Schlaganfall	69	19	1141 (1259)	21,6% (13,8%)
7 Depressive	402	82	563 (617)	12,6% (9,8%)
9 Diverse	623	55	475 (601)	14,4% (20,8%)
8 Schwerhörige	505	53	300 (279)	18,8% (18,5%)
19 Demente	1128	213	794 (1413)	22,9% (22,7%)

Gemessen an der Gesamtzahl aller ermittelten Eigeninitiativen verwenden die geistig gesunden und die depressiven BewohnerInnen die wenigsten, und die SchlaganfallpatientInnen und die Dementen die meisten Fragen. In zeitlicher Hinsicht erfolgen eigeninitiative Fragen allerdings umso seltener, je schwerer die

---

[77]   Unklar bleibt jedoch, wie die Tasche in die Badewanne gelangt ist.

[78]   Die Begriffe aktiv und eigeninitiativ verwende ich synonym.

BewohnerInnen erkrankt sind. So formulieren die Gesunden im Durchschnitt alle 3 Minuten, die SchlaganfallpatientInnen aber nur alle 19 Minuten eine Frage. Detailuntersuchungen belegen, daß es nicht nur zwischen, sondern auch innerhalb der einzelnen Gruppen große Unterschiede im initiativen Frageverhalten gibt. BewohnerInnen im fortgeschrittenen Stadium der Parkinsonschen Krankheit wie auch der Demenz fragen tendenziell überhaupt nicht mehr. Da es in allen Gruppen sowohl BewohnerInnen gibt, die überhaupt keine Fragen stellen, als auch solche, die sehr viel fragen, ist es wahrscheinlich, daß das Frageverhalten nicht nur krankheits-, sondern auch charakterbedingt ist.
Beispiel 101 ist typisch für das Kommunikationsverhalten der nahezu blinden und gehbehinderten Frau H. (B03), die in fast jeder der aufgenommenen Interaktionen nach dem Wetter, dem Namen der Pflegekraft, und anderen Dingen fragt (vgl. 3.3):

Beispiel 101: Ausschnitt aus Text 042, P08 - B03

```
004   B03:   >putzen sie mir nachher * mal die o"hren aus↑< *
005   P08:   ja ma"ch ich frau hagmann↓
006   B03:   >bringn se=s nötiche mi"t↓<
007   P08:   mhm↑ *3* sie ham ni"chts hier↓
008   B03:   >nein↓< *2* >was ham sie für (des↓)<
009   P08:   <o"hrenstäbchen↓ ohrenwa"ttestäbchen↓>
010   B03:   >ja↑< ...↓
011   P08:   bring ich mi"t↓ *4*
012   B03:   >wann ma"chen se=s↑<
013   P08:   des wei"ß ich noch nich↓ *
014          vielleicht wenn ich des frü"hstück bringe↓
...
021   B03:   >wer si"nd sie↓<
022   P08:   ich bin die <hei"ke↓>
```

Die Bewohnerin B03 nutzt in der ausgewählten Sequenz die von der Funktion her auffordernden Fragen nach dem "Ob" (Z. 4), dem "Womit" (Z. 6, 8) und dem "Wann" (Z. 12) nicht nur, um überhaupt eine Unterhaltung in Gang zu halten, sondern auch, um die Schülerin P08 höflich, aber bestimmt zu der von ihr gewünschten Dienstleistung, dem Ohrensäubern, aufzufordern.
Bei manchen Dementen ist das Stellen vieler Fragen auch ein Indikator für den Grad ihrer Desorientiertheit. So sind 60,4 % aller Eigeninitiativen bei B16 Fragen. Wie Beispiel 102 zeigt, sind diese stereotyp und repetitiv:

Beispiel 102: Ausschnitt aus Text 136: P20 - B42 - B16

```
001   P20:   komm wir ge"he mal↓ *3*
002   B16:   wo mu"ß ich na↑
003   P20:   kommen sie mal mi"t mir↓ *
004   B16:   >ah↓ * warum daß es nit ..↓/<
005   P20:                           komm mal zu der frau müllmann↑ *
006   B16:   * au↓
007   P20:   ah ja↓ prima↓ ham sie=s #u"nterhemd# HÖHER an↑
008   B16:                           was isch/
009           <da (rii") da↓> *
010   P20:   unterhemd fe"hlt noch↓
011   B16:                     hä↑
012   P20:   grad hier nei↓
013   B16:   <dohe"r↑>
014   P20:     #wolln sie ma=n bissel bei u"ns bleibe hier↓# HOCH
015   B16:   wo muß ich nee↑ *2*
016           ich wei"ß es nich↓
017   P20:               können mal e bissele bei u"ns bleibe↓
...
022   B16:   und i"ch↑ wo mu"ß ich na↑
023   P20:   →könne mir mal← helfe=s be"tt glei mache↓
024           mache mal zusamme=s be"tt↓
025   B16:                     >wa↑< mueß=i ko"mme↓
026   P20:   ja↑ * muß hier grad noch die sa"che aufräume↓ *
...
051   B16:   ja↓ isch (was re"cht↑) *2*
052   P20:   so↓ dann können sie jetz selber zu"machen↑ *5* STÖHNT
053   B16:           de"r da↑
054   P20:   <ja isch re"cht erna↓>
055           <sind se fe"rtich↑> *
056   B16:   >mit alle drei"↓< *4* >wo mu"ß=i jetzt na↑<
057   P20:   bitte↑ *2*
058   B16:   he↑ *3*
059   P20:   sind sie fe"rtich↓ *2*
060           #ma# HÖHER au"fstehn↓ * >komm↑< *4*
061   B16:   isch re"cht↑
062   P20:   jaha↑ is ganz pri"ma↓ *4* so:↑ *16*
063   B16:   isch re"cht↑
064   P20:   >jaha↑ *6* so↓< *2* gut↓ pri"ma↓
065   B16:   ..↓ * wo muß ich jetz na"↑
```

Mindestens achtmal (Z. 2, 9, 15, 22, 56, 65) fragt B16 eigeninitiativ, wo sie hingehen muß. Die hier und in anderen Interaktionen von ihr häufig verwendete Frage isch re"cht↑ (Z. 51, 61, 63) zeigt ferner, daß sie sehr um Konformität bemüht ist, allerdings der pflegerischen Rückversicherung bedarf, da sie ihr eigenes Verhalten nicht mehr erinnern und infolgedessen nicht mehr beurteilen kann. Eine gravierende Beeinträchtigung des Kurzzeitgedächtnisses dürfte die Ursache dafür sein, daß die Bewohnerin die immer gleichen Fragen in so kurzen Abständen stellt.

Ob die BewohnerInnen viel oder selten fragen, hängt abgesehen von deren Charakter und Erkrankung auch sehr von ihren GesprächspartnerInnen ab: neben der pflegerischen Gesprächsgestaltung spielen Sympathie und Antipathie eine große Rolle. Auch stellen die BewohnerInnen häufiger Fragen, wenn sie selbst ausgiebig befragt werden, d.h. wenn das Personal Interesse an ihnen und ihrer Meinung signalisiert, wie etwa die Pflegerin P01, oder wenn die PflegerInnen selbst gerne von sich sprechen, wie die Schülerin P23. Frau F. (B64) bspw. ist eine nach einem Schlaganfall halbseitengelähmte Bewohnerin, die trotz nicht verlorener Sprachfähigkeiten selten mehr als ja und nein sagt. Im Gespräch mit dem Zivildienstleistenden P29, der sie als einziger nicht auf ihre Pflegebedürftigkeit reduziert, "taut" sie auf und beantwortet seine Fragen nach ihrem Befinden mit Gegenfragen.

Um Aussagen darüber machen zu können, ob sich die verschiedenen Gruppen von BewohnerInnen auch in der Wahl der von ihnen angesprochenen Themen unterscheiden, wurde ermittelt, welche Themen sie beim Fragen und Auffordern (vgl. 5.2.3) ansprechen. Es zeigt sich, daß die schwereren Erkrankungen eindeutig mit pflegebezogeneren Fragen einhergehen. Unterschieden wurden hier die Themengebiete Pflege (du die alte einlage is we"g↓ ja↑; wo kann ich mich fe"sthalten georg↓), anwesende Pflegekraft bzw. Untersucherin (andrea gehen sie au" mit↓; sin sie die wut lo"s↑), abwesende Personen (die frollen j. die/ weshalb ham sie die jetz bei si"ch↓), Welt (was für=n we"tter is draußen↓) und Orientierung (ja wo mü"ssen wer denn noch her↓).

Tabelle 8: Themen eigeninitiativer Fragen

Gruppe	Pflege	P/U	Personen	Welt	?	Orientierung
9 Gesunde	23,1%	17,3%	26,9%	32,7%	0	0
4 Parkinson	100%	0	0	0	0	0
6 Apoplex	68,4%	10,5%	0	21,0%	0	0
7 Depressive	36,8%	22,4%	14,5%	22,4%	3,9%	0
9 Verschiedene	47,1%	11,8%	17,6%	13,7%	3,9%	0
8 Schwerhörige	45,6%	10,9%	19,6%	23,9%	0	0
19 Demente	50,7%	9,5%	5,2%	16,1%	3,3%	15,2%

Die Tabelle 8 stellt dar, einen wie großen Anteil diese Themen an der Gesamtmenge der von den Gruppen gestellten Fragen haben. Abgesehen von den geistig
gesunden BewohnerInnen sind jeweils die meisten Fragen der BewohnerInnen
auf das Pflegegeschehen konzentriert. Die höchsten Werte erzielen hier diejenigen Gruppen, denen gelähmte bzw. in ihrer Beweglichkeit eingeschränkte BewohnerInnen angehören, sowie die Gruppe der Dementen. Je desorientierter
oder dementer die einzelnen BewohnerInnen sind, desto eher sind die Fragen auf
die Pflege konzentriert. Die Desorientierten stellen darüber hinaus viele Orientierungsfragen, d.h. solche, die ihnen helfen, sich in Raum und Zeit zurechtzu-
finden. Beispiele hierfür wären →is dat← wei"t↑ (B32), wo mu"ß ich na↑ (B16),
oder heit muß=i zum mi"ttagesse↓ nit↑ (B05).
Die Depressiven verwenden mehr Fragen, die sich um die anwesende Pflegekraft und/oder die Untersucherin drehen, als jede andere BewohnerInnengruppe.
Dies könnte dadurch bedingt sein, daß ein Großteil dieser Fragen (7 von 10) auf
eine einzige Bewohnerin, Frau M. (B27), bzw. eine Interaktion zurückzuführen
ist, die rein sozialen Charakter hat, und in der untypischerweise keinerlei Pflegeaktivitäten erfolgen. Frau M. fragt hier wiederholt und vermutlich in auffor-
dernder Absicht, ob der Zivildienstleistende nicht noch länger bleiben könne, um
ihr die Langeweile zu vertreiben. Fälle wie dieser machen deutlich, wie problematisch zusammenfassende Darstellungen sein können.
Anders als bei allen anderen Gruppen, bei denen jeweils nicht einmal ein Viertel
aller Fragen der Kategorie Welt zuzuordnen sind, steht bei den geistig Gesunden
die Umwelt und nicht die Pflege im Vordergrund. Das Small-Talk Thema
Wetter wird von ihnen häufig eingesetzt, um Gespräche einzuleiten oder aufrecht zu halten (B19: aber heute ko"mischs wetter↓ ne↑). Sie erkundigen sich darüber hinaus erwartungsgemäß häufiger als alle anderen BewohnerInnen auch
nach Personen, die in der Gesprächssituation nicht anwesend sind, wie etwa
nach anderen Pflegekräften (B61: helga↑ is der pe"ter da↓) oder auch nach MitbewohnerInnen (B53: het die frau hofmann au" zucker↑). Damit drücken sie einerseits ihre Teilnahme an dem Leben um sie herum und andererseits den eigenen
Kommunikationswillen aus. Es hat den Anschein, als gehe es bei ihnen primär
um das Sprechen als solches und weniger um die angeschnittenen Themen.
Insgesamt fällt auf, daß vor allem solche BewohnerInnen Fragen in bezug auf
ihre Umwelt stellen, die sich mit ihrer Institutionalisierung arrangiert zu haben
und sich in ihrer Haut wohl zu fühlen scheinen.

Zusammenfassend ist festzustellen, daß es einen unmittelbaren Zusammenhang
zwischen der Art der Erkrankung und dem Frageverhalten der BewohnerInnen
zu geben scheint. Mit Ausnahme der Depressiven fragen in prozentualer Hinsicht alle mehr als die geistig gesunden BewohnerInnen. Es vergeht jedoch umso
mehr Zeit zwischen zwei Fragen, je gravierender die BewohnerInnen durch ihre
Erkrankung in ihrer Sprachproduktion beeinträchtigt sind. Ferner hat sich ge-

zeigt, daß die Fragen bei den hilfebedürftigsten BewohnerInnen in thematischer Hinsicht am häufigsten auf das Pflegegeschehen konzentriert sind. Möglicherweise steht bei den Gesunden eher die kommunikative, und bei den Pflegebedürftigsten eher die informative Funktion im Vordergrund.

5.2.3 Aufforderungen

Das Auffordern ist im institutionellen Kontext eine an die Rolle der AgentInnen gebundene Äußerungsart. Das bewirkt, daß meist nur jede zehnte Eigeninitiative der BewohnerInnen eine Aufforderung ist. Auch werden selbst von den Gesunden Aufforderungen im Gegensatz zu den anderen eigeninitiativen Äußerungstypen im Durchschnitt lediglich alle 11, und von den SchlaganfallpatientInnen gar nur alle 45 Minuten produziert:

Tabelle 9: Aufforderungen

Gruppe/Anzahl Bew.	E	davon Aufforderungen	Intervall in Sek (Stabw.)	in % (Stabw.)
9 Gesunde	531	34	669 (1161)	8,9% (7,7%)
4 Parkinson	10	3	1284 (0)	21,4% (21,4%)
6 Schlaganfall	69	1	2720 (0)	0,9% (1,7%)
7 Depressive	402	41	601 (459)	10,4% (6,0%)
9 Diverse	623	78	773 (998)	9,2% (9,0%)
8 Schwerhörige	505	22	1432 (2201)	3,7% (5,2%)
19 Demente	1128	113	1013 (1795)	10,0% (15,5%)

Überdurchschnittlich hohe individuelle Werte sind zum einen durch den Sonderstatus mancher BewohnerInnen bedingt. So läßt sich der bei der geistig gesunden B33 außergewöhnlich hohe Anteil an Aufforderungen (29,4%) vermutlich damit erklären, daß sie den Status eines Gastes hat, der sich in Kurzzeitpflege befindet und dessen Gewohnheiten und Körperpflege-Rituale die PflegerInnen (noch) nicht kennen. Entsprechend bestimmt sie und nicht die übliche Pflegeroutine das Geschehen, wie Beispiel 104 zeigt:

Beispiel 104: Ausschnitt aus Text 092: P09 - B33

```
007   P09:   so↓ wie wa"r das denn jetzt↓ *10*
008   B33:   erst mal hier die * gu"mmistrümpfe bitte↓
009   P09:                                      >gut↓< *4*
010          von zwei möglichkeiten immer die a"ndere↓ *
011   U:     >LACHT< *P09 ZIEHT IHR DIE STRÜMPFE 42 SEK AN*
012   P09:   so↓
013   B33:   >un< dies * (kommt denn) du"rch↑ >ja↓< *
014          jetzt komm die ha"ndschuh an↑
```

```
015  P09:  mhm↑
016  B33:  na die können se nachher ..↓
017  P09:  >ja↓< *32*
018  B33:  >ja↓ danke↓<
019  P09:  >na das sti"mmt noch nich ganz↓<
020  B33:               die fü"ße sind noch nich so ganz↓
021  P09:  ja↓
022  B33:  an beiden↓
023  P09:  ja↓ *
024  B33:  da vorne is (de bei"n) hoch↓ ja↓
025  P09:  ja↓ aber in der ferse sti"mmt=s↓ *11* so↓
026  B33:               ja↓
027        so↓ und nun * die gu"mmibänder bitte↑ * danke↓ *2*
028  P09:  so:↑ bitte↑
029  B33:         ja↓ * >danke↓< *5*
030  P09:  >hm↑< *2*
031        das is immer eine schu"r mit den * gummistrümpfen↓
032  B33:  jaha↑ * mhm↑ *3*
033  P09:  so↓ *3*
034  B33:  dann↑/ wir ziehn dann die schu"he an↓
035        ..↓
036  P09:  ach↓ das hab ich doch ge"stern schon falsch gemacht↓
037  B33:  #na ma"cht ja nichts↓# LACHEND LACHT
038        #das=s nich schli"mm↓# HOCH *7*
```

Nachdem der Zivildienstleistende in Zeile 7 verdeutlicht hat, daß er sich über den Ablauf der individuellen Morgenpflege nicht im Klaren ist, fordert B33 ihn Schritt für Schritt auf, die nötigen Hilfestellungen zu geben (Z. 8, 13, 14, 27, 34). Seine Bemerkung (Z. 36), daß er hierbei schon am Vortag etwas falsch gemacht habe, quittiert Frau S. mit einer Entschuldigung. Dieser letzte Teil des Textausschnittes zeigt deutlich, daß hier dank der Sonderstellung von B33 die institutionenspezifischen Machtverhältnisse umgedreht sind: Frau S. wird Respekt erwiesen, indem man ihr eine gleichgestellte oder gar überlegene Rolle zuweist.

Aufgrund der außerordentlich geringen Menge an Aufforderungen können in prozentualer Hinsicht keine verallgemeinernden Angaben über das Aufforderungsverhalten der Parkinson- und Apoplexkranken gemacht werden[79]. Von den

---

[79] In bezug auf die Apoplexkranken ist, abgesehen von der schlechten Datenqualität, zu überlegen, ob das Nichtvorkommen von Aufforderungen damit zusammenhängen könnte, daß sie selbst oft keinen eigenen Beitrag zur Morgenpflege mehr leisten können und die Pflegekräfte ohnehin fast jeden Handgriff für sie erledigen müssen.

vier Parkinsonkranken, deren Durchschnittswert mehr als doppelt so hoch ist wie der vieler anderer Gruppen, gebraucht nur eine einzige, B52, überhaupt Aufforderungen. Mit 42,9% ist der Anteil der Aufforderungen bei ihr sehr hoch. Dies ist dadurch zu erklären, daß sie nur wenige Eigeninitiativen (7) produziert hat und daher die 3 Aufforderungen sehr ins Gewicht fallen. Bei den verschiedenartig Erkrankten scheuen sich diejenigen BewohnerInnen (B48; B56), die aufgrund spastischer oder anderer Lähmungen am meisten auf Hilfe angewiesen sind, auch am wenigsten, das Personal zu Hilfestellungen aufzufordern. Neben körperlicher Hilflosigkeit kann schließlich ein fortgeschrittenes Demenzstadium für eine überdurchschnittlich große Menge an Aufforderungen verantwortlich sein. Die mit Abstand meisten Aufforderungen (51,5%) erfolgten durch die psychisch sehr stark veränderte und sprachverhaltensauffällige Frau S. (B29), die abgesehen von ihrem Sprachautomatismus hallo meist nur dann spricht, wenn sie die Versuche der PflegerInnen abzuwehren versucht, ihr etwas zu trinken zu geben, wie im Beispiel 105:

Beispiel 105: Ausschnitt aus Text 091, P09 - B29

```
085   B29:   #nein↓ das verste"hn sie nich↓# HOCH
086          #des war diese/ * nein↓ la"ssen se↓ *5* <hallo↓>#  HOCH *5*
087          #nee sie solln nich↓/ * nich des la"ssen↓# HOCH
088          #→la"ssen=se← mich↓ * la"ssen sie=s↓# HOCH
089          #(sowas) hab ich ni"cht↓ i/ * nei"n↓# ETWAS WENIGER HOCH
090   P09:   trinken sie=s doch au"s frau stahl↓ *2*
091          soll ich=s we"gkippen↓ *
092   P09:   des wird doch a"lt↓
093   B29:   #>ja↓<# HOCH *
094   P09:   >nützt au" nix↓< *2*
095   B29:   #hallo↓# HOCH
096   P09:   ja ha"llo↓ *
097   B29:   #nein↓ * .. a"lles...↓ ich ka"nn nich/ nich/# HOCH
098          #<des ka"nn ich nich↓ laß das↓>#  HOCH
099   P09:   waru"m denn nich↓
100   B29:   #nein↓ nein↓# HOCH
101   P09:   ja also↓ *6*
102   B29:   #<→la"ssen se mich↓←> * (lassen sie mich↓)# HOCH
103   P09:   SEUFZT mühsam↓ *
```

Unterdurchschnittlich wenige Aufforderungen hingegen produzieren meist diejenigen BewohnerInnen, deren Lebenswille erloschen zu sein scheint. So liegen bei der meiner Einschätzung nach depressivsten bzw. apathischsten Bewohnerin (B55) nicht nur ausgesprochen wenige Eigeninitiativen, sondern auch überhaupt keine Aufforderungen vor. Auch die Hälfte der Dementen verwendet keine Aufforderungen. Unter diesen sind sowohl BewohnerInnen, die sich im fortgeschrittenen Stadium der Demenz befinden und nicht mehr lange zu leben haben (B35, B70), als auch andere, die zusätzlich schwerhörig (B63) oder depressiv (B06) sind. Ein Mangel an Aufforderungen kann allerdings wie im Fall der Schwerhörigen auch durch die Art der dokumentierten Interaktionen bedingt sein. Die Hälfte aller Schwerhörigen verwendet vermutlich deshalb überhaupt keine Aufforderungen, weil von ihnen im wesentlichen sekundäre Morgenpflegeinteraktionen vorliegen.

Tabelle 10: Pflegebezogenheit der Aufforderungen

BewohnerInnengruppe	Anteil d. Themas Pflege in Prozent
Parkinson	100%
Apoplex	100%
Verschiedene	88,0%
Demente	84,8%
Depressive	69,2%
Schwerhörige	68,7%
Gesunde	36,4%

Aufgrund der Zweckgebundenheit der Kommunikation zwischen Pflegepersonal und BewohnerInnen, d.h. der Fokussierung auf das Pflegegeschehen, bezieht sich der überwiegende Anteil der vorgefundenen Aufforderungen in thematischer Hinsicht auf die Pflege. Wie die Tabelle 10 zeigt, unterscheiden sich die verschiedenen BewohnerInnengruppen auch hier in bezug auf die Pflegefixiertheit erwartungsgemäß.

Auch bei den Aufforderungen scheint sich der Trend zu bestätigen, daß die Pflege als Gesprächsthema umso zentraler wird, je gravierender die BewohnerInnen durch ihre jeweiligen Erkrankungen in ihrer Selbständigkeit eingeschränkt sind.

Interessanterweise scheint es keinen eindeutigen Zusammenhang zwischen der Form, die die BewohnerInnen für ihre auffordernden Äußerungen wählen, und deren Krankheitsbild zu geben. Angesichts der asymmetrischen Rollenverteilung wären eine Reihe von höflichen bzw. gesichtsschonenden Modifizierungen der Aufforderungen zu erwarten. Tatsächlich liegen aber nur bei circa einem Drittel aller Aufforderungen solche Modifizierungen vor. Für (fast) alle übrigen wurde die Form des unabgeschwächten Imperativs gewählt. Dies könnte daran liegen, daß den BewohnerInnen in für sie dringlichen Situationen der Inhalt deutlich wichtiger wird als die höfliche Formulierung. Der unabgeschwächte Imperativ wäre in diesem Sinne sprachökonomisch, denn er spart Zeit und minimiert den Formulierungsaufwand.

Weil gut die Hälfte aller abschwächenden Modifizierungen auf nur 5 SprecherInnen zurückgehen, ist es unmöglich, Aussagen über die verschiedenen Gruppen

von BewohnerInnen zu machen. Entgegen jede Erwartung sind es jedoch nicht
geistig gesunde oder "nur" schwerhörige SprecherInnen, die ihre Aufforderungen am häufigsten rollenkonform höflich abschwächen, sondern 3 Demente
(B29, B26, B14), ein Schlaganfallpatient ohne Sprachstörung (B30), und eine
Schizophrene (B02). Möglicherweise liegt das allerdings daran, daß diese sehr
hilfsbedürftigen BewohnerInnen (alle außer B02) zu konkreten Handlungen bzw.
Hilfestellungen auffordern, wie etwa in den Beispielen bitte hi"lf mir↓ (B26), georg
guck doch mal nach stillem wa"sser bitte↓ (B30), oder laß mich da ma hi"n↓ (B29).
Demgegenüber formulieren Gesunde abstraktere Aufforderungen, etwas nicht zu
tun, wie etwa so"rg du dich nit↓ (B04), aber denken sie nich schle"cht von mir↓
(B19), oder sagen se ni"chts↓ (B19), d.h. solche, die im Sinne Brown und Levin-
sons (1987) einen weniger starken Angriff auf das "negative face" der Rezipient-
Innen darstellen und somit keiner ausgeprägten Abschwächung bedürfen.
Von den sprachlichen Mitteln, die für die Modifizierung der Aufforderungen gewählt wurden, ist die sprachökonomische und mit wenig Planungsaufwand ein-
zusetzende Modalpartikel (meist *mal*) mit 51,9% die Häufigste. Auf sie folgen
mit 23,4% das Modalverb, mit 19,5% der "klassische" Höflichkeitsmarker *bitte*,
und mit 5,2% weit abgeschlagen der Konjunktiv.

Zusammenfassend ist festzuhalten, daß es in prozentualer Hinsicht keine allzu
großen Unterschiede im Gebrauch von Aufforderungen gibt. Sie werden im hier
untersuchten, institutionellen Rahmen erwartungsgemäß eher selten von den
KlientInnen gebraucht. Einen außergewöhnlich hohen Anteil an den Eigeninitiativen machen sie nur bei denjenigen BewohnerInnen aus, die entweder einen
Sonderstatus haben (B33), die aus körperlichen Gründen, etwa aufgrund von
Lähmungen, Hilfe brauchen (B48, B56), oder aber bei denjenigen, die wie B29
auch psychisch so verändert sind, daß sie sich nicht mehr an die institutionentypischen Rollen und Verhaltensweisen halten (können).

5.2.4 Anrede

Laut Schwitalla (1995) hat die Anrede mit Namen in Gesprächen neben gesprächsorganisatorischen auch segmentierende und beziehungsgestaltende Funktionen. In diesem Sinne begreife ich sie als ein Mittel, um die Gespräche mit den
PflegerInnen aktiv zu gestalten. Wie nicht anders zu erwarten, unterscheiden
sich die verschiedenen BewohnerInnen auch hinsichtlich ihres Anredeverhaltens.
Allen gemeinsam ist jedoch, daß sie die Pflegekräfte aus institutionenspezifischen historischen Gründen nicht mit dem Nachnamen ansprechen können.
Kranken- und Altenpflege wurde früher nahezu ausschließlich von "nachnamen-
losen" Ordensschwestern betrieben (Bartholomeyczik 1997). Obwohl heutzutage
die Mehrzahl aller Pflegekräfte keine Ordensangehörigen mehr sind, und obwohl

die Bezeichnung *Schwester* unter den in der Kranken- und Altenpflege Tätigen sehr umstritten ist, ist es nach wie vor üblich, weibliche Pflegekräfte als *Schwester* oder mit dem damit kombinierten Vornamen (VN = Vorname) anzureden. Mit anderen Worten: die BewohnerInnen können gar nicht anders, als die PflegerInnen bei dem Vornamen zu nennen, da diese ihnen ihren Nachnamen normalerweise nicht mitteilen. Insofern besteht also ein objektiver, institutionenspezifischer Grund dafür, daß die Anrede im Altenheim so gut wie nie reziprok erfolgt (vgl. 6.2.4).

Wie aber nutzen die alten Menschen die ihnen zur Verfügung stehenden Möglichkeiten? Generell gebrauchen fast alle BewohnerInnen, die noch sprechen können, in allen vier Stationen am häufigsten das höfliche, aber unpersönliche *Sie* (394 Belege). Die unpersönliche und rollenbezogene Anrede *Schwester* hingegen erfolgt (anders als in der Krankenpflege, vgl. Weinhold 1997, 180) ausgesprochen selten, und das auch bei nur insgesamt fünf BewohnerInnen (B64, B59, B48, B26, B09). Insgesamt verwenden nur 3 Demente, nicht aber die Gesunden, die Parkinson- und die Apoplexkranken sie. Für Aussagen darüber, ob und inwiefern bestimmte Gruppen von BewohnerInnen sie häufiger als andere benutzen, reicht die Anzahl der gefundenen Belege nicht aus.

Die neutrale Form *Schwester* scheint unterschiedliche Funktionen zu haben: So setzt die nach einem Schlaganfall halbseitengelähmte Frau F. (B64), die den Namen der betreffenden Pflegekraft sehr wohl kennt, die Form *Schwester* zeitökonomisch und gesichtsschonend in einer Situation ein, in der es schnell gehen muß und in der angesichts des intimen und tabuisierten Themas "Stuhlgang" der Eingriff in das persönliche Territorium der Pflegerin möglichst neutral gestaltet werden soll (Schwitalla 1995): i muß auf de to"pf schweschter↓. Frau A. (B59) wiederum gebraucht in der Äußerung guten mo"rge schwester helga↓ *2* lie"be schwester↓ die Anredeform anerkennend und sprachökonomisch: da sie die Pflegerin P27 im ersten Teil ihrer Äußerung schon einmal mit dem Vornamen angesprochen und somit ihr Wiedererkennen signalisiert hat, spart sie sich eine wiederholende Nennung zugunsten des im zweiten Teil ihrer Äußerung enthaltenen Kompliments. B26 und B09 schließlich verwenden die neutrale Anrede *Schwester* strategisch in Situationen, in denen ihnen der Name (sowie die Funktion) der angesprochenen Person, nämlich der Untersucherin, entfallen ist. 19 der insgesamt 24 Belege stammen von Frau K. (B48), bei der ebenfalls zu vermuten ist, daß sie die Namen der angesprochenen PflegerInnen nicht kennt. Häufig nutzt sie die Anredeform *Schwester*, um auf sich aufmerksam zu machen, wenn die Pflegekraft gerade mit ihrer Mitbewohnerin befaßt ist (vgl. Weinhold 1997, 181). Wie Beispiel 106 zeigt, spricht sie das Wort manchmal auch einfach vor sich hin (Z. 6, 13, 14, 17), ohne daß dabei eine spezifische kommunikative Absicht zu erkennen wäre:

Beispiel 106: Ausschnitt aus Text 137, P21 - B48

```
006   B48:   schwe"ster↓
007   P21:   sie ham gar keinen roten te"ppich↓ * und ein grünes/
008          * was soll den das für ne fa"rbe sein↓
009   U:                                                LACHT
010   B48:   (geheilichter priester↓)
011   P21:   gar nich so ei"nfach↓   *15*
012          hm↑ frau kohler↑    ich wa"sch sie mal↓ ja↑ *2*
013   B48:                                 schwester↓
014          schwester↓
015   P21:   sie sind ja schon wie"der #am# LACHEND * zu"pfen↓
016          he↑
017   B48:   schwester↓
018   P21:   jaha↓ * ich hol ma wa"sser↓ gell↑
019   B48:   >ja↓< *5*
020   P21:   LACHT *51*
021   B48:   #(wer i"s da↓)# ODER EVENTUELL AUCH (schwester↓)
022   P21:            (bin ich wieder ...↓)
023   U:     LACHT KURZ
024   B48:   geheilichte schwe"ster↓ *7*
```

Auch wird in der letzten Zeile des Ausschnitts die bei ihr häufig vorzufindende Vermischung pflegebezogener und religiöser Elemente deutlich. Möglicherweise liegt also bei Frau K. (B48) nur der Form, nicht aber der Funktion nach eine Anrede vor. P21 scheint das ähnlich zu sehen, denn sie geht außer in Zeile 17 nicht darauf ein.

Noch seltener ist die tradierte kombinierte Form *Schwester VN*. Sie wird insgesamt 12mal von 6 im allgemeinen sehr höflichen und gut orientierten Bewohnerinnen (B62, B59, B55, B52, B19, B02) und im wesentlichen zum Zwecke der Kontaktetablierung, bzw. zum Kontakterhalt gebraucht - meist gegenüber hochrangigen Pflegerinnen, d.h. den jeweiligen Stationsschwestern.

Interessant ist in diesem Zusammenhang, wie, scheinbar unabhängig von der Art der jeweiligen Erkrankung, die um Höflichkeit bzw. rollenkonformes Verhalten bemühten BewohnerInnen (B52, B33, B30, B27, B26) das Problem lösen, daß es kein auf männliche Pfleger anzuwendendes Pendant zu der Anrede *Schwester* gibt: In 6 Fällen sprechen sie die betreffenden Pflegekräfte nämlich mit der nominalen Variante *Herr VN* an. Diese Anredevariante für männliches Pflegepersonal findet sich auch in der Krankenpflege wieder (Weinhold 1997).

Während bspw. ein Drittel der geistig Gesunden und ein Viertel der Schwerhörigen die Anrede mit dem Vornamen wählt, wird sie von den Parkinson- und den Apoplexkranken und von 16 von 19 Dementen sowie von fast 90 % der verschiedenartig Erkrankten überhaupt nicht benutzt. Hier scheint neben der Art der Krankheit der SprecherInnen noch ein anderer Faktor eine wichtige Rolle zu spielen: In allen Stationen werden meist nur die jüngsten und statusniedersten Pflegekräfte, also die Zivildienstleistenden und die SchülerInnen, allein bzw. eher mit dem Vornamen angesprochen. So spricht Herr M. (B30) den Zivildienstleistenden P09 mit georg und die Schülerin P10 sogar einmal mit der diminuierten Form stefaniechen an; den stellvertretenden Stationsleiter hingegen nennt er respektvoll herr carsten. Frau K. (B62) tituliert den Schüler P28 mit peter, die Stationsschwester hingegen mit schwester helga.

Mit welchen Pronomina kombinieren nun die BewohnerInnen die nominale Anrede? Im allgemeinen wird die VN-Anrede mit dem höflichen und distanzierten *Sie* verbunden (B04: klaus äh sie wi"sse was ich mein↓). Allerdings gehen manche BewohnerInnen zum *du* über, sobald sie bestimmte Pflegekräfte besser kennen. Frau K. (B62) bspw. tat dies, nachdem ihr der Schüler P28 zum Zwecke der Prüfungsvorbereitung regelmäßig bei der Morgenpflege half und sie von der Stationsleiterin zur Vorführ-Bewohnerin für dessen Prüfung auserkoren worden war. Die Verbindung vom pronominalen *du* mit dem Vornamen findet sich darüber hinaus auch auf der Wohnheimstation häufig. Dies liegt daran, daß das Pflegeteam hier ausgesprochen um eine familiäre und freundschaftliche Atmosphäre bemüht ist.[80] Das *du* der BewohnerInnen bestimmten (jüngeren)[81] Pflegekräften gegenüber spiegelt hier den erfolgreichen Versuch des Pflegepersonals wieder, die institutionenspezifische Asymmetrie zu verringern; es symbolisiert die Vertrautheit der alten Menschen mit den PflegerInnen.

Die vorwiegende Verwendung des pronominalen *du* scheint also einerseits emotional begründet zu sein. BewohnerInnen, die das Personal duzen und damit die Distanz zu den ihnen an sich fremden Pflegekräften verringern, drücken damit ihren Wunsch nach vertrauten, familiären Beziehungen aus.[82] So bestehen etwa die gelähmte und blinde Frau K. (B56) und die gehbehinderte Frau S. (B11), die beide keine Angehörigen mehr haben, darauf, selbst geduzt zu werden und die Pflegekräfte duzen zu dürfen. Bei B24 wiederum ist das Duzen auch eine Machtfrage und drückt Verärgerung aus (Brown/Gilman 1987): sie hat sich mit der bei

---

[80]   Es ist nicht klar, ob besonders den am längsten institutionalisierten BewohnerInnen, wie etwa B02, B04 oder B11, jemals explizit das Du angeboten worden ist. Fest steht jedoch, daß sich die PflegerInnen das Duzen kommentarlos gefallen lassen. Sie selbst bleiben, solange sie nicht zum reziproken Duzen aufgefordert werden (was ausgesprochen selten der Fall zu sein scheint), prinzipiell beim höflich-respektvollen *Sie*.

[81]   Auch hier werden die älteren PflegerInnen wie etwa P06 eher gesiezt.

[82]   Die Familienähnlichkeit der Beziehung zwischen PflegerInnen und Gepflegten drückt sich bei den geistig gesunden B19 darin aus, daß sie die Pflegekräfte *kinder*, oder sogar diminuiert *kinderchen* nennt.

aller Familiarität doch gegebenen Macht der Schwestern, die sich in regelmäßigen Streitigkeiten wegen ihres Lebensmittel-Hamstertriebes zeigt, bei denen sie stets unterliegt, nicht abgefunden. Entsprechend versucht sie ihre Dominanz bzw. ihr Selbstbewußtsein aus Zeiten vor ihrer Übersiedelung ins Heim zu reinszenieren (Fiehler 1997), indem sie selbst das Personal in der Auseinandersetzung wie Kinder duzt.[83]
Der andere Grund für häufiges Duzen von seiten der BewohnerInnen ist dementieller Natur: Aufgrund ihres zunehmend schlechten Gedächtnisses für Namen und Personen, aber möglicherweise auch aufgrund des Unwichtigerwerdens von Konventionen neigen demente und psychisch veränderte alte Menschen eher zum persönlicheren und unmittelbareren *du*. So duzt die demente Frau S. (B14) die PflegerInnen fast ausnahmslos:

Beispiel 107: Ausschnitt aus Text 025, P04 - B14

198   P04:   wir ko"mmen nachher wieder↓
199   B14:   **ihr** kommt naher/ ...
200   nein **du** brauchs gar nich wie"derkomm↓
201   **du** ka/ kanns hie"r bleiben↓ hier↓
202   wa/ wasch/ wasch mir den ha"ls↓

Das erstaunlichste Ergebnis der Analyse des Anredeverhaltens der BewohnerInnen ist, daß 14 der alten Menschen die Pflegekräfte innerhalb einer Interaktion mal so und mal so anreden. Zu diesen gehören eine geistig Gesunde (B50), 1 Schlaganfallpatient (B12), 2 Depressive (B27, B13), 2 verschiedenartig Erkrankte (B48, B57), 2 Schwerhörige (B62, B18), und 7 Demente (B05, B14, B26, B29, B59, B69). Gemessen an der Größe der jeweiligen Gruppe erfolgt dieses schwankende Anredeverhalten also bei den Dementen etwas häufiger. Ein Beispiel hierfür ist der folgende Ausschnitt, in dem Frau L. (B26) den Zivildienstleistenden auffordert, etwas für sie zu suchen:

Beispiel 108: Ausschnitt aus Text 083, P09 - B26

105   B26:   **du** la"chst so↑ als wenn **du** sie schon gefu"nden hättest↓
106   P09:   wen↓
107   B26:   was↓
108   P09:   we"n hab ich gefunden↓ *2*
109   B26:   na die * ta"sche dacht=ich↓ *
110   P09:   ach die ta"sche↓ *2* welche mei"nen sie denn↓

---

[83]   Nicht ganz auszuschließen ist allerdings, daß ihre Vorliebe für die unhöflicher erscheinende Anredeform dialektal bedingt ist.

111   P09:   die oder die"↓ *2*
112   B26:   die" nich un die" nich↓
113   P09:   welche de"nn↓ *3*
114   B26:   eine klei"ne↓ * aber * wissen **sie**
115   es is so * wie ein gestri"ck oder etwas drum↓

Während sie P09 in Zeile 105 duzt, spricht sie ihn wenige Sekunden später mit *Sie* an (Z. 114). Dies könnte einerseits bedeuten, daß die Anrede für die BewohnerInnen völlig irrelevant ist. Andererseits, und das halte ich für wahrscheinlicher, könnte es aber auch heißen, daß die BewohnerInnen gerade bei jüngeren Pflegekräften den institutionellen Rahmen des Pflegegeschehens aus den Augen verlieren und diese dann zeitweilig als jungen Menschen, nicht aber als InstitutionenvertreterInnen anreden. Dies geschieht besonders bei denjenigen PflegerInnen, die ihre institutionell bedingte Macht bzw. Überlegenheit herunterspielen und auch den hilfsbedürftigsten HeimbewohnerInnen den gesellschaftlich gebotenen Respekt Älteren gegenüber demonstrieren. Mit anderen Worten: diejenigen, die sich wie Enkel, nicht aber wie Dienstleistende verhalten, werden z.T. auch wie Enkel angesprochen bzw. behandelt.

Konflikte können ebenfalls Anlaß für einen Wechsel vom *Sie* zum *du* (und den damit einhergehenden Verbformen) sein. So beginnt die verwirrte und häufig aggressive Frau B. (B69) innerhalb einer Interaktion, in der sie die Durchführung der Morgenpflege verweigert und versucht, die ihr lästigen Schwestern so schnell wie möglich loszuwerden, Imperative der 2. Person Singular zu verwenden (Z. 191):

Beispiel 109: Ausschnitt aus Text 180, P27 - P30 - B69

182   P27:   #<wir wolln nur den po"po frisch m/ machen↓ ja↑>#
              BEMÜHT LANGSAM UND HÖFLICH
183   einmal lo"slassen↓
184   B69:   was wolln **se** ma"chen↑
185   P27:   #<nur den po"po frisch machen↓># DROHENDER SINGSANG
186   *2* so↓ >jetzt↓ erscht emal=n stück na o"be↑<
187   B69:   <au↓>
188   P27:   hoppla↓ * ja" frau behnke↓
189   B69:   #der rü"cken tut mir weh↓# WEINERLICH

190   P27:   jetz isch gu"t↓
191   B69:   **geh** #<we"ch↓># HOCH; SPITZ

Auch die schwerhörige und depressive Frau M. (B27), die sonst immer sehr um korrektes Verhalten bemüht ist und alle Pflegekräfte siezt, verwendet in der letz-

ten Zeile von Beispiel 110 die gesichtsbedrohende, unhöfliche Verbform der 2.
Person Singular, um P09 darauf hinzuweisen, daß sie ihn nicht verstehen kann.
Der Wechsel von einer höflich-distanzierten zu einer eher respektlosen und gesichtsbedrohenden Anredevariante kann mithin eine Verärgerung der BewohnerInnen signalisieren (Brown/Gilman 1987):

Beispiel 110: Ausschnitt aus Text 096, P09 - B27

```
023   P09:   <isch des hörgerät ni"t drin↓> *2*
024          oder nich a"ngeschaltet↓ *10*
025          <verstehn sie mich ni"ch↓> *5*
026   B27:   >ich hö"r nix↓<
027   P09:   waru"m denn nich↑
028   B27:   (ich/ weil so da"ppich bisch↓)
```

Manche BewohnerInnen schließlich verwenden überhaupt keine expliziten Anredeformen, obwohl sie durchaus noch in der Lage sind, zu kommunizieren. Eine
fehlende Anrede kann bei anderen wiederum ein Indikator für deren Gesundheitszustand sein. Im Prinzip sprechen alle diejenigen, bei denen keine Anredeformen nachgewiesen werden konnten, ohnehin sehr wenig oder überhaupt nicht
mehr. Dies gilt etwa für zwei der fünf Parkinsonkranken (B28, B49), für drei
der ApoplexpatientInnen (B08, B34, B43), für eine der verschiedenartig Erkrankten (B42), und für drei der Dementen (B35, B51, B70).

Zusammenfassend ist festzustellen, daß für das Anredeverhalten weniger die Art
der Erkrankung, als andere Gründe verantwortlich sein dürften. Eine namentliche Anrede findet sich vorwiegend bei den noch orientierten alten Menschen.
Die sehr seltene Verwendung der Anrede *Schwester* ist möglicherweise ein Hinweis darauf, daß die Anstrengungen von Heimleitung und Personal, sich von der
Akutpflege im Krankenhaus abzugrenzen, erfolgreich sind.
Die meisten BewohnerInnen verwenden das höfliche pronominale *Sie*, wenn sie
das Personal ansprechen. Ob die PflegerInnen geduzt oder gesiezt werden, hängt
u.a. von deren Alter und Stellung in der Pflegehierarchie ab. Ausschlaggebend
für das Duzen bestimmter Pflegekräfte sind ferner emotionale Gründe: BewohnerInnen sprechen Pflegekräfte mit *du* an, wenn sie entweder eine engere, emotionale Beziehung zu diesen haben (oder zumindest glauben zu haben) und Nähe
signalisieren wollen, oder wenn sie ihnen im Konfliktfall die durch ein *Sie* sym-
bolisierte und institutionell abgesicherte Höherstellung absprechen und sie gewissermaßen zu Unterlegenen degradieren wollen. Es ist nicht klar, ob und aus welchen Gründen Demente eher zum Duzen neigen als andere.

5.2.5 Repetitiv-monotones Gesprächsverhalten

Wiederholen sich ältere Menschen tatsächlich häufiger als jüngere, wie dies bspw. die Befragten in Shaddens (1988b) Interviewstudie glaubten? Zumindest in bezug auf die Gesprächsinhalte zeigen sich im aktiven Gesprächsverhalten der BewohnerInnen einige Besonderheiten. Ich unterscheide hier eine auffällig variationsarme inhaltliche Gestaltung mehrerer Gespräche mit verschiedenen GesprächspartnerInnen von inhaltlichem Insistieren innerhalb ein und desselben Gespräches.

Als Beispiel für die stereotype inhaltliche Gestaltung mehrerer Gespräche mag die seh- und gehbehinderte sowie leicht demente Frau H. (B03) gelten (vgl. 3.3). Von ihr liegen die Aufzeichnungen von 5 primären (T003, T033, T02, T068, T075) und einer sekundären (T047) Morgenpflegeinteraktion(en) mit insgesamt vier verschiedenen Pflegekräften (P01, P05, P06, P08) vor. Die anekdotischen Bemerkungen der PflegerInnen, B03 würde jeden Tag dasselbe sagen, bestätigen sich bei der Analyse der Transkripte. Die Morgenpflege läuft stets nach dem folgenden Schema ab: Nach der fakultativen Aufforderung, das Licht im Zimmer anzumachen (T033, T068), erkundigt sich B03 nach dem Namen der gerade anwesenden Pflegekraft (T033, T042, T068, T075). Darauf folgt die obligatorische Begründung für ihre Frage: sie erklärt den PflegerInnen, daß sie morgens sehr schlecht sieht (T042, T068, T075). Daran schließt sich, wiederum eher fakultativ, die Frage nach dem Wetter (T003, T068) an. Es folgt die immer gleiche Schilderung ihres Befindens: B03 sagt, daß ihr schwindelig bzw. übel sei (T003, T042, T068), und daß sie nicht aufstehen könne (T003, T042, T068, T075). Um ihren Äußerungen Nachdruck zu verleihen und vielleicht auch, um sich des pflegerischen Mitgefühls zu vergewissern, wiederholt sie sie teilweise mehrfach (T042, Z. 57, 61, 63). In manchen Fällen (T003, T033) rundet Frau H. das Schema damit ab, daß sie das Personal aus den von ihr genannten Gründen um Hilfe beim Aufstehen bittet.

Während Frau H. in ihrer Themenwahl sehr schemaverhaft, aber dennoch auf so verschiedene Bereiche wie ihr eigenes Befinden, die Identität der Pflegekraft, das Pflegegeschehen, und sogar das Small Talk Thema Wetter fixiert ist, konzentrieren sich die immer gleichen Fragen wo muß ich jetz na"↑ und isch re"cht↑ der hochgradig dementen Frau M. (B16) im wesentlichen auf das Monitoring und die Beurteilung ihres eigenen Handelns, d.h. auf sich selbst (vgl. 5.2.2). Es zeigt sich mithin, daß vor allem manche demente BewohnerInnen ihre Gespräche mit den Pflegekräften in thematischer Hinsicht ausgesprochen starr, repetitiv und schematisch gestalten.

Eine andere Spielart repetitiv-monotoner Themenwahl ist das insistierende Wiederholen bestimmter Themen. Ein gutes Beispiel hierfür ist der nach einem Schlaganfall hemiplegische Herr M. (B30). Für diesen Bewohner ist es charakteristisch, daß er die eigenen Worte und die der Pflegekraft echolalisch wiederholt, ohne daß dies unbedingt eine kommunikative Funktion hat. In Beispiel 111 allerdings insistiert er mit ungewöhnlicher Ausdauer auf einem Thema. Nachdem ihn der Zivildienstleistende P09 wegen seiner zu geringen Flüssigkeitsaufnahme kritisiert hat (Z. 799), beharrt er darauf, Mineralwasser ohne Kohlensäure zum Trinken zu bekommen:

Beispiel 111: Ausschnitt aus Text 086, P09 - B30

799	P09:	sie müssen me"hr trinken <u>als=n</u> viertelliter↓
800	B30:	au↓
801		STÖHNT MEHRERE SEK ich hab hier wieder etwas/
802		etwas **stilles wasser** auf=m ti"sch↓ ja↑
803	P09:	ja↑
804	B30:	hab ich↓ ja↑
805	B30:	ich brau<u>che</u> sti"<u>lles</u> **wasser**↓
806	U:	<u>ja↓</u>
807	P09:	<u>ja</u>↓
808	B30:	ich brauch <**sti"lles wasser**↓>
809	P09:	des war mal minera"lwasser↓
810		aber da der de"ckel nich drauf is↑
811	P09:	<u>is</u> es jetz sti"lles wasser↓
812	B30:	STÖHNT
813		au gott sei da"nk↓ * **sti"lles wasser** brauch ich↓
814		kei"n mineralwasser↓ **sti"lles wasser** georg brau=ich↓
815		STÖHNT **stilles wasser** brauch/ georg <u>vorsichtich</u>↓
816	P09:	und hi"nsetzen↓ * ja↓
817	B30:	und hinsetzen↓ #au↓ au↓ au ja↓# STÖHNT SCHMERVERZERRT
818	P09:	<u>so</u>↓
...		GESPRÄCH ÜBER DIE QUALITÄT SEINES HEMDES
828	B30:	georg <u>hab ich</u> **stilles wa"sser**↑
829	P09:	>i"st es↓<
830		ja↓
831	B30:	ich muß **sti"lles wasser** <u>haben</u>↓
832	P09:	<u>ham sie</u> doch grad e"ben schon
833		<u>gefragt</u>↓
834	B30:	<u>andres</u> vertra"g ich nich↓ STÖHNT
835	P09:	ja↓ des i"s stilles↓
836	B30:	i"s **stilles**↓ * wenn aber kein etike"tt drauf is↓
837		dann is=s kei"n stilles↓ STÖHNT *
838		ich vertra"ge anders wasser nich als **stilles**↓ STÖHNT

839   B30:   *4* vertrag nu"r **stilles wasser** georg↓ nur **sti"lles**↓
840   * andres kann ich nich * vertra"gen↓

Nach der Frage, ob stilles Wasser auf seinem Nachttisch stehe (Z. 808/809), sagt er insgesamt fünfmal (Z. 805, 808, 813-815), daß er stilles Wasser brauche. Nach einer ablenkenden Nebensequenz fragt er erneut, ob stilles Wasser vorhanden sei (Z. 828) - entweder, weil er mit der Reaktion des Zivildienstleistenden noch nicht zufrieden ist, oder aber, weil er schon vergessen hat, daß er die Frage erst vor kurzem gestellt hat. Auf den entsprechenden Hinweis von P09 (Z. 832/33) reagiert er nicht. Stattdessen folgt eine Sequenz, in der er wiederum viermal behauptet (Z. 834, 838, 839, 840), daß er anderes nicht vertrage. Das Thema ist damit jedoch längst nicht abgeschlossen: weder das Sprechen über Herrn M.s Angehörige und über die Untersucherin, noch das wiederaufgegriffene Thema Astronomie sind fesselnd genug, um ihn von seinem Bedürfnis nach stillem Mineralwasser abzubringen. Das im Anschluß an diese Sequenz erfolgte Angebot des Zivildienstleistenden, das vorhandene Mineralwasser durch Schütteln in stilles zu verwandeln, lehnt Herr M. wortlos ab. Er wendet sich schließlich mit der Bitte um "echtes" stilles Wasser an die Untersucherin.

Ähnlich beharrlich verhält sich auch B26 in Text 086. Um die Aufmerksamkeit von P09 für sich zu gewinnen, unterbricht sie immer wieder dessen Beschäftigung mit der Zimmernachbarin B27, indem sie ihn wiederholt dazu auffordert, etwas für sie zu suchen (vgl. Beispiel 108).

5.2.6 Pathologisch-monologisierendes Gesprächsverhalten

Wie steht es nun mit dem angeblich für ältere Menschen so typischen Monologisieren? Obwohl die Mehrheit der BewohnerInnen eher wenig redet, gibt es doch einige, bei denen eine gewissermaßen überschießende Sprachproduktion zu beobachten ist. Vor allem Wernicke-AphasikerInnen monologisieren unverständlich vor sich hin, ohne (wirklich) Bezug auf die Sprechaktivitäten des Personals zu nehmen (vgl. 4.6.2), was eine Häufung der sonst eher seltenen simultanen Sequenzen bewirkt. Andere BewohnerInnen nutzen Teile der Äußerungen ihrer GesprächspartnerInnen als Stimulus für monologische Äußerungen. So produziert die spastisch gelähmte Frau K. (B48) in erster Linie Partizipien (z.B. getrocknet, gewaschen, gerieben, gekratzt), die nicht nur pflegebezogene Begriffe wieder aufnehmen, sondern sie auch mit religiösen Vorstellungen verbinden.[84]

---

[84]   Da Frau K. in ihren Äußerungen, wenn auch häufig nach längeren Pausen, Elemente der vorhergegangenen Worte der Pflegekräfte wiederaufgreift, diese aber mit neuen Inhalten verknüpft, ist ihre Sprachproduktion an der Grenze zwischen aktivem und reaktivem Gesprächsverhalten anzusiedeln.

Im Beispiel 112 kombiniert sie auf diese Art Aspekte der Morgenpflege mit Gedanken an kirchliche Würdenträger:

Beispiel 112: Ausschnitt aus Text 137, P21 - B48

```
103   B48:   getrockneter prie"ster↓
104   P21:   LACHT *3*
105   B48:   STÖHNT da↓ * da" getrocknet↓
106   P21:   >ja↓ sie werden getrocknet↓< *4*
107   B48:   da" getrocknet↓
108   P21:   mhm↑ *
109   B48:   fescht geriebener *2*
110   P21:   mhm↑ *
111   B48:   <unter=m a"rm↓>
112   P21:   ha"b ich doch schon frau kohler↓ hm↑
113   B48:                          (aber den arm ni"t↓) *3*
114   P21:   ZU U (>ja↓ das kriegt man immer so schlecht du"rch von oben ..↓<) *3*
115   B48:   getrockneter bru"der↓
116   P21:   mhm↓
117   B48:   und pa"ter↓
118   P21:   >LACHT< * a"lle sind trocken↓ gell↑
119   B48:   bitte↑
120   P21:   a"lle sind trocken↓ *2*
121   B48:   >ja↓<
```

Obwohl B48 immer wieder in religiöse Sphären abdriftet und obwohl die gebetsmühlenhafte Übertragung der Situation des Waschens und Abtrocknens auf katholische Geistliche auf den ersten Blick befremdlich wirkt, ist die Bewohnerin durchaus in der Lage, selbständig wieder auf das Pflegegeschehen zu fokussieren (Z. 111, 113). Auch können die PflegerInnen sie mit gezielten Äußerungen oder Fragen (Z. 118) in die Realität zurückholen. Im Gegensatz zu Frau W. (B47) produziert Frau K. (B48) nur punktuell monologische Äußerungen, die nicht unbedingt kommunikativ gemeint sein müssen. Eine Störung des Sprecherwechsels sowie des Sprachverstehens liegt hier nicht vor.

Bei wieder anderen BewohnerInnen wie bspw. der Globalaphasikerin B08 (vgl. 4.6.4) oder der dementen Frau S. (B14) schließlich besteht ein Großteil nicht nur der eigeninitiativen, sondern der gesamten Äußerungen aus Sprachautomatismen. Bei B14 sind sie jedoch echolalischer bzw. perseverierender Art, d.h. sie wiederholt kurze Phrasen wie etwa aber das, aua aua, ach was ach was unentwegt vor sich hinsprechend. Dies tut sie so lange, bis ihr wieder ein konkreterer Gedanke in den Sinn kommt. Daraus ergibt sich einerseits, daß in Interaktionen mit Frau S. wie in Beispiel 113 kaum Pausen entstehen, und andererseits, daß sie und die PflegerInnen ständig gleichzeitig sprechen:

Beispiel 113: Ausschnitt aus Text 015, P01 - B14

```
046   P01:   grad hier rein↓
047          mü"ssen sie nochmal auf toilette↑
048   B14:   aber          aber
049          aber aber ha
050   P01:   hm↑
051   B14:   aber das aber aber da aber aber aber aua aua aua aua
052   P01:                anscheinend↑
053   B14:   aua aua aua KLAGELAUT au
054   P01:   da isch=s halt jetz no"chmal kalt frau schulz↓ he↑
055   B14:                aua          aua

056   B14:   aua aua aua <o:h wie kalt↓>
057   P01:        (>kalt<)      kalt↓
058   B14:   wie kalt↓ ha wie kalt↓ aua au wie kalt aua au kalt
059   P01:   LACHT
```

Mit anderen Worten: in der Altenpflege finden sich nicht nur BewohnerInnen, die praktisch gar nicht mehr sprechen, sondern auch solche, deren sprachlicher Output krankheitsbedingt außergewöhnlich hoch ist.

5.3 Reaktives Gesprächsverhalten

In den folgenden, analog zu 5.2 aufgebauten Unterkapiteln werden nun auf dem Hintergrund des Wissens über das eigeninitiative Gesprächsverhalten der BewohnerInnen deren reaktive Äußerungen untersucht.

5.3.1 Reaktive Fragen

Als reaktive Fragen betrachte ich alle diejenigen Verständnis- und inhaltlichen Fragen, die sich direkt auf die Worte des Gesprächspartners, bzw. in seltenen Fällen auf dessen Handlungen beziehen. Tabelle 11 zeigt, wie häufig die einzelnen Gruppen reaktive Fragen verwendet haben.
Im Vergleich zu den eigeninitiativen Fragen kommen reaktive Fragen in zeitlicher Hinsicht außer bei den Gesunden und den Parkinsonkranken etwas öfter

vor. Insgesamt sind hier die Intervalle zwischen zwei reaktiven Fragen bei den Schwerhörigen am kürzesten und bei den Dementen am längsten. In prozentualer Hinsicht sind reaktive Fragen noch etwas seltener als eigeninitiative.

Tabelle 11: Reaktive Fragen

Gruppe/Anzahl d. Bew.	R	davon Fragen	Intervall in Sek (Stabw.)	in % (Stabw.)
9 Gesunde	496	41	246 (183)	10,0% (6,6%)
4 Parkinson	121	3	2255 (1597)	1,7% (1,2%)
6 Schlaganfall	350	43	445 (461)	10,1% (8,5%)
7 Depressive	1035	105	263 (200)	8,8% (4,7%)
9 Diverse	846	76	385 (181)	16,6% (21,0%)
8 Schwerhörige	707	142	120 (92)	22,2% (17,0%)
19 Demente	1957	340	547 (1462)	18,9% (12,1%)

Offensichtlich gehen Schwerhörigkeit und psychophysische Erkrankungen mit einer Zunahme an reaktiven Fragen einher, wobei die Gruppen wie auch im Fall der Eigeninitiativen sehr heterogen sind. So gibt es überall sowohl BewohnerInnen, die überhaupt keine reaktiven Fragen stellen, als auch solche, deren Anteil an reaktiven Fragen überdurchschnittlich hoch ist. Im Hinblick auf überdurchschnittlich hohe Werte ist allerdings zu sagen, daß diese in fast allen Fällen bei BewohnerInnen vorkommen, bei denen entweder generell nur sehr wenige Reaktionen ermittelt werden konnten, oder von denen nur sehr wenig Datenmaterial vorliegt.

Auch bei den reaktiven Fragen bestätigt sich der Trend, daß sie umso seltener erscheinen, je kränker die BewohnerInnen sind. So stellen etwa B08 (Apoplex), B55 (Depression) und B29 (Verschiedenartige) überhaupt keine Fragen in Reaktion auf die Gesprächsbemühungen der PflegerInnen, obwohl sie im übrigen sehr wohl sprachlich reagieren. Andere, wie B58 (Apoplex) und B51 (Demenz) stellen im Vergleich zu ihren sonstigen Reaktionen ausgesprochen wenige Fragen. Tabelle 12 zeigt, welcher Art die Fragen sind, d.h. wieviele Verständnisfragen die BewohnerInnen im Verhältnis zu den inhaltlichen Fragen reaktiv gestellt haben. Während typische Verständnisfragen (hä↑, bitte↑, wie↑ oder wa meinen↑) meist konventionalisierte Ausdrücke sind, haben die inhaltlichen weniger charakteristische Formen. Beispiele hierfür wären wer i"sch des↑ oder hab ich was fa"lsch gemacht↑. Des weiteren wurden Expandierungsfragen wie z.B. das nachhakende, um Ausführung des Gesagten bittende ja↑ (Beispiel 101, Z. 10), sowie Äußerungen wie das in Beispiel 114 vorkommende is wahr↑ ebenfalls zu den inhaltlichen reaktiven Fragen gezählt.

Beispiel 114: Ausschnitt aus Text 025, P04 - B14

```
016   P04:   das wasser is schon in der wa"nne↓ *
017   B14:   is wa"hr↑
018   P04:   ganz e"hrlich↓ *
```

Tabelle 12: Typen reaktiver Fragen

Gruppe	reaktive Fragen	davon Verständnisfragen	davon inhaltl. Fragen
9 Gesunde	41	15 = 36,6%	26 = 63,4%
4 Parkinson	3	1 = 33,3%	2 = 66,6%
6 Schlaganfall	43	19 = 44,2%	24 = 55,8%
7 Depressive	105	16 = 15,2%	89 = 84,8%
9 Diverse	80	44 = 57,9%	36 = 44,1%
8 Schwerhörige	142	75 = 52,8%	67 = 47,2%
19 Demente	340	228 = 67,1%	112 = 32,9%

Mehr als die Hälfte aller reaktiven Fragen bei den Schwerhörigen, die ja prozentuale betrachtet insgesamt die meisten reaktiven Fragen produziert haben, sind Verständnisfragen. Dies entspricht einer Studie von Caissie und Rockwell (1994), die herausgefunden haben, daß die am häufigsten verwendete Strategie schwerhöriger AltenheimbewohnerInnen, den Zusammenbruch der Kommunikation abzuwenden, diejenige ist, das eigene Nicht-Verstehen zu signalisieren und (allerdings unspezifisch, d.h. ohne einen Hinweis auf möglicherweise verstandene Äußerungsteile) um eine Wiederholung des Gesagten zu bitten. Bei den Dementen sind sogar gut zwei Drittel aller reaktiven Fragen Verständnisfragen. Mit vorwiegend inhaltlichen Fragen reagieren hingegen die Gesunden und die Depressiven auf die Äußerungen der Pflegekräfte. Dies zeigt deutlich, daß letztere trotz ihrer Depressionen ein großes Interesse an der Kommunikation mit den Pflegekräften haben und am Gespräch teilnehmen wollen.

Tabelle 13 stellt dar, einen wie großen prozentualen Anteil die verschiedenen Themen an der Gesamtmenge der von den Gruppen gestellten Fragen haben.

Alle Gruppen haben am häufigsten Expandierungsfragen gestellt. Lediglich bei den Gesunden waren Fragen in bezug auf andere Personen genau so häufig wie die Expandierungsfragen. Die ParkinsonpatientInnen haben angesichts ihrer Erkrankung erwartungsgemäß ausschließlich die kurzen, meist nur ein Wort langen Expandierungsfragen produziert. Somit scheint es allen BewohnerInnen, unabhängig vom Grad ihrer Pflegebedürftigkeit, ausgesprochen wichtig zu sein, wenigstens Aufmerksamkeit und Interesse an der Kommunikation während des Pflegegeschehens zu signalisieren, wenn sie schon nicht uneingeschränkt in der Lage sind, selbst inhaltlich dazu beizutragen.

Tabelle 13: Themen reaktiver Fragen

Gruppe	Pflege	P/U	Pers.	Welt	?	Orientierung	Expandierung
9 Gesunde	11,5%	11,5%	30,8%	15,4%	0%	0%	30,8%
4 Parkinson	0%	0%	0%	0%	0%	0%	100%
6 Apoplex	17,3%	7,4%	2,5%	24,7%	1,2%	1,2%	45,7%
7 Depressive	27,0%	8,1%	5,4%	18,9%	2,7%	2,7%	35,1%
9 Verschiedene	16,7%	2,8%	8,3%	2,8%	0%	0%	69,4%
8 Schwerhörige	17,3%	6,2%	19,7%	12,3%	1,2%	3,7%	39,5%
19 Demente	34,5%	9,7%	1,8%	8,8%	1,8%	4,4%	38,9%

Vergleicht man nun, welche Gruppe welches Thema am häufigsten angesprochen hat, so ergibt sich ein vertrautes Bild: wieder sind es die Gesunden und die
Schwerhörigen, die am ehesten nach abwesenden Personen fragen, und wieder
stellen die Dementen ihrer Krankheit entsprechend am häufigsten solche Fragen,
die sich auf die Pflege beziehen. Je kränker die BewohnerInnen sind, desto
geringer wird der Anteil der Fragen, die sich auf die pflegeferne Kategorie Welt
beziehen. Mit anderen Worten: auch die reaktiven Fragen spiegeln in etwa die
Schwere der Erkrankung der alten Menschen, sowie die damit einhergehende
Reduktion der Lebenswelt auf sich selbst und das Pflegegeschehen.

5.3.2 Antworten

Antworten auf Fragen bilden den zweiten Teil einer Paarsequenz. In den Unter-
suchungsergebnissen spiegelt sich deutlich, daß kaum eine Obligation für Ge-
sprächsteilnehmerInnen ausgeprägter ist als die, Fragen zu beantworten. Tabelle
14 zeigt, einen wie großen Anteil Antworten an den bewohnerseitigen Reaktionen haben. Erwartungsgemäß wird der Anteil der Antworten an allen Reaktionen in prozentualer Hinsicht umso größer, je geringer der sprachliche Output
der BewohnerInnen ist, bzw. je größer die krankheitsbedingten Schwierigkeiten
sind, aktiv an Gesprächen teilzunehmen. So findet sich bei den Apoplexpatient-
Innen, bei den Depressiven und bei den Parkinsonkranken ein deutlich größerer
Prozentsatz an Antworten als bei den Gesunden und den Schwerhörigen. In zeitlicher Hinsicht folgen Antworten bei den Depressiven viermal so schnell aufeinander wie bei den Apoplexkranken.

Tabelle 14: Antworten

Gruppe/Anzahl d. Bew.	R	davon Antworten	Intervall in Sek (Stabw.)	in % (Stabw.)
9 Gesunde	496	129	87 (67)	27,2% (8,0%)
4 Parkinson	121	68	115 (88)	37,0% (26,3%)
6 Schlaganfall	350	146	271(385)	41,9% (10,8%)
7 Depressive	1035	376	68 (25)	37,9% (14,3%)
9 Diverse	846	318	160 (177)	30,4% (18,1%)
8 Schwerhörige	707	198	102 (82)	24,7% (11,5%)
19 Demente	1957	641	137 (114)	29,7% (12,0%)

5.3.2.1 Fehlende Antworten

Ein durch teilnehmende Beobachtung sowie die Analyse der Transkripte gewon-
nener Eindruck ist, daß manche BewohnerInnen viele der an sie gerichteten Fragen nicht beantworten. Das Fehlen von Antworten scheint im Zusammenhang

mit den Erkrankungen der alten Menschen zu stehen. Die Tabelle 15 gibt Aufschluß darüber, wieviele der vom Personal gestellten Fragen die verschiedenen BewohnerInnengruppen nicht beantwortet haben. Erwartungsgemäß ist bei den Gesunden der Anteil der unbeantworteten Fragen am geringsten und das Intervall zwischen zwei unbeantworteten Fragen am größten. Außer von den Schwerhörigen, den Gesunden und den Depressiven wurden von allen Gruppen gut ein Viertel aller gestellten Fragen nicht, oder wenigstens nicht verbal beantwortet. Daß der Anteil der unbeantworteten Fragen bei den Parkinsonkranken mit 43,8% deutlich höher ist als bei allen anderen Gruppen, und zwar auch höher als der Anteil der Gruppe der Dementen, zeigt, daß mittelschwere sprachmotorische Schwierigkeiten für das Nichtbeantworten von Fragen ausschlaggebender sind als mittelschwere demenzielle Verständnis- und Sprachverarbeitungsdefizite. Allerdings geht auch ein fortgeschrittenes Stadium der Demenz damit einher, daß immer weniger Fragen der PflegerInnen beantwortet werden. So konnte bei der Bewohnerin B51 gar ein Wert von 65,2% ermittelt werden.

Tabelle 15: (un)beantwortete Fragen

Gruppe/Anzahl	gestellte Fragen	nicht beantwortet	in %	Intervall in Sek (Stabw.)
9 Gesunde	143	13	14,2%	674 (583)
4 Parkinson	95	22	37,1%	122 (93)
6 Schlaganfall	260	98	33,6%	258 (148)
7 Depressive	442	53	15,6%	362 (185)
9 Diverse	438	94	20,2%	248 (81)
8 Schwerhörige	266	41	13,2%	299 (167)
19 Demente	904	232	28,7%	382 (348)

In manchen Fällen ist zu sehen, daß demente BewohnerInnen zwar den Fragecharakter der Äußerungen des Personals erkennen, nicht aber deren Inhalt verstehen. Dies zeigt sich u.a. in Situationen, in denen sie mit ja oder nein antworten, obwohl die ihnen gestellte Frage keine Entscheidungs-, sondern eine Ergänzungsfrage ist, wie im folgenden Beispiel 115 in Zeile 126:

Beispiel 115: Ausschnitt aus Text 085, P10 - P09 - B29

119	P10:	ja↑ sagen sie au mal noch was a"ndres <u>als</u> ja↓
120	B29:	<u>ja↓</u>
121		ja↓ LACHT
122	P09:	LACHT
123	P10:	he↑
124	B29:	oh ja↓
125	P10:	was kommt=n so in den na"chrichten↓
126	B29:	**ja↓** *

Mithin scheinen umso weniger Fragen des Pflegepersonals beantwortet zu werden (bzw. beantwortet werden zu können), je weiter der geistige Abbau vorangeschritten ist. Bei nicht flüssigen AphasikerInnen kommt neben den sprachmotorischen Störungen ein weiterer Faktor für die größere Häufung unbeantworteter Fragen ins Spiel: die Zeit, die ihnen die Pflegekräfte zum Antworten lassen. So scheinen bei der stark dysarthrischen Aphasikerin B34, deren Schlaganfall zum Zeitpunkt der Aufnahmen noch nicht sehr lange zurücklag, die ausgeprägten sprachmotorischen Störungen sowie die Schnelligkeit, mit der die Schwestern ihnen neue Fragen stellen, bewirkt zu haben, daß 70,4 % aller an sie gerichteten Fragen (verbal) unbeantwortet blieben. Dies zeigt Beispiel 116:

Beispiel 116: Ausschnitt aus Text 101, P10 - B34

```
020    P10:   <dann könne sie sich ihr gesicht se"lber wasche↓> *
021           he↑ *2* des schaffe sie se"lber↓ oder↑ *4*
022           ←genau"↓ so↓→ *
023           dürfe sie au" bissel was tun hier↓ * hm↑ *2*
024           <die au"ge feschte ausreibe↓>
025           damit sie sie ma richtig au"fkriege↓ * he↑ *2*
026           klappt=s↑ *2* #klappt=s↑# HOCH
027           <wolle sie ni"t selber mache↓> * he↑ *2*
028           kla"ppt=s nit↓ * isch zu vie"l↓ *
029           sin sie noch so mü"de↓ *
030           na da mach ich=s se"lber↓ hm↑ *3* #so:↑# HOCH *2*
```

Erschwerend kommt ferner für einzelne in allen Gruppen hinzu, daß sie nicht nur depressiv (B27: 30,7 % unbeantwortet) oder dement (B14: 49,3 % unbeantwortet) sind, sondern obendrein auch noch schwerhörig - möglicherweise haben sie also einige der ihnen gestellten Fragen gar nicht gehört.
Ein weiterer Befund ist, daß das Nichtbeantworten von Fragen manchmal (neben den genannten krankheitsspezifischen Gründen) auch damit zusammenhängt, daß das Frageverhalten der PflegerInnen z.T. sehr redundant ist: so folgt in vielen Fällen noch einmal eine Nach- oder Expandierungsfrage, die die BewohnerInnen animieren soll, ausführlicher zu antworten, nachdem sie eine Frage schon beantwortet haben. Diese Nachfragen werden dann häufig wie in der letzten Zeile von Beispiel 117, in der die Pflegerin 7 Sekunden lang vergeblich auf eine weitere Äußerung der Bewohnerin wartet, von den BewohnerInnen ignoriert:

Beispiel 117: Ausschnitt aus Text 009, P01 - B06

```
015    P01:   RÄUSPERN *4* nägschte woche ham sie ge<bu"rtstag↓>
016    B06:   hm↑
```

017   P01:   nägschte woche ham sie ge<bu"rtstag↓> * hm↑ *
018   B06:   also ich bi"n nich für gebu"rtstag↓
019   P01:   LACHT halte sie da ni"t viel davon↓
020   B06:   #na↓# NEIN
021   P01:   #na↑# NEIN *7* ich glaub die be"rtel kommt dann am wochenende↓

5.3.3 Fehlen simultaner Sequenzen

Das grundsätzlich eher passive Gesprächsverhalten der BewohnerInnen sowie die in Institutionen asymmetrischen Interaktionsstrukturen bewirken, daß es kaum simultane Sequenzen oder einen Kampf ums Rederecht gibt. So sprechen die BewohnerInnen bspw. in 44 von 189 Gesprächen überhaupt nicht gleichzeitig wie die PflegerInnen; in weiteren 25 Gesprächen fallen die BewohnerInnen dem Personal jeweils nur einmal, und in 6 Texten ganze zweimal ins Wort. Zusammengenommen sprechen die BewohnerInnen also in weit mehr als einem Drittel der Interaktionen gar nicht, bzw. kaum gleichzeitig wie das Personal. Dieser Wert gilt auch dann, wenn man die Gesamtdauer der Morgenpflege-Gespräche mit der Dauer der Gespräche vergleicht, in denen letztere gar nicht bzw. kaum gleichzeitig wie die PflegerInnen sprechen: beinahe 13 der gut 36,5 Stunden vergehen, ohne daß die alten Menschen um das Rederecht kämpfen, bzw. an Turn-Taking-relevanten Stellen gleichzeitig wie die PflegerInnen zu reden beginnen. Anders als in symmetrischeren Gesprächen warten sie sehr viel länger ab, ob der/die vorherige SprecherIn seinen/ihren Beitrag auch tatsächlich beendet hat. Es hat den Anschein, als seien sich die PflegerInnen dessen nicht bewußt, und als entstünde daraus eine Art Teufelskreis: oft kommt es nämlich vor, daß sie selbst wieder das Wort ergreifen, wenn sie den Eindruck haben, daß die BewohnerInnen an den ihnen angebotenen Stellen nichts sagen wollen oder können. Möglicherweise aber entsteht das nicht sofortige Reagieren der BewohnerInnen aus eben jener institutionenspezifischen Abwartetaktik: ihr Bestreben, den AgentInnen der Institution nicht das unbeendete Wort abzuschneiden und möglichst lange abzuwarten, ob es noch Äußerungen nachschiebt, führt schließlich dazu, daß ihr Schweigen fehlgedeutet wird und sie sich so indirekt selbst die Möglichkeit nehmen, aktiv am Gespräch teilzuhaben. Dieser Eindruck bedarf allerdings genauerer Untersuchungen, die im Rahmen dieser Arbeit nicht zu leisten sind.

Während im Gespräch der PflegerInnen untereinander bzw. mit geistig gesunden BewohnerInnen wie in der normalen Alltagskommunikation immer wieder längere Sequenzen simultan gesprochen werden, ist es bei vielen der psychophysisch erkrankten alten Menschen so, daß sie wenn, dann an solchen Stellen gleichzeitig wie die PflegerInnen sprechen, an denen diese ihre Beiträge beendet zu haben scheinen. Auch sind diese simultan von den BewohnerInnen gesprochenen Sequenzen meist wenig mehr als Antworten auf geschlossene Fragen (Z. 222) oder bestätigende Hörersignale (Z. 225), wie etwa im Beispiel 118:

Beispiel 118: Ausschnitt aus Text 168, P27 - B59 - B60

219	P27:	frau adams hat au" en schönen kopf↑ *
220	B60:	HUSTET *2*
221	P27:	seid=ehr beide beim verschö"nerungsrat gewesen↓ hm↑
222	B59:	mhm↑ *
223	P27:	ich zieh ihnen jetz mal en frisches u"nterhemd an frau adams↓
224		#hm↑# HOCH
225	B59:	ja↓ des * ... mich↓

In den wenigen Fällen, in denen BewohnerInnen mehr oder weniger unentwegt gleichzeitig wie die Pflegekräfte sprechen, ist davon auszugehen, daß dies auf schwere Störungen des Sprachverstehens (Wernicke-Aphasie) oder auf ein fortgeschrittenes Stadium der Demenz zurückzuführen ist. Im Fall der schon in Kapitel 4.6.2 vorgestellten Wernicke-Aphasikerin B47 führt deren unentwegte Sprachproduktion dazu, daß die Pflegerin sie ständig unterbricht (und nicht umgekehrt), um den Fortgang der Morgenpflege sicherzustellen. Bei der perseverierenden B14 wiederum ist es so, daß sie ihre Sprachautomatismen ständig parallel zu den Äußerungen der Pflegekräfte produziert.

5.3.4 Nonverbale Kommunikation

Je nach Art und Schwere der Pflegebedürftigkeit kommunizieren die BewohnerInnen nur noch nonverbal. Die stark dysarthrische Frau H. (B34) bspw., die sich gerade von einem Schlaganfall erholt, verständigt sich vor allem zu Beginn der Aufnahmezeit im wesentlichen durch Nicken, Kopfschütteln, und Lachen. Dies ist in Beispiel 119 aus den Worten der Schülerin P10 in Z. 56 zu erschließen, die sich nach den Gründen dafür erkundigt, daß B34 keine Zahnprothese trägt:

Beispiel 119: Ausschnitt aus Text 115, P10 - B34

054	P10:	ja↑ un warum ham=mer die nie a"n oder so↑
055		passe die ni"mmer↑ oder * was i"sch mit dene↑ *4*
056		**passe ni"m=me↓ * sowas↑**

Da meine Daten ausschließlich auf auditivem Material beruhen und keine Video-
aufnahmen umfassen, kann an dieser Stelle allerdings wenig mehr zu diesem
Thema gesagt werden.

5.3.5 Hörersignale

Es erfolgen nur wenige Rückmeldehandlungen, d.h. ratifizierende und Aufmerk-
samkeit signalisierende Hörersignale (vgl. Bublitz 1988) fehlen häufig. Das zeigt
Tabelle 16. Gut ein Viertel aller Reaktionen sind in prozentualer Hinsicht im
Durchschnitt Hörersignale. Die kürzesten Intervalle zwischen den Rückmeldehandlungen konnten erwartungsgemäß wieder bei den Gesunden und den
Schwerhörigen ermittelt werden. Die Gesunden produzieren nahezu viermal so
häufig Hörersignale wie die Apoplexkranken und gut dreimal so viele wie die
ParkinsonpatientInnen. Selbstverständlich finden sich auch hier wieder große
individuelle Unterschiede: so gibt es abgesehen einmal von den Parkinsonkranken in allen Gruppen einzelne, bei denen der zeitliche Abstand zwischen den
Rückmeldehandlungen weniger als 30 Sekunden beträgt. Gleichermaßen sind in
allen Gruppen BewohnerInnen, deren Frequenz an Hörersignalen weit unter der
ihrer jeweiligen Gruppen liegt: bspw. erfolgt bei der dysarthrischen B34 nur
etwa alle 15 Minuten und bei den dementen B03 und B14 nur alle 27 bzw. alle
10 Minuten ein Hörersignal. Da typische Morgenpflege-Gespräche im Durchschnitt nur 11,5 Minuten lang sind, bedeutet dies, daß es auch Interaktionen
ohne Hörersignale der BewohnerInnen gibt. Im vorliegenden Korpus trifft dies
auf immerhin 31 von 189, also auf 16,4% der Gespräche zu. Addiert man ferner
alle Morgenpflege-Interaktionen, bei denen die BewohnerInnen maximal 3
Hörersignale beigesteuert haben, so ergibt sich die beachtliche Summe von
48,2%. Anders ausgedrückt kommen in fast der Hälfte aller Gespräche so gut
wie keine verbalen Rückmeldehandlungen vor.

Tabelle 16: Hörersignale

Gruppe/Anzahl d. Bew.	R	davon Hörersignale	Intervall in Sek (Stabw.)	in % (Stabw.)
9 Gesunde	496	148	79 (52)	27,6% (8,3%)
4 Parkinson	121	32	243 (185)	17,5% (12,4%)
6 Schlaganfall	350	104	291(326)	37,9% (16,3%)
7 Depressive	1035	239	136 (118)	26,4% (11,5%)
9 Diverse	846	317	184 (157)	29,4% (13,9%)
8 Schwerhörige	707	167	94 (54)	21,9% (7,8%)
19 Demente	1957	451	236 (361)	24,2% (11,8%)

5.3.6 Paarsequenzen

Paarsequenzen als solche sind prinzipiell hochgradig dialogisch. Da in der Institution Altenpflegeheim die Dialogizität generell eingeschränkt ist, steht zu erwarten, daß nicht alle vom Personal initiierten Paarsequenzen von den BewohnerInnen vervollständigt werden. Im folgenden wird daher untersucht, wie die jeweiligen BewohnerInnen auf das Einleiten von Gruß-Gegengruß-Paarsequenzen (5.3.6.1) und Bitte-Danke-Paarsequenzen (5.3.6.2) eingehen.

5.3.6.1 Gruß-Gegengruß-Sequenzen

Leider fehlt aus aufnahmetechnischen Gründen bei 83 Texten der Anfang und bei 53 Texten das Ende des Gesprächs. Dennoch zeichnet sich ein eindeutiges Bild ab: im Fall von Gruß-Gegengruß-Paarsequenzen fehlt der von den BewohnerInnen erwartbare Gegengruß nicht nur in der Kranken- (vgl. Weinhold 1997, 51), sondern auch in der hier untersuchten Altenpflege relativ häufig. Die Parkinsonkranken sind auf 4 von 10 Grüßen nicht eingegangen und die geistig Gesunden haben genau die Hälfte der an sie gerichteten Grüße nicht mit einem Gegengruß beantwortet. Bei den Depressiven ist dies bei 10 von 28 Grußsequenzen der Fall. Bei den übrigen Gruppen wird auf die Mehrheit der Grußsequenzen nicht verbal reagiert. Die verschiedenartig erkrankten BewohnerInnen und die Schwerhörigen haben sogar im Durchschnitt auf zwei Drittel aller an sie gerichteten Grüße nicht reagiert.[85] Interessanterweise werden die Grüße der PflegerInnen also (entgegen der Beobachtungen von House 1982) auch von solchen BewohnerInnen nicht immer erwidert, die noch sprechen können. Bei mehr als der Hälfte aller 221 vom Personal initiierten Gruß-Paarsequenzen "fehlt" entsprechend der zweite Teil der Sequenz.[86] Dies führe ich darauf zurück, daß das Grüßen der Pflegekräfte von den BewohnerInnen als Signal interpretiert wird, welches das Pflegegeschehen ein- und ausleitet. Das Grüßen wird mithin nur sekundär als höfliches Kontaktsignal und primär als Signal gedeutet, welches das institutionelle Pflegegeschehen im Sinne Gülichs (1981) rahmt. Es steht also in engem Zusammenhang mit der Rolle der PflegerInnen als AgentInnen der Institution. Da die BewohnerInnen in "nur" geringfügig mehr als der Hälfte (76 von 149) der dokumentierten Fälle nicht auf die Begrüßung, hingegen in fast drei Viertel (50 von 72) der Fälle nicht auf die Verabschiedung eingehen, scheint der

---

[85]   Unklar ist allerdings, inwiefern die Schwerhörigen die Grüße der PflegerInnen überhaupt gehört haben.

[86]   Vgl. auch die Kapitel 4.1.3.1 und 6.3.7 zum Gebrauch von Paarsequenzen.

Abschiedsgruß der PflegerInnen noch eindeutiger als die Begrüßung als institutionenspezifisches Schlußsignal, und dementsprechend weniger als Geste der Höflichkeit betrachtet zu werden, welches eine entsprechende Reaktion erfordert. Als Illustration hierfür mag Beispiel 120 dienen, in dem die schwerhörige Frau W. (B07) nicht mit einem Gegengruß, sondern mit dem ratifizierenden Hörersignal ja (Z. 90) auf den Abschiedsgruß des Zivildienstleistenden reagiert. Explizite Reaktionen dieser Art, die das mit dem Gruß angekündigte Ende der Interaktion ratifizieren, sind zwar selten, dafür aber bei allen Gruppen von BewohnerInnen zu finden:

Beispiel 120: Ausschnitt aus Text 069, P05 - B07

```
084   P05:   →guet↓← *3* so↓ s=frühstück ko"mmt dann gleich↓
085   B07:                    >danke↓<
086   P05:   gell frau weinreich↑
087   B07:                    ja↓ *
088   P05:   hm↑ * wir ge"hn dann wieder↓ * gell↑ *
089          bis glei"ch frau weinreich↓
090   B07:   ja↓ * danke↓
```

Vergleicht man nun die Anzahl der Grußsequenzen, die von den Pflegekräften initiiert wurden, mit derjenigen, die von den BewohnerInnen eingeleitet wurden, so wird ein institutionenspezifisches Ungleichgewicht sichtbar: während die PflegerInnen 251mal zuerst grüßten, taten dies die BewohnerInnen in nur 30 Fällen. Ich führe dies nicht nur auf die generell größere kommunikative Reaktivität oder auch Passivität der alten Menschen sowie die generelle Regel, daß Eintretende zuerst grüßen, zurück, sondern auch darauf, daß die AgentInnen der Institution (vgl. 1.4.1) ein vorrangiges Rederecht besitzen und Grußformeln verwenden, um die Pflegeaktivität zu rahmen. Erst in zweiter Linie dürfte demgegenüber der Schweregrad der Pflegebedürftigkeit ausschlaggebend dafür sein, ob die BewohnerInnen selbst eine Grußsequenz einleiten. Während die Gesunden immerhin ein Viertel aller in Gesprächen mit ihnen vorkommenden Grußsequenzen initiieren, ist der Anteil der selbst eingeleiteten Grüße bei den meisten Gruppen verschwindend klein. Die in der Wortproduktion generell stark gestörten Parkinson- und Apoplexkranken haben sogar niemals zuerst gegrüßt.

5.3.6.2 Bitte-Danke-Paarsequenz

Bitte-Danke-Paarsequenzen kommen nur halb so oft vor wie Grußsequenzen: 115 (Teil-) Sequenzen sind belegt. In vielen Fällen leiten sie im Sinne eines "opening up closing" (Schegloff/Sacks 1973) das Ende von Pflegeinteraktionen ein. Weniger als die Hälfte (17) aller 36 von den PflegerInnen initiierten Bitte-Danke-Sequenzen bleiben unbeantwortet. Während wie im Falle des Grüßens die Gesunden, die Schwerhörigen und die Depressiven mehr Erwiderungen als Nicht-Erwiderungen produziert haben, ist bei allen anderen Gruppen die Anzahl der Nicht-Reaktionen jeweils höher als die der Reaktionen. Daß 81, also fast drei Viertel aller Bitte-Danke-Sequenzen von den BewohnerInnen initiiert worden sind, zeigt deutlich, daß auch die Einleitung dieser Paarsequenzen in engem Zusammenhang mit dem institutionellen Rahmen der Gespräche und der Rolle der BewohnerInnen als DienstleistungsempfängerInnen steht. Hierbei drückt das Danken Höflichkeit und das Akzeptieren der institutionellen Regeln aus. Besonders häufig bedanken sich insbesondere diejenigen BewohnerInnen, die körperlich schwach oder gelähmt, aber geistig rege sind. Beispiel 121 zeigt, daß das Danken manchen BewohnerInnen wichtiger ist als das Grüßen. Frau W. (B07) quittiert hier nämlich in Zeile 141 den Abschiedsgruß der Pflegerin mit dem Dank für ihre Hilfe, und nicht mit einem Gegengruß:

Beispiel 121: Ausschnitt aus Text 023, P01 - B07

```
136  P01:  wir bringen sie nachher ru"nter zum essen↓ gell↑ *4*
137         >is< noch zei"t↓ * fünf vor halb zwölf↓ * ge↑ *2*
138  B07:  is noch (zu) frü"h↓
139  P01:  jo↓    bis na"chher↓ gell↑
140  U:    mhm↑
141  B07:  danke vielmals↓ dank ihnen he"rzlich↓
142  U:    #tschühüß↓# SINGSANG
143  P01:  bi"tte schön↓ LACHT//
```

5.3.7 Sonderfall: Schreien als Kommunikationsmittel

Einige wenige BewohnerInnen reagieren auf die Gesprächsbemühungen der PflegerInnen nur noch mit einem multifunktionalen Schreien, wie etwa Frau H. (B51) im Beispiel 122:

Beispiel 122: Ausschnitt aus Text 134, Band 19A, P23 - B51

```
183  P23:  frau hofmann waschen sie sich mal=s gesi"cht↓
184         die au"gen↑ * den mu"nd↑
185  B51:                 SCHWACHER PROTESTSCHREI
186  P23:  die na"se↑ * wa"schen sie mal↓
187  B51:  SCHREIT *2* SCHREIT
```

```
188   P23:   frau hofmann waschen sie=s gesi"cht↓ nich=s wa"schbecken↓
189   B51:   ←SCHREIT→
190   P23:   jetz↓ * #<gesi"cht waschen↓># DROHEND-UNGEDULD. SINGSANG
191   B51:   SCHREIT *
...
195   P23:   frau hofmann waschen sie mal die au"gen↓
196          #→tun sie mal←# HÖHER die au"gen auswaschen↓
197   B51:   SCHREIT
198   P23:   dann he"lf ich ihnen=n bißchen↓ ja↑ *2*
199          #<hallo frau ho"fmann↓># SINGSANG *
200          →gucken sie mal↓← de=sch en wa"schlappen↓
201   B51:   #nei:n↓# SCHREIEND
202   P23:   zum <wa"schen↓> #gesi"cht waschen↓# SINGSANG
203   B51:   SCHREIT *
204   P23:   ja↓ #was is denn heu"t los↑# LACHEND
205          wollen sie ni"cht heute↓ *
206   B51:   SCHREIT
207   P23:   wollen sie sich heut ni"cht waschen↓
208   B51:   #nein↓# SCHREIEND
209   P23:   nein↑ * darf i"ch sie en wenig waschen↓ *
210   P23:   frau hofmann↓ da"rf ich sie en wenig waschen↓
211   B51:   #nein↓# SCHREIEND
212   P23:   nein↓ dann la"ssen wer=s↓ * gell↑
```

Das Schreien dieser Bewohnerin erfolgt allerdings nicht willkürlich, sondern meist an den Stellen, die die Pflegerin P23 für einen Sprecherwechsel markiert. In diesem Sinne ist hier die verbale Kommunikation, nicht aber das Turn-Taking gestört.

5.4 Painful Self-Disclosure (PSD)

Tabelle 17: Painful Self-Disclosure (PSD)

Gruppe/Anzahl d. Bew.	davon Bew. mit PSD	PSD-Belege	davon eigeninitiativ produziert
9 Gesunde	5	7	4
4 Parkinson	0	0	0
6 Schlaganfall	0	0	0
7 Depressive	5	13	9
9 Diverse	4	6	4
8 Schwerhörige	3	19	8
19 Demente	12	23	21

PSD gilt als charakteristisch für das Gesprächsverhalten alter Menschen. Wie schon in Kapitel 1.3.2.2 erwähnt, haben Mazloff et al. (1996) festgestellt, daß die BesucherInnen einer amerikanischen Altentagesstätte sowohl einander, als auch und besonders den Untersucherinnen häufig Erfahrungen und Erlebnisse berichteten, die unter die Kategorie PSD fallen. Wie aber steht es hierum in der institutionellen Altenpflege? Im vorliegenden Material konnten 68 Belege für PSD oder PSD-ähnliche Sequenzen gefunden werden, von denen 22, also gut ein Drittel, durch das explizite Nachfragen des Pflegepersonals elizitiert waren. Es fällt auf, daß die allermeisten PSD-Sequenzen der dementen BewohnerInnen selbst initiiert und *nicht* vom Personal elizitiert wurden. Aufgrund der geringen Anzahl der PSD-Sequenzen können keine sinnvollen Aussagen darüber gemacht werden, ob die Art der Erkrankung mit der Produktion von PSD-Sequenzen in irgendeinem Zusammenhang steht. Da allerdings 38 der 68 Belege von nur fünf BewohnerInnen stammen, halte ich es für wahrscheinlich, daß hier auch die Persönlichkeit der BewohnerInnen eine ausschlaggebende Rolle spielt.
In thematischer Hinsicht haben alle am häufigsten ihr aktuelles Befinden und die Auswirkungen ihrer jeweiligen Erkrankungen, wie etwa akute Schmerzen, angesprochen, was angesichts des Pflegekontextes nicht verwundert. Es fragt sich allerdings, ob man hier überhaupt von PSD reden kann, da dem Personal die Krankheiten der BewohnerInnen ihrer Aufgabe gemäß bekannt sein müssen. Ferner werden häufiger Langeweile, Angstgefühle, und bspw. die Armut der Familie während der Kindheit, sowie die daraus resultierten Folgen und Enttäuschungen angesprochen. Im nachstehenden Beispiel 123 erkundigt sich die Pflegerin (Z. 254), warum Frau H. (B02) nie geheiratet hat:

Beispiel 123: Ausschnitt aus Text 029, P01 - B29

254   P01:   frau hertle hen ihr eigentlich nie" welle <hierote↑> * he↑ *
255   B02:   ha do"ch↓
256   P01:   ha doch↓ LACHT
257   U: LACHT
258   B02:   (wo mei allerliebschte ga"nge isch↑)
259   (nit gern mit=rer a"ndre gange bliibe↓)
260   P01:   ja↑ →het er a← a"ndre↓ oh je↓ *3*

Beispiele wie dieses entsprechen am ehesten der eigentlichen Definition des PSD als Preisgabe persönlicher Probleme und schmerzhafter Erfahrungen. Von diesen gibt es hier nur verschwindend wenige. Für das eher seltene Vorkommen von PSD in der Altenpflege gibt es mindestens zwei Gründe: Erstens "paßt" PSD gemäß Kapitel 1.5 nicht in die kommunikationsfeindliche und von Routineabläufen geprägte institutionelle Kommunikation. Weil in manchen Heimen typische PSD-Themen wie Einsamkeit, Krankheit und Sterben tendenziell tabuisiert

(Rowe 1989) und auch im vorliegenden Material kaum angesprochen werden, ist zu vermuten, daß die BewohnerInnen PSD aus Mangel an entsprechenden Reaktionen, oder gar aus Angst vor negativen Sanktionen durch die Pflegekräfte zu vermeiden lernen. Daß PSD in erster Linie für erstmalige Begegnungen von einander bis dahin unbekannten Menschen typisch ist, erklärt ebenfalls die eher seltene Verwendung im institutionellen Kontext eines Altenpflegeheimes: hier treffen die BewohnerInnen in institutionellen Pflegesituationen auf GesprächspartnerInnen, die ihre Kranken-, sowie Teile ihrer Lebensgeschichte aus den Krankenakten und den täglichen Übergabegesprächen kennen. Von daher würden es den allermeisten Äußerungen mit PSD-Charakter an Neuigkeitswert fehlen. Zweitens können viele BewohnerInnen generell kaum noch verbal kommunizieren. Das Nichtvorkommen von PSD ist in diesem Sinne auch krankheitsbedingt.

Mithin bewirken der institutionelle Kontext des hier analysierten Materials sowie der gesundheitliche Zustand der alten Menschen das seltene Vorkommen von PSD in Gesprächen zwischen Pflegekräften und BewohnerInnen. Daß allerdings die BewohnerInnen nicht nur der ihnen unbekannten Untersucherin, sondern auch einander durchaus schmerzhafte und peinliche Erlebnisse mitteilen, auch wenn sie sich nur flüchtig kennen, belegt eines der wenigen Gespräche, an dem nur BewohnerInnen beteiligt sind. Hier erzählt Frau W. (B07) einer Mitbewohnerin nach dem gemeinsamen Schwärmen von heißen Wannenbädern unvermittelt, daß sie am Vortag schlimmen Durchfall hatte (ab Z. 41):

Beispiel 124: Ausschnitt aus Text 072, B07 - B22

```
038   B22:   aber ge"hn getz nit rein↓ ne↑ im be"tt↓
039   B07:   >äh< ←nei"n↓→ →nein nein↓← *7*
040   B22:                nee↓
041   B07:   ich hab doch gestern abend wieder * du"rchfall gehabt↓
042   B22:   ja↑
043   B07:   ich hab die hosen voll gehabt bis an=n gu"rt↓ **
044          verste"h das nich wo das manchmal * he"rkommt↓ *3*
045          und dieser tage hat klaus noch gesacht
046          gottseidank is der du"rchfall vorbei↓
047   U:    LACHT KURZ
048   B07:   und gestern * abend * mehr ging nich mehr ri"n inne hosen↓
049   B22:   #mhm↑# MITFÜHLEND *
050   B07:   fu"rchbar↓ * furchbar↓ *
051   B22:   is do u"nangenehm↓ ne↑
052   B07:   me"hr wie unangenehm↓
053   B22:   LACHT
```

Offensichtlich wiegen hier für Frau W. der Neuigkeitswert des Gesagten, sowie das Mitgefühl, mit dem B22 erwartungsgemäß reagiert, schwerer, als das normalerweise in unserer Gesellschaft vorherrschende Tabuthema gestörter Verdauung.[87]

5.5 Disclosure of Chronological Age (DCA)

Noch seltener als PSD kommt im Altenheimkorpus das angeblich für alte Menschen so typische Nennen des chronologischen Alters vor. Es findet sich bei lediglich sieben von 70 BewohnerInnen. Beschränkt man das Phänomen DCA gar auf ein exakte numerische Angabe, so haben ganze drei BewohnerInnen es produziert. Weder Parkinson- noch Schlaganfallkranke und Depressive teilen dem Personal während der Pflegekommunikation ihr Alter mit. Eine Angabe des eigenen Alters findet sich bei einer Gesunden sowie bei vier Dementen. Aufgrund des Mangels an entsprechenden Daten kann hier nicht entschieden werden, ob dies in irgendeinem Zusammenhang mit der Art der Erkrankung steht, oder aber durch individuelle Eigenarten der BewohnerInnen bedingt ist. Es betonen jedoch nur Frauen ihr Alter, und vor allen Dingen nur solche, die neunzig Jahre oder älter sind. Beispiel hierfür wären etwa wem=man ers neu"nzich durch is denn is man nich mehr zu"rechnungsfähich↓ (B19), alte frau von neunzig zieht doch kein schmu"ck meh aa↓ (B09), oder bin ne alte ku"h↓ (B67). Die Gründe für das seltene Vorkommen dürften ähnlich wie im Fall von PSD im institutionellen Kontext liegen.

5.6 Das Verhältnis zwischen aktivem und reaktivem Gesprächsverhalten

Auch und vor allem das Verhältnis zwischen aktivem und reaktivem Gesprächsverhalten ist ein eindrucksvoller Indikator für den Schweregrad der Erkrankung der alten Menschen. Die zeitbezogene Analyse zeigt, daß die Intervalle zwischen den Reaktionen bei allen Gruppen kürzer sind als die Intervalle zwischen den Eigeninitiativen. Mithin gestalten alle BewohnerInnen außer den geistig Gesunden und den Schwerhörigen die Gespräche mit den Pflegekräften eher reaktiv als aktiv. Besonders deutlich ist dies bei den Dementen, die in zeitlicher Hinsicht vierzehn mal häufiger reaktive als eigeninitiative Äußerungen gemacht haben. Gesunde und Schwerhörige unterscheiden sich kaum voneinander, hingegen drastisch von den sprachbehinderten BewohnerInnen einerseits und den dementen

---

[87]   Das entspräche den Ergebnissen der Untersuchungen von Mazloff et al. (1996).

BewohnerInnen andererseits: Eigeninitiativen produzieren sie bspw. bis zu 16 mal häufiger als diese. Während bei den geistig Gesunden auch in prozentualer Hinsicht in etwa ein Gleichgewicht zwischen aktiven und reaktiven Äußerungen besteht, haben die Parkinson- und Apoplexkranken sowie die Depressiven sehr viel mehr Reaktionen als Eigeninitiativen produziert.

Bei den Depressiven ist das Bild recht uneinheitlich: bei ihnen gibt es sowohl einige, bei denen nahezu ein Gleichgewicht zwischen beiden Arten von Äußerungen besteht, als auch einige, bei denen mehr als 85 % aller Äußerungen Reaktionen sind (B55, B64). Ein möglicher Indikator dafür, daß das zunehmend reaktive Gesprächsverhalten der BewohnerInnen nicht nur krankheitsbedingt, sondern auch interaktionsspezifisch sein könnte, ist allerdings das Ergebnis der depressiven B27. Da von ihr eine längere Interaktion vorliegt, die rein sozialen und keinen Pflegecharakter hat, ist bei ihr das Verhältnis zwischen Reaktionen und Eigeninitiativen beinahe ausgeglichen. Ohne dieses untypische Gespräch würden auch bei ihr die Reaktionen eindeutig überwiegen. Am uneinheitlichsten sind die Gruppen der verschiedenartig Erkrankten und der Dementen, da es unter ihnen einerseits sogar BewohnerInnen gibt, bei denen die Eigeninitiativen bei weitem überwiegen. Andererseits sind alle 80 Äußerungen von B42 und 97,4 % der Äußerungen der gleichermaßen depressiven wie dementen B06 Reaktionen. Im Fall dieser beiden Gruppen von BewohnerInnen bestätigt sich also die Tendenz, daß ein fortgeschrittenes Krankheitsstadium mit einem deutlichen Zunehmen der reaktiven Äußerungen einhergeht.

Tabelle 18: Verhältnis von Eigeninitiativen zu Reaktionen: zeitbezogen

Gruppe/Anzahl d. Bew.	E	Intervall in Sek (Stabw.)	R	Intervall in Sek (Stabw.)
9 Gesunde	531	29 (28)	496	21(14)
4 Parkinson	10	495 (56)	121	311 (355)
6 Schlaganfall	69	488 (460)	350	104 (131)
7 Depressive	402	123 (137)	1035	28 (18)
9 Diverse	623	56 (59)	846	39 (32)
8 Schwerhörige	505	30 (17)	707	20 (14)
19 Demente	1128	469 (932)	1957	33 (25)

Mithin kann man sagen, daß das Gesprächsverhalten der BewohnerInnen umso passiver und reaktiver wird, je pflegebedürftiger sie sind. Dementsprechend muß das Pflegepersonal umso mehr Gesprächsarbeit leisten, um wenigstens eine minimale Kommunikation aufrecht zu halten. Umgekehrt bedeutet dies, daß die institutionenspezifischen Machtstrukturen und Asymmetrien umso weniger Niederschlag im Gesprächsverhalten der Beteiligten findet, je gesünder die alten Menschen noch sind. Gespräche mit diesen ähneln in thematischer und gesprächsorganisatorischer Hinsicht am ehesten normalen Alltagsgesprächen.

Tabelle 19: Verhältnis von Eigeninitiativen zu Reaktionen: prozentual

Gruppe/Anzahl d. Bew.	E	in % (Stabw.)	R	In % (Stabw.)
9 Gesunde	531	45,3% (13,2%)	496	54,7% (13,2%)
4 Parkinson	10	6,6% (7,0%)	121	93,4% (7,0%)
6 Schlaganfall	69	18,5% (12,1%)	350	81,5% (12,1%)
7 Depressive	402	25,6% (9,6%)	1035	74,4% (9,6%)
9 Diverse	623	42,4% (28,4%)	846	59,0% (30,1%)
8 Schwerhörige	505	39,7% (10,1%)	707	60,3% (10,1%)
19 Demente	1128	33,3% (20,1%)	1957	66,7% (20,1%)

5.7 Zusammenfassung

Eine eingehende, quantitativ gestützte Analyse ergab, daß das aktive und das reaktive Gesprächsverhalten der BewohnerInnen in direktem Zusammenhang mit
der Art und dem Schweregrad ihrer Erkrankungen steht. Daneben spielen insti-
tutionen- und personenspezifische Besonderheiten eine wichtige Rolle. Im folgenden liste ich die Tendenzen noch einmal auf.
Allgemein gesehen gehen psychophysische Erkrankungen, wie etwa Schlaganfall, Parkinson und Demenz einerseits mit einer Verringerung der Menge und
Vielfalt von Äußerungen einher. Je weiter die Erkrankung insbesondere im Falle
von Parkinson und Demenz vorangeschritten ist, desto geringer wird die Gesprächsbeteiligung der Betroffenen. Je stärker das Personen- und Namensge-
dächtnis von der Krankheit beeinträchtigt ist, desto weniger nominale Anredeformen verwenden die alten Menschen. Auch scheint das Krankheitsstadium entscheidend dafür zu sein, ob und auf welche der von den PflegerInnen initiierten
Paarsequenzen sie eingehen. So beantworten sie zunehmend weniger Fragen und
komplementieren seltener Gruß-Gegengruß und Bitte-Danke-Sequenzen.
Andererseits bewirken die oben erwähnten Erkrankungen, daß gewisse kommunikative Verhaltensweisen häufiger als bei vergleichbaren geistig gesunden BewohnerInnen vorkommen: Je größer die Hilfebedürftigkeit der BewohnerInnen
bspw. aufgrund einer Lähmung ist, desto mehr der im institutionellen Kontext
für KlientInnen untypischen Aufforderungen produzieren sie und desto häufiger
erfolgen Antworten im Vergleich zu anderen reaktiven Äußerungstypen. Je gravierender die Sprachfähigkeiten durch die Krankheit in Mitleidenschaft gezogen
sind, desto wichtiger werden die nonverbalen Kommunikationsmittel wie Gestik
und Mimik. Insbesondere Demenzen bewirken, daß die Erkrankten "gesprächs-
verhaltensauffällig" werden: so stellen bspw. ausschließlich desorientierte BewohnerInnen Orientierungsfragen. Während BewohnerInnen, die sich in einem
späteren Stadium der Erkrankung befinden, häufig gänzlich verstummen, kommunizieren andere, bei denen die Krankheit weniger weit fortgeschritten ist, repetitiv oder monoton, monologisierend oder schreiend. Weil DemenzpatientIn-

nen das Personal einerseits häufig weder nominal noch pronominal ansprechen und es andererseits duzen, erscheinen sie auch sozial, d.h. im Hinblick auf gesellschaftliche Höflichkeitsnormen, auffällig.

In thematischer Hinsicht bewirken die verschiedenen schweren psychophysischen Erkrankungen, daß sich die BewohnerInnen immer weniger mit anderen Menschen und ihrer Umwelt und immer mehr mit sich selbst und der Pflege auseinandersetzen. Die Gespräche mit solchen alten Menschen sind daher sehr auf das Hier und Jetzt des Pflegegeschehens konzentriert.

Die Untersuchung hat ferner ergeben, daß der institutionelle Rahmen das Gesprächsverhalten der BewohnerInnen dahingehend beeinflußt, daß Aufforderungen im Gegensatz zu Fragen aufgrund des Machtgefälles zwischen den Beteiligten eher selten verwendet werden. Gleichermaßen sind die sonst für das Kommunikationsverhalten von alten Menschen typischen Phänomene PSD und DCA im Kontext der Altenpflege ausgesprochen selten. Auch ist das Initiieren bestimmter Paarsequenzen an die institutionenspezifischen Rollen der InteraktantInnen gebunden und von daher nahezu komplementär zu nennen: die PflegerInnen markieren rollengemäß (Gülich 1981) mit Gruß-Gegengruß-Sequenzen Anfang und Ende der Gespräche während der Pflege. Die BewohnerInnen signalisieren ihrerseits das Ende der Kommunikation durch den Ausdruck von Dankbarkeit. Somit bestätigt sich die in Kapitel 1.4.1 geäußerte Vermutung, daß auch Gespräche in der Institution Altenpflegeheim durch eine, wenn auch nicht explizit kodifizierte Reihenfolge strukturiert sind, die von den Beteiligten erkannt und befolgt wird (vgl. 3.3).

Am Beispiel von Erzählungen konnte gezeigt werden, daß individuelle Eigenheiten der BewohnerInnen manchmal ausschlaggebender sind als die Spielregeln, die im institutionellen Rahmen gelten. Dies gilt auch für die Häufigkeit und die Thematik von eigeninitiativen Fragen: das Frageverhalten ist nicht nur sprecherInnen-, sondern auch partnerInnenspezifisch.

5.8 Die Auswirkungen des BewohnerInnen-Gesprächsverhaltens auf die Kommunikation

Das Gesprächsverhalten der alten Menschen entspricht mehr oder weniger *nicht* den in der normalen Alltagskommunikation befolgten Grice'schen Gesprächsmaximen (1975) der Quantität, Qualität, Relevanz etc. So können viele von ihnen aufgrund ihrer Erkrankungen und der damit einhergehenden sprachpathologischen Schwierigkeiten dem Kooperationsprinzip nicht mehr entsprechen, da sie die Länge (z.B. bei Parkinson), Verständlichkeit (z.B. bei AphasikerInnen) und Relevanz ihrer Beiträge (z.B. bei Dementen) entweder nicht mehr im von ihnen gewünschten Sinne gestalten bzw. diese nicht mehr beurteilen können. Ihr Gesprächsverhalten bewirkt, daß die Kommunikation in der Altenpflege eher monologisch als dialogisch ist. Kommunikation mit kranken alten Menschen im Pflegeheim erfordert daher ständige, gesichtsschonende und verständnissichernde Ausgleichsstrategien von den PflegerInnen. Dies verdeutlicht das Beispiel 125 eindrucksvoll, in dem eine Schülerin die Morgenpflege bei der depressiven und dementen B06 durchführt:

Beispiel 125: Ausschnitt aus Text 013, P02 - B06

```
020   P02:   frau keppler ste"hn sie ma bitte auf↑
021          könn sich hier ←drau"fsetzen↓→ *10* so↑
022          und sich mal ←drau"fsetzen→ bitte↓ *3*
023          frau keppler mal hier #drau"fsitzen↓# KLOPFT AUF STUHL
024          auf den stu"hl↓ ge↑ *9* sie müss/
025          frau keppler den fuß mal hier ru"nter nehmen↓ *2*
026          machen sie mal den fuß so"↑ *2*
027          so un jetz mal au"fstehn * frau keppler↓ *5*
028          sich mal hier drau"fsetzen↓ *6*
029          frau keppler noch=n weng ru"mdrehn↓ * >so↓< *8*
030          so frau keppler n stück ru"m↑
031   B06:   STÖHNT
032   P02:   so↓ ge↑ *3*
033   B06:   STÖHNT
034   P02:   noch=n stück hi"nter vielleicht frau keppler↓
035          →gucken sie← sie können sich hier fe"sthalten↓ *2*
036          so↑ un grad mit=m po noch=n stückchen hi"nter
037          rutschen bitte↓ * so↓ ja↓ * >so" is recht↓< *24*
```

P02 ist die alleinige Sprecherin. Sie verhält sich gesichtsschonend, indem sie ihre Aufforderungen abschwächt (Z. 20, 22, 25-29, 36) und oft nicht imperativisch formuliert (Z. 22, 23, 27, 28, 29, 30, 34, 36). Verständnissichernd setzt sie die aufmerksamkeitsheischende nominale Anrede (Z. 20, 23, 25, 27, 29, 30, 34), das einzelne Pflegeschritte abschließende Gliederungssignal *so* (Z. 21, 27, 29, 32, 36, 37), Wiederholungen und Ellipsen (Z. 22, 30, 34) sowie das gestische Hinweisen auf die von ihr gewünschte Aktivität (Z. 23) ein.

6. Das Gesprächsverhalten d. PflegerInnen: quantitative Aspekte

Wie bewältigen nun die PflegerInnen die Kommunikation mit den BewohnerInnen im einzelnen? Analog zum vorhergehenden Kapitel wird hier, angefangen bei der jeweiligen Redemenge der PflegerInnen (6.1), zunächst herausgearbeitet, wie das Personal sein aktives (6.2) und reaktives (6.3) Gesprächsverhalten in quantitativer Hinsicht gestaltet. Dabei wird zusätzlich zur prozentualen Erhebung ermittelt, wie oft es die jeweiligen Äußerungstypen gemessen an der gesamten Redezeit verwendet. Zur Illustration werden Textbeispiele herangezogen. Die Pflegekräfte werden in der Literatur nicht weiter unterschieden. Ziel der quantitativen Analysen ist es daher, zu zeigen, daß es genauso wenig *die* Pflegekräfte wie *die* BewohnerInnen gibt. Es wird empirisch belegt, daß man auch im Fall der PflegerInnen grundsätzlich nicht von einer sprachlich bzw. kommunikativ homogenen Gruppe ausgehen kann. Zu diesem Zweck werden die Pflegekräfte in diesem Kapitel nach ihrem Geschlecht, nach ihrer Stationszugehörigkeit und nach ihrem Alter unterschieden. Es gilt herauszufinden, ob, und wenn ja, welche dieser Faktoren am ehesten ausschlaggebend für das Gesprächsverhalten der PflegerInnen sind.

Die Auswahl der drei Variablen beruht zum einen auf ethnographischen Beobachtungen: es hat bspw. den Anschein, als verhielten sich Männer und Frauen sowie jüngere und ältere Pflegekräfte im sprachlichen Umgang mit den BewohnerInnen unterschiedlich. Es konnte ebenfalls beobachtet werden, daß SchülerInnen ihr Gesprächsverhalten im Laufe ihrer institutioneninternen Sozialisation an das ihrer älteren und erfahreneren KollegInnen anpassen. Auch lassen ethnographische Beobachtungen vermuten, daß der Führungsstil der einzelnen Stationen die Art und Häufigkeit der Gespräche mit den BewohnerInnen beeinflußt.

Ein weiterer Grund für das Miteinbeziehen der Variable *Station* ist, daß sich die Wohnheimstation aufgrund der geringeren Pflegebedürftigkeit der hier lebenden alten Menschen in bezug auf die Gesprächsgestaltung deutlich von den reinen Pflegestationen unterscheiden dürfte.

Für die Auswahl der Variable *Geschlecht* sind neben der ethnographischen Beobachtung zwei weitere Gründe ausschlaggebend: zum einen wird in der Literatur stillschweigend davon ausgegangen, daß in der Altenpflege ausschließlich Frauen arbeiten (z.B. bei Caporael 1981, Hummert/ Shaner 1994), und daß entsprechend Phänomene wie SBT frauentypisch sind. Im vorliegenden Korpus sind jedoch ein Viertel aller Pflegekräfte Männer. Zum anderen sind in der Altenpflege, anders als in den allermeisten anderen gesellschaftlichen Bereichen, die Frauen in den Führungspositionen, während es Männer wenn überhaupt, dann meist nur in untergeordneten Positionen (z.B. als Zivildienstleistende) gibt. Eine quantitativ gestützte Gegenüberstellung des Gesprächsverhaltens von weiblichem und männlichem Pflegepersonal soll daher dazu beitragen, diesen in der Forschung bislang völlig vernachlässigten Aspekt ins rechte Licht zu rücken und herauszufinden, ob und inwiefern er sich auf das Gesprächsverhalten des Personals auswirkt. Für eine Berücksichtigung der Variable *Alter* spricht schließlich die Hypothese der Stereotypenforscherin Hummert (1994), aufgrund der unter jüngeren Menschen größeren Anzahl an negativen Altersstereotypen sei von ihnen am ehesten der Gebrauch der Babysprache zu erwarten. Das Ziel der quantitativen Analyse ist es daher auch, herauszufinden, ob sich diese Hypothese am vorliegenden Material verifizieren läßt.

6.1 Gesprächsbeteiligung: words per minute (wpm)

Tabelle 20: Words per minute - Gruppenwerte

Gruppe/Anzahl	WPM-Werte (Stabw.)
Alle (23)	29,5 (9,7)
Station A (7)	33,3 (7,5)
Station B (5)	23,9 (5,0)
Station C (5)	35,7 (13,3)
Station D (6)	24,6 (5,6)
Unter 40 (14)	27,9 (6,8)
Über 40 (9)	32,0 (12,6)
Weibl. Ps. (16)	31,6 (10,6)
Männl. Ps. (7)	24,8 (5,0)

Als Vergleichsmaßstab für die Redemenge dienen auch hier die "words per minute" (wpm). Im allgemeinen ist die Beteiligung am Gespräch in quantitativer Hinsicht hoch: je kränker die alten Menschen sind, desto ausschließlicher bestreiten die PflegerInnen alleine das Gespräch. Im Durchschnitt produzieren sie 29,5 Wörter in der Minute. Die Tabellen 20 und 21, in denen die Pflegekräfte zunächst entsprechend ihrer Gruppenzugehörigkeit und dann einzeln aufgelistet sind, zeigen, welche Durchschnittswerte erreicht wurden.

Die Durchschnittswerte für die Stationen spiegeln das Ausmaß der Gesprächsfreudigkeit der StationsleiterInnen wider: während auf den durchweg locker und von gesprächsfreudigem Personal geführten Stationen C und A im Durchschnitt mehr als 33 Wörter pro Minute gesprochen werden, sind es auf den autoritär und von weniger kommunikativen Stationsleiterinnen um die 50 geführten Stationen D und B nicht einmal 25. Das auf den Stationen herrschende soziale und kommunikative Klima scheint also für die Redemenge nicht unerheblich zu sein. Die altersbezogenen Mittelwerte zeigen, daß die PflegerInnen ab 40 etwas mehr Wörter in der Minute sprechen als diejenigen unter 40. Auch liegt ihr Durchschnittswert über dem Gesamtdurchschnitt aller Pflegenden. Das erklärt zusätzlich zu dem Faktor Gesprächsfreudigkeit den hohen wpm-Wert auf der Station C: die hier Pflegenden sind nämlich im Durchschnitt mit 43 Jahren von allen vier Stationen am ältesten.

Tabelle 21: Words per minute: individuelle Werte

P	G	A	ST	W	wpm	P	G	A	ST	W	wpm
32	f	50	D	1180	17,7	10	f	21	B	6673	29,0
14	f	47	B	1275	17,8	13	f	43	B	1009	29,3
28	m	20	D	4044	17,9	27	f	52	D	5073	30,3
21	f	43	C	3814	18,4	20	f	49	C	3345	31,0
09	m	20	B	2443	18,4	30	f	38	D	3628	32,7
02	f	30	A	1417	23,3	04	m	30	A	2695	33,0
29	m	20	D	1836	24,2	07	f	36	A	3136	38,4
33	f	35	D	1255	24,7	06	f	52	A	2457	41,6
12	m	34	B	1363	25,0	01	f	24	A	12763	43,6
08	f	21	A	673	25,3	23	f	45	C	8445	48,6
18	m	20	C	2239	27,1	25	f	59	C	3082	53,6
05	m	22	A	2805	28,2						

f = weiblich, m = männlich, G = Geschlecht, A = Alter, ST = Station, W = Wörter

Zwei u.a. von Tannen (1991; 1995) bestätigte Klischees in bezug auf weibliches Gesprächsverhalten sind einerseits die Gesprächigkeit in eher privaten, und andererseits das Schweigen in öffentlichen Situationen. Wieviel aber sprechen Männer und Frauen in der institutionalisierten Pflege, in der die tabubrechende körperliche Nähe der Interagierenden eher Privatheit, der institutionelle Rahmen hingegen eher Öffentlichkeit impliziert? Die wpm-Werte zeigen eindeutig, daß in aller Regel die Frauen mehr reden. Dies gilt selbst dann, wenn den sieben im Durchschnitt jüngeren Männern eine entsprechende Menge in etwa gleichaltriger Frauen gegenübergestellt werden (24,8 vs. 30,7 wpm). Da der Unterschied zwischen gleich alten Männern und Frauen größer ist als der zwischen älteren und jüngeren SprecherInnen, hat offenbar das Geschlecht für die Menge der in einer Minute produzierten Wörter mehr Gewicht als das Alter. Auch befindet sich nur ein einziger Mann, der pflegeerfahrene, ehemalige Zivildienstleistende P04, in der Gruppe derjenigen Pflegekräfte, die mehr als der Gesamtdurchschnitt aller Pfleger und Pflegerinnen reden, während der wpm-Wert des ältesten Pflegers (P12) gerade einmal so hoch ist wie der Durchschnittswert seiner Geschlechtsgenossen. Die überdurchschnittliche Gesprächigkeit von P04 zeigt, daß einzelne Individuen sehr wohl von den für ihre Gruppe typischen Verhaltensweisen abweichen. Zugleich könnte sie ein Hinweis darauf sein, daß Männer in einer von Frauen dominierten Arbeitsumgebung deren Redestil, d.h. deren als effektiv erkannte Arbeitssprache umso eher erlernen bzw. übernehmen (können), je länger sie dort arbeiten.

Zusammenfassend kann also gesagt werden, daß die Tendenz dahin geht, daß die älteren Pflegekräfte etwas mehr Wörter in der Minute produzieren. Darüber hinaus bestätigt sich Tannens (1991) Hypothese von der größeren Schweigsamkeit der Männer in Situationen mit nicht-öffentlichen Merkmalen auch im Gesprächsverhalten der männlichen Pflegekräfte in der Altenpflege: sie produzieren deutlich weniger Wörter in der Minute als ihre Kolleginnen. Dies entspricht interessanterweise dem Ergebnis einer Spracherwerbsstudie von Hladik und Edwards (1995): auch hier sprachen die Frauen bzw. Mütter in einem gleich langen Zeitraum mehr mit ihren Kindern als die Männer bzw. Väter.

6.2 Aktives Gesprächsverhalten

Im folgenden stelle ich das aktive Gesprächsverhalten der PflegerInnen am Beispiel von Erzählungen (6.2.1), Fragen (6.2.2), Aufforderungen (6.2.3) und der Anrede (6.2.4) dar und vergleiche es gegebenenfalls mit dem der BewohnerInnen.

6.2.1 Narrative Sequenzen

In Kapitel 5.2.1 wurde gezeigt, daß es durchaus BewohnerInnen gibt, die Erzählungen in der Kommunikation während der Morgenpflege unterbringen können. Wie aber sieht es diesbezüglich unter den Pflegekräften aus? Von den 23 PflegerInnen, von denen nennenswerte Textproben vorliegen, haben nur 11, also nicht einmal die Hälfte überhaupt narrative Sequenzen in ihre Äußerungen eingeflochten. Diese sind in der Regel kurz und wenig ausgeschmückt. Das folgende Beispiel 126 ist eine der wenigen erzählenden Sequenzen, die explizit an die BewohnerInnen gerichtet sind. Hier erzählt die Pflegehelferin P06 von einem Erlebnis am Wochenende.

Beispiel 126: Ausschnitt aus Text 033, P06 - B03

```
028   P06:   a:h↓ *2* wie ging das gestern mit spazie"rn gehn↑
029          des war=n bißchen schwie"rig↓ gell↑ bei dem <stu"rm↓> oder↑
030   B03:   >ja↓<
031   P06:   denn * <bin mit=m fa"hrrad gefahrn↑>
032          <ich mußte a"bsteigen↓> *
033          es hat mich u"mgehaun↓ *2*
```

Nachdem P06 sich unvermittelt nach dem üblichen Wochenendausflug von B03 erkundigt hat, legitimiert sie diese Frage durch das Schildern der Schwierigkeiten, die ihr ein Sturm beim Radfahren bereitet hat. Diese narrative Kurzform besteht praktisch nur aus dem Planbruch, dem Höhepunkt des Erlebten; eine Orientierung über die beteiligten Personen, den Anlaß der Radfahrt oder den Ort des Geschehens erfolgt nicht. Ebenso fehlt eine abschliessende Bewertung, die Koda. Ähnlich wie in diesem ersten Beispiel geht es auch bei der folgenden Erzählung, die eine für die Schülerin P23 merkwürdige Begebenheit schildert, in erster Linie um das Sprechen um seiner selbst willen, gewissermaßen also um Small Talk, oder, institutionenspezifisch betrachtet, um den homileïschen Diskurs (Gülich 1981; Wodak 1987). Nachdem die Sprecherin vorher gemeinsam mit der Bewohnerin B53 über den Einfluß des Mondes auf den Menschen "philosophiert" hat, erzählt sie, daß ihre Tochter am Vortag zum ersten mal bewußt tagsüber den Mond am Himmel entdeckt hat:

Beispiel 127: Ausschnitt aus Text 139, P23 - B52 - B53

```
026   P23:   >die< na"chtwache het gmeint
027          es wär heut ne sehr unruhige na"cht gwese↓ *2*
028   B53:   ja halt so im große ga"nze↓
029   P23:   ja↓ *
030   B53:   ja heut nacht ni"t↓
031          die nacht vo"rher war widder schli"mmer↓
032   P23:   isch wa"hr↑
033   B53:   woi"ß=id wie des/ * #<wie des/ sell immer kommt↓>#  HÖHER
034          i glaub des macht (hellemal) de mo"nd oder *2* →oder← wo" des isch↓
035   P23:   ja des=s scho"n möglich↓
036          des isch ja * na"chgewiesen
037          daß die mensche vom mond abhängig sind↓ gell↑ vom/
038   B53:   ja e"be↓
039   U:     →aber im moment← is nur ha"lbmond↓
040          da is eigentlich sons ni"ch soviel los↓
041   P23:   >da isch=s eigentlich eher ru"hig↓ ja↓< *2*
042   U:     aber schö"n is der mond im moment↓ *
043   P23:   meine tochter hat geschtern * ganz erstaunt
044          feschtgestellt daß der mond am ta"g zu sehn isch↓
045          ich weiß nit warum sie das noch nie so ganz bewußt gsehn hat↓
046   U:                                                    LACHT
047   P23:   die=sch/ die isch plötzlich da"gstande
048          und hat=n mu"nd aufgrisse↑
049          und hat den mo"nd angestiert↑
050          →und hat gsagt← *2* der mo"nd↓ * mitten am hi"mmel↓
051   P23:   LACHT
052   U:     LACHT
```

053   U: <u>wo so"nst</u>↑ LACHT
054   P23:   <u>mit elfein/ mit</u> elf ja"hren↑
055   ich hab gedacht das gi"bt=s ja nit↓ LA<u>CHT</u>
056   B53:   LACHT *3*
057   U: aber ich glaub des is mir au" nich viel früher aufgefalln↓ *2*
058   P23:   ich mein ich hätt sie auch frü"her schon drauf hingewiesen hätt↓
059   aber de=sch jetz schon wieder <u>paar jahre</u> he"r↓
060   U: <u>ja ja</u>↓
061   P23:   das hat se wahrscheinlich wieder verge"sse↓ *4*

Auch hier wird nicht über den Ort, den Anlaß des Geschehens und weitere Beteiligte orientiert. Die Erzählung besteht im wesentlichen aus dem Höhepunkt
(dem Staunen des Mädchens) und der Einschätzung des Erlebten durch die Sprecherin. Im Gegensatz zu Beispiel 126 finden sich hier viele bewertende Äußerungen: noch bevor P23 das Geschehen überhaupt zuende erzählt hat, verdeutlicht sie ihr Erstaunen über das mangelnde Weltwissen ihrer Tochter (Z. 45/46).
Ihre Verwunderung unterstreicht und untermauert sie (Z. 54/55), in denen sie
das Alter des Mädchens nennt. Obwohl die Untersucherin (Z. 58) gewissermassen zur Ehrenrettung des Kindes darauf hinweist, daß sie selber sich an eine ähnliche (und nach den Maßstäben der Erzählerin ähnlich späte) Erfahrung erinnern
kann, beharrt P23 mit dem Hinweis, daß sie ihrer Tochter den Mond früher
schon einmal tagsüber gezeigt habe, auf ihrem Erstauntsein über die ihrer Meinung nach offensichtlich (zu) späte Erkenntnis des Kindes. Trotz der kritischen
Untertöne ist dies eine unterhaltsame Erzählung, nicht aber eine Leidensge-
schichte. Letztere scheinen eher für erzählende Sequenzen gegenüber KollegInnen und der Untersucherin, nicht jedoch gegenüber BewohnerInnen akzeptabel
zu sein, wie der nachstehende Bericht des Zivildienstleistenden P29 zeigt.[88] Daß
er als Beweis für die erlittene ungerechte Behandlung dienen soll, ist schon in
der ersten Zeile ersichtlich (oder genauso wie). Ähnlich bettet er auch drei andere
Berichte ein:

Beispiel 128: Ausschnitt aus Text 195, P29 - B64 - U

856   P29:   oder genauso wie/
857   da mußt=ich=m herr ebert ma mi"ttagessen geben↓
858   un ich wei"ß nit↓
859   beim herr ebert hab ich immer *

---

[88]   Laut Quasthoff (1980) unterscheiden sich Berichte von Erzählungen u.a. dadurch, daß
       in ihnen wie im vorliegenden Beispiel ein Sprechen aus der Gegenwartsperspektive er-
       folgt und dadurch, daß in ihnen weder szenisches Präsens noch direkte Rede ver-
       wendet werden.

860	P29:	seitdem er da zurückgekomme isch
861		halt weng a"ngscht ghabt oder so↑
862	U:	mhm↑
863	P29:	weil der sah halt wirklich schli"mm aus↓ *
864		un da hab ich au" gsagt/
865		da war=mer zu vie"rt↑
866		un da hab ich au" gfragt ghabt
867		ob ich nit de frau ki"stler=s mittagesse gebe könnt↓
868		un jemand a"nders dem herr ebert↓
869	U:	hm↓
870	P29:	wo=s vielleicht e"her mag↓
871	U:	hm↓
872	P29:	da hieß es bei der gisela au nee"↓
873		ich mu"ß da rein↑ un/ *
874		also ich mu"ßt halt dann au da rein↓ ne↑
875	U:	mhm↑
876	P29:	ich durft nit zu de frau ki"stler oder so"nscht
877		irgendjemand↑ sondern ich mußt zum herr e"bert↓ *
878		da bin ich halt rei"ngegange↑
879		hab=s ihm gege"sse↑/ gege"be↑
880		so schlimm wa"r=s ja dann au wieder nit↓ oder↑
881	U:	mhm↑
882	P29:	aber *3* mer muß halt mache was die herrschafte sa"ge↑
884		wem=mer sich halt dage"ge sträubt↑
885		kriegt mer halt ein auf de de"ckel↓

Der Sprecher gibt Hintergrundinformationen zur Einbettung des Geschehens (Z. 857; 865) und zu den eigenen Ängsten im Umgang mit dem schwerst pflegebedürftigen Bewohner, dem er laut Anweisung der stellvertretenden Stationsschwester das Essen geben sollte (Z. 858-863). Seinem Wunsch, einer anderen Bewohnerin beim Essen behilflich zu sein, wird nicht stattgegeben (Z. 866 - 879); er wird gezwungen, die ursprüngliche Anweisung zu befolgen. P29 beendet seinen Bericht mit einer zweifach gestaffelten Bewertung: zunächst beschreibt er das eigentliche Geschehen als weniger schlimm als befürchtet (Z. 880); anschließend kritisiert er jedoch das Verhalten seiner Vorgesetzten erneut und verweist ausdrücklich auf die ihm widerfahrene Unerbittlichkeit der Stationsleiterinnen.

Die narrativen Sequenzen der PflegerInnen sind aber nicht nur kurz und (mit der obigen Ausnahme) wenig elaboriert, sondern vor allem auch sehr selten: Es konnten gerade einmal 5 Sequenzen gefunden werden, in denen insgesamt drei PflegerInnen den BewohnerInnen etwas erzählen. Demgegenüber gibt es dreimal so viele, d.h. 16 Sequenzen, in denen insgesamt 10 SprecherInnen ihren KollegInnen etwas erzählen. Setzt man das allerdings in Relation zu der gesamten Sprechdauer von 40 Stunden, die das Korpus umfaßt, und führt man sich ferner vor Augen, daß alle ermittelten Erzähl-Sequenzen nur wenige Sekunden lang sind, so wird deutlich, daß die sogenannte Großform des mündlichen Sprechens im handlungsorientierten institutionellen Pflegealltag keinen Platz hat.

6.2.2 Fragen

Tabelle 22 zeigt, wie groß der Anteil der Fragen an den Eigeninitiativen der PflegerInnen ist.[89] Beinahe jede fünfte Eigeninitiative der Pflegekräfte ist eine Frage. Die PflegerInnen fragen, möglicherweise entsprechend ihrer Rolle als AgentInnen der Institution, vor allem in zeitlicher Hinsicht deutlich häufiger als die BewohnerInnen.

Tabelle 22: eigeninitiative Fragen

Gruppe/Anzahl	E	davon Fragen	in % (Stabw.)	Intervall in Sek (Stabw.)
Alle (23)	9222	1704	18,3% (7,0%)	116 (55)
Station A (7)	2787	491	16,7% (5,2%)	118 (47)
Station B (5)	1612	345	18,3% (7,9%)	137 (67)
Station C (5)	2733	377	15,1% (4,0%)	106 (57)
Station D (6)	2090	491	22,8% (7,8%)	105 (44)
Unter 40 (14)	5449	1161	20,4% (7,8%)	112 (48)
Über 40 (9)	3773	543	15,0% (3,8%)	122 (63)
Weibl. Ps (16)	7332	1313	17,2% (5,6%)	109 (55)
Männl. Ps (7)	1890	391	20,7% (9,0%)	131 (50)

Die alterbezogenen Ergebnisse zeigen, daß bei denjenigen, die jünger als 40 Jahre alt sind, der prozentuale Anteil der Fragen an den Eigeninitiativen deutlich höher ist als bei den älteren KollegInnen. Es scheint also, als stellten die Pflegekräfte umso weniger Fragen, je älter (und wahrscheinlich routinierter) sie sind. Somit sind die jungen und unerfahrenen Pflegekräfte entweder interessierter an den BewohnerInnen als ihre KollegInnen, oder aber sie können die durch die Passivierung und die diversen psychophysischen Erkrankungen hervorgerufene größere Schweigsamkeit der alten Menschen weniger gut aushalten und sind bemühter als ihre erfahreneren KollegInnen, eine minimale Kommunikation aufrecht zu erhalten, bzw. die BewohnerInnen zum Sprechen zu animieren. Aller-

---

[89]   Nicht eingegangen ist eine extrem untypische Interaktion (T086), in der der Zivildienstleistende P09 die Morgenpflege in eine sternenkundliche Fragestunde umwandelt.

dings gibt es kaum Unterschiede in bezug auf die zeitliche Verwendungshäufigkeit. Weiterhin belegt die Tabelle, daß in den einzelnen Stationen der Anteil der eigeninitiativen Fragen unterschiedlich groß ist: während auf den Stationen D und B weniger Wörter in der Minute produziert werden als auf den anderen beiden, werden hier jedoch in prozentualer Hinsicht etwas mehr Fragen als anderswo gestellt. Auf der Station C werden hingegen die wenigsten Fragen an die BewohnerInnen gerichtet - vermutlich, weil hier die am weitestgehend pflegebedürftigen BewohnerInnen untergebracht sind und viele von diesen überhaupt nicht mehr sprechen können. Auch ist das Durchschnittsalter der hier arbeitenden Pflegekräfte mit 43 Jahren höher als auf allen anderen Stationen. Vergleicht man die Stationen in bezug auf die zeitliche Häufung von eigeninitiativen Fragen, so ist zu sehen, daß es tatsächlich kaum Unterschiede gibt. Lediglich auf Station B vergeht zwischen zwei Fragen mehr Zeit als auf den anderen Stationen. Dies kann allerdings daran liegen, daß auch hier viele verstummte BewohnerInnen gepflegt werden. Mithin scheint die Stationszugehörigkeit der PflegerInnen wenig Einfluß auf die zeitliche Häufigkeit des Fragen zu haben.
Die geschlechtsbezogenen Ergebnisse zeigen, daß die Männer einen etwas höheren Anteil an eigeninitiativen Fragen produziert haben als ihre Kolleginnen. Überträgt man die Anzahl der eigeninitiativen Fragen jedoch auf die gesamte Sprechzeit, so ergibt sich, daß nicht die Männer, sondern die Frauen häufiger fragen. Ist dieses Ergebnis nun aber in erster Linie geschlechts-, oder aber altersbedingt? Vergleicht man die Männer mit einer gleich großen und gleich alten Gruppe von Frauen, so tritt der Unterschied zwischen der Fragehäufigkeit der Geschlechter noch deutlicher zutage: bei den Männern vergehen zwischen zwei Fragen durchschnittlich 30 Sekunden mehr als bei den Frauen. Insgesamt stellen also die weiblichen Pflegekräfte häufiger eigeninitiative Fragen als ihre männlichen Kollegen.

Tabelle 23 stellt beispielhaft dar, einen wie großen Anteil die Themen Pflege, anwesende Pflegekraft bzw. Untersucherin, abwesende Personen, Welt und BewohnerIn an der Gesamtmenge der von den Gruppen gestellten Fragen haben.

Tabelle 23: Themen eigeninitiativer Fragen in Prozent

Gruppe	Pflege*	P/U*	Personen*	Welt*	Bew.*	?
Alle	51,6 (13,5)	2,4 (4,4)	3,0 (3,2)	7,4 (8,0)	33,2 (14,2)	2,4
Unter 40	50,1 (11,7)	3,2 (5,4)	2,8 (2,7)	9,7 (9,1)	31,4 (9,7)	2,8
Über 40	53,8 (15,7)	1,2 (1,4)	3,5 (3,8)	3,9 (3,7)	35,9 (19,0)	1,7
Station A	52,8 (5,8)	2,6 (2,8)	2,2 (2,4)	4,1 (4,5)	33,8 (9,2)	4,5
Station B	46,3 (18,5)	0	1,0 (1,4)	4,3 (4,1)	47,7 (18,0)	0,7
Station C	47,6 (9,7)	5,0 (7,7)	5,8 (3,5)	6,3 (4,7)	32,7 (5,3)	2,5
Station D	57,9 (14,9)	1,9 (2,0)	3,4 (3,1)	14,8 (10,6)	20,8 (7,2)	1,2
Weibl. Ps	53,2 (12,5)	1,8 (2,4)	3,6 (3,6)	5,4 (6,9)	33,8 (15,3)	2,1
Männl. Ps	47,9 (14,9)	3,6 (6,9)	1,7 (1,4)	12,0 (8,4)	31,9 (11,4)	2,9

* die Werte in den Klammern sind die Standardabweichungen

Unter die Kategorie *Pflege* fallen hier Fragen des Typs geht=s so↑, möchte sie kei"ne zähne reinmachen↓, und wolle sie=s nachthemd glei au"sziehe↓. Fragen, die sich auf die anwesende *Pflegekraft* oder die *Untersucherin* beziehen, spielen häufig auf den Zweck der Anwesenheit der Untersucherin an, wie etwa in darf sie dann auch mal mit ihnen ein i"nterview machen↓ und darf sie=n bißchen au"fnehmen↑ * hm↑. In der Kategorie abwesende *Personen* wird vor allem nach Angehörigen oder Freunden der BewohnerInnen gefragt. Dies illustriert Beispiel 129, in dem sich die Schülerin P23 nach den Söhnen der Parkinsonkranken B52 erkundigt:

Beispiel 129: Ausschnitt aus Text 147, P23 - B52

```
195   P23:   jaha↑ *2* geschtern war so"nntag↓ *2*
196          kommt ihr sohn ja mei"stens↓ gell↑ *
197          manchmal sogar bei"de↓ *5*
198          der andre isch ni"t komme↓ der schweizer↓
199          zu wei"t um jeden sonntag zu komme↓ gell↑ *3*
200          aber der aus merzhausen war doch sicher da"↓ oder↑ *
201   B52:   >war da"↓<
```

In der pflegefernen Kategorie *Welt* sind alle diejenigen Fragen gesammelt, die auf Sachverhalte oder Dinge anspielen, die nichts mit dem Pflegegeschehen zu tun haben. Hier finden sich etwa Fragen in bezug auf Wetter (ham sie=s mi"tgekricht das gewitter↓) oder sportliche Ereignisse (wie wa"r=s jetzt eigentlich fußball↓ wer hat gestern abend gspie"lt↑). Die Kategorie *BewohnerInnen* schließlich umfaßt alle Fragen, die thematisch auf das Befinden, Meinen und Fühlen der BewohnerInnen abzielen, wie etwa tut=s noch weh↑ und gut geschla"fen↑. Dazu gehören auch Fragen nach Kindheitserlebnissen, Hobbies (und was mache ihr ←bi"lder↑→) oder speziellen hausfraulichen Tips und Tricks (und dann tut mer=s nomal uffkoche mit gelie"rzucker↓ oder↑).

Die Themenwahl der PflegerInnen ist kaum mit derjenigen der BewohnerInnen vergleichbar: die Fragen drehen sich im wesentlichen um das Pflegegeschehen und um die BewohnerInnen. So sind die Hälfte aller eigeninitiativen Fragen auf die Pflege bezogen, und ein Drittel betrifft die BewohnerInnen. Nicht einmal jede zehnte Frage dreht sich um Sachverhalte oder Gegenstände, die nichts oder wenigstens nicht primär mit dem Altenpflegeheim zu tun haben. Am seltensten thematisieren die Pflegekräfte sich selbst. Dies untermauert die Beobachtung Nussbaums (1990), daß das Personal in der Pflege wenig geneigt ist, über sich selbst zu sprechen.

Im Hinblick auf das Alter der SprecherInnen zeigt sich, daß die Älteren etwas pflege- und bewohnerInnenbezogener fragen. Die Jüngeren schneiden weit häufiger Themen an, die nichts mit der Pflege zu tun haben. Es scheint also, als würde das Pflegepersonal mit wachsender Berufserfahrung und höherem Lebensalter zunehmend aufgabenbezogener fragen.

Ein Vergleich der Themenwahl von Männern und Frauen ergibt, daß die Männer deutlich weniger pflegeorientiert fragen und doppelt soviel Interesse an Themen zeigen, die der pflegefernen Kategorie Welt zuzuordnen sind. Da die Unterschiede zwischen den Geschlechtern kleiner werden, wenn man die älteren Pflegerinnen nicht miteinbezieht, scheinen sowohl Geschlecht als auch Alter bei der Themenwahl eine Rolle zu spielen. Mithin ist das Frageverhalten vor allem der älteren Pflegerinnen kontextverhafteter, während das Frageverhalten der Männer thematisch stärker auf die Außenwelt gerichtet ist.

6.2.3 Aufforderungen

Tabelle 24: Aufforderungen

Gruppe/Anzahl	E	davon Aufford.	in % (Stabw.)	Intervall in Sek (Stabw.)
Alle (23)	9222	1977	20,8% (5,8%)	104 (61)
Station A (7)	2787	506	20,2% (4,6%)	93 (33)
Station B (5)	1612	284	17,6% (5,6%)	130 (49)
Station C (5)	2733	650	22,3% (5,8%)	83 (59)
Station D (6)	2090	517	22,9% (5,8%)	114 (83)
Unter 40 (14)	5449	1056	20,8% (4,3%)	100 (41)
Über 40 (9)	3773	901	20,6% (7,5%)	111 (83)
Weibl. Ps. (16)	7332	1541	20,1% (6,5%)	102 (67)
Männl. Ps. (7)	1890	416	22,2% (3,5%)	109 (44)

Bedingt durch die für Institutionen typische Aufgabenfokussiertheit machen Aufforderungen einen recht großen und dem der Fragen vergleichbaren Anteil an den Eigeninitiativen der PflegerInnen aus: jede fünfte Eigeninitiative ist eine Aufforderung. In zeitlicher Hinsicht erfolgen sie sogar etwas häufiger als die eigeninitiativen Fragen. Aufgrund der asymmetrischen Rollenverteilung haben die Pflegekräfte prozentual gesehen doppelt bis dreimal so viele Aufforderungen produziert wie die BewohnerInnen. Tabelle 24 verdeutlicht, wie häufig die einzelnen Gruppen von Pflegekräften jeweils Aufforderungen produziert haben: Ein Blick auf das Alter der SprecherInnen zeigt, daß beide Gruppen in prozentualer Hinsicht gleich viele Aufforderungen produziert haben. Zeitlich gesehen vergehen bei den älteren Pflegekräften allerdings wenige Sekunden mehr zwischen zwei Aufforderungen als bei den jüngeren. Offensichtlich ist das für die Durchführung des Pflegegeschehens so zentrale Auffordern in seiner Häufigkeit also kaum erfahrungs- bzw. altersabhängig.
Geringfügig sind auch die Unterschiede zwischen den Stationen. Lediglich die Station B fällt etwas aus dem Rahmen: hier ist der Anteil der Aufforderungen

prozentual gesehen geringer, und es vergeht auch mehr Zeit zwischen zwei Aufforderungen als auf den anderen Stationen. Das führe ich darauf zurück, daß auf dieser Station generell weniger gesprochen wird als auf den anderen und das Personal dazu tendiert, die Pflegehandlungen schweigend selber durchzuführen, anstatt die BewohnerInnen zur Mithilfe aufzufordern.
Anders als bei den Fragen gibt es schließlich bei den Aufforderungen in prozentualer und zeitlicher Hinsicht kaum Unterschiede zwischen Männern und Frauen.
Insgesamt gesehen sind die Unterschiede zwischen den Gruppen so gering, daß keine der drei untersuchten Variablen das Aufforderungsverhalten der PflegerInnen nennenswert zu beeinflussen scheint.

Einige der älteren und erfahreneren PflegerInnen gestalten ihre Aufforderungen jedoch z.T. entsprechend der noch vorhandenen Auffassungsgabe und Sprachfähigkeiten der BewohnerInnen, indem sie entweder bei alten Menschen mit eingeschränkter Verstehensfähigkeit von vornherein sehr kurze (und häufig 1-Wort-)-Aufforderungen formulieren, oder indem sie bei offensichtlichem Nichtverstehen der BewohnerInnen ihre Aufforderungen graduell verkürzen. Ein Beispiel etwa für 1-Wort-Aufforderungen stellt der nachstehende Ausschnitt (Z. 274) dar, in dem die Stationsleiterin P14 die verstummte Alzheimerpatientin Frau L. (B35) zum Essen auffordert:

Beispiel 130: Ausschnitt aus Text 120, P14 - B35

```
270   P14:   #überra"schungsangriff↓# ZWISCHENMAHLZEIT FÜR B35
271   U:     >LACHT< *6*
272   P14:   da hab ich nämich zei"t zu jetz↓ *12*
273          ja↑ wenn emol des erste dri"n is↓ na↓ *14*
274          e"ssen↑ * kauen↑ * >so↑<
```

Verkürzungen von Aufforderungen werden, wie im Beispiel 131, in dem die Stationsleiterin P27 die demente B70 zur Morgenpflege auffordert, verständnissichernd eingesetzt (vgl. 4.1). Dabei wird die Aufforderung Stück für Stück auf das Wesentliche reduziert, indem Höflichkeitsmarker wie Modalverben und Modalpartikeln in der Wiederholung nicht wieder aufgegriffen werden:

Beispiel 131: Ausschnitt aus Text 190, P27 - B70

```
020   P27:   #den#=ehr TUN SIE ma=n mu"nd spüle maria↑ *
021          ma=n mu"nd spüle↓ *2*
022          #mu"nd spüle↓# SINGSANG
```

Schließlich gilt es noch, das Aufforderungsverhalten der PflegerInnen in thematischer Hinsicht darzustellen. Bedingt durch die große Handlungsbezogenheit der Pflegekommunikation herrscht das Thema Pflege in 9 von 10 Aufforderungen vor. Daß dies institutionell bzw. rollenbedingt ist, zeigt ein Vergleich mit den BewohnerInnen: so bezieht sich nur etwas mehr als ein Drittel der Aufforderungen bei den gesunden BewohnerInnen auf das Pflegegeschehen und entsprechende erwünschte Hilfestellungen.

In thematischer Hinsicht unterschieden sich die altersbezogenen Gruppen ein wenig: die älteren Pflegekräfte fordern in 94 von 100 Fällen pflegebezogen auf, während dies die jüngeren nur in 88 von 100 Fällen tun.

Auf der Wohnheimstation wurden von allen Stationen die wenigsten pflegebezogenen Aufforderungen produziert (82,4%). Häufiger hingegen ist das pflegebezogene Auffordern vor allem auf den Pflegestationen, auf denen älteres Personal arbeitet und entweder sehr viele schwerst Pflegebedürftige untergebracht sind (Station C: 94,5%), oder auf denen die Stationsleitung eher körperpflege- als kommunikationsorientiert ist (Station D: 96,5%).

Bei den Frauen sind 90, bei den Männern 91 von 100 Aufforderungen auf die Pflege konzentriert. Vergleicht man die Männer allerdings mit einer etwa gleich großen und gleich alten Gruppe von Frauen, so zeigt sich ein größerer Unterschied: bei den jüngeren Frauen sind nur 83 von 100 Aufforderungen pflegebezogen. Mithin beeinflussen Alter und Geschlecht die Häufigkeit, mit der Aufforderungen das Thema Pflege betreffen.

Zusammenfassend kann gesagt werden, daß Aufforderungen den am deutlichsten institutionentypischen Äußerungstyp darstellen, da sie in 90% aller Fälle thematisch auf das Pflegegeschehen bezogen sind.

6.2.4 Anrede

Die BewohnerInnen werden im allgemeinen gesiezt und anders als z.B. in Nordamerika (Wood/Ryan 1991) mit ihrem Nachnamen angesprochen (vgl. 4.2.3). Beispiel 130 illustriert die Häufigkeit, mit der die nominale Anrede vor allem in Pflegeinteraktionen mit besonders pflegebedürftigen oder dementen (und daher oft geistesabwesenden) BewohnerInnen verwendet wird. Der Zivildienstleistende P05 versucht hier die demente und depressive Frau K. (B06) zur Mithilfe beim Waschen und Anziehen zu bewegen:

Beispiel 132: Ausschnitt aus Text 070, P05 - B06

```
183   P05:   so frau keppler↓ jetz müssen sie nochmal ←au"fstehn↓→
184   B06:   mhm↑
185   P05:   hm↑ *6* schön ste"hn bleiben bitte↑
```

186   B06:   mhm↑ *
187   P05:   hm↓ *9* und ste"hnbleiben **frau keppler**↓
188   B06:   mhm↓
189   P05:   ich muß jetz des schon ma"chen↓ *5*
190   ge"ht=s noch↑ **frau keppler**↓
191   B06:   ja↓
192   P05:   ja↓ *8* so↓ *6* →so **frau keppler**↓←
193   jetz könn sie nochma hi"nsitzen↓ *2*
194   >ei"niges kann noch...↓< *2* #hm↓ hm↓# GERÄUSCH *7*
195   #halt↓ halt↓ **frau k/ ke"ppler**↓# HOCH * hm↑
196   ich muß sie erscht noch a"nziehn↑ *17*
197   #hallo# SINGSANG #>**frau keppler**↓<# TONLOS *9*
198   **frau keppler** helfe se ma=n bißchen mi"t↓ *
199   wär nich schle"cht↓
200   B06:   hm↑ *2*
201   P05:   <**frau keppler** ma=n bißchen mi"thelfen↓>
202   B06:   #hm↓# UNGEHALTEN

Interessant ist nun nicht nur die Asymmetrie, die im Vergleich zum Anredeverhalten der BewohnerInnen in qualitativer Hinsicht besteht[90], sondern vor allem
auch in quantitativer Hinsicht die Häufigkeit, mit der die BewohnerInnen mit
ihrem Namen angesprochen werden. Es zeigt sich, daß ein Viertel bis ein Drittel
aller verwendeten nominalen Anredeformen bei allen Gruppen auf die Kategorie
Aufforderungen entfällt. Entsprechend scheint die nominale Anrede besonders
dann aufmerksamkeitsheischend eingesetzt zu werden, wenn das Personal auf
die Mithilfe der BewohnerInnen bei der Durchführung der Pflegehandlungen angewiesen ist.

Tabelle 25: Gebrauch der nominalen Anrede

Gruppe/Anzahl	Belege	Intervall in Sek (Stabw.)
Alle (23)	1809	158 (180)
Station A (7)	744	69 (20)
Station B (5)	180	300 (306)
Station C (5)	551	88 (39)
Station D (6)	334	202 (112)
Unter 40 (14)	1042	174 (209)
Über 40 (9)	767	134 (118)
Weibl. Ps. (16)	1410	126 (100)
Männl. Ps. (7)	399	231 (276)

---

[90]   Vgl. hierzu Kapitel 5.2.4 und im Hinblick auf das Bemühen um Höflichkeit Kapitel
        4.2.3.

Auch in bezug auf die Häufigkeit, mit der die jeweiligen Gruppen die nominale Anrede zur Erhaltung oder Wiedererlangung der Aufmerksamkeit der BewohnerInnen einsetzen, bestehen Unterschiede zwischen den älteren und den jüngeren PflegerInnen: die älteren Pflegekräfte verwenden sie öfter. Offensichtlich spielt auch im Fall der Anrede die Berufserfahrung eine wichtige Rolle für die Verwendungshäufigkeit: die direkte Anrede wird umso häufiger gebraucht, je erfahrener die SprecherInnen sind.

Die unterschiedlich große Kommunikationsfreude der vier Stationen tritt auch im Fall der nominalen Anrede wieder deutlich zutage: wieder finden sich auf den Stationen A und C die meisten Belege und die kürzesten Intervalle, und wieder einmal sind es die Stationen D und B, auf denen das ausgezählte Phänomen absolut und in zeitlicher Hinsicht sehr viel seltener vorkommt. Die nominale Anrede wurde auf der Station A zeitlich betrachtet sogar viermal so häufig eingesetzt wie auf der Station B.

Zwischen dem Anredeverhalten von Frauen und Männern besteht ebenfalls ein merklicher Unterschied: die Gesamtgruppe wie auch die den Männern gleichaltrige Teilgruppe der Frauen sprechen die BewohnerInnen beinahe doppelt so häufig mit dem Namen an, wie die Männer. Dieses Ergebnis untermauert in gewisser Weise eine Studie von Pieper (1981), die in einem Experiment zur verbalen Eltern-Kind-Interaktion herausgefunden hat, daß die Mütter ihre Kinder beim Spielen häufiger als die Väter beim Namen nennen, um sich ihrer Aufmerksamkeit zu vergewissern. Allerdings bestehen in der Altenpflege ungemein große Unterschiede zwischen den einzelnen Männern: so hat der Zivildienstleistende P09 bspw. im Durchschnitt nur alle 886 Sekunden (d.h. gut alle 15 Minuten) eine nominale Anredeform verwendet, während der Zivildienstleistende P05 dies alle 41 Sekunden und somit auch häufiger als alle Frauen (ausgenommen P23) getan hat. Möglicherweise hängt die Häufigkeit, mit der die nominale Anrede verwendet wird, also nicht nur von Alter, Erfahrung und Geschlecht, sondern auch von individuellen Eigenheiten (wie etwa der Kommunikationsfreude) der beteiligten Pflegekräfte und der BewohnerInnen ab.

6.3 Reaktives Gesprächsverhalten

Die folgenden Abschnitte stellen das reaktive Gesprächsverhalten der Pflegekräfte dar. Dieses wird sowohl mit demjenigen der BewohnerInnen, als auch mit dem eigeninitiativen Gesprächsverhalten der PflegerInnen selber verglichen.

6.3.1 Fragen

Tabelle 26 stellt den Anteil der Fragen an den Reaktionen der PflegerInnen dar:
Nicht nur ein Fünftel aller eigeninitiativen, sondern auch ein Fünftel aller reaktiven Äußerungen des Personals sind Fragen. Sie erfolgen im Durchschnitt gut
halb so oft wie die eigeninitiativen Fragen. Bei den Pflegekräften ist der Anteil
der reaktiven Fragen deutlich höher als bei den BewohnerInnen, bei denen
bspw. im Fall der geistig Gesunden ein Wert von nur 8,3% ermittelt werden
konnte.
Die Ergebnisse ähneln denen, die bei den eigeninitiativen Fragen vorliegen: je
jünger und unerfahrener die SprecherInnen sind, desto mehr Fragen stellen sie
auch. Diese Tendenz ist bei den reaktiven Fragen allerdings wesentlich weniger
ausgeprägt. So ist bei den Jüngeren der Anteil der Fragen an den Reaktionen
etwas größer als bei ihren älteren KollegInnen, und die Intervalle zwischen zwei
reaktiven Fragen sind bei ihnen geringfügig kürzer.

Tabelle 26: reaktive Fragen

Gruppe/Anzahl	R	davon Fragen	in % (Stabw.)	Intervall in Sek (Stabw.)
Alle (23)	5749	1337	20,8% (7,3%)	202 (220)
Station A (7)	2584	553	19,8% (5,3%)	109 (44)
Station B (5)	806	197	15,2% (9,8%)	468 (109)
Station C (5)	1068	249	23,1% (3,2%)	149 (37)
Station D (6)	1291	338	24,5% (6,0%)	176 (93)
Unter 40 (14)	4126	977	22,4% (6,4%)	198 (255)
Über 40 (9)	1623	360	18,2% (7,8%)	209 (140)
Weibl. Ps. (16)	4153	976	20,7% (7,5%)	170 (119)
Männl. Ps. (7)	1596	361	20,9% (6,7%)	270 (340)

Auch bei der Betrachtung der Häufigkeit des reaktiven Fragens auf den verschiedenen Stationen zeigen sich wieder die Gesprächsfreudigkeit der Wohnheimstation und die Gesprächsfeindlichkeit der Pflegestation B. So haben die Pflegekräfte der Station A nicht zuletzt aufgrund der ebenfalls größeren Gesprächsfreudigkeit der dort lebenden BewohnerInnen in zeitlicher Hinsicht viermal so
oft reaktive Fragen gestellt wie die Pflegekräfte auf der Station B. Bei allen
Pflegestationen vergeht im Durchschnitt etwa eine Minute mehr als auf der Station A, bis wieder eine reaktive Frage produziert wird.
Anders als bei den eigeninitiativen Fragen der PflegerInnen gibt es hier prozentual betrachtet keinen, zeitlich gesehen aber einen großen Unterschied zwischen
weiblichen und männlichen Pflegekräften: bei den Männern vergehen zwischen
zwei reaktiven Fragen 100 Sekunden mehr als bei den Frauen. Da der zeitbezogene Unterschied zwischen jüngeren und älteren PflegerInnen gering, der zwischen Männern und einer gleich großen und gleich alten Gruppe von Frauen hingegen noch größer ist als der zwischen Männern und Frauen allgemein, scheint
hier das Geschlecht ausschlaggebender zu sein als das Alter.

Tabelle 27: Arten reaktiver Fragen

Gruppe/Anzahl	Anteil d. Fragen an R	davon inhaltl. Fragen	davon Nachfragen	davon Verständnis-Fragen
Alle (23)	1383	45,4%	37,1%	13,1%
Station A (7)	553	39,1%	46,1%	14,8%
Station B (5)	243	38,6%	35,2%	6,2%
Station C (5)	248	51,6%	34,2%	14,1%
Station D (6)	338	53,3%	30,7%	16,0%
Unter 40 (14)	1023	40,3%	32,0%	12,1%
Über 40 (9)	360	39,8%	34,4%	14,6%
Weibl. Ps. (16)	976	41,3%	38,2%	14,2%
Männl. Ps. (7)	407	54,6%	34,7%	10,7%

Gibt es nun unterschiedliche Arten von reaktiven Fragen? Aufgrund der sehr viel größeren Menge an Fragen und deren damit auch deutlich sichtbareren Funktionalität werden hier drei anstelle von zwei Untergruppen unterschieden: anders als bei den BewohnerInnen werden die inhaltlichen Fragen noch einmal in sachorientierte Fragen und kommunikativ orientierte "Nachfragen" unterteilt. Zu den letzteren zähle ich kurze, fragende Wiederholungen der Äußerungen der BewohnerInnen und nachhakende, um Expandierung des Gesagten bittende tag questions wie ja↑, hm↑, die oberflächlich betrachtet auch Verständnisfragen sein könnten. Der Kontext aber zeigt, daß sie kommunikativ gemeint sind und auffordernden Charakter haben. Sie haben entweder den Zweck, die BewohnerInnen zu ausführlicheren Äußerungen oder zu Bekräftigungen ihrer Worte einzuladen. Gleichzeitig signalisieren sie das Interesse der Pflegekräfte an den Äußerungen der alten Menschen. Beispiel 133 (Z. 13, 15) illustriert die Verwendung von Nachfragen:

Beispiel 133: Ausschnitt aus Text Stationszimmer 2, P01 - B06

011   P01:   wie ge"ht=s ihne denn heut frau * keppler↓ #hm↑# HOCH
012   B06:   * gut↓
013   P01:   **geht=s gu"t**↓
014   B06:   ja↓
015   P01:   **ja**↑ *5*

Der Anteil der inhaltlichen Fragen und der Nachfragen zusammen beträgt bei allen Gruppen zwischen 80 und 90 Prozent, d.h. deutlich mehr als bei allen BewohnerInnen-Gruppen außer den Depressiven. Der pflegerische Durchschnittswert bei den Verständnisfragen ist nicht einmal so hoch wie der der Depressiven, die von allen BewohnerInnen die wenigsten Verständnisfragen produziert haben. Mithin beeinflussen verschiedene psychophysische Erkrankungen das reaktive Frageverhalten erwartungsgemäß entscheidender als Alter, Geschlecht und Stationszugehörigkeit der SprecherInnen.

Ein Vergleich der Pflegekräfte in bezug auf das Alter ergibt, daß Jüngere und Ältere etwa gleich viele inhaltliche Fragen und Nachfragen gestellt haben. Da das Gesprächsverhalten der PflegerInnen ganz entscheidend davon abhängen dürfte, ob und wieviel ihre GesprächspartnerInnen, die alten Menschen noch reden, sagen die hier ermittelten Zahlen nicht unbedingt viel über die einzelnen Gruppen von Pflegekräften aus, wohl aber über die ihnen zur Verfügung stehenden GesprächspartnerInnen. In diese Richtung deutet auch das Ergebnis, das sich bei einem Vergleich der Stationen ergab: so ist der Anteil der reinen Verständnisfragen umso geringer, je mehr BewohnerInnen auf einer Station leben, die überhaupt nicht mehr sprechen können.

Abschließend bleibt noch zu sagen, daß die männlichen Pflegekräfte prozentual gesehen etwas weniger Verständnisfragen verwenden als die weiblichen. Ferner leisten sie klischeegemäß (aber entgegen der Feststellung, daß Ältere und Jüngere Nachfragen gleich häufig verwenden) weniger Gesprächsarbeit, denn sie gebrauchen die zu einer Fortführung von Gesprächen animierenden Nachfragen ebenfalls ein bißchen, und die inhaltlichen Fragen deutlich seltener.

Tabelle 28 zeigt, welchen Anteil die verschiedenen Themengruppen an den reaktiven Fragen der Pflegekräfte haben. Im Vergleich zu den eigeninitiativen Fragen betreffen hier etwas mehr als halb so viele Fragen die Pflege. Die institutionenspezifische Bezugnahme auf die Pflegehandlung ist hier also entsprechend der weniger pflegefixierten Themenwahl der BewohnerInnen wesentlich weniger deutlich ausgeprägt. Entsprechend sind bei den reaktiven Fragen 8 % mehr auf die BewohnerInnen bezogen. Nicht anwesende Personen und die Themenkategorie Welt werden etwa doppelt so häufig wie bei den eigeninitativen Fragen thematisiert.

Tabelle 28: Themen reaktiver Fragen in Prozent

Gruppe	Pflege*	P/U*	Personen*	Welt*	Bew.*	?
Alle	29,8 (24,2)	3,6 (5,6)	7,7 (8,3)	12,1 (11,5)	40,8 (25,0)	6,0
Unter 40	31,8 (25,7)	4,0 (4,9)	7,1 (7,2)	13,2 (12,5)	36,9 (21,6)	7,0
Über 40	26,3 (20,8)	3,1 (6,8)	8,6 (9,8)	10,1 (9,2)	47,6 (28,8)	4,2
Station A	20,7 (17,0)	7,5 (7,3)	4,3 (5,1)	14,3 (8,6)	46,8 (24,8)	6,5
Station B	36,1 (39,1)	3,4 (3,5)	4,0 (4,4)	7,3 (11,2)	44,8 (35,7)	4,4
Station C	20,8 (10,8)	2,9 (4,0)	13,2 (12,0)	8,7 (7,3)	45,6 (15,8)	8,8
Station D	43,6 (17,7)	0	9,4 (6,2)	15,5 (15,1)	27,2 (16,3)	4,2
Weibl. Ps	27,1 (18,3)	3,6 (6,0)	7,3 (8,2)	8,7 (8,0)	47,8 (26,1)	5,5
Männl. Ps	35,4 (32,8)	3,8 (4,5)	8,4 (8,4)	19,3 (14,3)	25,9 (13,7)	7,2

* die Werte in den Klammern sind die Standardabweichungen

In bezug auf das Alter der SprecherInnen ergibt sich, daß wie bei den eigeninitiativen Fragen ältere PflegerInnen etwas häufiger pflegebezogen fragen. Allerdings fragen die Älteren hier deutlich öfter nach dem Befinden und den vergangenen wie gegenwärtigen Erfahrungen der BewohnerInnen, während sich die Jüngeren etwas häufiger als die Älteren nach pflegefernen Themen erkundigen.

Schließlich ist noch das reaktive Frageverhalten von Frauen und Männern zu vergleichen. Anders als bei den eigeninitiativen Fragen haben die Männer öfter als die Frauen das Pflegegeschehen und sach- bzw. nicht heimbezogene Themen angesprochen. Anders als bei den eigeninitiativen Fragen, bei denen Männer und Frauen sich gleich häufig nach den BewohnerInnen selbst erkundigt hatten, zielen hier doppelt so viele der reaktiven Fragen der Frauen thematisch auf die BewohnerInnen als bei den Männern.

6.3.2 Antworten

Tabelle 29: Antworten

Gruppe/Anzahl	R	davon Antw.	in % (Stabw.)	Intervall in Sek (Stabw.)
Alle (23)	5749	849	15,5% (6,6%)	239 (138)
Station A (7)	2584	369	15,8% (2,6%)	126 (34)
Station B (5)	806	141	16,0% (10,8%)	343 (154)
Station C (5)	1068	152	15,6% (5,4%)	260 (133)
Station D (6)	1291	187	14,6% (5,8%)	284 (116)
Unter 40 (14)	4126	626	17,1% (6,3%)	207 (120)
Über 40 (9)	1623	223	12,9% (6,2%)	295 (148)
Weibl. Ps. (16)	4153	530	12,9% (5,2%)	269 (147)
Männl. Ps. (7)	1596	319	21,3% (5,6%)	175 (88)

Tabelle 29 zeigt, daß der prozentuale Anteil der Antworten an den Reaktionen bei den PflegerInnen nur halb so groß ist wie bei den meisten BewohnerInnen. Es besteht allgemein eine ausgesprochen starke Obligation, auf Fragen mit einer Antwort zu reagieren. Aus diesem Grund interpretiere ich das seltenere Auftreten von Antworten (und die entsprechend größere Häufigkeit anderer Äußerungstypen) bei den Pflegekräften als Anzeichen eines im Vergleich zu den BewohnerInnen insgesamt aktiveren und komplexeren Gesprächsverhaltens. Auch zeigt die geringe Anzahl der bei den PflegerInnen nachgewiesenen Antworten, daß die KlientInnen der Institution, die BewohnerInnen, wesentlich weniger Fragen stellen als deren AgentInnen (vgl. 5.2.2 und 6.2.2).

Das Alter der SprecherInnen scheint für die Häufigkeit von Antworten in prozentualer und zeitlicher Hinsicht eine gewisse Bedeutung zu haben: der Anteil der Antworten ist bei den Jüngeren etwas höher; bei ihnen vergeht zwischen zwei Antworten deutlich weniger Zeit.[91] Das jüngere Personal scheint also häufiger als das ältere Fragen gestellt zu bekommen.

---

[91] Die Entwicklung ist jedoch nicht linear: während der Anteil der Antworten an den Reaktionen bei den drei Gruppen zwischen 20 und 50 Jahren kontinuierlich abnimmt, ist der Wert der über 50jährigen prozentual und zeitbezogen praktisch identisch mit dem der jüngsten Pflegekräfte.

Die für die Stationen ermittelten prozentualen Werte unterscheiden sich nur geringfügig vom allgemeinen Durchschnittswert für Antworten und sind praktisch identisch. Entsprechend könnte man den Eindruck gewinnen, daß für das Antwortverhalten der Pflegekräfte (bzw. für das Frageverhalten der BewohnerInnen) die Stationszugehörigkeit unerheblich ist. Die auf die zeitliche Dimension bezogenen Ergebnisse zeigen jedoch, daß die Häufigkeit von Antworten auch von der BewohnerInnenstruktur auf den Stationen sowie der Gesprächsfreudigkeit des Personals abhängt. So erfolgen auf der Wohnheimstation circa alle zwei Minuten, auf der Pflegestation B aber nur gut alle sechs Minuten Antworten. Schließlich stellt sich wie immer die Frage nach dem Einfluß des Geschlechts. In bezug auf den prozentualen Anteil und die zeitliche Häufigkeit gibt es einen merklichen Unterschied zwischen Männern und Frauen: Männer antworten in kürzeren Zeitabständen und weisen einen wesentlich höheren prozentualen Anteil an Antworten auf. Da die Unterschiede zwischen den Geschlechtern zwar kleiner werden, aber von der Tendenz her gleich bleiben, wenn man den Männern eine gleichaltrige Gruppe von Frauen gegenüberstellt, scheint das Geschlecht mehr noch als das Lebensalter die Häufigkeit von Antworten zu beeinflussen. Das bedeutet nun entweder, daß die BewohnerInnen den Männern häufiger Fragen stellen, oder aber, daß die Männer zwar die an sie gerichteten Fragen beantworten, aber insgesamt eine geringere Bandbreite an Reaktionen auf die Äußerungen der alten Menschen aufweisen als die Frauen.

6.3.2.1 Fehlende Antworten

Tabelle 30: fehlende Antworten

Gruppe/Anzahl	Anzahl d. ihnen gestellten Fragen	davon nicht beantwortet	in %	nicht beantw. Intervall in Sek (Stabw.)
Alle (23)	927	78	9,0%	3229 (3665)
Station A (7)	385	16	5,1%	4612 (5872)
Station B (5)	157	16	10,4%	2342 (1203)
Station C (5)	175	23	12,1%	3495 (2449)
Station D (6)	210	23	10,5%	2012 (848)
Unter 40 (14)	674	48	8,8%	3390 (4252)
Über 40 (9)	253	30	9,3%	2930 (2158)
Weibl. Ps. (16)	575	45	8,4%	3939 (4268)
Männl. Ps. (7)	352	33	10,8%	1910 (1367)

Im Vergleich zu den meisten BewohnerInnen haben die PflegerInnen deutlich weniger der an sie gerichteten Fragen nicht beantwortet: während durchschnittlich gut ein Viertel aller den BewohnerInnen gestellten Fragen unbeantwortet bleiben, trifft dies bei den Pflegekräften nicht einmal auf jede zehnte Frage zu. Lediglich die Schwerhörigen und die geistig gesunden BewohnerInnen weisen einen dem Personal vergleichbaren prozentualen Wert auf. Umgerechnet auf die Sprechzeit der Pflegekräfte ergibt sich, daß nur alle 53 Minuten eine Frage der BewohnerInnen unbeantwortet bleibt, während dies bei den gesunden BewohnerInnen, die in zeitlicher Hinsicht mit Abstand am seltensten Fragen der Pflegekräfte unbeantwortet lassen, immerhin alle 11 Minuten geschieht. Die folgende Tabelle gibt Aufschluß darüber, wieviele der von den BewohnerInnen gestellten Fragen das Personal nicht beantwortet hat:

Das Alter der SprecherInnen scheint bei den Pflegekräften tendenziell einen Einfluß darauf zu haben, wieviele der an sie gerichteten Fragen unbeantwortet bleiben. Der prozentuale Anteil der unbeantworten Fragen ist bei beiden gleich hoch; die Zeitspannen zwischen zwei unbeantworteten Fragen sind bei den älteren allerdings kürzer als bei den Jüngeren. Möglicherweise ist das Ignorieren von Fragen der BewohnerInnen eine Verhaltensweise, die sich mit zunehmender Pflegeerfahrung und Routine einstellt.

Unbeantwortete Fragen kommen auf der Wohnheimstation in prozentualer wie zeitlicher Hinsicht erwartungsgemäß deutlich seltener vor als auf den Pflegestationen.

In bezug auf das Antwortverhalten der Geschlechter ist zu sagen, daß es in prozentualer Hinsicht kaum einen, zeitlich betrachtet jedoch einen enormen Unterschied zwischen Männern und Frauen gibt: bei den Frauen verstreicht zwischen zwei unbeantworteten Fragen eine mehr als doppelt so lange Zeitspanne. Da die den Männern alters- und anzahlmäßig vergleichbare Frauengruppe gar dreimal seltener als die Männer Fragen der BewohnerInnen unbeantwortet läßt, ist das Geschlecht die Kategorie, die das Verhalten der Pflegekräfte sehr viel mehr beeinflußt als das Lebensalter.

6.3.3 Simultane Sequenzen/Kampf ums Rederecht

Wie in Kapitel 5.3.3 dargestellt, sind simultane Sequenzen in der Altenpflege eher selten. Gleichzeitiges Sprechen erfolgt bei den BewohnerInnen rollenbedingt wenn, dann meist an Stellen, bei denen potentiell ein Sprecherwechsel erfolgen kann. Gleichzeitig gesprochen werden ein oder maximal zwei Worte, die dann häufig Hörersignale oder Antworten auf geschlossene Fragen sind.[92] Dort, wo nahezu ständig simultan gesprochen wird, ist dies durch die Erkrankungen der BewohnerInnen bedingt. Wie ist es aber bei den PflegerInnen um den Kampf um das Rederecht bestellt? Wann und wo sprechen sie gleichzeitig wie die alten Menschen? Die nachstehenden Tabellen geben einen Überblick darüber. Hierfür

---

[92] Eine seltene Ausnahme ist hier der Text 131, in dem die Praktikantin P21 zusammen mit der Bewohnerin B48 das Vaterunser spricht.

wurden zunächst alle Stellen ausgezählt, an denen das Pflegepersonal und die alten Leute gleichzeitig sprechen bzw. zu sprechen beginnen. Es ergibt sich ein eher komplexes Bild, denn prozentuale und zeitbezogene Ergebnisse deuten häufig in unterschiedliche Richtungen.

Tabelle 31: simultane Sequenzen

Gruppe/Anzahl	simultane Sequenzen gesamt	Intervall in Sek (Stabw.)
Alle (23)	1760	222 (305)
Station A (7)	969	100 (79)
Station B (5)	98	222 (89)
Station C (5)	398	171 (143)
Station D (6)	295	407 (507)
Unter 40 (14)	1210	264 (370)
Über 40 (9)	550	148 (88)
Weibl. Ps. (16)	1454	229 (357)
Männl. Ps. (7)	306	208 (136)

Auch hier ist in erster Linie die Zusammensetzung der auf den Stationen leben-den BewohnerInnen, sowie die durch die Stationsleitung geschaffene kommuni-kationsfreudige oder -feindliche Atmosphäre ausschlaggebend dafür, ob häufig oder selten simultan gesprochen wird. So wird auf der gesprächsfreudigen Wohnheimstation absolut und zeitlich gesehen häufiger als auf den Pflegestatio-nen gleichzeitig geredet. Dies könnte auf eine generell lebhafte und eher symme-trische Gesprächsbeteiligung oder aber auch auf lange Interaktionen mit der de-menten B14 zurückzuführen sein, welche krankheitsbedingt ständig vor sich hin spricht. Die PflegerInnen können gar nicht anders, als ihren Sprachautomatismus zu ignorieren und gleichzeitig zu sprechen. Ähnliches gilt für die Station C, auf der die zum unentwegten Monologisieren neigende Wernicke-Aphasikerin B47 lebt. Auf den weniger kommunikationsfreudigen Pflegestationen D und B spre-chen Pflegekräfte und BewohnerInnen sehr viel seltener gleichzeitig.
In bezug auf das Alter der SprecherInnen ist zu sehen, daß bei den Älteren si-multane Sequenzen sehr viel schneller aufeinander folgen als bei den Jüngeren.
In bezug auf das Geschlecht ist folgendes festzustellen: der Allgemeinplatz aus der feministischen Linguistik, Männer würden mehr als Frauen dazu tendieren, gleichzeitig wie andere zu reden, bzw. diese zu unterbrechen, konnte hier nur z.T. bestätigt werden. Das Geschlecht scheint auf den ersten Blick keine Rolle für die Häufigkeit simultaner Sequenzen zu spielen: Männer und Frauen produ-zieren sie zeitlich gesehen ungefähr gleich häufig. Ein Unterschied tritt jedoch zutage, wenn man die Frauen, die älter als die Männer sind, nicht in den Ver-gleich miteinbezieht: dann kommen simultane Sequenzen bei den Frauen ledig-lich alle 364 Sekunden, d.h. seltener als bei den Männern vor.
Mithin stehen sowohl das Lebensalter als auch das Geschlecht in einem Zusam-menhang damit, wie häufig das Personal gleichzeitig wie die BewohnerInnen spricht.

Wenn das Personal den BewohnerInnen ins Wort fällt bzw. versucht, die alten Menschen zu unterbrechen, tun sie dies meist erfolgreich. Ein Beispiel hierfür ist der folgende Ausschnitt, in dem die Stationsschwester eine Bewohnerin nicht ausreden läßt (Z. 232). Die Bewohnerin leidet unter Darmträgheit, worüber sie sich täglich bei den Schwestern beklagt. P27 nutzt hier ihre Macht als Agentin der Institution, um die Klage der alten Frau schon im Vorfeld zu unterbinden oder doch wenigstens abzukürzen:

Beispiel 134: Ausschnitt aus Text 166, P27 - B59

```
231   B59:   oh ich hab schme"rze immer im/
232   P27:                  wo" haben sie schmerzen frau adams↓
234   B59:                                 im po"↓
```

In Beispiel 135 spricht der Pfleger P04 mit Frau S. (B19) über einen jungen Hausarzt. Hier zeigt sich, daß in vielen Fällen eine Tendenz besteht, daß beide GesprächspartnerInnen sich aneinander anpassen und in etwa gleich häufig den/-die andere unterbrechen. Zwar fällt der Pfleger der alten Dame zweimal (Z. 138, 149) ins Wort - Frau S. tut dies, wenn auch vermutlich ohne Turnbeanspruchung, allerdings ebenfalls (Z. 136):

Beispiel 135: Ausschnitt aus Text 054, P04 - B19

```
135   P04:   ich wei"ß nich wie alt er is↓ aber ich schätz ihn/
136   B19:                  ich weiß au"ch nich↓

137          aber jedenfalls daß er schon was ..↑/
138   P04:                  der/ der is in    meinem a"lter↓
139   P04:   der is um die drei/ >äh< *
140          zwei"endreißig * schätz ich den vielleicht↓
141   U:                                        mhm↓
142   B19:   so↓ mei"nen sie↑
143   P04:   zwischen dreißig un fü"mmendreißig↓
144          älter i"s er nich↓
145   B19:           >ja ja↓<
146          mei"nen sie nich↓
147   P04:   glaub ich ni"ch↓
148   B19:   na jedenfalls (da will ich hi"n↓)
149   P04:                  na wenn der mit achtzehn studie"rt hat↑
```

Tabelle 32 vervollständigt das Bild in bezug auf die simultanen Sequenzen. Hier ist zu sehen, wie groß der Anteil der Sequenzen ist, die man als Ins-Wort-Fallen oder Unterbrechungsversuche bezeichnen kann: Der Anteil dieser Form des simultanen Sprechens ist etwas größer als derjenige der simultanen Sequenzen kurz vor einem potentiellen Turnwechsel. Es erweist sich, daß die jüngeren Pflegekräfte den alten Menschen in zeitlicher Hinsicht häufiger ins Wort fallen. Die Verwendung der potentiellen Unterbrechungsversuche auf den Stationen spiegelt das Bild wider, das in diesem Kapitel schon vielfach gezeichnet wurde: wieder fällt die kommunikationsfreudige Wohnheimstation in zeitlicher Hinsicht aus dem Rahmen. Für das sehr viel seltenere Vorkommen der Unterbrechungen auf den Pflegestationen ist vermutlich vor allem die geringe Sprechhäufigkeit und -dauer der dort lebenden BewohnerInnen ausschlaggebend.

Tabelle 32: Ins-Wort-Fallen

Gruppe/Anzahl	S. gesamt	davon Ins-Wort-Fallen	Intervall in Sek (Stabw.)
Alle (23)	1760	308 = 17,5%	1205 (1070)
Station A (7)	969	189 = 19,5%	739 (662)
Station B (5)	98	4 = 4,1%	1357 (324)
Station C (5)	398	54 = 13,2%	1425 (1452)
Station D (6)	295	51 = 17,3%	1604 (1371)
Unter 40 (14)	1210	222 = 18,3%	1019 (730)
Über 40 (9)	550	86 = 15,6%	1524 (1426)
Weibl. Ps. (16)	1454	254 = 17,5%	1272 (1194)
Männl. Ps. (7)	306	54 = 17,6%	1060 (712)

Auch beim Ins-Wort-Fallen gibt es keine prozentualen Unterschied zwischen Männern und Frauen. In zeitlicher Hinsicht allerdings verwenden die Frauen diese Art des simultanen Sprechens seltener. Da bei einer Gegenüberstellung gleichaltriger Männer und Frauen auch dieser Unterschied verschwindet, scheint das Ins-Wort-Fallen alters-, weniger aber geschlechtsabhängig zu sein.

6.3.4 Nonverbale Kommunikation: Lachen

Tabelle 33: Lachen

Gruppe/Anzahl	Lachen gesamt	davon Lachen mit Bew.	Intervall in Sek (Stabw.)	davon Lachen mit P/U	Intervall in Sek (Stabw.)
Alle (23)	1360	856	425 (646)	504	397 (378)
Station A (7)	536	423	356 (276)	113	716 (532)
Station B (5)	197	80	850 (1210)	117	215 (91)
Station C (5)	256	158	241 (70)	98	312 (94)
Station D (6)	371	195	273 (129)	176	243 (90)
Unter 40 (14)	926	614	496 (789)	312	486 (468)
Über 40 (9)	434	242	300 (184)	192	275 (110)
Weibl. Ps. (16)	1109	718	291 (209)	391	349 (274)
Männl. Ps. (7)	251	138	710 (1048)	113	533 (554)

Wie bereits in Kapitel 5.3.4 festgestellt, kann zum Thema nonverbale Kommunikation im Prinzip nichts gesagt werden, da keine visuellen Daten vorliegen. Lachen ist das einzige nonverbale Gesprächsverhalten, das leidlich gut quantifiziert werden kann, weil es in den Transkripten mitnotiert ist. Tabelle 33 zeigt, wie häufig das Lachen der Pflegekräfte in zeitlicher Hinsicht erfolgt. Dabei wird unterschieden, ob das Lachen den BewohnerInnen, oder aber den KollegInnen bzw. der Untersucherin gilt.

In bezug auf das Alter der SprecherInnen ergibt sich, daß sowohl das Lachen mit KollegInnen oder der Untersucherin wie auch das Lachen mit BewohnerInnen bei den älteren Pflegekräften sehr viel häufiger ist als bei den jüngeren. Die Unterschiede beim Lachen mit KollegInnen bzw. der Untersucherin sind etwas kleiner. Generell gesehen ist dieses Lachen etwas seltener als das Lachen mit BewohnerInnen. Weiterführende (aber an dieser Stelle nicht zu leistende) Untersuchungen müßten zeigen, welche Funktion wie z.B. Solidarität demonstrieren vs. Unsicherheit kaschieren das Lachen von jungen und älteren SprecherInnen jeweils hat, und ob hier Unterschiede bestehen.

Auch das Lachen erfolgt in Abhängigkeit von Stationszugehörigkeit und Führungsstil. Herausragend selten wird auf der eher kommunikationsfeindlichen und streng hierarchisch gegliederten Station B mit den BewohnerInnen gelacht. Das Lachen mit KollegInnen erfolgt hier jedoch häufiger als auf den anderen Stationen. Es erweist sich also zum wiederholten Male, daß auch innerhalb eines Heimes sehr unterschiedliche Kommunikationsstile vorherrschen können.

Ein Blick auf das Lachen bei Männern und Frauen zeigt schließlich, daß das gesprächs- und vertrauensfördernde Lachen wie schon von Kotthoff (1996) angedeutet eindeutig eine Sache der Frauen ist. So lachen die weiblichen Pflegekräfte egal welchen Alters im Umgang mit den BewohnerInnen mehr als doppelt so häufig wie ihre männlichen Kollegen. Hieran scheint auch eine relativ lange Erfahrung mit der Altenpflege nichts zu ändern: der ehemalige Zivildienstleistende P04 setzt seltener als die anderen PflegerInnen unter 40 und auch als die jüngeren Männer das Lachen zur Förderung von Vertrauen und zwischenmenschlichem Kontakt ein. Der stellvertretende Stationsleiter P12, der allerdings im wesentlichen verstummte BewohnerInnen pflegt, lacht gar nur ein einziges Mal in einer Gesamtzeit von 53,5 Minuten.[93] Auch gegenüber KollegInnen sowie der Untersucherin lachen die weiblichen Pflegekräfte insgesamt wie auch die den Pflegern altersmäßig vergleichbaren weiblichen Pflegekräfte häufiger als die männlichen. Neben dem Alter scheint hier also das Geschlecht eine wichtige Rolle zu spielen.

---

[93] Zum Vergleich sei an dieser Stelle darauf hingewiesen, daß die Pflegehelferin P13, von der nur eine etwas mehr als halbstündige Interaktion mit dem verstummten B35 vorliegt, immerhin alle 2,52 Minuten ein Lachen für diese Bewohnerin produziert hat.

6.3.5 Hörersignale

Die Verwendung von Hörersignalen ist naturgemäß von der Gesprächigkeit der GesprächspartnerInnen abhängig: nur, wo geredet wird, können bestätigende und Aufmerksamkeit signalisierende Rückmeldesignale sinnvoll eingesetzt werden. Entsprechend kommen in Morgenpflegeinteraktionen mit schweigsamen BewohnerInnen so gut wie überhaupt keine Hörersignale vor, während sie in Gesprächen mit kommunikationsfreudigen alten Menschen, wie in Beispiel 136 zu sehen ist, sehr häufig sind.[94] Hier unterhält sich die Stationsschwester der Wohnheimstation im Rahmen des Blutdruckmessens, also einer sekundären Morgenpflegetätigkeit, mit einer geistig gesunden Bewohnerin (B19) über einen verstorbenen Bewohner:

Beispiel 136: Ausschnitt aus Text 022, P01 - B19

449	B19:	hier fehlt eine/ * wissen sie so wie de/
450		den herr kla"r↓ den vermisse ich se"hr↓
451	P01:	ja↓
452	B19:	den herrn klar↓ >ja ja↓<
453	P01:	des stimmt↓ ja↓
454	B19:	ja ja das würd ich/
455		der herr reger is au"ch↑
456		aber der mit seim o"hr↓ nich↓
457		der hö"rt ja nich↓
458	P01:	jaha↑
459		mhm↓ stimmt↓
460		<der herr klar war schon en einmaliger me"nsch↓ gell↑>
461	B19:	←de"r→ war/ da"s war wirklich ...
462	P01:	mhm↓
463		des stimmt↓ ganz ganz lie"ber↓
464	B19:	(wirklich)
465		und daß er so schnell ste"rben mußte↓
466	P01:	mhm↓
467	B19:	ah gu"t daß er so schnell gestorben is↓
468	P01:	>ja↓<
469	B19:	daß sich nich hat quä"len müssen↓ *2*

---

[94] Darüber hinaus produziert P01 in der Terminologie von Bublitz (1988) redebegleitend die Bewohnerin bestätigende und Zustimmung signalisierende Hörerkommentare in Form von (das) stimmt (Z. 453, 359, 463).

Tabelle 34 zeigt, inwiefern neben der Gesprächigkeit der BewohnerInnen auch die hier untersuchten Faktoren für die Häufigkeit der Verwendung von Hörersignalen eine Rolle spielen.
Der Anteil der Hörersignale ist beim Pflegepersonal mit Durchschnittswerten unter 17% deutlich geringer als bei den BewohnerInnen, bei denen Werte von bis zu 38% vorliegen. Ein entsprechend größerer Anteil ihrer Reaktionen besteht aus komplexeren Äußerungstypen.

Tabelle 34: Hörersignale

Gruppe/Anzahl	R	davon Hörersignale	in % (Stabw.)	Intervall in Sek (Stabw.)
Alle (23)	5749	1004	15,8% (7,8%)	248 (171)
Station A (7)	2584	453	16,1% (3,9%)	131 (57)
Station B (5)	806	130	14,9% (9,6%)	374 (263)
Station C (5)	1068	201	16,7% (10,3%)	240 (71)
Station D (6)	1291	220	15,5% (7,1%)	308 (151)
Unter 40 (14)	4126	705	15,6% (5,3%)	252 (196)
Über 40 (9)	1623	299	16,1% (10,6%)	242 (114)
Weibl. Ps. (16)	4153	767	16,7% (8,9%)	213 (112)
Männl. Ps. (7)	1596	237	13,9% (4,0%)	324 (239)

Zwischen dem jüngeren und dem älteren Personal gibt es in prozentualer wie zeitlicher Hinsicht keinen Unterschied.
Die vier Stationen unterscheiden sich in bezug auf den Anteil der Hörersignale an den Reaktionen kaum. Allerdings besteht auch hier der durch die noch bzw. nicht mehr vorhandenen Kommunikationsfähigkeiten der BewohnerInnen bedingte Unterschied zwischen der Wohnheimstation und den drei Pflegestationen: Hörersignale erfolgen hier nahezu dreimal so oft wie auf der schweigsamsten Pflegestation B.

Abschließend gilt es noch, die Verwendung von Hörersignalen bei Frauen und Männern einander gegenüberzustellen. Die Frauen haben Hörersignale in prozentualer wie in zeitlicher Hinsicht etwas öfter verwendet als die Männer.[95] Da der zeitbezogene Unterschied zwischen Männern und Frauen noch größer wird, wenn man die älteren Pflegerinnen aus der Betrachtung ausnimmt, scheint sich hier das Geschlecht der SprecherInnen, nicht aber das Alter modifizierend auszuwirken.

---

[95] Allerdings wird der zeitbezogene Unterschied zwischen den Geschlechtern merklich kleiner, läßt man den stellvertretenden Stationsleiter P12, von dem praktisch ausschließlich Aufnahmen mit im Prinzip "sprachlosen" BewohnerInnen vorliegen, unberücksichtigt. Ohne ihn würden die Männer alle 242 Sekunden (vs. alle 213 bei den Frauen) ein Hörersignal produzieren.

6.3.6 Wiederholungen

Ein auffälliges Merkmal des Gesprächsverhalten von AltenpflegerInnen ist, daß sie sehr oft in verständnissichernder wie kommunikativer Absicht die Äußerungen der BewohnerInnen wiederholen (vgl. 4.1.3.6). Dies geschieht zumeist mit fraOgender, aber zuweilen auch mit fallender Intonation. Wiederholungen sind dementsprechend zwar eine Teilmenge der Reaktionen - sie überschreiten allerdings die Grenzen zwischen reaktiven Äußerungstypen wie Fraugen und Kommentaren. Beispiel 137 illustriert, wie Wiederholungen eingesetzt werden. Hier versucht der Zivildienstleistende P05, die demente Bewohnerin B14 zum Aufstehen zu bewegen. In den Zeilen 12, 20 und 25 wiederholt er die Worte oder zumindest Teile der Äußerungen von Frau S. fragend. In der Zeile 16 wiederum wiederholt er ihre ablehnenden Worte eher spielerisch und amüsiert. Die Intonation ist entsprechend eher fallend:

Beispiel 137: Ausschnitt aus Text 073, P05 - B14

```
003   P05:   #guten mo"rgen↓# SINGSANG *
004   B14:   BRUMMT UNWILLIG >was i"s denn↓<
005   P05:                              hm↑
006           mo"rgen is↓ da"s is↓ *2* hm↑ *3*
007           müssen se au"fstehn frau schulz↓ *
008           hm↑
009   B14:   muß ich au"fstehn↓
010   P05:   mhm↑
011   B14:   ich brau"ch noch nich aufstehn↓
012   P05:   brauchen sie noch ni"cht↓
013   B14:   ←nein↓→
014   P05:   wieso" nich↑
015   B14:   nein nein nei"n↓
016   P05:   nein nein nei"n↓
017   B14:   nein nei"n ich/
018   P05:                LACHT
019   B14:   ich ha"b die genehmigung↓
020   P05:   #sie ham die genehmigung lie"gen zu bleiben↓# SCHMUNZELND
021   B14:   doch noch lie"gen zu bleiben↓
022           ich brau"ch nich so früh aufzustehn↓
023   P05:   kann ich die ma ←se"hen↑→ die genehmigung↑
024   B14:   ach nei"n↓ (nich wenn du wi"llst↓) ne↑
025   P05:   <nich↑>
026   B14:   nein↓
```

Tabelle 35: Wiederholungen

Gruppe/Anzahl	R	davon Wiederholungen	Intervall in Sek (Stabw.)
Alle (23)	5749	394	764 (870)
Station A (7)	2584	176	445 (306)
Station B (5)	806	40	1857 (1732)
Station C (5)	1068	85	552 (247)
Station D (6)	1291	83	767 (482)
Unter 40 (14)	4126	290	528 (387)
Über 40 (9)	1623	94	1149 (1225)
Weibl. Ps. (16)	4153	262	866 (992)
Männl. Ps. (7)	1596	122	509 (309)

Gibt es nun Unterschiede in der Häufigkeit, mit der jüngeres und älteres Personal Wiederholungen benutzt? Diese Frage muß, zumindest bezogen auf die zeitliche Häufigkeit dieses Äußerungstyps, eindeutig bejaht werden. Tabelle 35 zeigt, wie häufig Wiederholungen bei den unterschiedlichen Gruppen von PflegerInnen vorgekommen sind. Die Jüngeren wiederholen mehr als doppelt so oft wie ihre älteren KollegInnen, was die BewohnerInnen soeben zu ihnen gesagt haben.

Ein Vergleich der zeitbezogenen Durchschnittswerte der Stationen zeigt wieder die Sonderrollen der Stationen A und B: auf der eher kommunikationsfeindlichen Station B erfolgen lediglich alle 31 Minuten Wiederholungen. Auf der ausgesprochen kommunikationsfreudigen Station A werden Wiederholungen mehr als dreimal häufiger eingesetzt, um die Kommunikation in Gang zu halten oder abzuklären, ob die PflegerInnen die alten Menschen richtig verstanden haben.

Die Männer verwenden Wiederholungen in zeitlicher Hinsicht deutlich häufiger als die Frauen. Dies liegt nicht (allein) an ihrem geringeren Durchschnittsalter: stellt man ihnen nämlich eine gleich alte Gruppe von Pflegerinnen gegenüber (bei denen durchschnittlich alle 584 Sekunden eine Wiederholung erfolgt), so wird der Unterschied zwischen den Geschlechtern zwar kleiner, aber er besteht nach wie vor.

6.3.7 Paarsequenzen

Im folgenden wird dargelegt, wie die PflegerInnen auf das Einleiten von Gruß-Gegengruß-Paarsequenzen (6.3.7.1) und Bitte-Danke-Paarsequenzen (6.3.7.2) eingehen.

6.3.7.1 (Zweiter Teil von) Gruß-Gegengruß-Paarsequenzen

In Kapitel 5.3.6.1 wurde gezeigt, daß vor allem im Fall von Abschiedsgrußsequenzen der von den BewohnerInnen erwartbare zweite Teil relativ häufig fehlt, weil das Grüßen in erster Linie als Anfangs- und Schlußsignal für die institutionelle Interaktion interpretiert wird. Angesichts der verschwindend geringen Menge von nur neunzehn durch die BewohnerInnen initiierten Gruß-Gegengruß-Paarsequenzen verbietet sich eine quantitative Analyse bei den Pflegekräften. Allerdings haben diese (d.h. die 7 Pflegekräfte, die initiativ von den BewohnerInnen gegrüßt wurden)[96] auf alle ihnen entgegengebrachten Grüße höflich mit einem Gegengruß reagiert. Insofern besteht also ein deutlicher Unterschied zwischen dem reaktiven Grußverhalten von AgentInnen und KlientInnen der Institution Altenpflegeheim.

6.3.7.2 (Zweiter Teil von) Danke-Bitte-Paarsequenzen

In Kapitel 5.3.6.2 wurde ausgeführt, daß das Danken deutlich häufiger durch die BewohnerInnen initiiert wird und insofern vermutlich in engem Zusammenhang mit deren Rolle als KlientInnen steht. Anders als die BewohnerInnen quittieren viele der PflegerInnen das Danken der BewohnerInnen nicht mit *bitte*, wie Tabelle 36 zeigt. Insgesamt gesehen wird auf etwa zwei Drittel aller Danke-Teilsequenzen nicht reagiert.

Tabelle 36: Reaktionen auf Dank

Gruppe/Anzahl	Gesamtzahl d. von Bew. initiierten Dank-Sequenzen	Reaktionen auf diese	keine Reaktionen auf diese (Stabw.)
alle (23)	83	27	56 = 64,0% (31,8%)
Station A (7)	35	12	23 = 49,3% (37,7%)
Station B (5)	22	5	17 = 82,2% (13,7%)
Station C (5)	7	3	4 = 66,7% (23,6%)
Station D (6)	19	7	12 = 77,4% (17,6%)
Unter 40 (14)	59	18	41 = 56,7% (33,6%)
über 40 (9)	24	9	15 = 76,2% (23,9%)
Weibl. Ps. (16)	46	18	28 = 57,2% (35,4%)
Männl. Ps. (7)	37	9	28 = 79,1% (12,1%)

---

[96] Vier der sieben von den BewohnerInnen gegrüßten Pflegekräften arbeitet auf der Wohnheimstation A. Dies interpretiere ich als weiteres Kennzeichen dafür, daß die auf einer Station herrschende Atmosphäre, sowie die Zusammensetzung der dort lebenden alten Menschen entscheidend für die Art und Häufigkeit der Gespräche zwischen PflegerInnen und BewohnerInnen ist.

Es scheint, als gehe zunehmendes Lebensalter mit einer wachsenden Anzahl an Fällen einher, in denen das Personal auf einen bewohnerseitigen Dank nicht mit *bitte* reagiert. Die meisten Danke-Bitte Sequenzen haben die PflegerInnen auf der Station A vervollständigt, die wenigsten die auf der Station B. Insgesamt gesehen ist allerdings den Zahlen in bezug auf die Stationen wenig Bedeutung beizumessen, weil außer auf der Station A in allen Fällen nur jeweils 2 Pflegekräfte für den Durchschnittswert ihrer Station verantwortlich sind. Auch ist die Anzahl der Belege selbstverständlich für ernstzunehmende quantitative Untersuchungen viel zu klein.

Etwas aussagekräftiger scheint allerdings ein Vergleich des männlichen und weiblichen Reaktionsverhaltens in bezug auf Danke-Bitte-Sequenzen zu sein. Obwohl bei beiden Geschlechtern der Anteil der unbeantworteten Sequenzen höher ist als der der beantworteten, ist das Verhältnis bei den Frauen doch wesentlich ausgeglichener. Dafür, daß neben dem Alter auch das Geschlecht Einfluß auf die Häufigkeit pflegerischer Reaktionen auf Danke-Bitte-Sequenzen hat, spricht ferner, daß bei einer Gegenüberstellung gleich alter Pflegerinnen und Pfleger der Unterschied zwischen dem Reaktionsverhalten der Geschlechter noch wesentlich größer wird: die jüngeren Pflegerinnen reagieren auf nur 34,3 % der von den BewohnerInnen initiierten Sequenzen nicht. Das häufigere Fehlen des zweiten Teiles dieser Paarsequenz könnte also geschlechtstypisch sein.

6.4 Painful Self-Disclosure (PSD)

Das Fazit von Kapitel 5.4 war, daß der institutionelle Kontext sowie der gesundheitliche Zustand der alten Menschen bewirkt, daß PSD in Gesprächen zwischen Pflegekräften und BewohnerInnen nur selten zu finden ist. Eine Durchsicht des gesamten Materials belegt, daß dies erwartungsgemäß auch für die Pflegekräfte gilt: der institutionelle Rahmen bewirkt allgemein, daß sie mit den alten Menschen nicht oder nur wenig über ihr Privatleben sprechen. Vor allem aber produzieren sie von sich aus kein PSD in Gesprächen mit ihnen. Lediglich drei der Pflegekräfte haben auf entsprechende Äußerungen von BewohnerInnen damit reagiert, daß sie einräumten, selber unter Schlafstörungen, Kopfschmerzen o.ä. zu leiden. Erstaunlicherweise findet PSD aber bei immerhin sechs von 26 Pflegekräften im Umgang mit KollegInnen und vor allem der Untersucherin, d.h. einer ihnen weitgehend unbekannten Person statt. Die betreffenden PflegerInnen sind in bezug auf ihr Lebensalter weit gestreut: PSD-ähnliche Sequenzen liegen von 20-52jährigem Personal vor. Es finden sich u.a. erstaunlich offenherzige Berichte über persönliche Mißerfolge und Frustrationserlebnisse, Fehlleistungen und Vergeßlichkeit, und über Probleme mit Familienangehörigen,

Freunden, und Vorgesetzten.[97] So bedauert etwa eine Schülerin einen selbstverschuldeten Mangel an (Aus)Bildung (och ich wär au" gern abiturient↓ dann würd ich medizi"n studiern↑ un dann wär gu"t↓ aber da war ich wohl mal zu fau"l dazu↓ heut stinkt=s mer e"cht↓). Zukünftige Analysen sollten also möglicherweise die britisch-amerikanische These (Coupland et al. 1988), PSD sei ein Charakteristikum des Gesprächsverhaltens alter Menschen, hinterfragen.

6.5 Das Verhältnis zwischen aktivem und reaktivem Gesprächsverhalten

Tabelle 37: Verhältnis Eigeninitiativen - Reaktionen

Gruppe/Anzahl	E	Intervall in Sek (Stabw.)	in % (Stabw.)	R	Intervall in Sek (Stabw.)	in % (Stabw.)
Alle (23)	9222	19 (7)	63,7% (14,8%)	5749	79 (205)	36,3% (14,8%)
Station A (7)	2787	18 (5)	52,2% (7,6%)	2584	20 (6)	47,8% (7,6%)
Station B (5)	1612	21 (8)	74,1% (21,2%)	806	257 (390)	25,9% (21,2%)
Station C (5)	2733	15 (7)	69,9% (7,1%)	1068	34 (7)	30,1% (7,1%)
Station D (6)	2090	22 (8)	63,1% (8,9%)	1291	39 (16)	36,9% (8,9%)
Unter 40 (14)	5449	20 (7)	58,7% (14,1%)	4126	35 (26)	41,3% (14,1%)
Über 40 (9)	3773	17 (8)	71,4% (12,3%)	1623	149 (313)	28,6% (12,3%)
Weibl. Ps. (16)	7332	17 (7)	66,4% (13,7%)	4153	96 (243)	33,6% (13,7%)
Männl. Ps. (7)	1890	23 (8)	57,5% (15,4%)	1596	41 (32)	42,5% (15,4%)

Tabelle 37 veranschaulicht, in welchem Verhältnis die Eigeninitiativen und Reaktionen des Pflegepersonals zueinander stehen. Anders als bei den BewohnerInnen, die umso mehr Reaktionen und umso weniger Eigeninitiativen produzieren, je kränker sie sind, überwiegen bei den Pflegekräften die aktiven Äußerungen. Zeitlich ausgedrückt bedeutet das, daß die PflegerInnen sich viermal öfter eigeninitiativ geäußert haben. Es scheint also, als sei das Überwiegen der aktiven Gesprächsbeiträge charakteristisch für die AgentInnen der Institution Altenpflegeheim, während das Überwiegen reaktiver Gesprächszüge typisch für die KlientInnen dieser Institution ist.

Unterteilt man die Pflegekräfte gemäß ihres Alters, so zeigt sich, daß das institutionenspezifische Überwiegen der eigeninitiativen Gesprächsbeiträge in prozentualer Hinsicht umso ausgeprägter wird, je älter und erfahrener die SprecherInnen sind. In zeitlicher Hinsicht verwenden beide Gruppen die Eigeninitiativen

---

[97] Dies entspricht auch den Erfahrungen von Kallmeyer (1995, 28):

"Wenn das Zugangsproblem gelöst ist, bekommt der Ethnograph oft die Rolle eines 'distanzierten Vertrauten', dem gegenüber sich Gemeinschaftsmitglieder aussprechen bis hin zu weitgehenden beruflichen oder biographischen Enthüllungen, über die zu sprechen innerhalb der eigenen Welt schwer und konsequenzenreich wäre."

allerdings so gut wie gleich häufig. Reaktive Gesprächszüge erfolgen bei den jüngeren Pflegekräften viermal so oft wie bei den älteren. Ein Blick auf die Ergebnisse der vier Stationen zeigt zum wiederholten Male, daß das Verhältnis zwischen Eigeninitiativen und Reaktionen umso ausgeglichener ist, je mehr geistig gesunde und kommunikationsfreudige BewohnerInnen dort leben. So besteht auf der Wohnheimstation in prozentualer wie zeitbezogener Hinsicht nahezu ein Gleichgewicht zwischen beiden, während auf den Pflegestationen C und B zumindest in prozentualer Hinsicht deutlich die eigeninitiativen Äußerungen überwiegen. Wie bei den altersbezogenen Gruppen gibt es keinen Unterschied zwischen den Stationen in bezug auf die zeitliche Häufigkeit von Eigeninitiativen. Herausragend selten kommen Reaktionen in zeitlicher Hinsicht auf der Pflegestation B vor, was sicher nicht zuletzt mit der großen Menge an aufgenommenen Interaktionen mit verstummten bzw. sehr schweigsamen BewohnerInnen zusammenhängt. In der Zeit, in der auf der Station B eine Reaktion erfolgt, werden auf der Wohnheimstation bspw. 13 ebensolche produziert. Abschließend soll noch das aktive und reaktive Gesprächsverhalten von Männern und Frauen einander gegenübergestellt werden. Gemäß der Ergebnisse bei den altersbezogenen Gruppen haben die im Durchschnitt älteren Frauen nur prozentual betrachtet deutlich mehr Eigeninitiativen produziert als die jüngeren Männer. Vergleicht man allerdings nur die jungen Frauen mit den Männern, so verschwinden die Unterschiede zwischen den Geschlechtern nahezu völlig. Da bei den jüngeren Frauen nicht mehr, sondern sogar weniger Zeit (nämlich 30 Sekunden) zwischen zwei Reaktionen vergeht als bei den Männern, scheint das Alter die Verwendungshäufigkeit von aktiven und reaktiven Äußerungen sehr viel mehr zu beeinflussen.

6.6 Institutionenspezifisches Gesprächsverhalten

Anders als in anderen Institutionen (mit Ausnahme des Krankenhauses) werden die KlientInnen in der Altenpflege einerseits extrem infantilisiert und andererseits mit übertrieben scheinender Höflichkeit behandelt. Wie häufig passiert das aber tatsächlich in der alltäglichen Pflegekommunikation? Im folgenden werden die institutionenspezifischen Merkmale der Kommunikation im Altenpflegeheim quantitativ betrachtet. Zu ihnen zählen insbesondere die verschiedenen Ausprägungen des u.a. von Whitbourne et al. (1992) beschriebenen infantilisierenden Sprechens, nämlich der Einsatz einer im Vergleich zur normalen Stimmlage höheren und z.T. schrillen Stimme (6.6.1), von SBT-Lexemen, Diminutiven, reduplizierten Formen und Kosenamen (6.6.2), der Gebrauch des vor allem von Wood und Ryan (1991) analysierten Krankenschwester-Wir (6.6.3) und das Loben (6.6.4). Ferner wird die ungewöhnlich häufige Verwendung von Rückversicherungsfragen (6.6.5) und abgeschwächten Aufforderungen (6.6.6) analysiert.

6.6.1 Intonation

Tabelle 38 zeigt, wie häufig die unterschiedlichen Gruppen von PflegerInnen die für SBT typische hohe und schrille Stimme eingesetzt haben. Eine Umrechnung auf die Sprechzeit ergibt, daß große Unterschiede zwischen den PflegerInnen in bezug auf die Verwendung der SBT-Intonation bestehen. Die Schülerin P30 bspw., die selbst Mutter ist und aus einer kinderreichen Familie stammt, verändert alle 21 Sekunden ihre Stimme entsprechend. Die ausländische und kinderlose Pflegerin P32 hingegen, die auf derselben Station arbeitet, hat nur ein einziges Mal innerhalb von 3992 Sekunden eine höhere oder schrille Stimme eingesetzt. Mithin deutet sich an, daß erstens nicht alle Pflegekräfte die SBT-Intonation gleichermaßen verwenden, und zweitens die Verwendung der hohen und schrillen Stimme im Zusammenhang mit dem jeweiligen kulturellen und familiären Hintergrund sowie der allgemeinen Lebenserfahrung stehen könnte.

Tabelle 38: Intonation

Gruppe/Anzahl	Belege	Intervall in Sek (Stabw.)
Alle (23)	773	671 (958)
Station A	154	260 (81)
Station B	122	368 (205)
Station C	109	393 (306)
Station D	388	1519 (1447)
Unter 40 (14)	561	641 (745)
über 40 (9)	212	710 (1183)
Weibl. Ps. (16)	708	514 (950)
Männl. Ps. (7)	65	1062 (863)

Weiterhin hat sich ergeben, daß die oben erwähnte, ausländische Pflegekraft P32 den Mittelwert ihrer Gruppe extrem stark beeinflußt: wird sie wie gewöhnlich in die Gruppe miteinbezogen, so haben die älteren Pflegekräfte die SBT-Intonation seltener eingesetzt als ihre jüngeren KollegInnen. Die Älteren verwenden die SBT-Intonation allerdings mehr als doppelt so häufig wie die Jüngeren, wenn man sie nicht miteinbezieht (alle 300 Sekunden). Dies spricht dafür, daß die mit zunehmendem Alter wachsende Erfahrung im Umgang mit Kindern und Pflegebedürftigen das Gesprächsverhalten der PflegerInnen dahingehend beeinflußt, daß die SBT-Intonation um so häufiger vorkommt, je älter die Pflegenden sind.
Daß allerdings bei der Verwendung der SBT-Intonation noch andere Gründe eine Rolle spielen müssen als Alter und Lebenserfahrung der SprecherInnen, zeigt ein Blick auf die vier Stationen: anders als erwartet sind es hier nämlich weder die reinen Pflegestationen noch die Stationen, deren Personal im Durchschnitt älter ist, auf denen die hohe, schrille Stimme am häufigsten Verwendung findet. Die kürzesten Intervalle für die SBT-Intonation liegen auf der Wohnheimstation vor, deren Personal durchschnittlich 30,7 Jahre alt ist. Offensichtlich werden also auch diejenigen BewohnerInnen in intonatorischer Hinsicht "bemut-

tert", die noch durchaus rüstig sind. Weit seltener hingegen findet sie sich auf der Pflegestation D, was vermutlich daran liegt, daß hier P32 und zwei Männer arbeiten, die alle die SBT-Intonation so gut wie nie verwenden. Schließlich zeigt ein Vergleich des intonatorischen Gesprächsverhaltens von Männern und Frauen, daß der Einsatz der SBT-Intonation eindeutig eine Sache der Frauen ist: die Gesamtgruppe der weiblichen Pflegekräfte hat doppelt so oft wie die Männer die hohe und schrille Stimme verwendet; die den Männern vergleichbare Gruppe jüngerer Frauen sogar viermal so oft. Dies ist möglicherweise darauf zurückzuführen, daß ein großer Teil von ihnen Kinder hat und sie die Erfahrungen aus der Säuglings- auf die Altenpflege übertragen. Da die Morgenpflegeinteraktionen im Durchschnitt nur 11,5 Minuten lang sind, kommt die SBT-Intonation bei Männern in vielen Gesprächen also überhaupt nicht vor. Die geschlechtsbezogenen Unterschiede sind also sehr viel größer als die altersbezogenen.

6.6.2 SBT-Phänomene: SBT-Lexeme, Diminutive, Reduplikationen, Kosenamen

Seltener als die SBT-Intonation werden in der Altenpflege in zeitlicher Hinsicht spezifische Lexeme der Babysprache, Diminutive, Reduplikationen und Kosenamen gebraucht (vgl. 4.3). Tabelle 39 gibt Auskunft darüber, wie häufig diese Ausprägungen des Baby Talk insgesamt von den verschiedenen Gruppen von PflegerInnen verwendet werden.

Tabelle 39: Lexikalische SBT-Phänomene

Gruppe/Anzahl	Belege	Intervall in Sek (Stabw.)
Alle (23)	315	868 (771)
Station A	75	785 (425)
Station B	36	1106 (643)
Station C	93	453 (192)
Station D	111	1113 (1197)
Unter 40 (14)	141	964 (774)
Über 40 (9)	174	720 (742)
Weibl. Ps. (16)	263	772 (645)
Männl. Ps. (7)	52	1087 (966)

Wie schon im Fall der SBT-Intonation zeigt sich, daß die älteren Pflegekräfte eher dazu neigen, Elemente der Babysprache einzusetzen. Bei einer Unterteilung in vier Altersgruppen ist zu sehen, daß die über 50jährigen die hier betrachteten SBT-Elemente nahezu doppelt so oft gebraucht haben wie die 20-30jährigen. Möglicherweise ist dies nicht nur durch die geringere Lebenserfahrung der 20-30jährigen bedingt, sondern auch dadurch, daß unter ihnen keine Eltern sind. Es

ist also wahrscheinlich, daß Verantwortung für und Umgang mit (vor allem kleineren) Kindern dazu führen, daß mehr Elemente des Baby Talk verwendet werden.
Vor allem bei den Stationen erweist sich, daß dort, wo älteres Personal arbeitet, auch häufiger Elemente der Babysprache eingesetzt werden.[98] Am seltensten sind die SBT-Elemente auf den wenig gesprächsfreudigen Stationen D und B.
In bezug auf die Häufigkeit der Verwendung von SBT-Lexemen, Diminutiven und Reduplikationen bei Männern und Frauen ist zu sagen, daß die Gesamtgruppe der Frauen wie auch die jungen Frauen sie häufiger als ihre männlichen Kollegen gebrauchen.
Somit gilt für SBT-Lexeme, Diminutive und Reduplikationen dasselbe wie für die SBT-Intonation: Frauen und vor allem die älteren Frauen, die einerseits selbst Mütter sind und/oder andererseits viel Pflegeerfahrung haben, verwenden sie häufiger als jüngere Frauen und vor allem Männer. Daß das Geschlecht hier durchaus eine Rolle spielt, ist auch daraus zu schließen, daß kein einziger der männlichen Pfleger jemals einen der ebenfalls für SBT typischen Kosenamen verwendet hat.

6.6.3 Der Gebrauch des Krankenschwester-Wir

Befragt nach unseren Assoziationen zum Thema Sprache und Pflege fällt uns meist sofort das Krankenschwester-Wir (*Wie geht's uns denn heute?*) ein. Hierzu passen die Ergebnisse von Jocic (1978) und West (1992), welche in verschiedenen pflegenahen Kontexten ein häufiges Auftreten des pseudogegenseitigen *wir* beobachtet haben. Jocic (1978) fand, daß Mütter vor allem während intimer Handlungen, bspw. während sie ihr Kind waschen oder windeln, sehr häufig das grammatische Subjekt *wir* gebrauchen. Laut West (1992) neigen besonders männliche Ärzte dazu, mit *wir* pseudogegenseitige Bedürfnisse oder Notwendigkeiten in ihren Aufforderungen zu kommunizieren. Wie oft sagen nun die Schwestern im Pflegeheim *wir*, wenn sie eigentlich sich selbst, das Pflegepersonal insgesamt als VertreterInnen der Institution, oder den alten Menschen meinen? Tabelle 40 stellt dar, wie groß der Anteil der *wir*-Verwendungen ist, bei denen *wir* uneigentlich, d.h. nicht bezogen auf sowohl die Pflegekraft als auch

---

[98]   Überdies zeigt sich, daß auf allen Stationen bei den jeweils ältesten Pflegekräften die zeitlichen Abstände zwischen zwei SBT-Elementen (im Vergleich zu den KollegInnen derselben Station) am kürzesten sind: P06 von Station A verwendet sie alle 354 Sekunden, P13 von Station B alle 172 Sekunden, P25 von Station C alle 164 Sekunden und P27 von Station D alle 159 Sekunden.

den/die jeweilige BewohnerIn gebraucht wird. Meist gehören mehr als die Hälfte (52,2%) aller *wir*-Belege zu diesen:

Tabelle 40: (un)echtes wir

Gruppe	wir gesamt	unechtes wir	in % (Stabw.)
alle (23)	977	513	56,9% (16,8%)
Station A (7)	348	112	39,2% (13,2%)
Station B (5)	161	100	59,4% (15,6%)
Station C (5)	199	114	60,4% (8,3%)
Station D (6)	269	187	69,7% (10,7%)
Unter 40 (14)	651	316	53,1% (19,3%)
über 40 (9)	326	197	62,4% (10,3%)
Weibl. Ps. (16)	752	396	58,8% (17,7%)
Männl. Ps. (7)	225	118	52,8% (13,9%)

Bei den altersbezogenen Gruppen zeigt sich, daß das unechte *wir* bei den Älteren häufiger vorkommt: während bei denjenigen, die jünger als 40 Jahre sind, in etwa gleich viele Belege für echtes und unechtes *wir* vorliegen, gehören deutlich mehr der Belege bei denjenigen, die älter als 40 Jahre sind, zu den unechten. Höheres Alter scheint also mit einer Zunahme der Verwendung des Krankenschwester-Wir einher zu gehen.

Bei den vier Stationen erweist sich wieder einmal die Sonderrolle der Wohnheimstation: im Gegensatz zu den reinen Pflegestationen sind nicht einmal 40% aller auf der Station A verwendeten *wir* solche, die sich eigentlich nur auf eine Person beziehen. Mit anderen Worten: je mehr der BewohnerInnen schwerst pflegebedürftig sind, desto wahrscheinlicher ist es, daß während der Pflege anstelle von *ich* oder *Sie* das unechte *wir* eingesetzt wird.

Der Unterschied zwischen Männern und Frauen schließlich ist eher gering: die Frauen verwenden etwas mehr unechte als echte *wir*. Dieser Unterschied verschwindet gänzlich, wenn man den Männern nur die jüngeren und im Vergleich zu ihnen etwa gleich alten Frauen gegenüberstellt. Entsprechend dürften Alter und Pflegeerfahrung ausschlaggebender für die Häufigkeit der Verwendung des Krankenschwester-Wir sein als das Geschlecht.

6.6.4 Loben

Erstaunlich häufig werden die BewohnerInnen in Altenpflegeheimen wie kleine Kinder gelobt. Auffällig ist daran besonders, daß das Personal dazu tendiert, mithilfe des Lobens gemeinsam (oder gar nur von ihnen selbst) vollzogene Handlungen unter Übergehung ihrer eigenen Mitwirkung als eigenständige Leistungen der BewohnerInnen hinzustellen. Eine solche Kommunikationsstrategie wurde von Ochs (1992) auch bei weißen amerikanischen Mittelschichtfrauen beim Spielen mit ihren Kindern beobachtet. Neben dem handlungsbezogenen Lob erfolgen aber auch personenbezogene Komplimente in bezug auf Kleidung, Aussehen oder sonstiges (soziales) Verhalten der BewohnerInnen. Tabelle 41 zeigt daher nicht nur, wie oft die verschiedenen Gruppen von PflegerInnen die BewohnerInnen loben bzw. ihnen Komplimente machen, sondern auch, welcher Art dieses Lob ist. Im Durchschnitt werden die BewohnerInnen alle 16 Minuten gelobt:

Tabelle 41: Lob

Gruppe/Anzahl	Lob	Intervall in Sek (Stabw.)	Pflege-bez.	in Prozent (Stabw.)	Intervall in Sek (Stabw.)	Pers. bez.	Intervall in Sek (Stabw.)
Alle (23)	342	986 (1190)	240	66,8 (28,8)	1682(2115)	102	1958 (1229)
Station A (7)	72	1556 (1609)	38	57,9 (22,9)	2767 (2194)	34	1658 (1115)
Station B (5)	59	609 (299)	40	71,0 (30,3)	2059 (2963)	19	2158 (700)
Station C (5)	144	351 (196)	114	82,7 (9,7)	409 (205)	30	1465 (886)
Station D (6)	67	1258 (1283)	48	59,9 (36,1)	1276 (921)	19	2624 (1658)
Unter 40 (14)	159	1126 (1196)	107	68,3 (28,2)	2305 (2428)	52	2212 (1230)
Über 40 (9)	183	784 (1151)	133	64,7 (29,5)	670 (716)	50	1671 (1162)
Weibl. Ps. (16)	267	1045 (1400)	184	67,0 (26,9)	1215 (1393)	83	1743 (1146)
Männl. Ps. (7)	75	860 (480)	56	66,4 (32,4)	2616 (2869)	19	2472 (1268)

pflege-bez. = pflegebezogen; pers.-bez. = personenbezogen

Wie auch die SBT-Intonation und die lexikalischen SBT-Phänomene erfolgt auch Lob bei den älteren Pflegekräften in zeitlicher Hinsicht häufiger. Eine Unterteilung in vier Altersgruppen bewirkt das gleiche Bild: je älter die SprecherInnen sind, d.h. je mehr Lebenserfahrung (und möglicherweise Erfahrung im Umgang mit Kleinkindern und Pflegebedürftigen) sie haben, desto häufiger loben sie.[99] Der prozentuale Anteil des pflegehandlungsbezogenen Lobens ist bei beiden etwa gleich hoch. In zeitlicher Hinsicht erfolgt bei den Älteren allerdings dreimal so oft ein pflegebezogenes und deutlich häufiger ein personenbezogenes Lob.

Bei den vier Stationen kommt das Loben prozentual und zeitlich betrachtet am häufigsten auf der im Durchschnitt ältesten Station, der Station C vor, da hier die meisten schwerst pflegebedürftigen BewohnerInnen leben. Am seltensten wird hingegen auf der Wohnheimstation gelobt. In thematischer Hinsicht ergibt sich, daß auf den reinen Pflegestationen pflegehandlungsbezogenes Lob eine sehr viel größere Rolle spielt als auf der Wohnheimstation.

Die Auswertung des Lobens bei Männern und Frauen widerspricht schließlich dem altersbezogenen Ergebnis: die im Durchschnitt älteren Frauen haben die

---

[99] Einzelne Pflegerinnen, die entweder sehr viel Pflegeerfahrung oder selbst Kinder haben, weisen sogar eine noch höhere Lob-Frequenz auf. So hat z.B. die 44jährige Schülerin P23 alle 2,56 Minuten und die 59jährige Pflegehelferin P25 sogar alle 1,41 Minuten gelobt.

BewohnerInnen in zeitlicher Hinsicht seltener gelobt als ihre jüngeren und männlichen Kollegen. Stellt man den Männern nur die jungen Frauen gegenüber, so loben die Männer insgesamt sogar doppelt so häufig. Möglicherweise ist häufiges Loben also nicht nur altersabhängig, sondern auch geschlechtstypisch. Erwartungsgemäß kommt das pflegehandlungsbezogene Loben bei den eher weltzugewandten und an der Pflege weniger interessierten Männern in zeitlicher Hinsicht jedoch nicht einmal halb so oft vor wie bei den Frauen. Auch die gleichaltrige Gruppe junger Frauen lobt noch deutlich häufiger sowohl pflege- als auch personenbezogen als die Männer (alle 2197 Sekunden).

6.6.5 Tag questions

Tag questions bzw. Rückversicherungsfragen dienen allgemein wie auch in institutionellen Lehr-Lern-Diskursen zur Verständnissicherung (Baßler 1996). Pieper (1981) hat herausgefunden, daß tag questions in der Säuglingspflege neben der Verständnissicherung auch der Dialoganimation dienen. Wie Beispiel 139 zeigt, bieten auch die AltenpflegerInnen den BewohnerInnen mithilfe von tag questions explizit das Rederecht an und fordern sie zu einer (bejahenden) Stellungnahme zum Gesagten auf:

Beispiel 139: Ausschnitt aus Text 101, P10 - B34

015	P10:	wolle sie heut #se"lber weng mitschaffen↑# HOCH
016		#wenn sie so wa"ch sin↓ he↑# HOCH *3*
017		helfe sie mir mi"t↓ ja↑ *6* so:↓ *5*
018		am e"lfte *2* isch gewechselt worde↓ hm↑ ** <so"↓> *12*
019		<nehme sie=n mal se"lber in die hand↓>
020		<dann könne sie sich ihr gesicht se"lber wasche↓> he↑ *2*
021		des schaffe sie se"lber↓ oder↑ *4*
022		←genau"↓ so↓→ * dürfe sie au" bissel was tun hier↓ * hm↑ *2*
023		<die au"ge feschte ausreibe↓>
024		damit sie sie ma richtig au"fkriege↓ * he↑ *2*
025		klappt=s↑ *2* #klappt=s↑# HOCH
026		<wolle sie ni"t selber mache↓> * he↑ *2*
027		kla"ppt=s nit↓ * isch zu vie"l↓ *
028		sin sie noch so mü"de↓ *
029		na da mach ich=s se"lber↓ hm↑

Tabelle 42 zeigt, wie häufig die einzelnen Gruppen Rückversicherungsfragen einsetzen.

Tabelle 42: Tag questions

Gruppe (Anzahl d. Ps.)	Belege	Intervall in Sek (Stabw.)
Alle (23)	2273	172 (391)
Station A (7)	771	89 (55)
Station B (5)	441	457 (769)
Station C (5)	565	73 (15)
Station D (6)	496	113 (56)
Unter 40 (14)	1429	233 (491)
Über 40 (9)	844	76 (32)
Weibl. Ps. (16)	1947	74 (36)
Männl. Ps. (7)	325	395 (654)

Die älteren PflegerInnen verwenden tag questions dreimal so häufig wie die Jüngeren. Eine Einteilung nach Dekaden zeigt allerdings, daß es erstaunliche Übereinstimmungen bei der Häufigkeit der tag questions bei den 30-50jährigen (von denen viele Eltern sind) gibt. Möglicherweise zeigt dies, daß aktuelle Erfahrungen insbesondere mit kleinen Kindern (die die Jüngsten noch nicht haben) das ohnehin häufige Vorkommen der Rückversicherungsfragen noch verstärken. Allerdings könnte die Häufigkeit des Einsatzes von tag questions u.a. auch mit der geistigen Wachheit und Sprachfähigkeit der BewohnerInnen zusammenhängen. In diesem Sinne kann zusammenfassend gesagt werden, daß auch die Häufigkeit der Verwendung von Rückversicherungsfragen (wie die intonatorischen und lexematischen Phänomene des SBT und das Loben) altersabhängig ist.

Bei den Stationen bestätigt sich einmal mehr, daß dort, wo gerne und viel geredet wird, auch die zeitlichen Intervalle bei den meisten untersuchten Phänomenen kleiner sind: so werden auch die tag questions erwartungsgemäß auf der Pflegestation C und der Wohnheimstation in zeitlicher Hinsicht öfter gebraucht. Auf den strenger und wortkarger geführten Stationen D und vor allem B sind die Rückversicherungsfragen entsprechend seltener produziert worden.

Die tag questions sind eindeutig eine Sache der Frauen: sie verwenden sie nahezu fünfmal so oft wie die Männer. Dieses Ergebnis gilt sowohl für die Gesamtgruppe der Frauen als auch für die Teilgruppe der den Männern vergleichbaren jüngeren Frauen.

Insgesamt gehören die Rückversicherungsfragen zu denjenigen sprachlichen Phänomenen oder Strategien, deren Einsatz sowohl mit dem Alter, als auch mit dem Geschlecht, sowie der allgemeinen Kommunikationsfreude in Zusammenhang stehen dürfte. Somit bestätigt sich die seit Lakoff (1975) in der feministischen Linguistik geltende Annahme, Frauen würden weitaus mehr tag questions gebrauchen als Männer. Gerade am Altenheimkorpus wird allerdings deutlich, daß tag questions weniger Unsicherheit markieren, als vielmehr ein Mittel zur Verständnissicherung und Dialoganimation darstellen.

6.6.6 Abschwächende Partikeln und Höflichkeitsmarker

Wie häufig hat das Pflegepersonal die potentiel gesichtsbedrohenden und für die Kommunikation in der Altenpflege so typischen Aufforderungen abgeschwächt, d.h. höflich modifiziert? Zur Klärung dieser Frage wurde ermittelt, wie häufig die Partikeln *grad*, *(ein)mal*, und *bißchen/bissel/weng* sowie der Höflichkeitsmarker *bitte* in sämtlichen Aufforderungen vorkommen. Als Illustration für die Häufigkeit, mit der abschwächende Partikeln eingesetzt werden, mag wiederum das schon in Kapitel 5.8 angeführte Beispiel 123 dienen:

Beispiel 123 (s.o.): Ausschnitt aus Text 012, P02 - B06

```
020   P02:   frau keppler ste"hn sie ma bitte auf↑
021          könn sich hier ←drau"fsetzen↓→ *10* so↑
022          und sich mal ←drau"fsetzen→ bitte↓ *3*
023          frau keppler mal hier #drau"fsitzen↓# KLOPFT AUF STUHL
024          auf den stu"hl↓ ge↑ *9* sie müss/
025          frau keppler den fuß mal hier ru"nter nehmen↓ *2*
026          machen sie mal den fuß so"↑ *2*
027          so un jetz mal au"fstehn * frau keppler↓ *5*
028          →setzen sie sich← mal hier drau"f↓ *6*
029          frau keppler noch=n weng ru"mdrehn↓ * >so↓< *8*
030          so frau keppler n stück ru"m↑
031   B06:   STÖHNT
032   P02:   so↓ ge↑ *3*
033   B06:   STÖHNT
034   P02:   noch=n stück hi"nter vielleicht frau keppler↓
035          →gucken sie← sie können sich hier fe"sthalten↓ *2*
036          so↑ un grad mit=m po noch=n stückchen hi"nter rutschen bitte↓
```

Tabelle 43: Aufforderungen

Gruppe/Anzahl Ps.	Aufford.	nicht abgeschwächt	in % (Stabw.)	Intervall in Sek (Stabw.)
Alle (23)	1902	974	53,4% (16,0%)	214 (103)
Station A (7)	439	183	48,0% (16,2%)	246 (77)
Station B (5)	295	166	64,1% (14,5%)	194 (32)
Station C (5)	652	344	51,7% (12,4%)	179 (126)
Station D (6)	516	281	52,0% (15,2%)	224 (130)
Unter 40 (14)	1016	473	47,9% (15,9%)	236 (80)
Über 40 (9)	886	501	61,8% (11,9%)	180 (123)
Weibl. Ps. (16)	1480	772	56,3% (15,4%)	202 (113)
Männl. Ps. (7)	422	202	46,7% (15,2%)	242 (67)

Insgesamt zählen mehr als die Hälfte aller Aufforderungen zu den unabgeschwächten. Tabelle 43 illustriert, wie häufig Aufforderungen von den Pflegekräften abgeschwächt werden.
In bezug auf die altersbezogenen Gruppen ist zu sagen, daß prozentual gesehen
mehr nicht abgeschwächte Aufforderungen von den älteren SprecherInnen gebraucht wurden. Einen deutlichen Unterschied gibt es auch in zeitlicher Hinsicht: die unabgeschwächten Aufforderungen werden von den Jüngeren seltener
produziert. Mithin scheint Pflegeerfahrung und die institutioneninterne Sozialisation mit einer Zunahme an weniger höflichen, unabgeschwächten Aufforderungen einherzugehen.
Bei den Stationen zeigt sich wiederum in erster Linie der Unterschied zwischen
Wohn- und reinen Pflegestationen, sowie zwischen locker und autoritär geführten Stationen: in prozentualer Hinsicht kommen nämlich unabgeschwächte Aufforderungen vor allem auf der streng und hierarchisch geführten Pflegestation B
häufiger vor als auf der demokratischer und lockerer geführten Pflegestation C
und der Wohnheimstation. In zeitlicher Hinsicht allerdings werden unabgeschwächte Aufforderungen auf der Pflegestation C am häufigsten verwendet.
Hier dürfte es einen Zusammenhang damit geben, daß die Pflegekräfte auf der
Station C viele Aufforderungen mehrfach wiederholen müssen, bevor sie von
den BewohnerInnen verstanden und umgesetzt werden, wobei die Wiederholung
häufig mit einer verständnissichernden Aussparung höflicher Modifikatoren einhergeht.
Die im Durchschnitt älteren Frauen schließlich gebrauchen nicht nur prozentual
betrachtet mehr unabgeschwächte Aufforderungen als ihre männlichen Kollegen,
sondern sie verwenden sie auch in zeitlicher Hinsicht häufiger. Dies liegt aber an
den älteren Frauen, denn die jungen Frauen gebrauchen sie in prozentualer wie
zeitlicher Hinsicht gleich oft wie die Männer. Entsprechend scheinen hier das
Alter und die Stationszugehörigkeit, nicht aber das Geschlecht ausschlaggebend
für die Verwendungshäufigkeit zu sein.

6.7 Zusammenfassung

Eine detaillierte quantitative Untersuchung ergibt, daß das aktive und das reaktive Gesprächsverhalten der Pflegekräfte in direktem Zusammenhang mit deren
Alter, deren Stationszugehörigkeit und deren Geschlecht steht. Unterscheidet
man das Personal nämlich in bezug auf diese Kategorien, so ergibt sich, daß hier
zuweilen große Unterschiede bei der Wahl und der Gebrauchshäufigkeit diverser
sprachlicher Mittel bestehen. Im folgenden liste ich zunächst die allgemeinen
und anschließend die gruppenspezifischen Tendenzen noch einmal auf.
Als untypisch für die primär zweckgebundene Kommunikation in der Altenpflege haben sich erwartungsgemäß Erzählungen und Painful Self-Disclosure (PSD)

herausgestellt. Da PSD-ähnliche Sequenzen in Gesprächen der Pflegekräfte mit KollegInnen und vor allem der Untersucherin gefunden wurden, ist zu überlegen, ob entweder das Phänomen PSD bislang zu unscharf definiert ist, oder aber PSD nicht allein für alte Menschen typisch ist. Institutionentypisch sind hingegen Äußerungstypen wie Fragen und Aufforderungen. Die Eigeninitiativen der Pflegekräfte bestehen im wesentlichen aus Aufforderungen (alle 104 Sekunden) und Fragen (alle 116 Sekunden). Die zeitlich gesehen etwas selteneren reaktiven Äußerungen sind meist Fragen (alle 202 Sekunden), Antworten (alle 239 Sekunden) und Hörersignale (alle 248 Sekunden). In bezug auf die institutionenspezifischen Gesprächsstrategien hat sich erwiesen, daß die unauffälligeren von diesen sehr viel häufiger verwenden werden als z.B. die eindeutigen Elemente der Babysprache: so kommen die höflichen Abschwächungen genauso häufig vor wie eigeninitiative Fragen und Aufforderungen; die höflichen und gesprächsanimierenden Rückversicherungsfragen werden ähnlich oft wie die nominale Anrede gebraucht. Die gesichtsbedrohenden, nicht abgeschwächten Aufforderungen stehen den reaktiven Fragen, den Antworten und den simultanen Sequenzen in bezug auf die Gebrauchshäufigkeit in nichts nach. Die das Bild von der Kommunikation in der Altenpflege hingegen so sehr prägenden Elemente des SBT werden in vielen Interaktionen überhaupt nicht eingesetzt: die SBT-Intonation taucht im Durchschnitt nur alle 11 Minuten auf, die lexikalischen SBT-Elemente werden bloß alle 14 Minuten eingesetzt, und gelobt wird lediglich alle 16 Minuten. In thematischer Hinsicht besteht eine klare Fixierung auf die Durchführung und Erläuterung der Pflegehandlungen. Dies gilt besonders für die aktiven Äußerungen der PflegerInnen: hier drehen sich zwischen 50-90% aller Äußerungen um das Pflegegeschehen. Äußerungen, die thematisch auf Dinge gerichtet sind, die mit der Pflege und dem Heim nichts zu tun haben, sind dagegen ausgesprochen selten: lediglich 6% aller eigeninitiativen und 11% aller reaktiven Äußerungen gehören durchschnittlich zu diesen. Erstaunlich häufig wird in Gesprächen mit den BewohnerInnen gelacht, was entweder als Unsicherheit oder als Ausdruck freundlichen Interesses zu interpretieren ist. Typisch für das Pflegepersonal sind das Wiederholen von Äußerungen der BewohnerInnen, das Initiieren von Grußsequenzen, und das Nicht-Eingehen auf von den BewohnerInnen initiierten Danke-Bitte-Sequenzen. Anders als in anglophonen Ländern ist ferner die Anrede der KlientInnen mit *Sie* und dem Nachnamen charakteristisch.

6.7.1 Alter

Als entscheidend hat sich in vielen Fällen das Alter der SprecherInnen erwiesen. Tabelle 44 stellt noch einmal übersichtsartig dar, inwieweit sich das Gesprächsverhalten der PflegerInnen unter 40 von demjenigen der PflegerInnen über 40

Jahren unterscheidet. In prozentualer Hinsicht sind die Unterschiede eher gering: bei 11 von 16 prozentual berechneten Kategorien sind die Werte von jüngeren und älteren SprecherInnen sogar ungefähr gleich hoch. Dies gilt bei den Eigeninitiativen für die Aufforderungen, und bei den Reaktionen für die Fragen (und alle hier unterschiedenen Kategorien), die Hörersignale, die fehlenden Antworten und das Ins-Wort-Fallen. In thematischer Hinsicht haben beide einen etwa gleich hohen Anteil an pflegebezogenen Eigeninitiativen und an pflegefernen reaktiven Äußerungen der Kategorie Welt produziert.

Tabelle 44: Alter

Phänomen	JÜNGERE PFLEGEKRÄFTE		ÄLTERE PFLEGEKRÄFTE	
	in % (Stabw.)	Intervall in Sek (Stabw.)	in % (Stabw.)	Intervall in Sek (Stabw.)
Wpm		27,9 (6,8) wpm		32,0 (12,6) wpm
E-Fragen	20,4% (7,8%)	112 (48)	15,0% (3,8%)	122 (63)
E-Aufforderungen	20,8% (4,3%)	100 (41)	20,6% (7,5%)	111 (83)
Anrede mit TLN		174 (209)		134 (118)
E Thema Pflege	56,9% (9,%)		Pfl. 60,4% (4,8%)	
E Thema Welt	7,5% (4,2%)		W. 3,9% (2,3%)	
R-Fragen	22,4% (6,4%)	198 (255)	18,2% (7,8%)	209 (140)
Davon inhaltl. F	40,3%		inhaltl. F 39,8%	
Nachfragen	32,0%		Nachfr. 34,4%	
Verständnisfragen	12,1%		Verst.fr. 14,6%	
Antworten	17,1% (6,3%)	207 (120)	12,9% (6,2%)	295 (148)
Fehlende Antworten	9,0% (6,3%)	3390 (4252)	10,5% (7,9%)	2930 (2158)
Hörersignale (von R)	15,6% (5,3%)	252 (196)	16,1% (10,6%)	242 (114)
R Thema Pflege	44,6% (13,7%)		Pfl. 36,4% (15,6%)	
R Thema Welt	10,8% (5,8%)		Welt11,8% (9,4%)	
Simultane Sequenzen		264 (370)		148 (88)
Davon Ins-Wort-Fallen	18,3%	1019 (730)	I-W-F 15,6%	1524 (1426)
Lachen mit Bew.		496 (789)		300 (184)
Wiederholungen v. Bew.äußerungen		528 (387)		1149 (1225)
Intonation		641(745)		710 (1183) 300 ohne P32
SBT-Phänomene		964 (774)		720 (742)
Krankenschwester-Wir	53,1% (19,3%)		62,4% (10,3%)	
Lob		1126 (1196)		784 (1151)
Tag questions		233 (491)		76 (32)
Nicht abgeschw. Aufforderungen	47,9% (15,9%)	236 (80)	61,8% (11,9%)	180 (113)

Etwas höhere Werte als die Älteren haben die Jüngeren bei den eigeninitiativen Fragen, eigeninitiativ angesprochenen pflegefernen Themen sowie den pflegebezogenen Reaktionen und den Antworten erreicht. Dies könnte darauf hinweisen, daß die Jüngeren durch das Fragen größere Anstrengungen als die Älteren unternehmen, die Morgenpflege dialogisch(er) zu gestalten, und daß sie darin erfolgreich sind, da sie offensichtlich auch häufiger Fragen von den BewohnerInnen gestellt bekommen als ihre älteren KollegInnen.

Die Älteren haben in prozentualer Hinsicht sehr viel mehr Eigeninitiativen produziert als die Jüngeren. Dieses Ergebnis interpretiere ich als Indikator für eine monologischere Gesprächsgestaltung.

Wichtiger als die prozentuale Verteilung der Kategorien dürfte aber deren Gebrauchshäufigkeit sein, denn rein theoretisch könnten hohe prozentuale Werte mit einer geringen absoluten Gebrauchshäufigkeit sowie großer Schweigsamkeit einhergehen. Je häufiger sich die Pflegekräfte jedoch überhaupt äußern, d.h. je selbstverständlicher die Kommunikation ein Element der Morgenpflege ist, desto mehr Gelegenheit besteht für die BewohnerInnen, aktiv oder wenigstens reaktiv am Gespräch teilzunehmen. Eine Gegenüberstellung der Intervalle, innerhalb derer jüngere und ältere PflegerInnen bestimmte Kategorien produzieren, offenbart deutlich größere Unterschiede zwischen den Altersgruppen.

Altersunabhängig scheint die zeitliche Häufigkeit aller Eigeninitiativen, also von Fragen und Aufforderungen zu sein. Auch reaktive Fragen und Hörersignale produzieren beide Gruppen gleich häufig.

Die partnerbezogenere, d.h. dialogischere Gesprächsgestaltung der Jüngeren ist daran zu erkennen, daß das Verhältnis von aktiven und reaktiven Gesprächsbeiträgen bei ihnen sehr viel ausgeglichener ist. Sie haben in zeitlicher Hinsicht sogar viermal so häufig auf die Worte der BewohnerInnen reagiert wie die Älteren. Auch werden sie häufiger befragt als die Älteren, d.h. sie antworten öfter. Wiederholungen von BewohnerInnen-Äußerungen setzen sie ebenfalls doppelt so oft wie diese verständnissichernd und dialoganimierend ein. Alltagssprachlicher ist ihr Gesprächsverhalten dahingehend, daß sie den alten Menschen häufiger ins Wort fallen als ihre älteren KollegInnen.

Die monologischere bzw. pflegespezifischer und asymmetrischer ausgerichtete Gesprächsgestaltung der älteren Pflegekräfte zeigt sich daran, daß sie mehr Wörter in der Minute sprechen als die Jüngeren, 7 von 10 ihrer Äußerungen Eigeninitiativen sind, und sie weit häufiger Fragen der BewohnerInnen nicht beantworten. Ihrer größeren Lebens- und Pflegeerfahrung ist es vermutlich zuzuschreiben, daß sie die alten Menschen häufiger aufmerksamkeitsheischend mit dem Nachnamen anreden und das beziehungsfördernde und nonverbale Lachen öfter verwenden.

Insgesamt gesehen wirkt also das Gesprächsverhalten der jüngeren Pflegekräfte dialogischer und symmetrischer, da sie in vielen Fällen in kürzeren Zeitabständen auf die Äußerungen der BewohnerInnen reagieren und eher mit ihnen (Fragen und Antworten) als an sie heran zu sprechen scheinen.

Welchen Einfluß hat das Alter der SprecherInnen aber auf die Häufigkeit der Verwendung der institutionenspezifischen Phänomene? In prozentualer wie zeitlicher Hinsicht haben die älteren Pflegekräfte fast alle von diesen häufiger gebraucht. So führen sie in prozentualer Hinsicht deutlich bei der Verwendung des unechten *wir* und der nicht abgeschwächten Aufforderungen. In zeitlicher Hinsicht erfolgen alle Phänomene bei den Älteren deutlich häufiger (SBT-typische

Intonation, wenn P32 nicht miteinbezogen wird; lexikalische SBT-Phänomene, Lob, tag questions, nicht abgeschwächte Aufforderungen) als bei den jüngeren Pflegekräften. Somit treten die institutionenspezifisch zu nennenden Gesprächscharakteristika wie häufiges Infantilisieren und unhöflicheres Aufforderungsverhalten bei ihnen sehr viel deutlicher zutage als bei ihren jüngeren KollegInnen. Das mit einem Zuwachs an Lebens- und Pflegeerfahrung einhergehende höhere Alter scheint also zu bewirken, daß mehr der für die Altenpflege typischen patronisierenden Gesprächsstrategien verwendet werden.

6.7.2 Stationszugehörigkeit

Tabelle 45: Station A und B

Phänomen	STATION A		STATION B	
	in % (Stabw.)	Intervall in Sek (Stabw.)	in % (Stabw.)	Intervall in Sek (Stabw.)
Wpm		33,3 (7,5) wpm		23,9 (5,0) wpm
E-Fragen	16,7% (5,2%)	118 (47)	18,3% (7,9%)	137 (67)
E-Aufforderungen	20,2% (4,6%)	93 (33)	17,6% (5,6%)	130 (49)
Anrede mit TLN		69 (20)		300 (306)
E Thema Pflege	55,9% (9,7%)		Pfl. 59,6% (8,3%)	
E Thema Welt	7,9% (2,4%)		W. 3,3% (3,6%)	
R-Fragen	19,8% (5,3%)	109 (44)	15,2% (9,8%)	468 (109)
Davon inhaltl. F	39,1%		inhaltl. F 38,6%	
Nachfragen	46,1%		Nachfr. 35,2%	
Verständnisfragen	14,8%		Verst.fr. 6,2%	
Antworten	15,8% (2,6%)	126 (34)	16,0% (10,8%)	343 (154)
Fehlende Antworten	5,0% (3,7%)	4612 (5872)	12,9% (4,5%)	2342 (1203)
Hörersignale (von R)	16,1% (3,9%)	131 (57)	14,9% (9,6%)	374 (263)
R Thema Pflege	41,5% (8,3%)		Pfl.28,2% (17,1%)	
R Thema Welt	11,3% (5,4%)		W. 5,7% (7,9%)	
Simultane Sequenzen		100 (79)		222 (89)
Ins-Wort-Fallen	19,5%	739 (662)	I-W-F 4,1%	357 (324)
Lachen mit Bew.		356 (276)		850 (1210)
Wiederholungen von Bew.äußerungen		445 (306)		1857 (1732)
Intonation		260 (81)		368 (205)
SBT-Phänomene		785 (425)		1106 (643)
Krankenschwester-Wir	39,2% (13,2%)		59,4% (15,6%)	
Lob		1556 (1609)		609 (299)
Tag questions		89 (55)		457 (769)
Nicht abgeschw. Aufforderungen	48,0% (16,2%)	246 (77)	64,1% (14,5%)	194 (32)

Die Tabellen 45 und 46 verdeutlichen, daß auch die Zugehörigkeit zu einer Station das Gesprächsverhalten des Pflegepersonals in bezug auf Art und Häufigkeit der Äußerungen beeinflussen kann.

Die Wohnheimstation A, die von einem jüngeren, durchschnittlich 30,7 Jahre alten und kommunikationsfreudigen Team geleitet wird, unterscheidet sich in prozentualer Hinsicht nicht gravierend von den Pflegestationen. Sie weist jedoch von allen Stationen den höchsten prozentualen Anteil an Nachfragen auf, was ein Bemühen um Dialogizität verdeutlicht. Führend ist die Wohnheimstation in prozentualer Hinsicht auch in bezug auf das Ins-Wort-Fallen, was auf eine symmetrischere und alltagsnähere, d.h. lebhafte und unbekümmerte Gesprächsgestaltung hindeutet. Die hier tätigen Pflegekräfte haben angesichts des besseren Gesundheitszustandes der BewohnerInnen häufiger pflegeferne Themen der Kategorie Welt, etwas seltener als die anderen hingegen aktiv die Pflege angesprochen.

Vor allem in zeitlicher Hinsicht hebt sich die Station A deutlich von den Pflegestationen ab: die einzigen Kategorien, die hier am seltensten vorkommen, sind das Nichtbeantworten von Fragen der BewohnerInnen und das Loben. Das seltene Vorkommen des Lobens führe ich darauf zurück, daß hier viele sekundäre Morgenpflegeinteraktionen sowie viele Gespräche vorliegen, in denen es nicht um die gemeinsame Durchführung der Morgenpflege geht - die Interaktionen sind also deutlich weniger handlungsorientiert als auf den Pflegestationen. Entsprechend weniger Anlässe gibt es, die BewohnerInnen zu loben. Führend sind die PflegerInnen der Station A hingegen in 9 von 14 allgemeinen Kategorien und in bezug auf alle ausgesprochen dialogischen Phänomene: so kommen alle reaktiven Kategorien sowie simultane Sequenzen bei ihnen deutlich häufiger vor. Öfter als ihre KollegInnen auf den anderen Stationen produzieren die Pflegekräfte der Wohnheimstation die für die institutionelle Altenpflege sehr typische häufige Anrede mit dem Nachnamen.

Spiegelt sich die Sonderrolle der Wohnheimstation auch in bezug auf institutionenspezifische patronisierende Verhaltensweisen? Bei beiden prozentual ermittelten Kategorien liegt die Wohnheimstation an letzter Stelle: beim Gebrauch des unechten *wir* und bei der Verwendung nicht abgeschwächter Aufforderungen. Es erweist sich also, daß die hier lebenden rüstigeren BewohnerInnen weniger oft durch die Verwendung des Krankenschwester-Wir infantilisiert und höflicher zur Mithilfe aufgefordert werden als ihre MitbewohnerInnen auf den reinen Pflegestationen. Entsprechend ihrer geringeren Pflegebedürftigkeit werden sie weniger als zu pflegendes Objekt, sondern eher als Person wahrgenommen (relativ häufiges personenbezogenes Lob). Da auf der Wohnheimstation das unechte *wir* sehr viel seltener eingesetzt wird wie auf der in dieser Kategorie führenden Station D, läßt sich ferner sagen, daß hier die Machtverhältnisse wesentlich weniger verschleiert werden.

Insgesamt betrachtet ist das Personal auf der Wohnheimstation kommunikativer als die Pflegekräfte auf den reinen Pflegestationen, was auch dem altersbezogenen Ergebnis entspricht. Es besteht ein ausgeglicheneres Verhältnis zwischen eigeninitiativen und reaktiven Äußerungen. Anders als es die altersbezogenen Er-

gebnisse erwarten lassen, liegt auf der Station A der zweithöchste wpm-Wert
vor. Die Gespräche zwischen AgentInnen und KlientInnen der Institution sind
hier interaktiver, d.h. symmetrischer und alltagsnäher als auf den anderen Stationen und die Pflege steht deutlich weniger im Vordergrund. Hierzu trägt nicht
nur die allgemein kommunikationsfreudige Atmosphäre, sondern auch die bessere Gesundheitszustand vieler der hier lebenden BewohnerInnen bei.

Die Ergebnisse der Pflegestation B bilden in mancher Hinsicht einen Kontrast zu
denjenigen der Station A, obwohl die PflegerInnen hier im Durchschnitt nur geringfügig älter sind (33,0 Jahre). Anders als auf der Wohnheimstation ist die
Stationsleitung auf der Station B eher handlungsorientiert und wortkarg. Es deutet sich an, daß mehr noch als das Lebensalter der Stil der Führungskräfte und
die Zusammensetzung und der Grad der Pflegebedürftigkeit der auf einer Station
lebenden BewohnerInnen das Gesprächsverhalten des Personals beeinflussen.
Die auf der Station B arbeitenden Pflegekräfte haben in prozentualer Hinsicht in
keinem Fall höhere Werte erreicht als die übrigen Stationen. Im übrigen haben
sie weniger Aufforderungen und sehr viel weniger reaktive Fragen, und bei diesen vor allem weniger inhaltliche und Verständnisfragen produziert. Somit zeigt
sich, daß sie wesentlich weniger dialogisch und kommunikativ ausgerichtet sind
als ihre KollegInnen auf den anderen Stationen: sie versuchen selten, die BewohnerInnen zum Sprechen zu animieren. Anders als ihre KollegInnen auf den
anderen Stationen haben sie offensichtlich weniger das Bedürfnis, sich den alten
Menschen mitzuteilen und ein Gespräch mit diesen aufrecht zu erhalten. Darauf
läßt auch die recht große Menge an nicht vom Personal beantworteten Fragen
schließen. Sehr viel seltener ist bei ihnen entsprechend auch das Ins-Wort-
Fallen.
Auch in zeitlicher Hinsicht sind die für die Station B ermittelten Werte denen der
Station A nahezu entgegengesetzt; führend in zeitlicher Hinsicht ist die Station B
in bezug auf keine einzige Kategorie. In 12 von 14 Fällen vergeht bei ihnen
zwischen zwei Äußerungen einer Kategorie wesentlich mehr Zeit als auf den
anderen Stationen. Die längsten Intervalle finden sich zum einen bei Aufforderungen und der Anrede mit dem Nachnamen. Zum anderen vergeht auf der Station B sehr viel mehr Zeit bei all den Kategorien, die sich auf die Äußerungen
der BewohnerInnen beziehen. So erfolgen in der Zeit, in der auf der Station B
gerade einmal eine Antwort gegeben wird, nahezu drei Antworten auf der Station A. Dasselbe gilt für die Interesse und Beteiligung signalisierenden Kategorien Hörersignale, Wiederholungen von BewohnerInnenäußerungen und Lachen.
Entsprechend der geringeren Gesprächigkeit der Pflegekräfte von der Station B
kommen bei diesen auch viele institutionenspezifische Kategorien in zeitlicher
Hinsicht seltener als auf den anderen Stationen vor. Sehr viel seltener als bei den
anderen werden bspw. die zum Sprechen einladenden Rückversicherungsfragen
eingesetzt, und deutlich seltener werden die lexikalischen SBT-Phänomene ge-

braucht. Interessant sind hier die Diskrepanzen, die bei der Häufigkeit der Realisierung von infantilisierenden und abschwächenden Strategien bestehen. Während nämlich die lexikalischen SBT-Charakteristika weniger als halb so oft wie
auf der führenden Station C verwendet wurden, wird auf der Station B das para-
sprachliche Charakteristikum des SBT, die hohe und schrille Stimme, fast viermal so häufig wie auf der Station D verwendet. Dieses Ergebnis belegt nicht
nur, daß in unterschiedlichen Stationen unterschiedliche sprachliche Traditionen
"gepflegt" und an die SchülerInnen weitervermittelt werden, sondern auch die
schon in Kapitel 4.3.10 formulierte Hypothese, daß nicht immer alle potentiell
zur Verfügung stehenden Elemente des Baby Talk gleich häufig benutzt werden.
In bezug auf die Häufigkeit abschwächender Gesprächspraktiken läßt sich sagen,
daß die Pflegekräfte auf der Station B in prozentualer Hinsicht die meisten und
in zeitlicher Hinsicht recht oft nicht abgeschwächte Aufforderungen produziert
haben. Da wie auf den übrigen Pflegestationen das Krankenschwester-Wir recht
häufig gebraucht wird und mehr als zwei Drittel der Belege für Lob und Komplimente pflegebezogen sind, scheint das Gesprächsverhalten auf der Station B
traditioneller, d.h. pflegehandlungsfixierter und klischeehafter zu sein.

Insgesamt gesehen kann man die Pflegekräfte der Station B, auf der im Durchschnitt die wenigsten Wörter in der Minute produziert wurden, als die schweigsamsten der hier untersuchten bezeichnen. Bei ihnen erfolgen die längsten Rede-
pausen innerhalb der Interaktionen. Seltener als ihre KollegInnen reagieren sie
auf die Kommunikationsversuche der BewohnerInnen. Auch scheint hier die
Dienstleistung eher im Vordergrund zu stehen als die Aktivierung; weniger als
auf den anderen Stationen hat das Personal auf der Station B versucht, die alten
Menschen in Gespräch und Pflegehandlungen mit einzubeziehen. Entsprechend
gering ist auch die Anzahl der Aufforderungen zur Mithilfe - die benötigten
Handlungen werden häufiger und selbstverständlicher als anderswo wortlos von
den PflegerInnen durchgeführt.[100] Passend zu dieser handlungsorientierten
Grundeinstellung versucht das Personal hier auch sehr viel seltener, den alten
Menschen zu signalisieren, daß ihm an den BewohnerInnen und den Gesprächen
mit ihnen gelegen ist.

Wie aber fügen sich die verbleibenden Stationen C und D in das bisher gezeich-
nete Bild ein? Tabelle 46 illustriert, daß ihre Ergebnisse häufig zwischen den
Extremen liegen, die auf den Stationen B und A erreicht wurden. Da die Ergebnisse der Pflegestation C, auf der mit Abstand das im Durchschnitt älteste Perso-

---

[100] Gerechtigkeitshalber muß allerdings gesagt werden, daß hier auch viele BewohnerInnen
leben, die nicht nur nicht mehr sprechen, sondern sich auch kaum noch bewegen können.
Insofern ist das monologischere Gesprächsverhalten der hier arbeitenden Pflegekräfte
auch durch die Schwere der Pflegebedürftigkeit der BewohnerInnen mitbedingt.

nal arbeitet (43,2 Jahre), jedoch tendenziell denen des jüngsten Teams von der Wohnheimstation ähnelt, während es eine Reihe von Übereinstimmungen zwischen den verbleibenden Stationen B und D gibt, scheint die Kommunikationsfreudigkeit der Stationsleitung für das Gesprächsverhalten und die Häufigkeit von an die BewohnerInnen gerichteten Äußerungen definitiv ausschlaggebender zu sein als das Lebensalter.

Tabelle 46: Station C und D

Phänomen	STATION C		STATION D	
	in % (Stabw.)	Intervall in Sek (Stabw.)	in % (Stabw.)	Intervall in Sek (Stabw.)
Wpm		35,7 (13,3) wpm		24,6 (5,6) wpm
E-Fragen	15,1% (4,0%)	106 (57)	22,8% (7,8%)	105 (44)
E-Aufforderungen	22,3% (5,8%)	83 (59)	22,9% (5,8%)	114 (83)
Anrede mit TLN		88 (39)		202 (112)
E Thema Pflege	56,8% (6,7%)		Pfl.61,0% (4,5%)	
E Thema Welt	3,4% (1,2%)		W. 8,5% (4,4%)	
R-Fragen	23,1% (3,2%)	149 (37)	24,5% (6,0%)	176 (93)
davon inhaltl. F	51,6%		inhaltl. F53,3%	
Nachfragen	34,2%		Nachfr. 30,7%	
Verständnisfragen	14,1%		Verst.fr. 16,0%	
Antworten	15,6% (5,4%)	260 (133)	14,6% (5,8%)	284 (116)
fehlende Antworten	12,1% (9,1%)	3495 (2449)	10,5% (6,5%)	2012 (848)
Hörersignale (von R)	16,7%(10,3%)	240 (71)	15,5% (7,1%)	308 (151)
R Thema Pflege	37,9% (8,0%)		Pfl.42,6% 14,2%)	
R Thema Welt	10,4% (5,0%)		W. 16,9% (8,6%)	
simultane Sequenzen		171 (143)		407(507)
Ins-Wort-Fallen	13,2%	1425 (1452)	I-W-F 17,3%	1604 (1371)
Lachen mit Bew.		241 (70)		273 (129)
Wiederholungen von Bew.äußerungen		552 (247)		767 (482)
Intonation		393 (306)		1519 (1447)
SBT-Phänomene		453 (192)		1113 (1197)
Krankenschwester-Wir	60,4% (8,3%)		69,7% (10,7%)	
Lob		351(196)		1258 (1283)
tag questions		73 (15)		113 (56)
nicht abgeschw. Aufforderungen	51,7% (12,4%)	179 (126)	52,0% (15,2%)	224 (130)

Das Gesprächsverhalten auf der Station C spiegelt z.T. die BewohnerInnenstruktur bzw. deren Gesprächsverhalten wider. So ist das Personal in prozentualer Hinsicht in nicht einer Kategorie führend; es hat aber aufgrund der Vielzahl von schwerst pflegebedürftigen und entweder nur noch reaktiv oder unverständlich kommunizierenden BewohnerInnen die geringste Anzahl an eigeninitiativen Fragen und eine recht große Menge an Hörersignalen verwendet. Dies deutet darauf hin, daß viele PflegerInnen aufgrund der eingeschränkten Verständnisfähigkeit vieler BewohnerInnen lieber einfache und monologischere als komplexe und dialogischere Äußerungstypen verwenden. Die vergleichsweise hohe Anzahl an von den PflegerInnen nicht beantworteten Fragen rührt daher, daß manche der dementen und desorientierten BewohnerInnen dieselbe Frage in kurzen Zeitabständen wiederholen und die PflegerInnen nicht alle paar Sekunden dieselbe Antwort geben können oder wollen (vgl. 5.2.2). Aufgrund der großen Hilfsbedürftigkeit der hier lebenden alten Menschen sind die Gespräche auf der Station C eindeutig auf das Pflegegeschehen bezogen, was sich daran zeigt, daß nur 3 von 100 Eigeninitiativen der pflegefernen Themenkategorie Welt zuzuordnen sind. In zeitlicher Hinsicht hat das Personal der Station C durchschnittlich nicht nur die meisten Wörter pro Minute produziert, was dem altersbezogenen Ergebnis entspricht, sondern auch tendenziell schneller als die KollegInnen von den anderen Stationen eigeninitiative Fragen und Aufforderungen nacheinander geäußert. Möglicherweise ist das überdurchschnittliche Vielsprechen, d.h. die monologischere Gesprächsgestaltung, aber auch eine Reaktion auf die Schweigsamkeit der BewohnerInnen. Die ebenfalls recht häufigen verständnissichernden Wiederholungen von BewohnerInnenäußerungen resultiert daraus, daß auf dieser Station viele davon sowohl akustisch als auch (bei den Dementen) inhaltlich nur schwer zu verstehen sind. Aufgrund der eingeschränkten Verständnis- und Verbalisierungsfähigkeiten vieler BewohnerInnen setzen die Pflegekräfte auf der Station C schließlich die nonverbale Strategie des Lachens häufiger als alle anderen beziehungsfördernd ein.

Die auf der Station C arbeitenden PflegerInnen haben 4 von 5 zeitbezogenen institutionenspezifischen Kategorien in kürzeren Zeitabständen als ihre KollegInnen gebraucht und sie verwenden die lexikalischen SBT-Phänomene mehr als doppelt so häufig wie diese. Herausragend oft kommt hier in prozentualer Hinsicht nicht nur das Loben allgemein, sondern vor allem auch das auf die hier sehr ausgeprägte Pflegebedürftigkeit der Bewohnerinnen verweisende pflegebezogene Loben: mehr als vier Fünftel aller Komplimente beziehen sich auf das Pflegegeschehen. In zeitlicher Hinsicht erfolgt das pflegebezogene Loben auf der Station C sechsmal schneller aufeinander als auf der Wohnheimstation. Daß auf der Station C in zeitlicher Hinsicht nicht abgeschwächte Aufforderungen öfter verwendet werden als anderswo, liegt wie schon in Kapitel 6.2.4 erwähnt vermutlich daran, daß die vielen psychophysisch erkrankten und z.T. gelähmten BewohnerInnen die meisten Aufforderungen nicht auf Anhieb zu verstehen scheinen, d.h. die PflegerInnen sie z.T. mehrfach wiederholen müssen, wobei die abschwächenden Modifizierungen zugunsten der Verständlichkeit bei den Wiederholungen häufig wegfallen.

Insgesamt bedingt u.a. die ausgeprägte Hilfsbedürftigkeit der hier lebenden BewohnerInnen sowie das höhere durchschnittliche Lebensalter des Personals, daß die alten Menschen auf der Station C wesentlich häufiger als auf den anderen Stationen mit infantilisierenden, klischeehaft pflegetypischen und unhöflicheren Äußerungen zu tun haben. Da nun laut Ferguson (1977) gerade Intonation und Lob die Funktion haben, positive emotionale Botschaften zu übermitteln, kann man wohl davon ausgehen, daß SBT auf der Station C im wesentlichen Aus-

druck des Versuchs ist, die institutionenspezifischen Asymmetrien durch die In-
szenierung von Mutter-Kind-Beziehungen für die Beteiligten akzeptabler zu
machen.

Zusammenfassend läßt sich sagen, daß auf der Station C trotz der vielen
schwerst pflegebedürftigen und vielfach gänzlich verstummten BewohnerInnen
nicht viel weniger als auf der Wohnheimstation gesprochen wird. Die Gesprächsfreudigkeit der PflegerInnen ist daran zu erkennen, daß bei ihnen die
zeitlichen Intervalle von allen drei Pflegestationen meist am kürzesten sind. Angesichts der eingeschränkten Verständnis- und Verbalisierungsfähigkeiten vieler
BewohnerInnen gestalten die Pflegekräfte die Kommunikation einerseits monologisch: 70 von 100 ihrer Äußerungen sind Eigeninitiativen. Andererseits versuchen sie, die alten Menschen durch den häufigen Einsatz aufmerksamkeitsheischender (Anrede) und nonverbaler sprachlicher Mittel (Lachen) so weit es geht
zum Zuhören und Mitreden einzuladen und ihnen darüber hinaus Interesse und
Sympathie zu signalisieren.

Das Gesprächsverhalten der im Durchschnitt 35,8 Jahre alten PflegerInnen auf
der Station D ist vor allem in thematischer Hinsicht sehr pflegezentriert. Prozentual gesehen wird die Pflege eigeninitiativ deutlich und reaktiv etwas öfter thematisiert als auf den anderen Stationen. Allerdings weist die Station D bei den
Eigeninitiativen und den Reaktionen auch den jeweils höchsten Anteil an pflegefernen Themen der Kategorie Welt auf. Im Vergleich zu den anderen Stationen
wurden höhere prozentuale Werte bei den Aufforderungen, bei eigeninitiativen
und reaktiven Fragen allgemein und speziell den Verständnisfragen ermittelt.
Der Anteil der dialogorientierten Nachfragen ist auf der Station D hingegen nie-
driger als auf den anderen.
Das Gesprächsverhalten auf der Station D ähnelt vor allem in zeitlicher Hinsicht
demjenigen der Station B: zeitlich gesehen führen die Pflegekräfte hier außer bei
den fehlenden Antworten auf Fragen der BewohnerInnen in keiner einzigen Kategorie. Auch produzieren sie durchschnittlich genauso wenige Wörter in der
Minute wie ihre schweigsamen und etwas jüngeren KollegInnen von der Station
B, und wie diese verwenden sie die nominale Anrede, Hörersignale und Wiederholungen eher selten. Mehr Zeit als auf den anderen Stationen vergeht auf der
Station D vor allem zwischen simultanen Sequenzen. Seltener als alle anderen
fallen die hier arbeitenden Pflegekräfte den BewohnerInnen ins Wort.
Die traditionellere und institutionenspezifisch hierarchischere Gesprächsführung
auf der Station D schließlich ist daran zu erkennen, daß hier fast 70% der wir-
Belege zu den unechten gehören, das Loben im wesentlichen auf das Pflegegeschehen bezogen ist und modifizierende Abschwächungen vergleichsweise selten
sind. Seltener als auf den anderen Stationen werden hier die BewohnerInnen mittels lexikalischer SBT-Strategien infantilisiert. Entgegen der altersbezogenen Er-

gebnisse werden auch die parasprachlichen Charakteristika des SBT sowie das für SBT typische, übermäßige Loben auf der Station D eher selten eingesetzt. Angesichts der Seltenheit von Abschwächungen spiegelt sich auf der Station D die Machtposition des Pflegepersonals deutlicher als anderswo in dessen Gesprächsverhalten.

Mit anderen Worten: auf dieser Station wird am ehesten über pflegehandlungsbezogene Dinge gesprochen. Insbesondere bei den Interesse an der Kommunikation und den BewohnerInnen signalisierenden und dialogischeren reaktiven Äußerungstypen wie Fragen, Hörersignalen und Antworten vergeht hier von Äußerung zu Äußerung z.T. mehr als doppelt soviel Zeit wie auf der Station A. Dialogisch ist das Gesprächsverhalten auf der Station D allerdings insofern, als der prozentuale Anteil der Fragen hier von allen Stationen stets am höchsten ist.

6.7.3 Geschlecht

Tabelle 47 stellt das Gesprächsverhalten von Männern und Frauen dar. Auch sie unterscheiden sich in erster Linie im Hinblick auf die zeitliche Verwendungshäufigkeit. Männer und Frauen haben in prozentualer (nicht jedoch in zeitlicher) Hinsicht gleich viele Fragen, Aufforderungen und Hörersignale produziert. Der Anteil des Ins-Wort-Fallens ist bei beiden Geschlechtern in prozentualer wie zeitlicher Hinsicht identisch, vor allem, wenn man nur die jungen Frauen mit den Männern vergleicht. Das gilt auch für den prozentualen Anteil der nicht beantworteten Fragen. Prozentual gesehen führen die Männer deutlich bei den reaktiven inhaltlichen Fragen sowie den Antworten: offensichtlich werden ihnen also mehr Fragen von den BewohnerInnen gestellt. Etwas niedrigere Werte als die Frauen weisen die Männer in prozentualer Hinsicht beim Krankenschwester-Wir und den unabgeschwächten Aufforderungen auf.

In thematischer Hinsicht gibt es nur bei den Reaktionen einen Unterschied zwischen den Geschlechtern: hier produzieren die jüngeren, d.h. die im Vergleich zu den Männern gleich alten Frauen mehr pflegebezogene, dafür aber etwas weniger pflegeferne Äußerungen als die Männer.

Zeitlich gesehen kommen bei den Männern nur die Antworten und fehlenden Antworten, Wiederholungen und das Loben häufiger vor. Allgemein gesehen sprechen die Männer auch weniger Wörter in der Minute als die im Vergleich zu ihnen gleich alten Frauen. Verglichen sowohl mit der Gesamtgruppe der Frauen als auch mit den jüngeren Frauen erfolgen die Äußerungen der Männer bei insgesamt 10 von 12 weiteren Äußerungstypen seltener, und zwar u.a. bei beiden Sorten von Fragen. Die Männer verwenden die aufmerksamkeitsheischende Anrede mit dem Nachnamen sowie das beziehungs- und kommunikationsfördernde Lachen nur halb so oft wie die Frauen.

Insgesamt betrachtet unterscheidet sich das Gesprächsverhalten der Männer durchaus von dem der Frauen. Zwar ist das Verhältnis von eigeninitiativen und reaktiven Äußerungen bei den jüngeren Frauen und den Männern ausgeglichener und einander ähnlicher als das der älteren Frauen, d.h. sie gestalten die Gespräche weniger dominant als diese. Jedoch gibt es vor allem in zeitlicher Hinsicht auch Unterschiede zwischen gleichaltrigen Männern und Frauen. So sprechen die männlichen Pflegekräfte allgemein weniger und sind offener für pflegeferne Themen.

Tabelle 47: Geschlecht

Phänomen	MÄNNER		FRAUEN	
	in % (Stabw.)	Intervall in Sek (Stabw.)	in % (Stabw.)	Intervall in Sek (Stabw.)
Wpm		24,8(5,0)wpm		31,6(10,6) wpm
E-Fragen	20,7% (9,0%)	131(50)	17,2% (5,6%)	109 (55)
E-Aufforderungen	22,2% (3,5%)	109 (44)	20,1% (6,5%)	102 (67)
Anrede mit TLN		232 (276)		126 (100)
E Thema Pflege	55,5% (7,5%)		Pfl.59,4% (7,9%)	
E Thema Welt	7,3% (47%)		W. 5,5% (3,4%)	
R-Fragen	20,9% (6,7%)	270 (340)	20,7% (7,5%)	170 (119)
Davon inhaltl. F	53,5%		inhaltl. 44,1%	
Nachfragen	35,7%		Nachfr. 40,7%	
Verständnisfragen	10,8%		Verst.fr. 15,1%	
Antworten	21,3% (5,6%)	175 (88)	12,9% (5,2%)	269 (147)
Fehlende Antworten	10,7% (6,0%)	1910 (1367)	9,0% (7,3%)	3939 (4268)
Hörersignale (von R)	13,9% (4,0%)	324 (239)	16,7% (8,9%)	213 (112)
R Thema Pflege	38,0%(14,8%)		Pfl.38,2%(12,9%)	
R Thema Welt	13,8% (8,2%)		W.10,3% (7,5%)	
Simultane Sequenzen		208 (136)		229 (357)
Ins-Wort-Fallen	15,0%	1060 (712)	I-W-F 14,2%	1272 (1194)
Lachen mit Bew.		710 (1048)		291 (209)
Wiederholungen von Bew.äußerungen		509 (309)		866 (992)
Intonation		1062 (863)		514 (950)
SBT-Phänomene		1087 (966)		772 (645)
Krankenschwester-Wir	52,8% (13,9%)		58,8% (17,7%)	
Lob		860 (480)		1045 (1400)
tag questions		395 (654)		74 (36)
Nicht abgeschw. Aufforderungen	46,7% (15,2%)	242 (67)	56,3% (15,4%)	202 (113)

Bei den Männern sind insbesondere bei den eigeninitiativen Kategorien längere Zeitspannen zwischen zwei Äußerungen desselben Typs zu verzeichnen, während sie bei den reaktiven Kategorien häufiger als die Frauen kürzere Zeitspannen aufweisen. Möglicherweise läßt dieses Ergebnis die Schlußfolgerung zu, daß die Männer ihre Gespräche mit den BewohnerInnen reaktiver, also dialogischer gestalten als die Frauen, deren Hauptaugenmerk entsprechend eher auf der aktiven, d.h. der eher monologischen Gesprächsgestaltung liegt.[101] Allerdings geben sich die Männer offensichtlich weniger Mühe, den alten Menschen ein positives Feedback (Lachen, Hörersignale) zu geben und deren Aufmerksamkeit aufrechtzuhalten (seltenes Einflechten der nominalen Anrede). Besonders bei den ausgeprägt interaktiven Kategorien, d.h. den aktiven und reaktiven Fragen, dem Lachen und den Hörersignalen war aufgrund der allgemeinen altersbezogenen Ergebnisse in zeitlicher Hinsicht nicht zu erwarten, daß sie sie seltener produzieren als die gleich alten Frauen. Möglicherweise ist dieses Ergebnis also durch eine geschlechtstypische Sprachsozialisation bedingt.

Zum Gesprächsverhalten der weiblichen Pflegekräfte: ein größerer Anteil ihrer Reaktionen ist thematisch auf die Pflege konzentriert. Prozentual gesehen führen die Frauen in keiner Kategorie vor den Männern. Geringere prozentuale Werte ergaben sich bei ihnen vorwiegend im Bereich von inhaltlichen Fragen und Antworten.

Vor allem bei den aktiven Äußerungstypen wie Fragen sowie der nominalen Anrede vergeht bei allen wie auch den jüngeren Frauen deutlich weniger Zeit als bei den Männern. Schneller folgen bei den Pflegerinnen auch reaktive Fragen und Hörersignale aufeinander. Beim Lachen mit BewohnerInnen sind die zeitlichen Unterschiede zwischen Männern und Frauen noch ausgeprägter. Deutlich seltener verwenden die Frauen Antworten und Wiederholungen von BewohnerInnen-Äußerungen. Nur halb so oft wie die Männer lassen die Frauen als Gesamtgruppe Fragen der BewohnerInnen unbeantwortet; dreimal seltener geschieht dies sogar, wenn man nur von den jüngeren weiblichen Sprecherinnen ausgeht.

Zusammenfassend läßt sich das Gesprächsverhalten der Gesamtgruppe der Frauen als aktiver und eigeninitiativer als das der Männer beschreiben. Sie sprechen 7 Wörter mehr in der Minute als diese. Daß bei ihnen auf eine Reaktion zwei Eigeninitiativen kommen, zeigt, daß sie ihre Gespräche entsprechend der für Kommunikation in Institutionen charakteristische Asymmetrie auf der einen Seite dominanter und monologischer gestalten. Diese Deutung wird u.a. dadurch unterstützt, daß bei ihnen Antworten in zeitlicher Hinsicht wesentlich seltener vorkommen - sie werden mit anderen Worten seltener etwas von den BewohnerInnen gefragt als die Männer. In thematischer Hinsicht drehen sich die Äußerungen der Frauen etwas häufiger um das Pflegegeschehen. Auf der anderen Seite aber zeigen sich die Frauen als bemühter, eine gesprächsfreudige und vertrau-

---

[101] Dieses Ergebnis spiegelt sich z.T. in einer empirischen Studie von Hladik und Edwards (1984) wider, die untersucht haben, ob sich das Sprachverhalten von Müttern im Umgang mit ihren Kindern von dem der Väter unterscheidet: "The mothers in this study ... tended to function in the role of 'initiator' of communication and employed behaviors directed at keeping the child talking. The fathers, however, assumed a more subtle role as "reactor" to the child's communicative attempts." (329)

ensvolle Atmosphäre zu schaffen. Sie tun dies, indem sie die BewohnerInnen häufiger als die Männer mit ihrem Nachnamen ansprechen und indem sie ihnen mehr positives Feedback in Form von mehr Hörersignalen und Lachen geben und weniger ihrer Fragen unbeantwortet lassen.

Wie nun ist das Verhältnis von infantilisierenden und (un)höflichen Kommunikationsstrategien zum Geschlecht der SprecherInnen? Die Antwort auf diese Frage ist eindeutig: die Verwendung der institutionenspezifischen Strategien ist definitiv eine Sache der Frauen. Vergleicht man die Männer mit einer gleichaltrigen Gruppe von Kolleginnen, so gibt es keinen Unterschied in bezug auf die Verwendung des Krankenschwester-Wir. Die Männer haben lediglich etwas häufiger als die Gesamtgruppe der Frauen und doppelt so häufig wie die jungen Frauen Lob ausgesprochen. Bei ihnen sind nicht abgeschwächte Aufforderungen in prozentualer Hinsicht seltener. Zeitlich gesehen kommen durchweg alle untersuchten Kategorien bei ihnen deutlich seltener vor als bei den Frauen (Intonation, SBT, Rückversicherungsfragen). Verglichen mit den jungen Frauen verwenden die Männer die SBT-Intonation sogar viermal seltener. In thematischer Hinsicht ist das Loben aller wie auch der jüngeren Frauen sowohl etwas pflege- als auch etwas personenbezogener. Es läßt sich also zusammenfassend sagen, daß die Männer die BewohnerInnen eher als Erwachsene behandeln. Die seltene Verwendung der SBT-Intonation sowie das Überwiegen gesichtsschonend abgeschwächter Aufforderungen läßt ihr Gesprächsverhalten als respektvoller erscheinen.

Die Frauen und von diesen vor allem die älteren Frauen hingegen tendieren dazu, die BewohnerInnen in altenpflegespezifischer Weise zu bemuttern. Die sprachlichen und die parasprachlichen Charakteristika des SBT werden genutzt, um ihnen ein Gefühl von familiärer Geborgenheit zu vermitteln. Dies bedeutet jedoch auch, daß die Frauen sie nicht wie Erwachsene, sondern wie Kinder behandeln und entsprechend weniger höflich oder respektvoll im Umgang mit ihnen sind. Die für den Umgang von Erwachsenen miteinander möglicherweise als fremd oder unnatürlich empfundene Asymmetrie zwischen PflegerInnen und Gepflegten lösen die Frauen dahingehend auf, daß sie die Rollen umdefinieren und mit ihrer Macht und den alten Menschen im guten wie im schlechten Sinne umgehen wie Mütter mit ihren Kindern.

Abschließend sei noch einmal darauf verwiesen, daß in jedem Fall berücksichtigt werden sollte, daß nicht alle Pflegekräfte gleichermaßen mit BewohnerInnen arbeiten, die noch sprechen können - insofern sind alle hier angeführten numerischen Werte und Unterschiede ausgesprochen relativ.

7. Ergebnisse und Perspektiven

Die vorliegende Arbeit stellt auf dem Gebiet der deutschsprachigen Linguistik den ersten Versuch dar, die Kommunikation in der institutionellen Altenpflege umfassend zu beschreiben. Hierzu wurden die auf vier Stationen eines Pflegeheimes aufgenommenen Morgenpflegegespräche zwischen Personal und BewohnerInnen detailliert qualitativ und quantitativ analysiert.

Mittels der qualitativen Methode der Gesprächsanalyse wurden die folgenden Ergebnisse erzielt: Kommunikation in der Altenpflege ist zweckgebundene institutionelle Kommunikation. Sie dient der Erläuterung und der Durchführung der Pflegetätigkeiten und weist ein charakteristisches Ablauf- bzw. Sequenzmuster auf. Dieses wird durch die Erfordernisse der Pflegehandlungen vorstrukturiert. Das Sequenzmuster liegt in prototypischer Form in Morgenpflegeinteraktionen mit schwerst pflegebedürftigen, d.h. in aller Regel (fast) verstummten alten Menschen vor. Es wird umso flexibler gehandhabt und umso mehr durch Small Talk und Variationen (bspw. Aushandlungssequenzen) bereichert, je gesünder und gesprächiger die BewohnerInnen sind.

Die institutionellen Rollen der AgentInnen und der KlientInnen der Institution sowie die damit einhergehenden (Macht-) Asymmetrien sind nicht einfach gegeben, sondern werden von den Beteiligten interaktiv hergestellt. Um diese zuweilen auszugleichen und den BewohnerInnen das Gefühl von Kompetenz zu geben, bzw. deren Gefühlen von Ohnmacht und Wertlosigkeit entgegenzuwirken, wird wie in anderen Institutionen der homileïsche Diskurs eingesetzt. In ihm konstruieren die Pflegekräfte typischerweise unterlegene Rollen für sich selbst und überlegene Rollen für die alten Menschen.

Die PflegerInnen eröffnen und beenden dank ihrer Rolle als AgentInnen der Institution die Gespräche. Mit ihrem institutionentypischen vorrangigen Rederecht geht aber auch eine Pflicht einher: je kränker und schweigsamer die BewohnerInnen nämlich sind, umso weniger dialogisch wird das Gespräch, und umso mehr der Gesprächsarbeit lastet auf den Schultern der Pflegenden. Dies führt in der Regel dazu, daß die Pflege als Gesprächsthema umso zentraler wird, je schweigsamer und passiver sich die BewohnerInnen verhalten. Es führt *nicht* dazu, daß die Pflegekräfte Schweigen mit Schweigen beantworten oder im Gegenteil endlos monologisieren, sondern dazu, daß sie umso hartnäckiger versuchen, einen Dialog zu initiieren und das Rederecht explizit an die BewohnerInnen abzugeben. Ihr Bemühen um Dialoziät geht so weit, daß sie in Interaktionen mit verstummten alten Menschen beide Gesprächsrollen übernehmen und ein "normales" Gespräch quasi imitieren. Kommunikation in der Altenpflege besteht in diesem Sinne zu einem ganz entscheidenden Teil aus Versuchen, ein Gespräch anzuregen oder in Gang zu halten.

Detaillierte gesprächsanalytische Untersuchungen haben gezeigt, daß Kommunikation in der Altenpflege keinesfalls pauschal mit patronisierender Kommunikation oder Secondary Baby Talk gleichgesetzt werden kann und darf. Zwar wird in der Tat Secondary Baby Talk in der Altenpflege verwendet, und es finden sich diverse gesichtsbedrohende Verhaltensweisen. Daneben werden aber auch extrem höfliche und gesichtsschonende Strategien eingesetzt. Außerdem illustrieren die wenigen im Korpus vorkommenden verbalen Reaktionen der BewohnerInnen auf SBT, daß die in der Forschung vorherrschende "baby talk is bad"-Devise (O'Connor/Rigby 1996) viel zu pauschal ist: manchen alten Menschen tut das Bemuttern tatsächlich sehr gut. Die für die Beschreibung der Kommunikation in der Altenpflege zentrale Strategie ist jedoch die der Verständnissicherung. Alle vier Strategien werden je nach Art und Schwere der Erkrankung der BewohnerInnen und je nach deren Kommunikationsverhalten und Charakter genutzt. Mit anderen Worten: Kommunikation in der Altenpflege hat sich als zu einem wesentlichen Teil adressatInnenspezifisch erwiesen.

Im Hinblick auf ein Kommunikationstraining bedeutet dies, daß den Pflegenden die unterschiedlichen Strategien, sowie die dahinter verborgenen Motivationen, die krankheitsspezifischen Auslöser und die Auswirkungen auf die BewohnerInnen anhand von Textbeispielen verdeutlicht werden sollten. Vor allem die vielfältigen, d.h. positiven und negativen Funktionen von Secondary Baby Talk sind den TeilnehmerInnen vor Augen zu führen.

Die Ergebnisse der quantitativen Analysen ergänzen die gesprächsanalytischen dahingehend, daß sie Unterschiede im Gesprächsverhalten der einzelnen Gruppen von BewohnerInnen und PflegerInnen belegen. Sie erweisen ferner, daß sich die institutionentypischen Asymmetrien auch in der Art und Häufigkeit der Äußerungen der Beteiligten niederschlagen. Sie zeigen, daß die BewohnerInnen umso weniger sprechen und umso weniger verschiedene Äußerungsarten und Themen produzieren, je weiter ihre psychische oder physische Erkrankung vorangeschritten ist. Dabei ist deutlich zu sehen, daß die unterschiedlichen Krankheiten das Gesprächsverhalten in spezifischer Weise beeinflussen. Je kränker sie sind, desto mehr ist ihr Denken und Sprechen auf die Pflege und ihr eigenes Befinden konzentriert. Ein Vergleich der Häufigkeit von eigeninitiativen und reaktiven Äußerungen belegt, daß ihr Gesprächsverhalten umso passiver und reaktiver ist, je kränker bzw. pflegebedürftiger sie sind. Alles in allem machen die quantitativen Analysen deutlich, daß es nicht *die* BewohnerInnen gibt, und daß das Pflegepersonal je nach Krankheitstyp und Schweregrad der Erkrankung spezifische Gesprächsstrategien zur erfolgreichen Kommunikation mit den alten Menschen benötigt. Dieser Erkenntnis ist im Hinblick auf die Konzipierung eines Kommunikationstrainings für AltenpflegerInnen große Bedeutung beizumessen: es gilt, den potentiellen TeilnehmerInnen zu verdeutlichen, daß nicht alle Strategien bei allen BewohnerInnen Erfolg haben (können), und daß vor allem nicht alle alten Menschen, die ein "unnormales" Kommunikationsverhalten aufweisen, auch geistig krank sind und etwaige Geringschätzung und Kränkungen oder die Zuweisung eines Kleinkindstatus nicht wahrnehmen. Entsprechend sollte eines der wesentlichen Ziele eines solchen Trainings sein, die TeilnehmerInnen für die Bedürfnisse und unterschiedlichen Fähigkeiten von bspw. AphasikerInnen und Dementen, vor allem aber von einzelnen Individuen zu sensibilisieren, oder, in den Worten von Wood und Ryan (1991):

> "The multiple meanings of particular speech choices depending on individuals, relationships and contexts, highlight the necessity to accommodate to the specific individual and situation rather than to stereotypes of elders and aging." (23/24)

In bezug auf die PflegerInnen haben die quantitativen Analysen ergeben, daß auch diese sich je nach Alter, Geschlecht und Stationszugehörigkeit z.T. gravierend unterscheiden. In thematischer Hinsicht ist allerdings eine gruppenübergreifende Fixierung auf die Pflege festzustellen. Tendenziell finden sich die besonders auffälligen, pflegetypischen Kommunikationsstrategien wie SBT und übermäßiges Loben am häufigsten bei den erfahreneren weiblichen Pflegekräften ab 40, und vor allem bei denjenigen, die selbst Kinder haben. Die Unterschiede im Gesprächsverhalten von älteren und jüngeren SprecherInnen lassen darauf schließen, daß neben der Lebenserfahrung auch die institutioneninterne Sozialisation eine Rolle bei der Herausbildung bemutternder, depersonalisierender und gesichtsbedrohender Verhaltensweisen spielt. Diese Hypothese wird dadurch untermauert, daß der Führungsstil der StationsleiterInnen offenbar auch die Art und Häufigkeit des Kommunizierens mit den BewohnerInnen bestimmt, wobei je nach Station unterschiedliche Verhaltensnormen vorherrschen können. Je kommunikationsfreudiger die Stationsschwester ist, desto eher verhalten sich auch ihre MitarbeiterInnen den BewohnerInnen gegenüber gesprächsfreudig.

Bei der Konzipierung eines Kommunikationstrainings müßten die unterschiedlichen Stärken und Schwächen von älteren und jüngeren sowie männlichen und weiblichen Pflegekräften unbedingt berücksichtigt werden.

Ferner haben die quantitativen Analysen gezeigt, daß viele alltags- wie (angeblich) altentypische Phänomene in der institutionellen Altenpflege *nicht* vorkommen. So finden sich simultane Sequenzen und monologische Großformen des Sprechens wie das Erzählen ausgesprochen selten. Auch setzen die alten Menschen das angeblich so altentypische Reden über die Vergangenheit sowie "painful self-disclosure" und das Nennen ihres Alters so gut wie nie von sich aus ein.

Alles in allem haben die quantitativen Analysen entscheidend dazu beigetragen, überindividuelle Unterschiede im Gesprächsverhalten beider Gesamtheiten von SprecherInnen zu entdecken - Unterschiede, die durch eine ausschließlich gesprächsanalytische Herangehensweise möglicherweise übersehen worden wären. Ob diese allerdings außer zur Beschreibung des Status Quo in diesem einen Heim auch dazu taugen, generalisierbare Aussagen über Kommunikation zwischen Pflegepersonal und BewohnerInnen in Altenpflegeheimen schlechthin zu machen, müssen umfassendere statistische Studien erweisen.

Insgesamt gibt es in bezug auf Sinn und Zweck der verwendeten Gesprächsstrategien erstaunlich viele Parallelen zur Eltern-Kind-Kommunikation, auf die ich aufmerksam machen, die ich jedoch nicht bewerten möchte. Auch in diesem aufgeschlossenen und nach meinem Ermessen in vieler Hinsicht vorbildlichen Pflegeheim werden die BewohnerInnen umso mehr wie Kleinkinder behandelt, je hilfloser und pflegebedürftiger sie sind. Angesichts der vielfältigen und ausgeprägten Bemühungen, die institutionenspezifische und ferner krankheitsbedingte Asymmetrie im Gesprächsverhalten der Beteiligten auszugleichen und das Selbstbewußtsein der BewohnerInnen zu stärken, und auch angesichts des für mich unerwartet häufig produzierten Lachens mit und für die BewohnerInnen ist das hier untersuchte Altenpflegeheim jedoch ohne jeden Zweifel alles andere als die in der Einleitung auf der Grundlage von Medienberichten an die Wand gemalte "Hölle auf Erden".

Zitierte und weiterführende Literatur

Aguilera, D. (1967). Relationships between physical contact and verbal interaction between nurses and patients. *Journal of Psychiatric Nursing, 5*, 5-21.

Anderson, E.G. (1990). How not to talk with elderly patients. *Geriatrics, 45*, 84-85.

Armstrong-Esther, C.A., Browne, K.D., & McAfee, J.G. (1994). Elderly patients: still clean and sitting quietly. *Journal of Advanced Nursing, 19*, 264-271.

Ashburn, G. & Gordon, A. (1981). Features of a simplified register in speech to elderly conversationalists. *International Journal of Psycholinguistics, 8*, 7-31.

Auer, P. (1986). Kontextualisierung. *Studium Linguistik, 19*, 22-47.

Baltes, M. & Wahl, H.-W. (1996). Patterns of communication in old age: the dependence-support and independence-ignore script. *Health Communication, 8*, 217-231.

Baltes, M., Kindermann, T., & Reisenzein, R. (1986). Die Beobachtung von selbständigem und unselbständigem Verhalten in einem deutschen Altersheim: Die soziale Umwelt als Einflußgröße. *Zeitschrift für Gerontologie, 19*, 1-24.

Baltes, M., Kindermann, T., Reisenzein, R., & Schmid, U. (1987). Further observational data on the behavioral and social world of institutions for the aged. *Psychology and Aging, 2*, 390-403.

Barbato, C.A. & Feezel, J.D. (1987). The language of aging in different age-groups. *The Gerontological Society of America, 27*, 527-531.

Bartholomeyczik, S. (1997). Nachdenken über Sprache - Professionalisierung der Pflege? In A. Zegelin (Hrsg.), *Sprache und Pflege*, (pp. 11-21). Berlin/Wiesbaden: Ullstein/Mosby.

Barton, E.M., Baltes, M., & Orzech, M.J. (1980). Etiology of dependence in older nursing home residents during morning care: The role of staff behavior. *Journal of Personality and Social Psychology, 38*, 423-431.

Baßler, H. (1996). *Wissenstransfer in intrafachlichen Vermittlungsgesprächen*. Tübingen: Niemeyer.

Becker-Motzek, M. (1990). Kommunikation und Sprache in Institutionen: ein Forschungsbericht zur Analyse institutioneller Kommunikation. *Deutsche Sprache, 18*, 158-190.

Becker-Mrotzek, M. & Brünner, G. (1992). Angewandte Gesprächsforschung: Ziele - Methoden - Probleme. In R. Fiehler & W. Sucharowski (Hrsg.), *Kommunikationsberatung und Kommunikationstraining*, (pp. 12-23). Opladen: Westdt. Verlag.

Bennett, R. (1963). The meaning of institutional life. *Gerontologist, 3*, 117-124.

Besch, W. (1996). *Duzen, Siezen, Titulieren*. Göttingen: Vandenhoeck & Ruprecht.

Bettinghaus, C.O. & Bettinghaus, E.P. (1976). Communication considerations in the health care of the aging. In H.J. Oyer & E.J. Oyer (Eds.), *Aging and communication*, (pp. 129-154). Baltimore, MD: University Park Press.

Blazer, D. (1978). Techniques for communicating with your elderly patient. *Geriatrics, 33*, 79-84.

Boden, D. & Bielby, D. (1983). The past as a resource: A conversational analysis of elderly talk. *Human Development, 26*, 308-319.

Böhm, E. (1991). *Alte verstehen: Grundlagen und Praxis der Pflegediagnose*. Bonn: Psychiatrie-Verlag.

Böhm, E. (1992). *Ist heute Montag oder Dezember?* Bonn: Psychiatrie-Verlag.

Bonnesen, J.L. & Hummert, M.L. (1994, May). *Speech accommodation as a function of age stereotyping and perceived competence*. Poster presented at the Second International Conference on Communication, Aging, and Health, May 13-15, Hamilton, Ontario, Canada.

Botan, C.H. (1988). Communication and the aging in organizational contexts. In C.W. Carmichael, C.H. Botan & R. Hawkins (Eds.), *Human communication and the aging process*, (pp. 141-154). Prospect Heights: Waveland Press.

Bourhis, R.Y., Roth, S., & MacQueen, G. (1988). Communication in the hospital setting: A survey of medical and everyday language use amongst patients, nurses, and doctors. *Social Science and Medicine, 24*, 1-8.

Braun, F. (1984). Die Leistungsfähigkeit der von Bown/Gilman und Brown/Ford eingeführten anredetheoretischen Kategorien bei der praktischen Analyse von Anredesystemen. In W. Winter (Hrsg.), *Anredeverhalten*, (pp. 41-72). Tübingen: Narr.

Braun, U. & Halisch, R. (1989). *Lehrbuch der Altenpflege: Pflegeplanung als Arbeitsstil*. Hannover: Curt R. Vincentz-Verlag.

Bridge, W. & Speight, I. (1981). Teaching the skills of nursing communication. *Nursing Times, Nov.*, 125-127.

Brinker, K. & Sager, S. (1989). *Linguistische Gesprächsanalyse: eine Einführung.* Berlin: Erich Schmidt.

Brown, P. & Levinson, S. (1978). Universals in language usage: Politeness phenomena. In E.N. Goody (Ed.), *Questions and politeness: Strategies in social interaction,* (pp. 56-289). Cambridge: Cambridge University Press.

Brown, P. & Levinson, S. (1987) *Politeness: Some universals in language usage.* Cambridge: Cambridge University Press.

Brown, R. (1977). Introduction. In C.E. Snow & C.A. Ferguson (Eds.), *Talking to children,* (pp. 1-27). Cambridge: Cambridge University Press.

Brown, G. & Yule, G. (1983). *Discourse analysis.* Cambridge: Cambridge University Press.

Brünner, G. (1987). *Kommunikation in Lehr-Lern-Prozessen. Diskursanalytische Untersuchungen zu Instruktionen in der betrieblichen Ausbildung.* Tübingen: Niemeyer.

Bublitz, W. (1988). *Supportive fellow-speakers and cooperative conversations.* Amsterdam/-Philadelphia: John Benjamins.

Bundesminister für Jugend, Familie, Frauen und Gesundheit (1986). *Vierter Familienbericht: Die Situation der älteren Menschen in der Familie.* Bonn.

Burnside, H. (1981). *Nursing and the aged.* New York: McGraw-Hill.

Caissie, R. & Rockwell, E. (1994). Communication difficulties experienced by nursing home residents with a hearing loss during conversation with staff members. *Journal of Speech-Language Pathology and Audiology, 18,* 127-134.

Caporael, L.R. (1981). The paralanguage of caregiving: baby talk to the institutionalized aged. *Journal of Personality and Social Psychology, 40,* 876-884.

Caporael, L.R. & Culbertson, G.H. (1986). Verbal response modes of baby talk and other speech at institutions for the aged. *Language & Communication, 6,* 99-112.

Caporael, L.R., Lukaszewski, M., & Culbertson, G. (1983). Secondary baby talk: Judgements by institutionalized elderly and their caregivers. *Journal of Personality and Social Psychology, 44,* 746-754.

Carmichael, C.W. & Knapp, M.L. (1988). Nonverbal aspects of communication and aging. In C.W. Carmichael, C.H. Botan & R. Hawkins (Eds.), *Human communication and the aging process*, (pp. 111-128). Prospect Heights: Waveland Press.

Caruso, A., Mueller, P.B., & Shackelford, L. (1994, May). *Patient-caregiver communication interaction*. Poster presented at the Second International Conference on Communication, Aging, and Health, May 13-15, Hamilton, Ontario, Canada.

Charles, C., Goldsmith, L.J., Chambers, L., Haynes, R.B., & Gauld, M. (1996). Provider-patient communication among elderly and nonelderly patients in Canadian hospitals: A national survey. *Health Communication, 8*, 281-302.

Ciliberto, D.J., Levin, J., & Arluke, A. (1981). Nurses' diagnostic stereotyping of the elderly. *Research on Aging, 3*, 299-310.

Clark, J.M. (1981). Communication in nursing. *Nursing Times, 77*, 12-18.

Cohen, G. & Faulkner, D. (1986). Does "elderspeak" work? The effect of intonation and stress on comprehension and recall of spoken discourse in old age. *Language and Communication, 6*, 91-98.

Collins, C.L., Stoerling, J.M., & Hunt-Matheson, D.A. (1994, May). *Correlates of ease and deference in mixed-aged discussions*. Paper presented at the Second International Conference on Communication, Aging, and Health, May 13-15, Hamilton, Ontario, Canada.

Coser, R.L. (1960). Laughter among colleagues. *Psychiatry, 23*, 81-95.

Coupland, J. & Coupland, N. (1994). "Old age doesn't come alone": Discursive representations of health-in-ageing in geriatric medicine. *International Journal of Aging and Human Development, 39*, 81-95.

Coupland, J., Coupland, N., & Grainger, K. (1991c). Intergenerational discourse: Contextual "versions" of ageing and elderliness. *Ageing and Society, 11*, 189-208.

Coupland, J., Coupland, N., & Robinson, J.D. (1992). "How are you?": Negotiating phatic communion. *Language in Society, 21*, 207-230.

Coupland, J., Coupland, N., Giles, H., & Henwood, K. (1991e). Formulating age: Dimensions of age-identity in elderly talk. *Discourse Processes, 14*, 87-106.

Coupland, J., Nussbaum, J.F. & Coupland, N. (1991e). The reproduction of aging and agism in intergenerational talk. In N. Coupland, H. Giles & J.M. Wiemann (Eds.), *"Miscommunication" and problematic talk*, (pp. 85-102). Newbury Park: Sage.

Coupland, N. (Ed.) (1993). *Discourse, Institutions and the elderly*. Special Issue of *Journal of Aging Studies*.

Coupland, N. & Coupland, J. (1990). Language and later life. In H. Giles & W.P. Robinson (Eds.), *Handbook of language and social psychology*, (pp. 451-468). Chichester: Wiley.

Coupland, N. & Coupland, J. (1993). Discourse of ageism and anti-ageism. *Journal of Aging Studies, 7*, 279-301.

Coupland, N. & Coupland, J. (1994). Age-identity and health-identity in geriatric medical discourse. In S. Olin Lauritzen & L. Sachs (Eds.), *Health Care Encounters and Culture* (Proceedings of the 1992 Summer University of Stockholm Seminar, Botkyrka, Sweden). Botkyrka: Multicultural Centre.

Coupland, N. & Coupland, J. (1995). Disocurse, identity, and aging. In J.F. Nussbaum & J. Coupland (Eds.), *Handbook of communication and aging research*, (pp. 79-103). Mahwah/-New Jersey: Erlbaum.

Coupland, N., Coupland, J., & Giles, H. (Eds.) (1991b). *Sociolinguistic Issues in Ageing*. (Special issue of *Ageing and Society, 11*.

Coupland, N., Coupland, J., & Giles, H. (1989). Telling age in later life: Identity and face implications. *Text, 9*, 129-151.

Coupland, N., Coupland, J., & Giles, H. (1991a). *Language, society and the elderly: Discourse, identity and aging*. Oxford: Blackwell.

Coupland, N., Coupland, J., & Nussbaum, J.F. (1993). Epilogue: Future prospects in life-span sociolinguistics. In N. Coupland & J.F. Nussbaum (Eds.), *Discourse and life span identity: Language and language behaviors* (Vol. 4), (pp. 284-293). Newbury Park: Sage.

Coupland, N., Coupland, J., Giles, H., & Henwood, K. (1988). Accommodating the elderly: Invoking and extending a theory. *Language in Society, 17*, 1-41.

Coupland, N., Coupland, J., Giles, H., Henwood, K., & Wieman, J. (1988). Elderly self-disclosure: Interactional and intergroup issues. *Language & Communication, 8*, 109-133.

Coupland, N., Coupland, J., Giles, H., & Henwood, K. (1991d). Intergenerational talk: Goal consonance and intergroup dissonance. In K. Tracy (Ed.), *Understanding face-to-face interactions: Issues linking goals and discourse*. Hillsdale, NJ: Erlbaum.

Coupland, N., Grainger, K., & Coupland, J. (1988). (Review Article) Politeness in context: Intergenerational issues. Review of P. Brown & S.C. Levinson (1987) *Politeness: Some universals in language usage*. Cambridge: Cambridge University Press. *Language in Society, 17*, 253-262.

Coupland, N., Henwood, K., Coupland, J., & Giles, H. (1990). Accomodating troubles-talk: The management of elderly self-disclosure. In G. McGregor & R.S. White (Eds.), *Reception and response: Hearer creativity and the analysis of spoken and written texts* (pp. 112-144). London: Routledge.

Culbertson, G.H. & Caporeal, L.R. (1983). Baby talk speech to the elderly: Complexity and content of messages. *Personality and Social Psychology Bulletin, 9*, 305-312.

Culgin, S. & Whitbourne, S.K. (1993, November). *Evaluation of infantilizing intonation and content of speech directed at the aged*. Paper presented at The Symposium on Perceptions and Misperceptions in Intergenerational Caregiving Relationships, 46th Annual Scientific Meeting of the Gerontological Society of America, New Orleans, LA.

de Wilde, I. & de Bot, K. (1989). A simplified register in caregivers' speech to elderly demented patients. *Tijdschrift voor Gerontologie en Geriatrie, 20*, 91-100.

DePaulo, B.M. & Coleman, L.M. (1987). Verbal and nonverbal communication of warmth to children, foreigners, and retarded adults. *Journal of Nonverbal Behavior, 11*, 75-88.

DePaulo, B.M. & Coleman, L.M. (1986). Talking to children, foreigners and retarded adults. *Journal of Personality and Social Psychology, 51*, 945-959.

Deppermann, A. (1995). *Praxis der Gesprächsanalyse*. Forschungsbericht des Psychologischen Instituts der Albert-Ludwigs-Universität Freiburg i.Br. (Nr. 111).

Dittmann, J. (1979a). Einleitung - Was ist, zu welchen Zwecken und wie treiben wir Konversationsanalyse? In J. Dittmann (Hrsg.), *Arbeiten zur Konversationsanalyse*, (pp. 1-43). Tübingen: Narr.

Dittmann, J. (1979b). Institution und sprachliches Handeln. In J. Dittmann (Hrsg.), *Arbeiten zur Konversationsanalyse*, (pp. 198-234). Tübingen: Narr.

Dolinsky, E.H. (1984). Infantilization of the elderly: an area for nursing research. *Journal of Gerontological Nursing, 10*, 12-19.

Dowd, J.J. (1981). Conversation and social exchange: Managing identities in old age. *Human Relations, 34*, 541-553.

Downs, V., Javidi, M., & Nussbaum, Jon F. (1988). A comparative analysis of the relationship between communication apprehension and loneliness for elderly nursing home and non-nursing home residents. *Western Journal of Speech Communication, 52*, 308-320.

Dreher, B.B. (1987). *Communication skills for working with elders*. New York: Springer.

Drew, P. & Heritage, J. (1992). Analyzing talk at work: An introduction. In P. Drew & J. Heritage (Eds.), *Talk at work*, (pp. 3-65). Cambridge: Cambridge University Press.

Edwards, H. & Noller, P. (1993). Perceptions of overaccommodation used by nurses in communication with the elderly. *Journal of Language and Social Psychology, 12*, 207-223.

Edwards, H.E., Weir, D., Clinton, M., & Moyle, W. (1993, May). *Communication between residents and nurses in a dementia facility: An issue of quality of life*. Paper presented at Alzheimer's Association, 3rd International Conference, Melbourne.

Edwards, H., Moyle, W., Clinton, M., Weir, D., & Eyeson-Annan, M. (1994, May). *Nurses' talk in a dementia unit: What is said and what is not*. Poster presented at the Second International Conference on Communication, Aging, and Health, May 13-15, Hamilton, Ontario, Canada.

Ehlich, K. (1981). Schulischer Diskurs und Dialog. In P. Schroeder & H. Steger (Hrsg.), *Dialogforschung*. IdS-Jahrbuch 1981, (pp. 334-369). Düsseldorf: Schwann.

Ehlich, K. (1982). "Quantitativ" oder "qualitativ"? Bemerkungen zur Methodologiediskussion in der Diskursanalyse. In K. Köhle & H.-H. Raspe (Hrsg.), *Das Gespräch während der ärztlichen Visite*, (pp. 298-312). München-Wien-Baltimore: Urban & Schwarzenberg.

Ehlich, K. & Rehbein, J. (1980). Sprache in Institutionen. In H.P. Althaus, H. Henne & H.E. Wiegand (Hrsg.), *Lexikon der Germanistischen Linguistik*, 2., vollständig neu bearbeitete und erweiterte Auflage, (pp. 338-345). Tübingen: Niemeyer.

Ferguson, C. (1977). Baby talk as simplified register. In C.E. Snow & C.A. Ferguson (Eds.), *Talking to children*, (pp. 209-235). New York: Cambridge University Press.

Fiehler, R. (1990). *Kommunikation und Emotion*. Berlin/New York: de Gruyter.

Fiehler, R. (1997). Kommunikation im Alter und ihre sprachwissenschaftliche Analyse. Gibt es einen Kommunikationsstil des Alters? In M. Selting & B. Sandig (Hrsg.), *Sprech- und Gesprächsstile*. Berlin/New York: de Gruyter.

Fielding, P. (1981). Communicating with geriatric patients. In W. Bridge & J. Macleod-Clark (Eds.), *Communication in nursing care*. London: HM & M.

Fisher, S. & Todd, A. (Eds.) (1986). *Discourse and institutional authority: medicine, education and law* (Advances in Discourse Processes vol. 19). Norwood, NJ: Ablex.

Funk, L. (1983). *Hilfsbedürftige und Helfende: Konflikte der helfenden Beziehung in sozialen Institutionen am Beispiel des Alten- und Pflegeheimes*. Diss. Freiburg.

Garnica, O. (1977). Some prosodic and paralinguistic features of speech to young children. In C. Snow & C. Ferguson (Eds.), *Talking to children: Language input and acquisition*, (pp. 64-88). Cambridge: Cambridge University Press.

Gibb, H. (1990). "This is what we have to do - are you okay?" Nurses' speech with elderly nursing home residents. *Research Monograph Series, 1*, Deakin University. Geelong: Deakin University Press.

Gibb, H., & O'Brien, B. (1990). Jokes and reassurance are not enough: ways in which nurses relate through conversation with elderly clients. *Journal of Advanced Nursing, 15*, 1389-1401.

Giles, H. (1991). "Gosh, you don't look it!" A sociolinguistic construction of ageing. *The Psychologist, 3*, 99-106.

Giles, H. & Coupland, N. (1991). Language attitudes: Discursive, contextual and gerontological considerations. In A.G. Reynolds (Ed.), *Mc Gill Conference on Bilingualsim, multiculturalism, and second language learning*, (pp. 21-42). Hillsdale, NJ: Erlbaum.

Giles, H. & Ryan, E.B. (1986). Language, communication and the elderly. Special double issue of *Language & Communication: An Interdisciplinary Journal, 6*. Oxford: Pergamon Press.

Giles, H., Coupland, J., & Coupland, N. (1991). Accommodation theory: Communication, context and consequence. In H. Giles, J. Coupland & N. Coupland (Eds.), *Contexts of accommodation: Developments in applied sociolinguistics*, (pp. 1-68). Cambridge: Cambridge University Press.

Giles, H., Coupland, N., & Wiemann, J. (Eds.) (1990). *Communication, health, and the elderly. (Proceedings of Fulbright Colloquium 1988).* Manchester: Manchester University Press.

Giles, H., Coupland, N., Coupland, J., Williams, A., & Nussbaum, J. (1992). Intergenerational talk and communication with older people. *International Journal on Aging and Human Development, 34,* 271-297.

Giles, H., Fox, S., & Smith, E. (1993). Patronizing the elderly: Intergenerational evaluations. *Language and Social Interaction, 26,* 126-149.

Goffman, E. (1961). *Asylums: Essays on the social situation of mental patients and other inmates.* Chicago: Aldine Publishers Company.

Gould, O.N. & Dixon, R.A. (1994, May). *Recall of medication instructions by young and old adult women: Is overaccommodative speech helpful?* Poster presented at the Second International Conference on Communication, Aging, and Health, May 13-15, Hamilton, Ontario, Canada.

Grainger, K. (1990). Care and control: Interactional management in nursing the elderly. In R. Clark, N. Fairclough, R. Ivanic, N. McLeod, J. Thomas & P. Meara (Eds.), *Language and power.* Papers from the 22nd Annual Meeting of the British Association for Applied Linguistics held at Lancaster University, September 1989, (pp. 147-156). London: Centre for Information and Language Teaching and Research for British Association for Applied Linguistics.

Grainger, K. (1993). "That's a lovely bath dear": Reality construction in the discourse of elderly care. *Journal of Aging Studies, 7,* 247-262.

Grainger, K. (1995). Communication and the institutionalized elderly. In J.F. Nussbaum & J. Coupland (Eds.), *Handbook of communication and aging research* (pp. 417-436). Mahwah/-New Jersey: Erlbaum.

Grainger, K., Atkinson, K., & Coupland, N. (1990). Responding to the elderly: Troubles talk in the caring context. In H. Giles, N. Coupland & J. Wiemann (Eds.), *Communication, health and aging (Proceedings of Fulbright International Colloquium 1988),* (pp. 192-212). Manchester: Manchester University Press.

Gravell, R. (1988). *Communication problems in elderly people: Practical approaches to management.* London: Croom Helm.

Grice, P. (1975). Logic and conversation. In P. Cole & J.L. Morgan (Eds.), *Syntax and semantics: Vol. 3, Speech acts,* (pp. 41-58). New York/San Francisco: Academic Press.

Gross, D. (1990). Communication and the elderly. *Physical & Occupational Therapy in Geriatrics, 9,* 49-64.

Gülich, E. (1981). Dialogkonstitution in institutionell geregelter Kommunikation. In P. Schröder & H. Steger (Hrsg.), *Dialogforschung. Jahrbuch des Instituts für deutsche Sprache 1980* (pp. 418-456). Düsseldorf: Schwann.

Gülich, E. & Henke, (1980). Sprachliche Routine in der Alltagskommunikation. *Die Neueren Sprachen, 79,* 2-333.

Günthner, S. & Kotthoff, H. (Hrsg.) (1992). *Die Geschlechter im Gespräch: Kommunikation in Institutionen.* Stuttgart: Metzler.

Hamilton, H. (1994). *Conversations with an Alzheimer's patient.* Cambridge: Cambridge University Press.

Hartog, J. (1996). *Das genetische Beratungsgespräch.* Tübingen: Gunter Narr.

Harwood, J., Giles, H., Fox, S., Ryan, E.B., & Williams, A. (1993). Patronizing young and elderly adults: Response strategies in a community setting. *Journal of Applied Communication Research, 21,* 211-226.

Harwood, J., Giles, H., & Ryan, E. (1995). Aging, communication, and intergroup theory: Social identity and intergenerational communication. In J.F. Nussbaum & J. Coupland (Eds.), *Handbook of communication and aging research* (pp. 133-159). Mahwah/New Jersey: Erlbaum.

Henne, H. & Rehbock, H. (1982). *Einführung in die Gesprächsanalyse.* Berlin/New York: de Gruyter.

Henwood, K. & Giles, H. (1985). *An investigation of the relationship between stereotypes of the elderly and interpersonal communication between young and old.* Final Report to the Nuffield Foundation, London.

Heritage, J. (1995). Conversation analysis: Methodological aspects. In U. Quasthoff (Ed.), *Aspects of oral communication,* (pp. 391-418). Berlin/New York; de Gruyter.

Herzberger, P. (1998). *Höflichkeit und Effizienz in der Altenpflege: Über die Funktion von Höflichkeitsstrategien in Handlungsaufforderungen.* Unveröffentl. Diplomarbeit, Wien.

Hladik, E.G. & Edwards, H.T. (1984). A comparative analysis of mother-father speech in the naturalistic home environment. *Journal of Psycholinguistic Research, 13,* 321-332.

Hollinger, L.M. (1986). Communication with the elderly. *Journal of Gerontological Nursing, 12*, 9-13.

Holly, W. (1992). Holistische Dialoganalyse. In S. Stati & E. Weigand (Hrsg.), *Methodologie d. Dialoganalyse*, (pp. 15-40). Tübingen: Niemeyer.

House, J. (1982). Opening and closing phases in German and English dialogues. *Grazer Linguistische Studien, 16*, 52-81.

Huber, W., Poeck, K. & Weniger, D. [2](1989). In K. Poeck (Hrsg.), *Klinische Neuropsychologie*, (pp. 89-136). Stuttgart: Thieme.

Huebner, T. (1996). Baby talk in six languages. In T. Huebner (Ed.), *Sociolinguistic perspectives: Papers on language in society, 1959-1994. Charles A. Ferguson*, (pp. 103-114). New York/Oxford: Oxford University Press.

Hummert, M.L. (1992, November). *Stereotypes of the elderly and communication.* Presented at the Annual Meeting of the Gerontological Society of America, Washington DC.

Hummert, M.L. (1994). Stereotypes of the elderly and patronizing speech. In M.L. Hummert, J.M. Wiemann, & J.F. Nussbaum (Eds.), *Interpersonal communication in older adulthood: Interdisciplinary Theory and Research.* Newbury Park, CA: Sage.

Hummert, M.L. & Ryan, E. (1996). Toward understanding variations in patronizing talk addressed to older adults: Psycholinguistic features of care and control. *International Journal of Psycholinguistics, 12*, 149-169.

Hummert, M.L. & Shaner, J.L. (1994). Patronizing speech to the elderly as a function of stereotyping. *Communication Studies 45*, 145-158.

Hummert, M.L., Garstka, T.A., & Shaner, J.L. (1995). Beliefs about language performance: Adults' perceptions about self and elderly targets. *Journal of Language and Social Psychology 14*, 235-259.

Hummert, M.L., Mazloff, D., & Henry, C. (1994, May). *Older adults' responses to patronizing vs. normal adult speech.* Presented at the Second International Conference on Communication, Aging, and Health, May 13-15, Hamilton, Ontario, Canada.

Hutchinson, J.M. & Jensen, M. (1980). A pragmatic evaluation of discourse communication in normal and senile elderly in a nursing home. In L.K. Obler & M.L. Albert (Eds.), *Language and communication in the elderly: clinical, therapeutic, and experimental issues*, (pp. 220 ff). Lexington, MA: D.C. Heath.

Jefferson, G. (1979). A technique for inviting laughter and its subsequent acceptance declination. In G. Psathas (Ed.), *Everyday language: Studies in ethnomethodology* (pp. 79-96). New York: Irvington Publishers.

Jefferson, G. (1984b). On the organization of laughter in talk about troubles. In J. Atkinson & J. Heritage (Eds.), *Structure of social action*, (pp. 346-369). Cambridge: Cambridge University Press.

Jefferson, G., Sacks, H., & Schegloff, E. (1987). Notes on laughter in the pursuit of intimacy. In G. Button & J.R. Lee (Eds.), *Talk and social organisation* (pp. 152-305). Clevedon: Multilingual Matters.

Jocic, M. (1978). Adaptation in adult speech during communication with children. In N. Waterson & C. Snow (Eds.), *The development of communication*, (pp. 159-171). Chichester/-New York: Wiley & Sons.

Jung, G. (1989). *Leben und Arbeiten im Altenheim.* Berlin: Erato-Verlag.

Kahana, E. & Kiyak, H.A. (1984). Attitudes and behaviors of staff in facilities for the aged. *Research on Aging, 6,* 395-416.

Kahana, E., Kahana, B., & Riley, K. (1989). Person-environment transactions relevant to control and helplessness in institutional settings. In P.S. Fry (Ed.), *Psychological perspectives of helplessness and control in the elderly* (pp. 121-153). New York: Elsevier Science Publishers B.V.

Kallmeyer, W. (1982). *Aspekte der Analyse verbaler Interaktion.* Mannheim: Institut für Deutsche Sprache, unveröff. Ms.

Kallmeyer, W. (1988). Konversationsanalytische Beschreibung. In In U. Ammon, N. Dittmar & K.J. Mattheier (Hrsg.), *Soziolinguistik*, (pp. 1095-1108). Berlin: de Gruyter.

Kallmeyer, W. 1995). Zur Einführung in die Stadtteilbeschreibungen: Methodologische Fragen der Ethnographie. In W. Kallmeyer (Hrsg.), *Kommunikation in der Stadt*, (pp. 25-38). Berlin/New York: de Gruyter.

Kemper, J. (1990). *Alternde und ihre jüngeren Helfer: vom Wandel therapeutischer Wirklichkeit.* München: Ernst-Reinhardt-Verlag.

Kemper, S. (1994). "Elderspeak": Speech accommodations to older adults. *Aging & Cognition, 1,* 17-28.

Kemper, S., Vandeputte, D., Rice, K., Cheung, H., & Gubarchuk, J. (1995). Speech adjustments to aging during a referential communication task. *Journal of Language and Social Psychology, 14*, 40-59.

Kennaley, D.E., Pratt, M.W., & Ryan, E. (1994, May). *Patronizing speech by caregivers to assertive versus passive elderly persons: Evaluations made by nursing home staff and residents*. Poster presented at the Second International Conference on Communication, Aging, and Health, May 13-15, Hamilton, Ontario, Canada.

Knobling, C. (1983) *Interaktionsprobleme im Altenheim: eine qualitative Analyse des Umgangs zwischen jungen Altenpflegern und pflegebedürftigen Heimbewohnern in berufspädagogischer Absicht*. Diss. Würzburg.

Knobling, C. (1990). *Konfliktsituationen Im Altenheim: eine Bewährungsprobe für das Pflegepersonal*. Freiburg: Lambertus-Verlag.

Koch, P. & Oesterreicher, W. (1985). Sprache der Nähe - Sprache der Distanz. Mündlichkeit und Schriftlichkeit im Spannungsfeld von Sprachtheorie und Sprachgeschichte. *Romanistisches Jahrbuch, 36*, 15-43.

Koerfer, A. (1994). *Institutionelle Kommunikation*. Opladen: Westdeutscher Verlag.

Kosberg, J.I. (1983). The importance of attitudes on the interaction between health care providers and geriatric populations. In M.E. Kleinman (Ed.), *Interdisciplinary topics in Gerontology*. (Vol. 17, pp. 132-143). Basel: A. Karger.

Kotthoff, H. (1996). Vom Lächeln der Mona Lisa zum Lachen der Hyänen. In H. Kotthoff (Hrsg.), *Das Gelächter der Geschlechter: Humor und Macht in Gesprächen von Frauen und Männern*, (pp. 121-163). Konstanz: Universitätsverlag.

Koury, L. & Lubinski, R. (1995). Effective in-service training for staff working with communication-impaired patients. In R. Lubinski (Ed.), *Dementia and communication*, (pp. 279-289). San Diego: Singular Publishing.

Kovach, S.S. & Robinson, J.D. (1996, May). *The roommate relationship for the elderly nursing home resident*. Poster presented at the 3rd International Conference on Communication, Aging and Health, May 16-18, Kansas City.

Kreps, G.L. (1984). Communication and gerontology: Health communication training for providers of health services to the elderly. In G. Kreps & B. Thornton (Eds.), *Health communication: Theory and practice*, (pp. 210-216). New York: Longman.

Kreps, G.L. (1988). Communication aspects of health care. In C.W. Carmichael, C.H. Botan & R. Hawkins (Eds.), *Human communication and the aging process*, (pp. 169-183). Prospect Heights: Waveland Press.

Kreps, G.L. (1990). A systematic analysis of health communication with the aged. In H. Giles, N. Coupland & J. Wiemann (Eds.), *Communication, health and the elderly*, (pp. 135-154). Manchester: University of Manchester Press.

Krug, W. & Reh, G. (1992). *Pflegebedürftige in Heimen: statistische Erhebungen und Ergebnisse*. Im Auftrag des Bundesministeriums für Familie und Senioren. Stuttgart: Kohlhammer.

Krumm, V. (1983). Linguistische und ethnomethodologische Analyse der Kommunikation in der Schule. In K. Ehlich & Rehbein (Hrsg.), *Kommunikation in Schule und Hochschule*, (pp. 275-292). Tübingen: Narr.

Kruse, L. & Thimm, C. (1997). Das Gespräch zwischen den Generationen. In L. Krappmann & A. Lepenies (Hrsg.), *Alt und Jung: Spannung und Solidarität zwischen den Generationen*, (pp. 112-136). Frankfurt: Campus.

Labov, W. (1978). Der Niederschlag von Erfahrungen in der Syntax von Erzählungen. In W. Labov, *Sprache im sozialen Kontext* (Bd.2). Königstein: Scriptor-Verlag.

Labov, W. & Waletzky, J. (1967). Narrative analysis: Oral versions of personal experience. in J. Holm (ed.), *Essays on the verbal and visual arts*. Seattle: American Ethnological Society, University of Washington Press, 12, 44.

Lakoff, R. (1975). *Language and woman's place*. New York: Harper & Row.

Lalouschek, J. (1995). *Ärztliche Gesprächsausbildung*. Opladen: Westdt. Verlag.

Lanceley, A. (1985). Use of controlling language in the rehabilitation of the elderly. *Journal of Advanced Nursing, 10*, 125-135.

Langner, M. (1994). *Zur kommunikativen Funktion von Abschwächungen*. Münster: Nodus-Publikationen.

Leuninger, H. (1989). *Neurolinguistik*. Opladen: Westdeutscher Verlag.

Levin, J. & Levin, W.C. (1980). *Ageism: Prejudice and discrimination against the elderly*. Belmont, CA: Wadsworth Publishing.

Lubinski, R. (1978-79). Why so little interest in whether or not old people talk? *International Journal of Aging and Human Development, 9*, 237-244.

Lubinski, R. (1981). Speech, language and audiology programs in home health care agencies and nursing homes. In D.S. Beasley & G.A. Davis (Eds.), *Aging: communication processes and disorders* (pp. 339-356). New York: Grune & Stratton.

Lubinski, R. (1984a). The environmental role in communication skills and opportunities of older people. In C. Wilder & B. Weinstein (Eds.), *Aging and communication*. New York: Haworth Press.

Lubinski, R. (1988). A model for intervention: Communication skills, effectiveness, and opportunity. In B. Shadden (Ed.), *Communication behavior and aging: A sourcebook for clinicians*, (pp. 294-308). Baltimore: Williams & Wilkins.

Lubinski, R., Morrison, E.B., & Rigrodsky, S. (1981). Perception of spoken communication by elderly chronically ill patients in an institutional setting. *Journal of Speech and Hearing Disorders, 46*, 405-412.

Lütjen, H.-P. (1978). Linguistik des Alterns, Linguistik des Alters - wozu? *Aktuelle Gerontologie, 8*, 331-336.

Macleod-Clark, J. (1981). Communication in nursing. *Nursing Times, 77*, 12-18.

Matthes, W. (1989). Fördern durch fordern: Aktivierende Pflege vermeidet "hausgemachte Hilflosigkeit". *Altenpflege, 12*, 705-710.

Maynard, D.W. (1991). Interaction and asymmetry in clinical discourse. *American Journal of Sociology, 97*, 448-495.

Mazloff, D.C., Shaner, J.L., & Ward, T.D. (1996, May). *Painful self-disclosure in a natural context*. Poster presented at the 3rd International Conference on Communication, Aging & Health, May 16-18, Kansas City.

McDermott, R.P. & Tylbor, H. (1983). On the necessity of collusion in conversation. *Text, 3*, 277-297.

Mc Gee, J. & Barker, M. (1982). Deference and dominance in old age: an exploration in social theory. *The International Journal of Aging and Human Development, 15*, 247-262.

Meier, C. (1997). *Arbeitsbesprechungen*. Opladen: Westdt. Verlag.

Murdoch, B., Chenery, H., Wilks, V. & Boyle, R. (1987). Language disorders in dementia of the Alzheimer type. *Brain & Language, 31*, 122-137.

Neumann, E.-M. (1980). *"Ich danke Ihnen, daß ich das alleine machen durfte"* - *Modifizierbarkeit von Unselbständigkeit bei Altenheimbewohnern.* Unveröff. Diss. Freie Universität Berlin.

Neumann, E.-M. & Wahl, H.-W. (1988). Unselbständigkeit im Alter: Definition, Empirie, Modifikation. In P. Zeman (Hrsg.), *Hilfebedürftigkeit und Autonomie.* Berlin: Dt. Zentrum für Altersfragen.

Ng, S.H. (1994). *"You are too old to drive, dear!"* *Elderspeak and ageism in an ageing society.* Inaugural address, Wellington : Victoria University Press.

Norrick, N. (1993). *Conversational joking.* Bloomington, Indianapolis: Indiana University Press.

Nuessel, F.H. (1982). The language of ageism. *The Gerontologist, 2*, 273-276.

Nuessel, F.H. (1984). Ageist language. *Maledicta, 8*, 17-28.

Nuru, N. (1985). Institutionalised people: can we do a better job? *ASHA*, Jan., 35-38.

Nussbaum, J.F. (1990). Communication and the nursing home environment: Survivability as a function of resident-nursing staff affinity. In H. Giles, N. Coupland & J. Wiemann (Eds.), *Communication, health and the elderly (Proceedings of Fulbright International Colloquium 1988),* (pp. 155-171). Manchester: Manchester University Press.

Nussbaum, J.F., Holladay, S., Robinson, J.D., & Ragan, S. (1986). *The communication world of the nursing home resident: A preliminary analysis of in-depth interviews concentrating upon friendship.* Paper presented at the annual convention of the Speech Communication Association, Denver, CO.

Nussbaum, J.F., Thompson, T., & Robinson, J.D. (1989). *Communication and aging.* New York: Harper & Row.

Ochs, E. (1992). Indexing gender. In A. Duranti & C. Goodwin (Eds.), *Rethinking context. Language as an interactive phenomenon,* (pp. 335-358). Cambridge: Cambridge University Press.

O'Connor, B.P. & Rigby, H. (1996). Perceptions of baby talk, frequency of receiving baby talk and self-esteem among community and nursing home residents. *Psychology and Aging, 11*, 147-154.

Obler, L.K. & Albert, M.L. (1981). Language in the elderly aphasic and in the dementing patient. In M. Taylor Sarno (Ed.), *Acquired aphasia* (pp. 385-398). New York etc.: Academic Press.

Palmore, E.B. (1982). Attitudes toward the aged: What we know and need to know. *Research on Aging, 4*, 333-348.

Payne, M.E. & Sigman, S.J. (1992). Aging: A cultural communication approach. In D. Lieberman & M. Gurtov (Eds.), *Revealing the world: An interdisciplinary reader for international studies*, (pp. 211-243). Dubuque, Iowa: Kendall-Hunt.

Petter-Zimmer, Y. (1990). *Politische Fernsehdiskussionen und ihre Adressaten*. Tübingen: G. Narr.

Pieper, U. (1981). Rollen- und geschlechtstypische Charakteristika in der verbalen Eltern-Kind Interaktion. *Folia Linguistica 15*, 87-131.

Posner, J. (1974). Notes on the negative implications of being competent in a home for the aged. *Aging and Human Development, 5*, 357-364.

Quasthoff, U. (1980). *Erzählen in Gesprächen*. Tübingen: Narr.

Quasthoff, U.M. (1990). Das Prinzip des primären Sprechers, das Zuständigkeitsprinzip und das Verantwortungsprinzip: Zum Verhältnis von "Alltag" und "Institution" am Beispiel der Verteilung des Rederechts in Arzt-Patient-Interaktionen. In K. Ehlich, A. Kofer, A. Redder & R. Weingarten (Hrsg.), *Medizinische und Therapeutische Kommunikation*, (pp. 66-81). Opladen: Westdeutscher Verlag.

Raible, W. (1988). Sprachliche Höflichkeit. *Zeitschrift für französische Sprache und Literatur, 97*, 145-168.

Ransen, D.L. (1978). Some determinants of decline among the institutionalized aged: Overcare. *Cornell Journal of Social Relations, 13*, 61-74.

Raps, C.S., Peterson, C., Jonas, M., & Seligman, M.E.P. (1982). Patient behavior in hospitals: Helplessness, reactance, or both? *Journal of Personality and Social Psychology, 42*, 1036-1041.

Rehbein, J. (1980). Sequentielles Erzählen. In K. Ehlich (Hrsg.), *Erzählen im Alltag*, (pp. 64-108). Frankfurt/Main: Suhrkamp.

Revenson, T.A. (1990). Social support among chronically ill elders: Patient and provider perspectives. In H. Giles, N. Coupland & J.M. Wiemann (Eds.), *Communication, health, and the elderly*, (pp. 92-113). Manchester: Manchester University Press.

Rosendahl, P.P. & Ross, V. (1982). Does your behavior affect your patient's response? *Journal of Gerontological Nursing, 8*, 572-575.

Roter, D.L. (1977). Patient participation in the patient-provider interaction: The effect of patient question asking on the quality of interaction, satisfaction and compliance. *Health Education Monographs, 5*, 281-315.

Rowe, J.M. (1989). Nursing home residents' perceptions of rules which regulate spoken communication. *DAI, 1989 May, 49(11)*, 3203A.

Ryan, E.B. & Butler, R. (1996). Communication, aging, and health: Toward understanding health provider relationships with older clients. *Health Communication, 8*, 191-197.

Ryan, E.B. (1991a, August). *Attitudes and behaviors toward older adults in communication contexts*. Paper presented at the Fourth International Conference on Language and Social Psychology at Santa Barbara, CA.

Ryan, E.B. & Cole, R.L. (1990). Evaluative perceptions of interpersonal communication with elders: Implications for health professionals. In H. Giles, N. Coupland & J. Wiemann (Eds.), *Communication, health and the elderly (Proceedings of Fulbright Colloquium 1988)*, (pp. 172-190). Manchester, England: Manchester University Press.

Ryan, E.B. & Heaven, R.K.B. (1988). The impact of situational context on age-based attitudes. *Social Behaviour, 3*, 105-118.

Ryan, E.B. & Laurie, S. (1990). Evaluations of older and younger speakers: Influence of communication effectiveness and noise. *Psychology & Aging, 5*, 514-519.

Ryan, E.B., Bourhis, R.Y., & Knops, U. (1991). Evaluative perceptions of patronizing speech addressed to elders. *Psychology and Aging, 6*, 442-450.

Ryan, E.B., Hamilton, J.M., & Kwong See, S. (1994a). Patronizing the old: How do younger and older adults respond to baby talk in the nursing home? *International Journal of Aging and Human Development, 39*, 21-32.

Ryan, E.B., Kwong See, S., Meneer, W.B., & Trovato, D. (1992). Age-based perceptions of language performance among younger and older adults. *Communication Research, 19*, 423-443.

Ryan, E.B., MacLean, M., & Orange, J.B. (1994b). Inappropriate accommodation in communication to elders: Inferences about nonverbal correlates. *International Journal of Aging and Human Development, 39*, 273-291.

Ryan, E.B., Meredith, S.D., & Shantz, G.D. (1994). Evaluative perceptions of patronizing speech addressed to institutionalized elders in contrasting conversational contexts. *Canadian Journal on Aging, 13*, 236-248.

Ryan, E.B., Giles, H., Bartolucci, G., & Henwood, K. (1986). Psycholinguistic and psychological components of communication by and with the elderly. *Language & Communication, 6*, 1-24.

Ryan, E.B., Meredith, S.D., MacLean, M.J., & Orange, J.B. (1995a). Changing the way we talk to elders: Promoting health using the communication enhancement model. *International Journal of Aging and Human Development, 41*, 89-107.

Ryan, E.B., Hummert, M.L., & Boich, L. (1995b). Communication predicament of aging: Patronizing behavior towards older adults. *Journal of Language & Social Psychology, 14*, 144-166.

Ryan, E.B., Wood, L.A., Sachweh, S., & Kroger, R. (1995c, November). *A cross-cultural examination of institutional talk to elders: Variations on a theme.* Paper presented in Symposium on Intergenerational Communication, Gerontological Society of America, Los Angeles.

Sachweh, S. (1988). Das Erzählen älterer Menschen. Unveröffentl. Seminararbeit.

Sachweh, S. (1991). *Sprache im Alter: Charakteristika der gesprochenen Sprache alter Menschen.* Unveröffentl. Magisterarbeit.

Schade, A. (1988). Alltag im Altenheim. *Psychosozial, 34*, 37-43.

Schank, G. & Schoenthal. G. [2](1983). *Gesprochene Sprache: Eine Einführung in Forschungsansätze und Analysemethoden.* Tübingen: Niemeyer.

Schegloff, E. (1993). Reflections on quantification in the study of conversation. *Research in Social Interactions 26*, 9-123.

Schegloff, E. & Sacks, H. (1973). Opening up closing. *Semiotica, 8*, 289-327.

Scheier, M.F., Carver, C.S., Schulz, R., Glass, D.C., & Katz, I. (1978). Sympathy, self-consciousness, and reactions to the stigmatized. *Journal of Applied Social Psychology, 8,* 270-282.

Schlickau, S. (1996). *Moderation im Rundfunk.* Frankfurt/Main: Peter Lang.

Schlobinski, P. (1996). *Empirische Sprachwissenschaft.* Opladen: Westdeutscher Verlg.

Schmidt, C. (1988). *>Typisch weiblich - typisch männlich<: Geschlechtstypisches Kommunikationsverhalten in studentischen Kleingruppen.* Tübingen: Niemeyer.

Schmitz-Scherzer, R. (1990). Pflegebedürftigkeit oder die mangelnde Berücksichtigung der Potentiale und Kompetenzen von kranken älteren Menschen. *Zeitschrift für Gerontologie, 23,* 284-287.

Schützendorf, E. & Wallrafen-Dreisow, H. (1992). *In Ruhe verrückt werden dürfen: Für ein anderes Denken in der Altenpflege.* Frankfurt/Main: Fischer.

Schwitalla, J. (1994). The concepts of dialogue from an ethnographic point of view. In E. Weigand (Ed.), *Concepts of dialogue,* (pp. 15-35). Tübingen: Niemeyer.

Schwitalla, J. (1995). Namen in Gesprächen. In E. Eichler, G. Hilty, H. Löffler, H. Steger & L. Zgusta (Hrsg.), *Namensforschung,* (pp. 498-504). Berlin/New York: de Gruyter.

Schwitalla, J. (1997). Gesprochenes Deutsch. Berlin: Erich Schmidt.

Shadden, B.B. (1988a). Perspectives of daily communicative interactions with older persons. In B. Shadden (Ed.), *Communication behavior and aging: A sourcebook for clinicians,* (pp. 12-40). Baltimore: Williams & Wilkins.

Shadden, B.B. (1988b). Interpersonal communication patterns and strategies in the elderly. In B. Shadden (Ed.), *Communication behavior and aging: A sourcebook for clinicians,* (pp. 182-196). Baltimore: Williams & Wilkins.

Shantz, G.D., Ryan, E.B., & Bourhis, R.Y. (1989). *Evaluative reactions of elders toward patronizing speech.* Paper presented to the annual conference of the Canadian Association of Gerontology, Ottawa.

Shield, R.R. (1988). *Uneasy endings: Daily life in an American nursing home.* Ithaca: Cornell University Press.

Shulman, M.D. & Mandel, E. (1988). Communication training of relatives and friends of institutionalized elderly persons. *The Gerontologist, 28,* 797-799.

Siegrist, J. (1978). *Arbeit und Interaktion im Krankenhaus.* Stuttgart: Ferdinand-Enke-Verlag.

Sigman, S.J. (1985). Conversational behavior in two health care institutions for the elderly. *International Journal of Aging and Human Development, 21,* 137-154.

Sigman, S.J. (1985-86). The applicability of the concept of recruitment to the communications study of a nursing home: an ethnographic case study. *International Journal of Aging and Human Development, 22,* 215-233.

Sigman, S.J. (1986). Adjustment to the nursing home as a social interactional accomplishment. *Journal of Applied Communication Research, 14,* 37-58.

Skipper, J.K. (1965a). Communication and the hospitalized patient. In J.K. Skipper & R.C. Leonard (Eds.), *Social interaction and patient care,* (pp. 61-82). Philadelphia: J.B. Lippincott.

Skipper, J.K. (1965b). The role of the hospital nurse: Is it instrumental or expressive? In J.K. Skipper & R.C. Leonard (Eds.), *Social interaction and patient care,* (pp. 40-48). Philadelphia: J.B. Lippincott.

Slocum, H.E. (1989). "Not him again!": Thoughts on coping with irritating elderly patients. *Geriatrics, 44,* 75, 78, 83-84.

Snow, C. (1994). Beginning from Baby Talk: twenty years of research on input and interaction. In C. Gallaway & C. Richards (Eds.), *Input and interaction in language acquisition,* (pp. 3-12). Cambridge: Cambridge University Press.

Statistisches Bundesamt (Ed.) (1992). *Im Blickpunkt: Ältere Menschen.* Stuttgart: Metzler-Poeschel.

Steel, R. Knight (1980). A clinical approach to communication with the elderly patient. In L.K. Obler & M.L. Albert (Eds.), *Language and communication in the elderly,* (pp. 133-138). Lexington: D.C. Heath.

Steger, H., Deutrich, H., Schank, G. & Schütz, E. (1974). Redekonstellation, Redekonstellationstyp, Textexemplar, Textsorte im Rahmen eines Sprachverhaltensmodells. *Gesprochene Sprache* (Jahrbuch des Instituts für deutsche Sprache 1972: Sprache der Gegenwart Bd. 26), (pp. 39-97). Düsseldorf: Schwann.

Stoffer, F.J. (1991). Freundlichkeit ist nicht teuer: Vorschläge für menschlicheres Miteinander in Heimen. *Altenpflege, 8*, 464-466.

Streeck, J. (1996). Seniorinnengelächter. In H. Kotthoff (Hrsg.), *Das Gelächter der Geschlechter: Humor und Macht in Gesprächen von Frauen und Männern*, (pp. 61-81). Konstanz: Universitätsverlag.

Szagun, G. [6](1996). *Sprachentwicklung beim Kind.* Weinheim: Psychologie Verlags Union.

Tamir, L. (1979). *Communication and the aging process: Interaction through the life cycle.* New York: Pergamon Press.

Tannen, D. (1991). *Du kannst mich einfach nicht verstehen. Warum Männer und Frauen aneinander vorbeireden.* Hamburg (Zuerst engl. 1990): Kabel-Verlag.

Tannen, D. (1995). *Job Talk.* Hamburg: Kabel-Verlag.

Tarasuk, M.B., Rhymes, J.P., & Leonard, R.C. (1965). An experimental test of the importance of communication skills for effective nursing. In J.K. Skipper & R.C. Leonard (Eds.), *Social interaction and patient care*, (pp. 110-120). Philadelphia, PA: J.B. Lippincott.

Taylor, B.C. (1992). Elderly in conversation: Producing frailty. *Communication Research, 19*, 493-515.

Thimm, C. (1995a). Verständigungsprobleme in Gesprächen zwischen Alt und Jung. In B. Spillner (Hrsg.), *Sprache: Verstehen und Verständlichkeit.* Kongreßbeiträge zur 25. Jahrestagung der GAL e.V. Forum Angewandte Linguistik. Frankfurt/Main: Lang.

Thimm, C. (1995b). Intergruppenkommunikation, soziales Vorurteil und konversationale Implikaturen. In F. Liedtke (Hrsg.), *Implikaturen in Konversation und Grammatik*, (pp. 187-208). Tübingen: Niemeyer.

Thimm, C. (1998). Alter als Kommunikationsproblem? Eine exemplarische Analyse von Gesprächsstrategien in intergenerationeller Kommunikation. In R. Fiehler (Hrsg.), *Verständigungsprobleme und gestörte Kommunikation*, (pp. 177-197). Opladen: Westdeutscher Verlag.

Thimm, C. (i.Dr.). Methodische Probleme des Fremdverstehens. In R. Brinker, S. Sager & U. Ammon (Hrsg.), *Textlinguistik - Gesprächslinguistik.* Handbuch zur Sprach- und Kommunikationswissenschaft (HSK), 2. Halbband. New York/Berlin: de Gruyter.

Thompson, T.L. (1984). The invisible hand: the role of communication in the health and social service professions. *Communication Quarterly, 32*, 148-163.

Ulatowska, H.K. & Chapman, S. (1995). Discourse strategies. In R. Lubinski (Ed.), *Dementia and communication*, (pp. 115-130). San Diego: Singular Publishing.

VanCott, M.L. (1993). Communicative competence during nursing admission interviews of elderly patients in Acute Care settings. *Qualitative Health Research, 3*, 184-208.

Voss, H. (1990). *Motivation und Organisation im Altenheim: Theorie und Praxis individueller Altenpflege.* Hannover: Vincentz-Verlag.

Wack, J. & Rodin, J. (1978). Nursing homes for the aged: The human consequences of legislation-shaped environments. *Journal of Social Issues, 34*, 6-21.

Wahl, H.-W. (1989). *Unselbständigkeit und Selbständigkeit alter Menschen in Pflegeinteraktionen: Eine empirische Analyse von subjektiven und objektiven Indikatoren.* Diss. FU Berlin.

Wahl, H.-W. (1991a). *"Das kann ich allein!": Selbständigkeit im Alter: Chancen und Grenzen.* Bern: Verlag Hans Huber.

Wahl, H.-W. (1991b). Dependence in the elderly from an interactional point of view: Verbal and observational data. *Psychology & Aging, 6*, 238-246.

Walker, V.G., Hardiman, C.J., Hedrick, D.L., & Holbrook, A. (1981). Speech and language characteristics of an aging population. In N.J. Lass (Ed.), *Speech and language: Advances in basic research and practice (Vol. 6*, (pp. 143-201). New York: Academic Press.

Weinhold, C. (1991). Kommunikation in Krankenhäusern. Ein Forschungsbericht über deutschsprachige Analysen der Gespräche zwischen Arzt und Patient und das Gesprächsverhalten des Pflegepersonals. *Zeitschrift für Germanistik NF 1*, 674-684.

Weinhold, C. (1997). *Kommunikation zwischen Patienten und Pflegepersonal.* Bern: Verlag Hans Huber.

Weinstock, C. & Bennett, R. (1968). Problems in communication to nurses among residents of a socially heterogeneous nursing home. *The Gerontologist, 8*, 72-75.

Wells, T. (1980). *Problems in geriatric nursing: A study od nurses' problems in care of old people in hospitals.* Edinburgh: Churchill Livingstone.

Welter, R. (1986). Sind Heimstrukturen, sind Mitarbeiter und Bewohner anpassungsfähig -wie weit sollen sie es sein? *Zeitschrift für Gerontologie, 19*, 25-29.

Werlen, I. (1983). Vermeidungsrituale und Höflichkeit. Zu einigen Formen konventionalisierter indirekter Sprechakte im Deutschen. *Deutsche Sprache, 11*, 193-218.

West, C. (1990). Not just "doctors' orders": Directive - response sequences in patients' visits to women and men physicians. *Discourse & Society, 1*, 85-112.

West, C. (1992). Ärztliche Anordnungen. Besuche bei Ärztinnen und Ärzten. In S. Guenthner & H. Kotthoff (Hrsg.), *Die Geschlechter im Gespräch: Kommunikation in Institutionen*, (pp. 147-176). Stuttgart: Verlag.

Whitbourne, S.K., Culgin, S., & Cassidy, E. (1995). Evaluation of infantilizing intonation and content of speech directed at the aged. *International Journal of Aging and Human Development, 41*, 109-116.

Whitbourne, S.K. & Wills, K.-J. (1993). Psychological issues in institutional care of the aged. In S. Goldsmith (Ed.), *Long-term care administration handbook*, (pp. 19-32). Gaithersburg: Aspen Press.

Whitbourne, S.K., Wills, K.-J., Culgin, S., Anguillo, L., & Cassidy, E. (1992, November). *Infantilization of the elderly: consequences and interventions*. Expanded version of a poster presented at the 45th Annual Meeting of the Gerontological Society of America, Washington DC.

Wiemann, J., Gravell, R., & Wiemann, M. (1990). Communication with the elderly: Implications for health care and social support. In H. Giles, N. Coupland & J. Wiemann (Eds.), *Communication, health and ageing (Proceedings of Fulbright International Colloquium 1988)*, (pp. 229-242). Manchester: Manchester University Press.

Wilcox, J.R., Young, L.J., & Wilcox, E.M. (1988). Communication in nursing homes. In C.W. Carmichael, C.H. Botan & R. Hawkins (Eds.), *Human communication and the aging process*, (pp. 185-203). Prospect Heights: Waveland Press.

Williams, A. & Giles, H. (1991). Sociopsychological perspectives on older people's language and communication. *Ageing and Society, 11*, 103-126.

Williams, A., Giles, H., & Coupland, N. (1990). Communication, health, and the elderly: Frameworks, agenda and a model. In H. Giles, N. Coupland & J. Wiemann (Eds.), *Communication, health and the elderly: Proceedings of Fulbright International Colloquium, 8*, (pp. 1-28). Manchester, UK: Manchester University Press.

Willig, W., Erben, M., & Pulvermüller, G. (1991). *Psychologie Soziologie Gesprächsführung in der Altenpflege: Ein praxisorientiertes Lehrbuch mit Fallbesprechungen.* Balingen: Selbstverlag W. Willig.

Winter, W. (Hrsg.) (1984). *Anredeverhalten.* Tübingen: Narr.

Winterhoff-Spurk, P. (1983). *Die Funktion von Blicken und Lächeln beim Auffordern.* Frankfurt/Main: Peter Lang.

Wodak, R. (1987). Kommunikation in Institutionen. In U. Ammon, N. Dittmar & K.J. Mattheier (Hrsg.), *Soziolinguistik*, pp. 799-820. Berlin: de Gruyter.

Wood, J.B. (1989). Communicating with older adults in health care settings: Cultural and ethnic considerations. *Educational Gerontology, 15*, 351-362.

Wood, L.A. & Kroger, R.O. (1993). Forms of address, discourse and aging. *Journal of Aging Studies, 7,* 263-277.

Wood, L.A. & Ryan, E.B. (1991). Talk to elders: Social structure, attitude, and address. *Ageing and Society, 11,* 167-188.

Peter Lang · Europäischer Verlag der Wissenschaften

Brigitte Döring / Angelika Feine / Wilhelm Schellenberg (Hrsg.)

Über Sprachhandeln im Spannungsfeld von Reflektieren und Benennen

Frankfurt/M., Berlin, Bern, New York, Paris, Wien, 1999. 356 S.
Sprache – System und Tätigkeit.
Herausgegeben von Gerhard Bartels, Inge Pohl und Karl-Ernst Sommerfeldt.
Bd. 28
ISBN 3-631-33887-2 · br. DM 89.–*

Das Reflektieren und Benennen sowie ihr Zusammenspiel im sprachlichen Handeln sind Gegenstand der in diesem Band veröffentlichten Beiträge des 3. Textwissenschaftlichen Kolloquiums im September 1998 in Erfurt. Auf das Spannungsfeld von Reflektieren und Benennen wird aus synchronischer und diachronischer Sicht, kommunikations- und kognitions-linguistisch sowie komparatistisch Bezug genommen, wobei sowohl theoretische Konzepte als auch Einzeluntersuchungen zu Nominations- und Reflexionsvorgängen in Alltagskommunikation, Wissenschaft und Belletristik vorgestellt werden.

Aus dem Inhalt: Explikationen zu Sprachbewußtsein und Sprachreflexion · Reflektieren und Benennen in der Alltagskommunikation, in Wissenschaft und Belletristik · Zu Nominationsprozeduren und -strukturen sowie zu Motivation und Funktionen von Benennungen

Frankfurt/M · Berlin · Bern · New York · Paris · Wien
Auslieferung: Verlag Peter Lang AG
Jupiterstr. 15, CH-3000 Bern 15
Telefax (004131) 9402131
*inklusive Mehrwertsteuer
Preisänderungen vorbehalten